PIFU HE SHANGKOU XUNZHENG HULI GUIFAN

皮肤和伤口循证护理规范

主　　编　蒋琪霞　解放军东部战区总医院
副 主 编　朱冬梅　解放军东部战区总医院

编辑秘书　白育瑄　宋思平

东南大学出版社
·南京·

图书在版编目（CIP）数据

皮肤和伤口循证护理规范 / 蒋琪霞主编. — 南京：
东南大学出版社，2021. 10
ISBN 978-7-5641-9730-8

Ⅰ．①皮… Ⅱ．①蒋 … Ⅲ．①创伤—护理学— 技术操
作规程 Ⅳ．① R473.6-65

中国版本图书馆CIP数据核字（2021）第 206453 号

皮肤和伤口循证护理规范

主 编	蒋琪霞
出 版 发 行	东南大学出版社
社 址	南京市四牌楼 2 号 （邮编：210096）
出 版 人	江建中
责 任 编 辑	张 慧
经 销	全国各地新华书店
印 刷	南京顺和印刷有限责任公司

开 本	787mm × 1092 mm 1/16
印 张	26
字 数	550 千
版 次	2021 年 10 月第 1 版
印 次	2021 年 10 月第 1 次印刷
书 号	ISBN 978-7-5641-9730-8
定 价	180.00 元

本社图书若有印装质量问题，请直接与营销中心联系，电话：025-83791830。

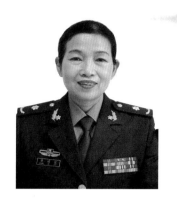

主编简介

蒋琪霞，硕士，主任护师，国际造口治疗师，国家二级心理咨询师。现任解放军东部战区总医院烧伤整形科护士长，兼任南京大学、南京医科大学和南京中医药大学硕士研究生导师，苏州大学客座教授、南京大学金陵学院双聘教授等。2011年曾赴美国进修伤口造口失禁护理。

学术任职：现任江苏省伤口造口失禁专业委员会副主任委员和中华医学会创伤分会创伤护理学组常委。2012—2017年曾经担任中华护理学会造口伤口失禁护理专业委员会副主任委员。现任《中华护理杂志》《中国护理管理》《护理学报》《中华现代护理》和《创伤外科杂志》杂志编委，《医学研究生学报》《东南国防医药》和《中国全科医学》审稿专家。Int Wound J，J Wound Care 等 5 个 SCI 杂志审稿人。

学术成就：主要研究方向为以压疮为代表的慢性伤口预防和治疗及战创伤伤口护理关键技术研究。擅长压疮及其他慢性伤口预防和治疗，采用改良式湿性疗法、改良式负压伤口治疗、局部微氧治疗等新技术提高了慢性伤口治愈率。主持完成医院及横向科研课题 10 余项、军区课题 2 项，军队和地方在研课题 3 项。累计国内外发表论文 300 余篇，其中 SCI 论文 12 篇，获中国科学信息技术研究所认证的 F5000 论文 13 篇，南京市自然科学优秀论文奖 2 篇，中华护理百篇优秀论文奖 3 篇。获军队和省部级科技进步一等奖 1 项、三等奖 5 项，江苏省医学新技术引进一等奖 1 项，市级科技进步二等奖 1 项。获国家实用新型专利 6 项。主编出版《伤口护理实践指南》《成人压疮预测和预防实践指南》《压疮护理学》《负压封闭伤口治疗理论与实践》《皮肤和伤口循证护理规范》《创面修复科专科护士培训教材》，主译《伤口护理实践原则》，副主编《伤口造口失禁护理护士培训教材》，参编国家规划研究生教材 2 部，参与编写《2019 年国际压疮预防和处理指南》。

个人荣誉：荣立个人三等功 1 次；2014 年度"感动南总人物"；2019 年度"感动东总人物"。近 5 年被评优秀教师 2 次，东部战区总医院"提灯女神" 1 次，"先进个人" 4 次，2020 年度军队优秀科技人才岗位津贴获得者等荣誉。

Preface 前言

本书以皮肤损伤为主题，以近 5 年公开发布的有影响力的国际和国家指南、系统评价、专家共识等循证证据为基础，分析证据后提出临床实施方案或建议，可为临床预防和处理各类皮肤损伤提供实证依据，使皮肤护理和损伤预防有章可循、有据可查。本书做到了"四新"——理念新、知识新、技术新、方法新，有助于提高皮肤护理的科学性，避免经验护理带来的局限性，为推动一级护理学科下二级护理学科的发展做出了有益的探索。

全书 65 万字，分为 10 章，从循证护理理论、皮肤护理理论与技术、皮肤损伤定义与分类及其流行病学特征、预防护理现况、皮肤损伤防治管理策略、压力性损伤危险评估及预防和处理循证规范、潮湿相关性皮肤损伤预防和处理循证规范、皮肤撕裂伤预防和处理循证规范、造口及其周围皮肤护理循证规范等方面进行了阐述，从理论到实践，从方法、技术到典型病例分析，图文并茂，便于广大读者阅读和理解，内容丰富、层次分明、条理清晰，有很强的可操作性、指导性和实用性。同时，本书也为读者提供了很多最新的、最前沿的信息，相信无论是皮肤和伤口护理领域的新手还是专家，都能从中获益。

本书既有理论支撑，又有研究和临床实践证据支持，实用性强，适用人群广。既可作为临床护士、伤口造口失禁护理专科护士的培训教材和工具书，也可作为护理相关专业本科生和研究生的辅助教材。

编写本书是一项巨大的工程，从立项到完稿历时 2 年。由于时间紧、任务重，特别是大量指南、系统评价和专家共识都是英文文献，需要翻译成中文，再整理成证据，还要与临床实践相结合，工作量特别大，所以难免有疏漏或不足之处，欢迎读者提出意见或建议，便于日后完善，共同成长。

最后，衷心感谢本书编委会所有成员的努力！感谢东南大学出版社张慧编辑多次建设性意见和全程的帮助。

蒋琪霞

2020 年 12 月 31 日于南京

Contents 目录

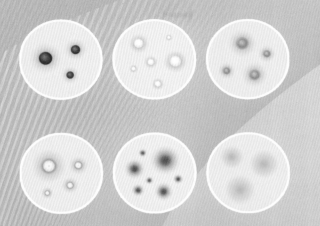

第一章　循证护理概述

循证护理是遵循证据的护理，是引导护理人员科学、有效地进行临床护理决策的观念和方法，循证护理对护理学科发展正产生深远的影响，可帮助护理人员更新专业观，用科学的方法寻求信息、分析和利用信息，以解决临床实践中的实际问题，充分利用有限的医疗护理资源，提高临床护理实践的科学性和有效性。循证护理实践已成为全球护理的共识，对提高护理实践的科学性和专业化水平发挥了重要作用，对促进护理知识向临床实践转化和推动我国护理人员走向国际化平台具有积极意义。

第一节　循证护理基本概念和核心要素

一、循证护理的基本概念

循证护理（evidence-based nurse，EBN）被定义为"护理人员在计划其护理活动过程中，审慎地、明确地、明智地将科研结论（或证据）与其临床经验以及患者愿望相结合，获取证据，作为临床护理决策的依据"[1]。"循证护理"构建在护理人员的临床实践基础上，强调了以临床实践中特定的、具体化的问题为出发点，将来自科学研究的结论与护理专业人员的临床知识和经验以及患者的需求三者结合，做出审慎、明确、明智的护理决策，以提高护理水平和护理质量，例如：《国际压力性损伤（又称压疮）预防指南》建议，机械通气患者在无明确禁忌情况下，宜采用床头抬高不超过 30°半卧位，以利于预防压力性损伤。而《预防呼吸机相关性肺炎指南》建议，必须持续采用 45°半卧位才能有效预防呼吸机相关性肺炎。面对两个指南冲突的建议，ICU 护士该如何执行体位护理？面临的挑战和亟待解决的问题是：机械通气患者采用哪种角度的半卧位既有利于预防压力性损伤（又称压疮）又有利于预防通气相关性肺炎？以此问题为出发点，进行有证查证用证（进行系统评价和 Meta 分析、证据总结、指南评价等），无证创证用证（进行原始研究，如随机对照研究、非随机对照研究、队列研究等），最终得出一个明确的答案，这一系列护理实践过程就是循证护理。

二、循证护理的核心要素

循证护理实践的核心思想是：护理领域的实践活动应以客观的研究结果为决策依据。循证护理的 4 项基本要素也称核心要素，包括获取最佳证据、充分结合专业判断、充分考虑患者的需求和意愿、深入分析应用证据的临床情景[1-2]。

（一）获取最佳证据

证据（evidence）指经过研究及临床应用证明可信、有效，能够促进护理结局向积极方向改变的措施、方法，是"可获得的事实"，经过严格评价的研究结果才能成为证据。最佳证据（best evidence）指来自设计严谨且有临床意义的研究的结论。干预性研究一般通过以下评价标准去筛选最佳证据[1]：① 研究设计是否科学合理？② 研究结果是否具有真实性？③ 干预方法是否对患者有益？④ 干预方法是否有利于提高护理质量？经过分析、评价获得的最新、最真实可靠且有临床应用价值的研究结论才是循证护理应该采纳的证据。从护理学科角度，对原始研究进行系统评价时，除了要考虑纳入随机对照研究、非随机对照研究、病例对照研究、队列研究等定量设计研究的结果外，还要纳入定性设计研究的结果，综合分析后可作为证据的来源。

（二）充分结合专业判断

护理人员的专业判断指护理人员基于对临床问题的敏感性、专业知识、临床经验与技能做出的临床决策。英国皇家护理学院提出了护理的 6 大特质[3]：① 护理目标是为了促进人类健康、治愈以及成长。② 护理干预是要强化个人力量，以达到恢复、维持个体的独立能力的目的。③ 护理聚焦的是人对健康相关事件的生理性、心理性、社会性、文化和灵性的反应与经验。④ 护理焦点是个体的身心整体反应，关注的是整个个体而非人的某一部分。意味着护理不能只针对疾病，而是要针对患病的人。⑤ 护理实务基于道德价值，要尊重患者的尊严、自主性和独立性。⑥ 护理要与多学科合作，形成多学科多专业团队协作。护理人员只有基于护理的 6 大特质，不断学习，不断反思，不断积累，才能提高对临床问题的敏感性和专业判断的准确性。

（三）充分考虑患者的需求与意愿

任何护理决策都需要患者的良好配合，因此患者的需求和意愿是循证决策的核心，现代护理观强调为患者提供个体化的身心整体护理，进行决策时必须关注患者的需求和意愿，在最佳证据和最符合患者意愿的证据中做出专业判断和选择。例如：《国际压力性损伤预防指南》中的最佳证据显示，截瘫患者坐轮椅持续时间 ≤ 1 h 有助于预防压力性损伤[4]，但临床实践中经常遇到很多截瘫或需要坐轮椅的患者表示他们活动不便，常常需要连续坐轮椅 3 ～ 4 h 才能变换体位，如何做出符合患者意愿的专业决策？通过循证分析相关预防措施获得的证据是[5-6]：使用研究证明有减压功效的减压坐垫或每隔 30 min 在轮椅上抬起臀部 1 ～ 3 min，或每隔 1 h 在轮椅上做后仰或前倾动作等可以分散坐骨结节处压力，有利于预防坐骨结节处压力性损伤。与患者讨论后做出如下患者愿意配合的护理决策：① 在轮椅上放置一个经过研究证明能有效减压的凝胶海绵减压坐垫。② 在患者连续坐轮椅 3 ～ 4 h 期间，每隔 30 min 用上肢支撑抬起臀部 1 min，每隔 1 h 身体前倾 30° 保持 15 min。实施此预防方案期间，连续跟踪随访 3 个月，患者能够积极配合轮椅上活动，未发生压力性损伤，说明此方案适合该患者。

（四）深入分析应用证据的临床情景

应用证据必须强调情景性，在某一特定情景中获得明显效果的研究结论不一定适用所有的临床情景，其是否适用与该情景的资源分布、医院条件、患者经济承受能力、文化习俗和信仰等均有密切关系。如压力性损伤是一个全球性健康问题，各国都投入大量人力物力加强研究，2013 年荷兰报道了一项在荷兰护理院比较凝胶海绵垫和静态空气垫减压效果的 RCT，Braden 计分 < 19 分的 41 例老年患者（年龄 > 65 岁）被随机分为 2 组，21 例使用凝胶海绵床垫（对照组），20 例在凝胶海绵床垫上再使用一个静态充气垫（干预组），两组均持续使用 6 个月，最终每组 19 例患者完成了研究，每周评价监测一次皮肤是否发生了压力性损伤。结果：对照组压力性损伤发生率 22.2%，干预组压力性损伤发生率 5.2%，差异无统计学意义（$P = 0.087$）。研究认为在凝胶海绵床垫上再使用一个静态充气垫可降低压力性损伤发生率，但与单独使用凝胶海绵垫组比较，降低的幅度并无统计学意义[7]。分析此研究结果能否在我国三级医院的住院患者中使用：首先，该研究的环境是老年人长期居住的护理院，属于康复护理机构，研究时长 6 个月，而我国三级医院属于治疗性机构，住院患者住院时间 7 ～ 10 d，患者不限于老年人。其次，该研究样本量较小。再次，没有说明盲法。最后，没有说明是否定时翻身。所以证据等级较低。综合分析，该研究结果不适用于我国三级医院的住院患者。而我国一项多中心 RCT 报告[8] 以 7 所三甲医院中 Braden 计分 < 17 分的 ICU 患者为研究对象，共纳入 1 194 例患者，随机分组。对照组（$n = 598$）使用动态充气床垫结合每 2 h 翻身一次，干预组（$n = 596$）使用凝胶海绵床垫结合 4 h 翻身一次，连续干预 7 d。结果：干预组压力性损伤发生率（0.34%）低于对照组（1.84%）（$P = 0.022$），说明凝胶海绵床垫的减压效果优于动态充气床垫。依据不同的研究环境和研究对象，所获的研究结果也不同，所以循证护理需要考虑证据在何种临床情景下实施。

第二节　循证护理实践的基本方法

循证护理实践是一个系统过程，主要包括证据生成、证据综合、证据传播、证据应用 4 个阶段，以及明确循证问题、系统查询文献、严格评价文献质量、证据汇总和整合、传播证据、应用证据和评价证据应用效果并持续改进几个步骤[1-2]。

一、证据生成

证据生成（evidence generation）即证据的产生。澳大利亚 Joanna Briggs 循证卫生保健中心提出的 JBI 循证卫生保健模式认为，证据具有多元性特点，因此可以将研究结果、专家临床经验、专业共识、成熟的专业知识等作为证据来源，知识既可来自原始研究，又可来自二次研究，强调系统评价与原始研究在证据生成环节同等重要。有效性是证据的重要属性之一，此外，还要充分评估证据应用的可行性、适宜性和是否具有临床意义[2]。证据的可行性（feasibility）、适宜性（appropriateness）、临床意义（meaningfulness）和有效性（effectiveness）构成了证据的 FAME 属性[1]。

（一）证据的可行性

可行性是指证据在物理、文化、经济方面的可操作性[2]。可行性评价具体包括开展该项证据实践的成本效果如何（经济学评价），所需的资源是否可获得（可得资源评价），是否有足够的经验和能力开展该项证据实践（实践能力评价）。

（二）证据的适宜性

适宜性指应用证据的实践活动与其所处的情景相适宜和匹配的程度[2]。适宜性评价具体描述为：该证据实践方式在文化上是否可接受？是否可在大多数人群中转化应用？该证据实践方式是否适用于各种不同的场景？

（三）证据的临床意义

临床意义是指应用证据的实践活动是否能被患者积极体验并产生有益的结果[2]。临床意义评价包括运用该证据是否与患者的积极体验相联系（关注患者的积极体验和感受），运用该证据是否能够避免患者出现不良体验或不良反应（关注不良反应和负性结果，确保患者安全），是否能够提高护理水平和质量（对护理质量的改进作用），是否能够推动护理技术或方法的改革或专业的成长（对专业的促进作用）。

（四）证据的有效性

有效性与临床意义密切有关，有效性越好，临床意义也越大。有效性评价包括应用该证据是否能使患者获益（临床效果评价），是否具有安全性（安全性评价），是否有更好的成本效益（经济学评价）。

二、证据综合

证据综合（evidence synthesis）即通过系统评价寻找并确立证据，该阶段包括了明确循证问题、系统查询文献、严格评价文献质量、证据汇总和整合 4 个步骤。

（一）明确循证问题

证据的生成始于循证问题的提出，循证问题来源于临床，是对临床问题进行结构化整理和分析的结果，分为基于创证的循证问题和基于用证的循证问题两类。

1. 基于创证的循证问题：通过系统评价构建证据，简称创证。基于创证的循证问题其要素包含 PICOS 原则，又称 5 要素。①P：population，指研究对象。②I：intervention，指干预措施或暴露因素。③C：control，指对照或比较措施。④O：outcome，指主要结局指标。⑤S：study design，指研究设计。最近又提出循证问题的扩展模式 PICOSST 7 要素，在前 5 项要素基础上，增加⑥S：setting，指研究场所或环境。⑦T：time，指干预时间段或研究进程。

举例：系统评价拟 Meta 分析肠内营养支持在预防压力性损伤中的作用，为指导有压力性损伤危险患者合理补充营养提供循证依据，其循证问题如下。

P：受试者性别、病因不限，年龄≥18 岁，经过评估判断有压力性损伤发生危险（Braden 计分≤17 分）。

I：给予口服或管饲营养补充剂（含≥2 种宏量营养素，并含≥1 种微量营养素），可单给，也可在常规饮食或肠外营养基础上加用。

C：给予常规饮食或肠外营养支持或安慰剂饮食对照。

O：压力性损伤发生率及其分期。

S：所有公开发表的肠内营养支持预防压力性损伤的随机对照试验（RCT）。

2. 基于用证的循证问题：已有充分证据（如专业指南、证据总结、系统评价等），准备应用证据开展循证实践，简称用证。基于用证的循证问题其要素包含PIPOST原则，又称6要素。①P：population，指证据应用的目标人群。②I：intervention，指干预措施。③P：professional，指应用证据的专业人员。④O：outcome，指结局。⑤S：setting，指证据应用场所。⑥T：type of evidence，指证据类型，如临床实践指南、系统评价、证据总结等。

举例：某三甲医院拟开展成年ICU患者应用高品质海绵床垫预防压力性损伤的证据应用项目，其循证问题如下。

P：≥18岁的ICU患者。

I：居住ICU期间使用高品质海绵床垫。

P：ICU护士、医生。

O：使用高品质海绵床垫的便利性、安全性、有效性（专业人员评价）、舒适度（患者评价）。

S：某三甲医院所有成年ICU。

T：相关指南、系统评价。

（二）系统查询文献

1.证据资源：国内外经典的6S证据资源是常用的证据来源，包括有：可从英国医学杂志出版集团推出的BMJ最佳临床实践、荷兰威科集团开发的整合UpToDate临床顾问、美国Zynx Health官网获取。②专题证据汇总。可从英国医学杂志出版集团出版的BMJ循证证据知识库、世界卫生组织、国际指南协作网、英国国家卫生与临床优化研究所、苏格兰院际指南网、美国国立指南库、各种专业协会官网出版的临床实践指南中获取。③系统评价摘要。可从美国医师学会期刊俱乐部、Cochrane疗效评价摘要文献库、JBI证据总结资料库官网获取。④系统评价/证据合成。可从Cochrane系统评价、JBI系统评价、Campbell系统评价官网获取。⑤研究摘要。可从Cochrane临床对照试验中心注册数据库中获取。⑥原始研究。可从Medline数据库、荷兰医学文摘数据库（Embase）、中国生物医学文献服务系统（SinoMed）、护理学及医疗相关文献累计索引数据库（CINAHL）等获取。

2.检索方法：常用主题词检索和关键词检索。主题词是经过规范的术语，能够确切表达文献的主题概念，能指引使用者用相同的标准术语来描述同一主题概念。许多中外著名数据库均采用主题词标引收录的文献。主题词检索用词来自主题词表，如美国国立图书馆编制的《医学主题词表》（Medical Subject Headings，MeSH）是适用于生物医学文献标引和检索的权威性工具。采用主题词检索时需确定与检索主题相匹配的医学主题词和可对主题词检索范围进行限定的副主题词，打开主题检索屏幕，点击主屏幕的主题词检索按钮，即可进行主题词检索。

关键词是指出现在文献中具有检索意义，并能表达文献主要内容的名词，也称文本词（text word）。由于关键词不受词表约束，故又称自由词（free word）。如果需要检索的临床问题没有找到相应的主题词或检索系统中无主题词检索，宜采用关键词或自由词检索。为避免漏检，检索时最好主题词检索和关键词检索两者并用，采用关键词检索需要注意筛选同义词，如压力性损伤或褥疮或压疮，翻身或体位护理或体位改变，等等。

举例：系统评价拟 Meta 分析肠内营养支持在预防压力性损伤中的作用[9]。

为确保文献检索的查全率和查准率，本研究检索词主要包括主题词和关键词，具体操作如下：① 英文数据库检索词。（"pressure ulcer" OR "decubitus* OR pressure sore* OR bed sore* OR pressure injury"）AND（"prevention and control"）AND（"nutrition OR nutrition support OR enteral nutrition OR oral* OR supplement* OR feed OR liquid OR tube OR nasogastric OR nasoduodenal OR nasojejunal, gastrostomy OR jejunostomy OR formula* OR protein OR nitrogen OR amino acid OR arginine OR zinc OR Vitamin C OR ascorbic acid OR Vitamin E OR antioxidant*"）。② 中文数据库检索词。（"压力性损伤"或"褥疮"）AND（"综合预防"或"预防"或"控制"）AND（"营养"或"营养支持"或"肠内营养"或"口入营养"或"喂食"或"鼻饲"或"鼻肠管"或"胃造瘘"或"十二指肠造瘘"或"营养配方"或"蛋白质摄入"或"氨基酸补充"或"锌元素补充"或"维生素 C"或"维生素 E"或"抗氧化剂补充"）。

3. 文献检索流程：一般由 2 名研究者按照检索策略检索文献，有分歧时咨询第 3 名研究者，讨论决定入选文献。文献检索流程包括以下五步骤：① 归类整理、去重。根据制定的检索策略进行文献搜索，采用 Endnote X6 文献管理软件将初检文献进行归类、整理，排除各个数据库之间重复的文献。② 纳入相关文献。去重后，阅读文献题目、摘要、关键词及主题词，排除不符合标准的文献，纳入相关文献。③ 获取全文。根据纳入文献的题目、摘要获取全文，获取全文的方法有：利用南京大学图书馆全文数据库资源；馆际互借；利用网络搜索引擎（Google 学术、MIT Open Access Articles）和通过 Email 向第一作者获取原文。④ 阅读分析原文。获取全文后，对全文深入阅读分析，根据纳入、排除标准进行再次筛选，判断其研究设计、结局指标、主题等是否符合纳入标准。⑤ 追查文献。根据所获文献后参考文献，采用"滚雪球"（snowball）方式追查相关文献，进一步检索。

（三）严格评价文献质量

对文献质量进行严格评价，从而审慎地获取最佳证据并应用到临床决策中，这是循证护理的精髓之一，这一过程称为文献的严格评价，又称文献严格评鉴[1]。文献严格评价的基本要素包括文献的内部真实性（研究结果受各种偏倚的影响）、临床重要性（是否具有临床应用价值）和适用性（研究的外部真实性即研究结果能否推广应用）3 方面。

方法举例：阅读全文后用统一的质量评价表格，由 2 位研究者独立对每一篇符合纳入标准的文献进行质量评价和资料提取，有分歧时咨询第三名研究者，讨论决定。纳入文献质量评价采用 PEDro 量表和英国牛津循证医学中心文献严格评价项目（critical appraisal skill program, CASP）(2013) 清单（RCT），评定项目包括 6 条 11 项：① 是否清晰阐述了具体的研究问题（PICO）？② 是否采用了随机分组方法（随机分组的方法和分配隐藏）？③ 是否对研究对象、干预实施者及结果测评者采取了盲法？④ 组间基线是否具有可比性？⑤ 除了要验证的干预措施外，各组接受的其他措施是否相同？⑥ 是否将所有入选的研究对象纳入结果分析？完全满足上述标准，发生各种偏倚的可能最小，评为 A 级；部分满足上述质量标准，发生偏倚的可能性为中度，评为 B 级；完全不满足上述质量标准，发生偏倚的可能性为高度，评为 C 级 [8-9]。C 级质量的文献需要剔除。

如果采用 Cochrane 协作网 2011 年更新的"对干预性研究进行系统评价的 Cochrane 手册 5.1.0 版"，则对 RCT 的真实性评价标准包括 7 个方面：① 随机序列的产生；② 对随机方案的分配隐藏（选择偏倚）；③ 对研究对象及干预者实施盲法（实施偏倚）；④ 对结果测评者实施盲法（测量偏倚）；⑤ 结局指标数据的完整性（失访偏倚）；⑥ 选择性报告研究结果的可能性（报告偏倚）；⑦ 其他方面的偏倚来源（其他偏倚）。评价者需对每个项目做出偏倚风险低、高、不清楚的判断。如果完全符合这些标准，则发生各种偏倚的可能性小，质量等级评定为 A 级；如果部分满足这些标准，则发生偏倚的可能性为中度，质量等级评定为 B 级；如果完全不满足这些标准，则发生偏倚的可能性高，质量等级评定为 C 级 [1]。C 级质量的文献需要剔除。

如果采用澳大利亚 JBI 循证卫生保健中心（2016）对 RCT 论文的真实性评价工具，则包含 13 条评价项目：① 是否对研究对象真正采用了随机分组方法？② 是否做到了分配隐藏？③ 组间基线是否具有可比性？④ 是否对研究对象实施了盲法？⑤ 是否对干预者实施了盲法？⑥ 是否对结果测评者实施了盲法？⑦ 除了要验证的干预措施外，各组接受的其他措施是否相同？⑧ 随访是否完整？如不完整，是否采取措施处理失访（意向性分析）？⑨ 是否将所有随机分配的研究对象纳入结果分析（全数据分析集）？⑩ 各组研究对象的结局指标测评方法是否一致？⑪ 结局指标的测评方法是否可信？⑫ 资料分析方法是否恰当？⑬ 研究设计是否合理？是否符合 RCT 标准？评价者需对每个评价项目做出"是""否""不清楚""不适用"的判断，最终经过小组讨论，决定该研究文献是否纳入，或是需要获取进一步的信息 [1]。

需要说明的是不同类型的研究需要采用不同的评价工具，如类实验研究论文需要按照 TREND 报告规范，可采用澳大利亚 JBI 循证卫生保健中心（2016）对类实验研究论文的 9 项评价项目质量评价工具，队列研究论文可采用该中心（2016）对队列研究论文 11 个评价项目的真实性评价工具，也可采用英国牛津循证医学中心文献严格评价项目（CASP）对队列研究论文的 12 个项目的评价工具。分析性横断面研究可采用 JBI（2016）8 个项目的真实性评价工具，现况调研类研究可采用 JBI（2016）9 个项目的真实性评价工具，等等。

独立评价文献质量后，2 人根据上述评价标准对每篇文献的质量进行讨论并达成共识，若有分歧将咨询第三位研究者，最后形成最终纳入还是剔除该文献的决定。从纳入文献中提取资料，内容包括：样本的入选标准和样本量，抽样和分组的方法和过程，研究对象的基本资料，研究场所，纳入研究对象的方法，干预内容，干预及随访的期限，病例流失率和流失原因分析，结局指标中连续性指标的均数和标准差，二分类指标的百分比等。如果原文中没有报道标准差，则根据 Cochrane 手册提供的方法将所提供的可信区间和 t 值转换为标准差值。资料分析：采用 RevMan5.0 软件对资料进行 Meta 分析。首先通过卡方检验确定研究间是否存在异质性，若 $P > 0.1$，$I^2 < 50\%$，可认为多个同类研究具有同质性，可选用固定效应模型进行 Meta 分析；如果 $P < 0.1$，$I^2 \geqslant 50\%$，采用 Stata12.0 软件进行偏倚检测或敏感度分析，若经判断无临床异质性，则选择随机效应模型进行 Meta 分析。如 $P < 0.1$ 且无法判断异质性的来源，则不进行 Meta 分析，采用描述性分析。对连续性资料（例如血清检查指标等），如采用相同测量工具得到的结果，采用加权均数差（WMD）进行分析；如果对相同的变量采用不同的测量工具，则采用标准化均数差（SMD）进行分析；对分类资料（例如压力性损伤发生率）计算相对危险度 RR 值。所有分析均计算 95% CI（可信区间）。

（四）证据汇总或综合证据

对经过筛选后纳入的研究进行汇总，即对具有同质性的同类研究结果进行 Meta 分析，对不能进行 Meta 分析的同类研究进行定性总结和分析。

举例：系统评价拟 Meta 分析肠内营养支持在预防压力性损伤中的作用 [9]。

1. 纳入文献检索结果：初筛出相关文献 484 篇，其中中文文献 27 篇，英文 457 篇。剔除重复发表的文献 102 篇，经阅读文题和摘要，再排除队列设计、病例对照设计、描述性研究 344 篇后，共纳入 38 篇临床对照研究文献。通过查找全文、阅读、质量评价，排除其中的非随机对照试验、无对照组的临床试验，以及无法判定是否是真正 RCT 的 31 篇文献后，最终纳入 7 篇 RCT，英文 6 篇，中文 1 篇，按照 RCT 质量评定标准均为 B 级质量。检索流程和结果见图 1-1。

2. 入选 7 篇 RCT 的 Meta 分析结果：7 篇 RCT 的 Meta 分析结果显示，由于检验异质性的 $P < 0.1$（$P = 0.03$），$I^2 > 50\%$，研究间存在异质性（图 1-2），采用 Begg 法和 Egger 法检测本研究文献不存在明显的偏倚（95%CI $= -5.348707 \sim 3.781811$，其中包含 0；$P$ 均

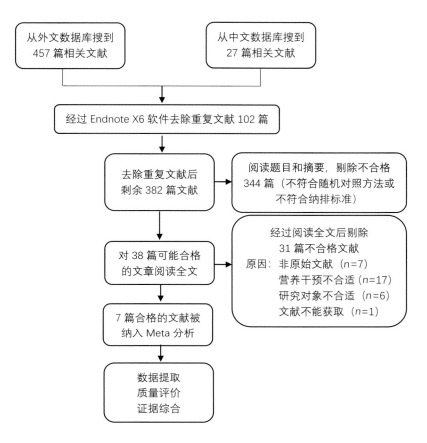

图 1-1 文献检索流程和结果

> 0.05，且图 1-4 中截距线段横跨 0 点）（图 1-3，图 1-4）。再次采用敏感性分析（图 1-5）判断异质性的来源，发现强杰（2011）文献中的效应值落在了总体效应值可信区间的外面，因此可判断该 Meta 分析中异质性来源主要是强杰（2011）这篇文献，分析可能与该研究干预时间短（2 d）、研究质量低有关。将该篇文献剔除后再做 Meta 分析，6 篇 RCT 共 1 553 例 Meta 分析结果发现检验异质性的 $P > 0.1$，$I^2 = 0$，说明异质性较低。采用固定效应模型进行 Meta 分析，发现肠内营养支持后干预组患者的压力性损伤发生率和对照组的压力性损伤发生率的总体效应值为 0.84，95%CI $= 0.74 \sim 0.95$，$P = 0.006$，即干预组压力性损伤发生率显著低于对照组（下降了 16%）（图 1-6）。

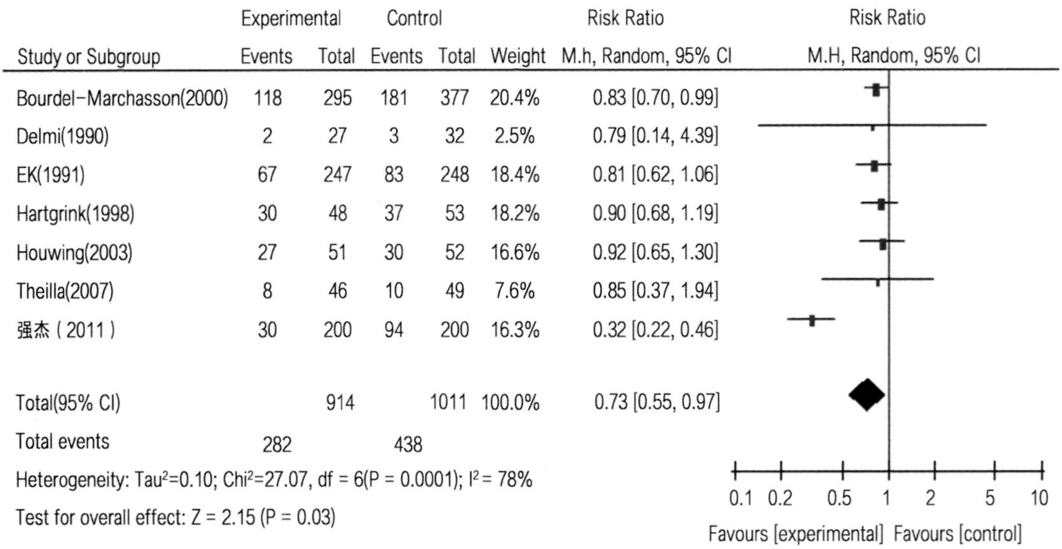

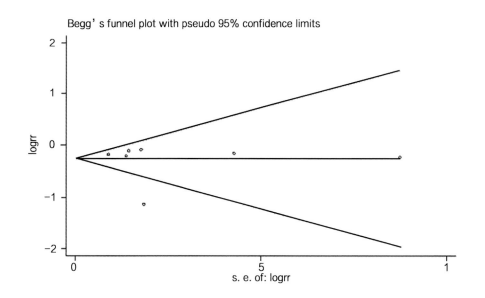

Experimental Control Risk Ratio Risk Ratio
Study or Subgroup Events Total Events Total Weight M.h, Random, 95% CI M.H, Random, 95% CI
Bourdel-Marchasson(2000) 118 295 181 377 20.4% 0.83 [0.70, 0.99]
Delmi(1990) 2 27 3 32 2.5% 0.79 [0.14, 4.39]
EK(1991) 67 247 83 248 18.4% 0.81 [0.62, 1.06]
Hartgrink(1998) 30 48 37 53 18.2% 0.90 [0.68, 1.19]
Houwing(2003) 27 51 30 52 16.6% 0.92 [0.65, 1.30]
Theilla(2007) 8 46 10 49 7.6% 0.85 [0.37, 1.94]
强杰（2011） 30 200 94 200 16.3% 0.32 [0.22, 0.46]
Total(95% CI) 914 1011 100.0% 0.73 [0.55, 0.97]
Total events 282 438
Heterogeneity: Tau²=0.10; Chi²=27.07, df = 6(P = 0.0001); I² = 78%
Test for overall effect: Z = 2.15 (P = 0.03)
0.1 0.2 0.5 1 2 5 10
Favours [experimental] Favours [control]

图 1-2　纳入 RCT 肠内营养支持对压力性损伤发生率影响文献异质性分析

Begg' s funnel plot with pseudo 95% confidence limits
2
1
0
−1
−2
logrr
0
5
1
s. e. of: logrr

图 1-3　Begg 法生成的漏斗图

注：Begg 法检测 $Pr > | z | = 0.072$，> 0.05，截距线段横跨 0 点，说明纳入研究无明显偏倚。

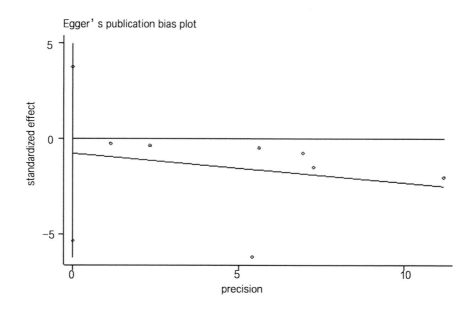

图 1-4 Egger 法生成的漏斗图

注：Egger 法检测结果中偏倚一行中的 $P > |t| = 0.678$，> 0.05，说明纳入研究无明显偏倚。

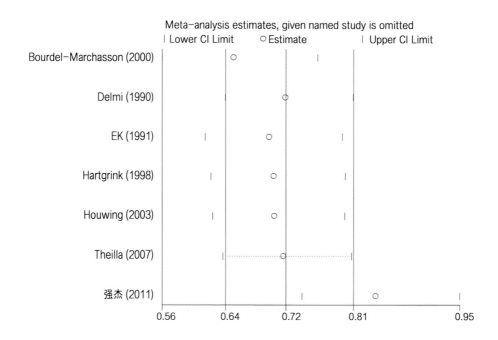

图 1-5 纳入 RCT 肠内营养支持对压力性损伤发生率影响的敏感性分析

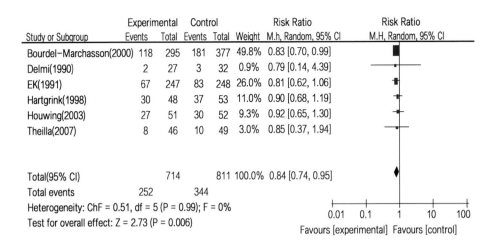

图 1-6　纳入 RCT 肠内营养支持对压力性损伤发生率影响异质性检测森林图分析

3. Meta 分析证据总结

（1）肠内营养支持预防压力性损伤作用的证据分析：6 篇 RCT 共 1 553 例结果表明，肠内营养支持用于压力性损伤危险患者可减少其压力性损伤发生率 16%（$P < 0.05$），与 Stratton 2005 年的系统评价认为"肠内营养有利于压力性损伤预防和降低压力性损伤发生率"的结果一致，所不同的是 Stratton 2005 年纳入的原文献包含了 RCT 和非 RCT，且因 RCT 较少，仅做了系统评价未做 Meta 分析，本研究纳入的原文献均为 RCT 并且进行了 Meta 分析，异质性检测结果表明（图 1-6）入选文献之间异质性较低，即同质性较高，漏斗图分析结果表明（图 1-3，图 1-4）入选文献无明显偏倚，而且还纳入了 2005 年以后的 RCT 文献，因此所获结果有肯定的循证价值，并且是对 Stratton 等研究结果的更新。本研究结果"肠内营养支持可降低压力性损伤发生率"的证据等级按照 JBI 证据等级标准评定为Ⅰa 级，结合原文献质量等级分析，作者认为临床护理中对有压力性损伤发生危险的患者应根据其营养状况、肠内营养支持资源的可获得性、患者的主观愿望和可接受程度综合考虑，采取可行有效的营养支持措施作为压力性损伤预防的循证措施之一[9-10]。

（2）肠内营养支持改善血清白蛋白作用的证据分析：有 2 篇 RCT 报道了 241 例压力性损伤危险患者营养干预后的血清白蛋白水平，Theilla 等对 95 例危重肺损伤患者实施含有宏量营养素饮食添加富含二十碳五烯酸（EPA）、γ - 亚麻酸（GLA）、维生素 A、维生素 C、维生素 E 营养补充剂（$n = 46$）和含有宏量营养素饮食（$n = 49$）的随机对照研究，干预 7 d 后检测血清白蛋白水平。Hartgrink 等对 129 例 ICU 危重患者实施医院常规饮食加标准营养配方（$n = 62$）和医院常规饮食（$n = 67$）的随机对照，14 d 后检测血清白蛋白水平，结果表明肠内营养支持对患者血清白蛋白改善无明显作用（P 均 > 0.05）。分析此结果可能与 2 篇

RCT 样本量有限（干预组样本量 = 108，对照组样本量 = 116）、干预时间偏短（7 ～ 14 d）以及血清白蛋白半衰期较短（14 ～ 20 d）对短期营养干预并不敏感有关。有研究表明血清白蛋白下降与压力性损伤发生有密切关系，是鉴别压力性损伤危险的良好生化指标，但是因其半衰期短，需要干预较长时间才能测出变化。结合本研究入选的 2 篇原文献质量均为 B 级、干预和对照组基线营养状况均未报道、干预时间短且不一致等结果分析，作者认为判断肠内营养支持 2 周内的短期干预是否能够改善重症患者的血清白蛋白水平证据不充分，有待于干预时间延长、样本大、设计严谨、高质量的 RCT 进一步验证。

（3）肠内营养支持改善能量和营养素摄入作用的证据分析：有 2 篇 RCT 报告了肠内营养支持的膳食摄入量结果，Bourdel 等对 672 例 65 岁以上有压力性损伤危险的危重住院患者实施常规饮食加每日 400 kcal 营养补充剂和常规饮食的随机对照，15 d 后发现，干预组能量和蛋白质摄入量明显高于对照组（$P < 0.001$）。Hartgrink 等对 129 例 ICU 危重患者干预 14 d 后发现，干预组能量和蛋白质摄入量明显高于对照组（$P < 0.01$）；基于 2 篇文献的总样本量 801 例，干预组（$n = 357$）和对照组（$n = 444$）均为大样本量，干预时间均为 2 周左右，结合原文献质量评价 B 级结果，可以认为肠内营养干预 2 周能明显增加危重患者的蛋白质和能量摄入，补充其病重期间的高消耗，对维持器官功能和预防压力性损伤有益（证据等级 Ia），但吸收后能否改善血清白蛋白指标尚待进一步研究探讨。

（4）肠内营养支持对缩短住院时间的证据分析：有 1 篇 RCT 报道了 59 例有压力性损伤危险的股骨颈骨折住院老年患者采用标准高蛋白饮食和常规饮食的随机对照 32 d，发现干预组（$n = 27$）住院时间较对照组（$n = 32$）缩短 16 d（$P < 0.02$），结合原文献质量偏低（B 级）和样本量较小等因素分析，作者认为判断肠内营养支持是否能够缩短有压力性损伤危险患者的住院时间尚缺乏证据，需要进一步研究。

4. 本研究临床价值：肠内营养支持应用于临床以来，在改善危重症患者、骨折患者、脊髓损伤患者，特别是营养不良老年患者的营养改善、预防并发症、提高生存率和生存质量方面起到了积极作用，近年将营养治疗用于压力性损伤预防和治疗的研究获得肯定结果，提出临床应为压力性损伤危险患者和压力性损伤患者实施符合个人需求和状况的营养治疗方案的建议，美国压力性损伤专家咨询组（National Pressure Ulcer Advisory Panel，NPUAP）于 2009 年发布了《营养在压力性损伤预防和治疗中的作用》白皮书，肯定了在压力性损伤预防和治疗中实施营养支持的作用。随后在欧洲压力性损伤专家咨询组（European Pressure Ulcer Advisory Panel，EPUAP）和 NPUAP 联合编写出版的《压力性损伤预防：快速参考指南》中提出"营养支持用于预防和治疗压力性损伤"的专家共识，进一步确认了营养支持的重要性。查阅文献发现近年涉及营养支持用于压力性损伤治疗和愈合的随机对照研究有 8 篇文献，尽管有关营养支持应用于压力性损伤患者的研究文献较多，但是有关营养支持应用于预防压力性损伤发生的随机对照研究较少，而且大多数研究是 2005 年以前的，系统评价和 Meta 分析更少。分析 Stratton 等报道的肠内营养支持对压力性损伤预防效果的系统评价，其纳入的文献均为 2005 年以前的，而且研究类型并非全部是 RCT 研究，只对压力性损伤发生率这一结局指标做了系统分析。分析 Theilla 等 2013 年报告的肠内营养支持对 ICU 患者压力性损伤治疗效果的系统评价，主要选择了 2013 年以前肠内营养支持用于压力性损伤治疗的研究文献，包括了 RCT 和非 RCT 研究。迄今未见肠内营养支持对压力性损伤预防效果的 Meta 分析。本研究与前述系统评价相比，有以下特点：一是方法学上运用了敏感度分析判断异质性来源，使文献的评价更加谨慎，对证据的产生也增加了说服力。二是纳入的文献类型均是 RCT 研究，且增加了 2005 年以后的 RCT 文献，并对多个结局指标进行了 Meta 分析，期望从多个临床角度分析营养支持对压力性损伤预防的作用，以获得更加丰富的循证依据指导临床实践。本研究通过 Meta 分析获得了肠内营养支持对压力性损伤预防效果的趋势，有益于指导临床合理应用。

5. 研究局限性：本研究受纳入原文献的质量和数量影响，存在一定的局限性：① 纳入研究的原文献质量不高：6 篇均未明确说明其随机分组和分配隐藏的具体方法，1 篇未用盲法，2 篇所用盲法阐述不清，在一定程度上削弱了其文章质量等级，也弱化了本研究的结论强度。② 样本量不足：部分测量指标纳入研究样本量少，部分测量指标结果报告不充分，使证据强度受到影响。③ 样本选择存在一定的异质性：仅有 2 篇介绍了患者基线营养状况，纳入的主要是营养不良患者，另外 4 篇纳入的是非营养不良患者，样本的异质性使证据强度受到一定影响。④ 研究方法学不一致：6 篇 RCT 均采用口入补充，无异质性；但营养配方各不相同，干预时间也不同（7 d ～ 26 周），使证据强度受到一定影响。

6. 结论和展望：本研究通过 Meta 分析获得肠内营养支持可增加危重患者蛋白质和能量摄入，从而改善营养状况和降低压力性损伤发生率的循证证据，但没有充分证据证明肠内营养支持能够改善患者的血清白蛋白水平或能够减少住院时间。今后的临床对照研究在方法学上应采用充分随机、充分分配隐藏、实施双盲；研究报告应采用国际通用的"随机对照试验报告标准"（consolidated standards of reporting trial，CONSORT），详尽描述研究的设计和实施过程；采用国际通用的疗效指标；规范和充分报告不良反应；重视阴性结果临床试验的报道。

三、证据传播

证据传播（evidence transfer）为循证护理实践的第五步，强调证据的传播不仅仅是证据和信息的发布，而是通过周密的规划、明确目标人群，设计专门路径以及传播方式，以容易理解、接受的方式将证据和信息传递给实践者，使证据应用于决策中。证据传播主要由以下四部分内容组成：标注证据的等级（证据具有等级性是循证实践的基本特征），将证据资源组织成易于传播并易于临床人员理解、应用的形式，详细了解目标人群对证据的需求，以最经济的方式传递证据和信息。

（一）标注证据的等级

证据的等级系统包括证据的质量等级和推荐级别，循证护理中的证据是经过科学性、可行性、适宜性、临床意义、有效性以及经济性严格界定和筛选而获得的最佳证据。

（二）将证据资源组织成易于传播并利于临床专业人员理解、应用的形式

为节约临床人员的时间，需要将证据资源总结为简洁易读的形式，并标注证据的来源和证据的等级，便于临床人员应用时取舍。目前对临床实践决策影响力最大且最适合临床专业人员借鉴的证据资源是临床实践指南或集束化护理方案、证据总结或简约化的最佳实践信息册。

（三）详细了解目标人群对证据的需求

不同的目标人群对证据的需求不同，医院临床护理人员需要的是针对性强、可信度高、简洁易读的循证结论，如证据总结、集束化护理方案或基于指南的护理方案等，便于在实践中应用。

（四）以最经济的方式传递证据和信息

证据或知识传播的形式主要有 3 种：教育和培训、通过媒体传播信息、通过组织和团队系统传播证据。制订循证护理实践规范或形成专业规范：根据证据制订循证护理实践规范，便于指导临床决策和解决临床护理问题，便于护士应用证据开展基于循证的各项护理实践。例如基于指南的皮肤撕裂伤综合预防方案：通过文献研究和参考相关指南，修订了预防方案初稿，包括了评估风险人群、使用辅助工具预防跌倒和坠床、穿长袖衣裤、皮肤涂抹润肤油每日 2 次、补充营养和水分、使用移动技巧预防摩擦和剪切力 6 项综合预防方案。分层培训伤口学组骨干护士、骨干护士培训科室护士后在全院实施。采用横断面调查方法对全院住院 ≥ 24 h 和 ≥ 18 岁的患者进行从头到脚皮肤检查，观察比较干预前、干预后 5 个月和 17 个月皮肤撕裂伤的发生率和预防措施的落实率。干预前后共监测了 5 160 例住院患者，干预后 5 个月和 17 个月皮肤撕裂伤危险人群和患者实施 6 项预防措施的落实率有不同程度的提高，实施预防方案后医院内皮肤撕裂伤发生率下降了 79.22% ～ 71.43%，大幅度降低了住院患者皮肤不良事件的发生率，提高了皮肤护理的质量和患者安全性。与国外同类研究做比较，皮肤撕裂伤发生率的下降率高于澳大利亚 Carville 博士等报告的采用中性纯天然

润肤剂与普通工业合成润肤剂每日 2 次涂抹皮肤干预 6 个月后的结果（干预组皮肤撕裂伤发生率比对照组降低 50%）。研究认为，基于指南的综合预防方案较单一方法更有利于降低皮肤撕裂伤发生率，建议临床使用[11]。

四、证据应用

证据应用（evidence application）是循证护理实践的落实环节，是根据证据革新护理实践，包括情景分析和引入证据、促进变革、评价证据应用效果 3 个步骤。

（一）情景分析和引入证据

进行情景分析的目的是了解证据与实践之间的差距，如分析"使用澳大利亚绵羊皮可预防压力性损伤"这条证据产生的环境是澳大利亚的老年护理之家，与我国的护理实践相差甚远，首先是资源获得困难，其次是研究对象不同，因此这条证据无法在中国的三甲医院实施。引入证据时特别需要注意将证据与临床知识和经验、患者需求相结合，形成新的护理流程和护理质量标准，一定要考虑本土化，符合国情和可操作性。

（二）促进变革

应用证据的过程是不断变革的过程，需要评估影响变革的因素，根据情景选择和采纳证据，制定可操作性的流程、质量标准，并通过全员培训，提高共识和执行力。例如，基于指南的失禁护理流程：参考文献和国际指南后，经伤口学组 3 次修订制定了一评估（评估失禁类型和频次、评估失禁相关性皮炎及其严重程度分级）、二隔离（使用留置导尿管或大便失禁护理套装或外接式大便收集袋隔离排泄物）、三清洗（40℃温水清洗会阴部皮肤）、四润肤（麻油或橄榄油）、五保护、六更衣的"六步法"失禁护理流程，采用理论与实践相结合的方案培训 48 名护士后，对 82 例脑卒中失禁患者按流程护理，结果 9 例患者发生轻度失禁相关性皮炎，发生率 10.98%，未发生与失禁相关的压力性损伤，与护理流程实施前 1 年凭借经验实施失禁护理的 91 例脑卒中失禁患者的失禁相关性皮炎发生率 23.07%、压力性损伤发生率 5.49% 比较，失禁相关性皮炎发生率下降了 51.41%，压力性损伤发生率下降了 100%，效果明显。研究认为失禁护理流程有助于规范护士操作，提高工作效率，提高预防失禁相关性皮炎和医院获得性压力性损伤的有效性，值得推广应用[12]。

（三）评价证据应用效果

证据应用主要包括将证据应用到实践活动中，以实践活动或系统发生变革为标志[1]。应通过持续质量改进，动态监测证据应用过程，评价证据应用后对护理过程、患者带来的效果。例如：项目组借鉴国外多学科小组管理压力性损伤的方法，引入预警管理理念，构建了以伤口护理中心为实体和全院各科骨干护士组成的多学科伤口护理虚拟学组（以下简称伤口学组），建立了以护理部主任为总监、专科护士为督导、相关科室护士长为压力性损伤调研组、干预指导组、知识培训组和学术交流组组长以及各科骨干护士为成员的三级管理组织架构，设计并实施了压力性损伤预警管理项目，包括根据前期文献研究，收集国际压力性损伤预防新理念、指南和循证证据，编写了医院版的《成人压力性损伤预测和预防临床实践指南》和31项压力性损伤预防操作流程作为压力性损伤预防和管理规范，并申请获得医院立项课题支持，依托课题，根据风险预警体系的基本步骤，构建了"一评（入院2h内或病情变化时采用Braden量表进行风险评估）、二告（Braden评估结果显示有风险患者及时告知患者、家属及经治医生）、三报（高度危险者当日报告护士长，24h内上报伤口学组）、四防（按照指南实施预防措施）、五录（做好动态护理记录）"的压力性损伤预警管理核心技术，探讨培训学组骨干和小组工作方法在压力性损伤预警管理中的作用与效果，包括现场调研方法及流程、调研内容、人员分配、检查重点等，每月进行一次全院的压力性损伤发生和预防现况调研，进行持续质量改进等。结果：2年中，通过视频和现场授课培训了全院护士1640人次，压力性损伤预警管理理念和相关知识与操作流程网状覆盖了全院各科，消灭了管理盲区，全院45个护理单元护士的压力性损伤预防理论与操作成绩明显提高，监控了全院2年住院患者33 574例，压力性损伤预防准确率由预警管理前的6.2%提高为预警管理2年后的23.8%，压力性损伤危险评估量表正确使用率达到97.8%，危险评分符合率和减压床垫使用的准确率也分别提高了24.57%和21.90%，高危患者压力性损伤发生率由预警管理前的4.17%下降为预警管理2年后的0.54%，成效明显[13]。

第三节　循证证据的常用分级

　　目前被广泛认可和使用的证据等级系统主要有牛津大学循证医学中心的证据等级系统、由 GRADE 工作小组推出的证据等级和推荐意见系统和澳大利亚 JBI 证据等级系统。以下介绍三种在临床实践指南中常用的证据分级和推荐强度，以便更好地理解指南中的证据。

一、AHRQ 证据分级和推荐强度

　　美国卫生保健政策研究所（AHCPR），现更名为 AHRQ，将获得 RCT 的 Meta 分析结果支持的证据定为"Ⅰa级证据"，将至少有一项 RCT 支持的证据定为"Ⅰb级证据"，这两项证据的推荐强度为 A 级。将至少有一项设计良好的非 RCT 支持的证据定为"Ⅱa级证据"，将至少有一项准实验性研究支持的证据定为"Ⅱb级证据"，这两项证据的推荐强度为 B 级。将设计良好的非实验性研究（如病例对照、队列研究、病例研究）支持的证据定为"Ⅲ级证据"，将专家委员会报告、权威意见、临床经验定为"Ⅳ级证据"，这两种证据的推荐强度为 C 级 [1]。2009 年以前该机构制定临床实践指南证据等级和推荐强度均以此为标准，如 2007 年 NPUAP 更新的《压力性损伤预防和处理临床实践指南》、2009 年 NPUAP 和 EPUAP 联合更新的《压力性损伤预防和处理临床实践指南》中的证据等级和推荐强度以此为标准。

二、GRADE 证据分级系统

　　该系统由 67 名临床指南专家、循证医学专家、各权威标准主要制定者及证据研究者组成的 GRADE 工作组协作制定，包括国际统一的证据质量分级和推荐强度标准。目前世界卫生组织（WHO）和 Cochrane 协作网已采纳 GRADE 标准。GRADE 对证据质量的分级方法始于研究设计，将 RCT 定为高质量证据，观察性研究（如队列研究、病例对照研究）定为低质量证据，然后列出可能降低证据质量的 5 个因素和可能提高证据质量的 3 个因素，将完全符合标准的 RCT 和质量升高二级的观察性研究判定为"高级证据"；将质量降低一级的RCT 和质量升高一级的观察性研究判定为"中级证据"；将质量降低二级 RCT 和符合标准的观察性研究判定为"低级证据"；将质量降低三级的 RCT、质量降低一级的观察性研究、系列病例观察、个案报道判定为"极低级证据"。将推荐强度分为"强推荐"和"弱推荐"两个等级。具体又细分为：支持使用某项干预措施的强推荐（评价者确信干预措施利大于弊）、弱推荐（利弊不确定或利弊相当）和反对使用某项干预措施的弱推荐（利弊不确定或利弊相当）和强推荐（评价者确信干预措施弊大于利）[1]。如 2014 年 NPUAP、EPUAP 和 PPPIA 联合颁布的《压力性损伤预防和处理临床实践指南》中证据等级和推荐强度以此为标准。

三、JBI 证据等级及推荐强度

JBI 的证据分级与 GRADE 分级类似，也基于研究设计类型将证据分为 1 ~ 5 级。将 RCT 和其他实验性研究定为"1 级证据"，包括 1a/b/c/d 四类。多项 RCT 的系统评价评定为 1a 级证据，多项 RCT 和其他干预研究的系统评价评定为 1b 级证据，单项 RCT 评定为 1c 级证据，准 RCT 评定为 1d 级证据。类实验性研究定为"2 级证据"，包含 2a/b/c/d 四类。多项类实验性研究的系统评价评定为 2a 级证据，多项类实验性研究与其他低质量干预性研究的系统评价评定为 2b 级证据，单项前瞻性有对照组的类实验性研究评定为 2c 级证据，前后对照、回顾性对照的类实验性研究评定为 2d 级证据。观察性研究（队列研究、病例对照研究）评定为"3 级证据"，包含 3a/b/c/d/e 五类。多项队列研究的系统评价评定为 3a 级证据，多项队列研究与其他低质量观察性研究的系统评价评定为 3b 级证据，单项有对照组的队列研究评定为 3c 级证据，单项病例对照研究评定为 3d 级证据，单项无对照组的观察性研究评定为 3e 级证据。描述性研究评定为"4 级证据"，包含 4a/b/c/d 四类。多项描述性研究的系统评价评定为 4a 级证据，单项横断面研究评定为 4b 级证据，病理系列研究评定为 4c 级证据，个案研究评定为 4d 级证据。专家意见、基础研究评定为"5 级证据"，包含 5a/b/c 三类。对专家意见的系统评价评定为 5a 级证据，专家共识评定为 5b 级证据，基础研究、单项专家意见评定为 5c 级证据[1]。

推荐强度分 A 级推荐（强推荐）和 B 级推荐（弱推荐）。A 级推荐的判断标准：① 明确显示干预措施利大于弊或弊大于利。② 高质量证据支持利用。③ 对资源分配有利或无影响。④ 考虑了患者的价值观、意愿和体验。B 级推荐的判断标准：① 证据尚不能明确显示干预措施利大于弊或弊大于利。② 有证据支持利用，但证据质量不够高。③ 对资源分配有利或无影响，或有较小影响。④ 部分考虑，或未考虑患者的价值观、意愿和体验[1]。

总之，随着对循证护理认识的深入，压力性损伤、失禁相关性皮炎和皮肤撕裂伤 3 类皮肤损伤的预防、护理和管理中的循证护理实践日益增多，也取得了一定的成效。但是需要避免概念和方法上的六大误区：一是简单将循证护理等同于将文献综述后的结果应用于临床实践。二是将系统评价等同于一般综述。三是将循证护理等同于系统评价或 Meta 分析。

四是将系统评价等同于 Meta 分析。五是将循证护理等同于开展原始研究。六是将证据等同于 RCT 结果[1]。需要明确认识循证护理与护理研究的关系：护理研究是形成证据、开展循证护理实践的前提，而循证护理实践则是根据循证问题检索证据、评价证据、应用证据开展护理实践的过程。护理研究中形成的证据可成为循证护理中的证据，循证护理实践强调的是"充分利用经过评价的、来自研究的证据"，两者既有联系，又有区别。正确认识护理研究和循证护理之间的关系对开展循证护理十分重要。

参考文献

[1] 胡雁，郝玉芳 . 循证护理学 [M]. 2 版 . 北京：人民卫生出版社，2018:3-20.

[2] 胡雁，王志稳 . 护理研究 [M]. 5 版 . 北京：人民卫生出版社，2017:315-330.

[3] 黄金月 . 高级护理实践导论 [M]. 2 版 . 北京：人民卫生出版社，2014:10-22.

[4] European Pressure Ulcer Advisory Panel, National Pressure Ulcer Advisory Panel, Pan Pacific Pressure Injury Alliance. Prevention and treatment of pressure ulcers:the clinical practice guideline[A]. Osborne Park:Cambridge Media, 2014.

[5] Tasker L H, Shapcott N G, Watkins A J, et al. The effect of seat shape on the risk of pressure ulcers using discomfort and interface pressure measurements[J]. Prosthetics and Orthotics Inter, 2014, 38(1):46-53.

[6] Brealey G, James E, Hay K.Pressure cushions in a home environment:How effective are they at reducing interface pressure and does the chair surface count? A pilot study[J].Wound Practice and Research, 2017, 25(4):180-187.

[7] Van-Leen M, Hovius P S, Halfens R, et al. Pressure relief with visco-elastic foam or with combined static air overlay? A prospective, crossover randomized clinical trial in a dutch nursing home[J]. WOUNDS, 2013, 25(10):287-292.

[8] 蒋琪霞，李国宏，刘海英，等 . 减压床垫结合不同翻身频率用于重症患者预防压力性损伤的多中心对照研究 [J]. 医学研究生学报，2017, 30（1）:77-82.

[9] 蒋琪霞，郭艳侠，杜世正，等 . 肠内营养支持预防压力性损伤效果的 Meta 分析 [J]. 医学研究生学报，2015, 28（6）:625-631.

[10] 郭艳侠，蒋琪霞，马茜，等 . 肠内营养预防和治疗压力性损伤效果的 Meta 分析 [J]. 护理管理杂志，2015, 15（4）:253-256.

[11] 蒋琪霞，韩小琴，李莹，等 . 基于指南的皮肤撕裂伤预防方案实施效果的初步研究 [J]. 中华现代护理杂志，2016, 22（24）:3419-3422.

[12] 刘亚红，刘燕平，李婷，等 . 基于指南旳失禁护理流程在脑卒中失禁患者中的应用 [J]. 中华现代护理杂志，2016, 22（1）:14-16.

[13] 蒋琪霞 . 压疮护理学 [M]. 北京：人民卫生出版社，2015:20-45.

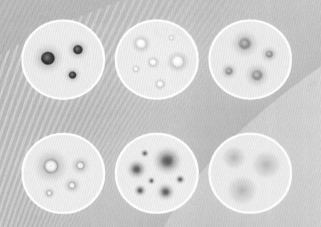

第二章　皮肤护理概述

皮肤是人体最大的外部器官,在成人,皮肤的质量约为 2.7 ～ 3.6 kg,总面积约为 1.9 m²。皮肤的厚度在身体的不同部位存在差异,约为 0.5 ～ 6 mm。眼睑的皮肤较薄,厚度约为 0.02 mm,手心和掌跖的皮肤厚度约为 0.33 mm。皮肤接受了人体大约三分之一的血液,这些血液可以满足皮肤的代谢需要。皮肤是保护我们免受环境压力(物理、化学和生物性有害因素)侵袭的主要屏障。皮肤的主要功能是保护、感觉、调节温度、分泌、代谢和交换,时刻与外环境保持接触。正常皮肤能保护人体免受机械性损伤、日光损伤、病原微生物侵害及减少水、电解质丢失,通过皮肤的显性出汗和不显性出汗调节体温和排泄代谢产物。皮脂腺分泌脂性分泌物,能够滋润皮肤,留住皮肤的水分,预防皮肤失水而导致的皮肤干燥。了解皮肤的结构和功能,对实施正确的皮肤护理和维护皮肤的正常功能、预防损害非常重要。

第一节　皮肤护理概念和要素

一、皮肤结构和生理功能

人的皮肤由两层组成:外层的表皮层和内层的真皮层。表皮主要由角质形成细胞构成。基底层的角质形成细胞有很强的分裂繁殖能力,它可以不断地向上移行,生长并演变成表皮各层细胞。角质形成细胞在分化过程中分泌难溶性蛋白质,这些难溶性蛋白质、脂类物质和膜成分交联在一起,就可以形成角质层。为了维持屏障作用,角质形成细胞可以自我更新以维持表皮的屏障作用。如果表皮受到损伤(比如有伤口、烧伤、暴露在紫外线或化学物质中),角质形成细胞就改变其生物学特性达成修复损伤的目的。它们结束分化状态,活化并且迅速开始分裂,分裂的细胞移行到缺损处以修复损伤。它们也可以向皮肤中的临近细胞传递信号,这些临近的细胞如成纤维细胞、朗格汉斯细胞和黑色素细胞也可以帮助修复损伤。一旦损伤得到修复,角质形成细胞就会终止活化状态并且重新开始进入正常的分化程序。真皮是皮肤的第二层,并且是皮肤最厚的一层,真皮里包含很多种细胞,真皮最主要的蛋白质是胶原蛋白和弹性蛋白,这两种蛋白质都是由成纤维细胞合成和分泌。胶原蛋白占真皮 30% 的体积和 70% 的干重。真皮的作用主要是支持表皮。真皮由浅至深可以分为 2 层:乳突层和网状层。乳突层含有营养皮肤的毛细血管和痛觉感受器。网状层里面含有汗腺、毛囊、神经和血管。真皮的主要功能是为皮肤保湿,提供抗拉强度、支持力、

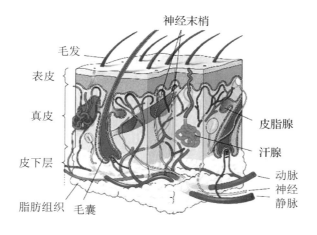

图 2-1 皮肤的解剖结构

血液和氧气。真皮可以保护皮肤下层的肌肉、骨骼和器官。同时真皮含有皮脂腺，可分泌皮脂以润滑皮肤。而且，真皮含有毛囊，毛囊里的多能干细胞有更新表皮的能力[1-3]。皮肤的解剖结构见图 2-1。

健康人的皮肤正常 pH 值为 4～6.5，为弱酸性。皮肤的弱酸性有助于皮肤维持正常的菌群作为抵御外界细菌和真菌感染的屏障，也能支持表皮油脂形成和成熟，辅助维持皮肤的屏障功能。这层酸性外膜也能起间接的保护作用，抵御微生物和碱性物质入侵。如果皮肤的酸性减弱，皮肤会容易受到伤害和感染。频繁使用肥皂等弱碱性产品或者过度清洗都会改变角质层的结构以及作为屏障的保护功能[1-3]。所以要维持皮肤的健康，建议使用中性或弱酸性的清洗剂清洗皮肤，并维持弱酸性的皮肤环境。

二、常见的皮肤问题

已有文献报道或已被识别的皮肤问题较多，现有观念一致认为[2]：衰老是出现皮肤问题的首要危险因素，次要危险因素包括慢性光损害、遗传性高敏症、局部和全身使用激素、慢性肾功能衰竭、长期使用抗凝剂、慢性阻塞性肺病等，其中研究证明，慢性肾功能衰竭使发生皮肤问题的危险增高 4 倍左右。常见的皮肤问题有干燥皮肤或皮肤干燥症（xerosis）又称皮肤瘙痒症（pruritus，皮肤粗糙，大片鱼鳞状皮屑，瘙痒，严重者有炎症）、皮肤衰老（skin aging，SA，皮肤菲薄、脱水，甚至出现皮下瘀斑）、潮湿性相关性皮肤损伤（moisture-associated skin damage，MASD）、皮肤湿疹甚至继发感染、终末期皮肤改变（skin changes at life's end，SCALE）或称皮肤衰竭[4-5]和压力性损伤及皮肤撕裂伤等。

三、皮肤修复机制

皮肤损伤后的修复机制分为三个阶段：炎症阶段、组织形成阶段和塑形阶段[1]。炎症阶段被分为血管反应（止血）和细胞反应（炎症反应）两个过程，主要表现为红肿、疼痛、炎性渗出，表皮损伤通常无出血或仅有少量出血，皮肤损伤后此阶段即刻开始，最长可持续至伤后6d。在炎症反应开始消退时（伤后3d左右）即进入第二阶段：组织形成阶段，表皮和真皮层损害的组织形成为再上皮化过程（reepithelialization），又称上皮更替，即新生上皮替代损害的上皮组织，正常情况下伤后7～10d可完成再上皮化过程。然后进入第三阶段：组织塑形阶段，又称成熟阶段，再生的上皮逐渐恢复正常的感觉、弹性、抗拉力和张力强度，颜色逐渐与周围皮肤接近，此阶段可能需要6个月左右[1]。

四、皮肤护理概念和要素

根据2015年一项基于循证的皮肤护理方案所阐述的观点，以维持和促进皮肤健康及完整性、保护皮肤免受伤害为主要目标的个人卫生和皮肤护理活动统称为皮肤护理（skin care）[6]，分为基础皮肤护理（basic skin care）、一般皮肤护理（general skin care）和特殊皮肤护理（specific skin care）又称预防性皮肤护理（preventive skin care）三类。

基础皮肤护理（basic skin care）被定义为清洁皮肤、个人卫生和局部使用一些产品以达到维持和促进皮肤屏障功能及完整性目的的护理实践，常见的护理实践包括使用或不使用清洗剂所进行的清洗、泡浴或淋浴，清洗后使用各种类型的润肤剂滋润皮肤等，又称日常皮肤护理（daily routine skin care）[6]。全球每天有数以万计患者接受了日常皮肤护理，但很少有人知道这些皮肤护理带来的益处和临床功效。

一般皮肤护理（general skin care）定义为患者或护理院居住者或家庭病房患者应该接受的所有皮肤干预措施和护理活动[6]，包括皮肤护理的四要素：皮肤评估、诊断皮肤问题和采取干预措施及评价效果[6]。

特殊皮肤护理（specific skin care）即针对皮肤存在的问题，进一步评估皮肤问题的原因、部位、临床表现，以确定皮肤清洗和皮肤护理的内容与方法的护理活动[5]。详细内容见第二节皮肤评估的内容，第三节皮肤问题的评估与诊断及第四节皮肤循证护理方案。

第二节　皮肤评估内容和方法

皮肤评估（skin assessment）是皮肤护理的第一步，也是贯穿皮肤护理全过程的关键步骤，目的是及时、准确识别皮肤问题，为实施恰当的护理措施和评价效果、修正计划提供基线依据和动态结果。本节主要阐述皮肤评估内容与方法。

一、皮肤评估内容

常规的皮肤评估提供了早期识别和治疗皮肤异常状况的机会。正常皮肤应该光滑、微湿、温暖、全身颜色均匀，评估皮肤的目的是发现皮肤的异常现象，找出护理问题。当皮肤出现功能和状态异常时，如干燥、菲薄或炎症反应，削弱了皮肤的屏障功能，提高了皮肤问题的敏感性。高龄、使用药物（如激素）或慢性疾病（如糖尿病）均与皮肤受损的发生有关。皮肤表面过度潮湿（如由多汗或失禁所致）也增加了皮肤浸渍的易患性[7]。患者入院后应尽早完成一次全面的皮肤评估[5, 7]，2014年欧洲压疮专家咨询组、美国压疮专家咨询组和泛太平洋地区压力性损伤工作联盟联合颁布的国际压疮预防和治疗指南中关于皮肤评估的建议指出：在所有医疗保健机构中应确保每例患者均接受一次全面的皮肤评估作为危险评估筛选的策略（证据强度C级，推荐强度正向弱推荐）[7]。2019年最新颁布的压力性损伤预防和治疗国际指南针对皮肤和软组织评估问题，经过大量循证研究和专家讨论，得出了如下建议：对所有存在压力性损伤风险的个体进行一次全面的综合性皮肤和组织评估，包括从头到脚的皮肤检查，重点检查骨隆突处（如尾骶部、足跟、臀部）、耻骨、股骨和躯干等处皮肤，新生儿和婴幼儿除了从头到脚检查皮肤外，重点检查枕部。要评估皮肤浸渍的体征，注意检查皮肤褶皱处，特别是肥胖的个体。在改变体位前检查皮肤有无发红，每日检查医疗器械下皮肤至少2次，作为常规护理内容。定期检查预防性敷料下的皮肤，有无发红、起疱或破溃，评估局部皮肤有无疼痛及其疼痛性质、严重程度，并记录皮肤评估结果[8]。

美国的医疗保险和医疗补偿服务中心（Centers for Medicare & Medicaid Services，CMS）建议，长期护理机构中皮肤评估的基本要素至少需要包括以下五个部分：温度、颜色、湿度、肿胀程度和完整性[3]。结合相关研究认为评估内容应该包括皮肤的完整性，有无瘢痕、皮肤发红、瘙痒，以及是否存在影响皮肤健康的其他因素，如肥胖、尿或粪失禁、多汗、糖尿病、年龄 ≥ 75 岁、移动能力受损或功能受限等及其持续时间[4]。

二、皮肤评估方法及工具

2014 年颁布的国际压疮预防和治疗指南中关于皮肤评估的建议认为，应教育健康保健专业人员实施综合性皮肤评估的方法，包括识别压之不褪色的发红区域的技术，判断局部皮肤温度升高、水肿和硬结的方法（证据强度 C 级，推荐强度正向弱推荐）[7]。说明：C 级证据主要来自间接证据（如人类健康研究、其他类型慢性伤口的研究、动物模型研究）和 / 或专家意见。因此 C 级证据等级较低。正向弱推荐：可以去实施，但利弊不确定。B 级证据主要来自设计合理、研究质量水平在 2、3、4、5 级的临床研究。正向强推荐：明确建议去实施，并确定利大于弊。

2019 年最新颁布的压力性损伤预防和治疗国际指南针对皮肤和软组织评估提出了以下七个临床问题[8]：一是量表或工具能够有效评估皮肤和软组织吗？二是哪些方法能够有效评估皮肤发红？三是超声波检查能有效评估皮肤和软组织吗？四是评估皮肤和软组织的潮湿度是评估皮肤和软组织的一种有效方法吗？五是评估皮肤和软组织温度是评估皮肤和软组织的一种有效方法吗？六是哪些辅助技术能够精确和有效地评估皮肤与软组织？七是哪些方法能有效评估那些深色皮肤个体的皮肤与软组织？经过大量循证研究和专家讨论，得出了如下建议：对所有存在压力性损伤风险的个体，在其入院或转科后要尽快实施一次全面的综合性皮肤和组织评估，作为日常评估部分，需要每日评估一次，并在出院前再进行一次全面评估[8]。皮肤检查包括目测检查结合其他的皮肤评估技术，如触摸皮肤温度、触诊皮肤弹性等。

（一）皮肤发红的评估方法

评估皮肤是否发红可采用指压法，手指压迫发红区域 3 秒，移除手指后可观察到局部变白色为正常，如果不变色，称之为"压之不褪色的发红"，即为"1 期压力性损伤"。研究证实，指压法的灵敏度为 65.3% ～ 73.1%，特异性为 93.9% ～ 95.9%，阳性预测值 75%，阴性预测值 95.1%。也可采用透明玻片法：将一块透明玻片置于皮肤发红区，看到皮肤变白色为正常，如不变色，称之为"压之不褪色的发红"。玻片法的灵敏度为 74.5%，特异性为 95.6%，阳性预测值 79.5%，阴性预测值 94.2%[8]。两种方法均简便可行，可在临床推广应用。

（二）皮肤温度的评估方法

2019 年最新颁布的压力性损伤预防和治疗国际指南建议需要评估皮肤和组织的温度

（证据强度 B1 级，推荐等级正向弱推荐），因为变色皮肤的中心区域温度下降提示压力性损伤发生[8]。

1. **触诊和触摸法**：根据研究结果推荐的评估方法有：检查者用手触摸患者皮肤能够识别少量的皮肤温度差别（证据水平＝2级）[8]。通过皮肤触诊评估皮肤温度改变需要熟练的实践技能，一项研究证实，经过专业培训的熟练专业人员使用触诊和触摸能够探测到 1～3 ℃的温度改变。因此技能培训和实践对准确评估皮肤温度非常重要。在老年护理环境中，综合评估皮肤颜色、紧张度、温度能够明显改善压力性损伤的发生率，因此皮肤评估方案中非常强调使用触摸去感知皮肤的温度，使用足够的光线去观察皮肤的紧张度和颜色。

2. **远红外线测温**：使用远红外线成像仪监测皮肤和组织温度（证据水平＝1级和3级），或者使用红外线测温仪做皮肤温度辅助检查（证据水平＝3级）[8]。最近研究认为，使用红外线成像是更为客观的皮肤温度测量方法，可作为皮肤温度的辅助检查，能够成功识别深部组织损伤（DTI）（证据水平＝1级）。使用手提式红外线测温仪测量变色区域的皮肤温度和正常区域的皮肤温度，结果 65% 的变色区域皮肤温度明显低于正常皮肤温度，低温的变色皮肤较温度较高的变色皮肤在 7 d 内更容易出现皮肤坏死（证据水平＝3级）。提示，皮肤温度改变与缺血坏死有关。皮肤出现 1.5 ℃的温度差是预测压力性损伤的预测指标（证据水平＝3级）[8]。

（三）皮下湿度 / 水肿的测量评估方法

2019 年最新颁布的压力性损伤预防和治疗国际指南建议，使用皮下湿度 / 水肿测量仪作为一种日常皮肤评估的辅助方法（证据强度 B2 级，推荐等级无特殊推荐），因为很多研究证实皮下湿度（sub-epidermal moisture，SEM）是皮肤水肿的一个测量指标[8]。SEM 测量与目测尾骶部、足跟等部位的皮肤水肿密切相关，但尚无证据表明 SEM 测量结果与触诊结果有相关性。SEM 测量皮肤水肿的灵敏度 100%，特异度 83%。

（四）其他的皮肤评估技术或方法

其他一些皮肤评估的辅助技术或方法，如超声波、激光多普勒和经皮氧分压测定等对于皮肤评估的作用及临床意义均缺乏研究证据支持，尚未形成推荐意见，应用中需要慎重[8]。

（五）干燥皮肤或皮肤干燥症评估方法

1. **皮肤干燥症的评估方法**：皮肤干燥症可采用 0～4 分评估量表评估其严重程度。0 分表示皮肤不干燥。1 分为轻度干燥症，特征是皮肤粗糙，有少量鳞屑。2 分为中度干燥症，特征是皮肤干燥伴有鳞屑，容易去除。3 分为重度干燥症，特征是皮肤有皲裂，看起来像干裂的土地。4 分为严重干燥症，特征是进展性皮肤粗糙，大片鱼鳞状皮屑，有炎症反应、疼痛和出血[3-10]。

2. 皮肤瘙痒症的评估方法：瘙痒是皮肤干燥症的一个特征，皮肤瘙痒可采用 5 条目瘙痒量表（5-D Icth Scale）[11] 进行评估，总分 21 分，得分越高，瘙痒越严重：

（1）过去 2 周内每天有多少小时处于瘙痒状态？

＜ 6 h/d	计 1 分
6 ～ 12 h/d	计 2 分
12 ～ 18 h/d	计 3 分
18 ～ 23 h/d	计 4 分
整天瘙痒	计 5 分

（2）请评估过去 2 周内瘙痒的程度。

不存在	计 0 分
轻度	计 1 分
中度	计 2 分
重度	计 3 分
无法忍受	计 4 分

（3）过去 2 周内瘙痒与一个月前比较是好转还是加重？

完全缓解	计 0 分
瘙痒减轻，但依然存在	计 1 分
少量好转，依然瘙痒	计 2 分
无改变	计 3 分
瘙痒加重	计 4 分

（4）请估计过去 2 周瘙痒对你睡眠的影响。

从不影响睡眠	计 0 分
偶尔延迟入睡	计 1 分
经常延迟入睡	计 2 分
延迟入睡并偶尔夜间醒来	计 3 分
延迟入睡并经常夜间醒来	计 4 分

（5）请估计过去 2 周瘙痒对你白天活动的影响。

从不影响活动	计 0 分
罕见影响活动	计 1 分
偶尔影响活动	计 2 分
经常影响活动	计 3 分
总是影响活动	计 4 分

（六）生命终末期皮肤衰竭的评估方法

目前尚无明确定的定义来界定生命终末期，也缺乏充分的证据去理解生命终末期的相关内容。根据加拿大注册护士学会（Registered Nurses' Association of Ontario, RNAO）颁布的生命终末期最佳实践指南[12]，现有证据支持以下情况为生命终末期：① 患者存在功能受损的慢性疾病或临床症状，老年和衰弱，可能存在威胁生命的疾病和合并症；② 功能受损或症状由需要紧急或非紧急治疗的疾病所致，并且这些疾病能够导致死亡。护士首先要使用临床经验、疾病相关指标和有效的工具去评估识别那些处于临终状态的个体，理解生命终末期变化轨迹，如癌症患者终末期生命轨迹，其生命功能状态大部分处于较高状态，在短期内很快进入衰竭、死亡（图 2-2）；心肺功能衰竭终末期生命轨迹是长期心肺功能不稳定，忽高忽低，经过漫长时间的代偿，最终走向失代偿而死亡（图 2-3）；衰弱和痴呆患者终末期生命轨迹是长期功能低下，直至生命耗竭死亡（图 2-4）。可以理解，不同疾病患者终末期生命轨迹不同，其皮肤问题的表现可能也各不相同，但处理方法可能是一致的，即实施终末期姑息护理方案。终末期姑息护理（hospice palliative care）指"缓解痛苦和改善生命与死亡质量的一种方法，涉及生理、心理、社会、精神和实践等层面的全人全过程护理，有助于帮助患者及其家属应对死亡的打击"[12]。简而言之，即处理原则

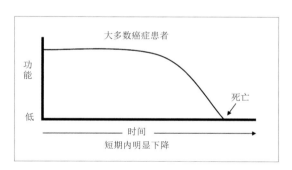

图 2-2 癌症患者终末期生命轨迹

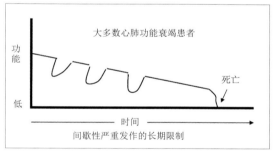

图 2-3 心肺功能衰竭患者终末期生命轨迹

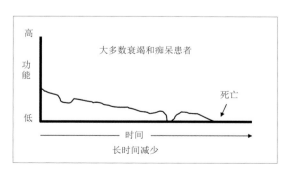

图 2-4 衰弱和痴呆患者终末期生命轨迹

为尊重患者的意愿和选择，减轻患者痛苦，控制症状，提高舒适度，能够让患者在平静中有尊严地走完人生的一种人性化处理方法。因此，准确、客观地评估，与家属做好沟通交流，获得家属的理解和配合，对制定、实施姑息护理方案极为重要。

RNAO 指南推荐了几个有效的评估工具[12]，介绍如下：

1. 终末期症状量表（palliative performance scale，PPS）：PPS 通过行走能力、活动能力和疾病证据、自理状况、摄入及意识水平 5 个方面进行评估，最高为 100%，根据不同功能状况以 10% 递减，0% 为死亡。通过使用 PPS 可发现需要终末期姑息护理的患者。指南建议当患者 PPS 为 40% 以下时，结合临床判断，与家属沟通，制定和实施终末期姑息护理方案。详细内容见表 2-1。

表 2-1　终末期症状量表（palliative performance scale，PPS）评估表

PPS 水平	行走能力	活动能力和疾病证据	自理状况	摄入	意识水平
100%	能够完全独立行走	活动能力正常或能够工作，无疾病证据	完全自理	正常	有完全自主意识
90%	完全独立行走	活动能力正常或能够工作，有一些疾病证据	完全自理	正常	有完全自主意识
80%	完全独立行走	基本正常活动，有一些疾病证据	完全自理	正常或较少	有完全自主意识
70%	行走减少	不能够工作，有明显的疾病	偶尔需要协助	正常或较少	有完全自主意识
60%	行走减少	不能够做家务，有明显的疾病	需要帮助	正常或较少	清楚或意识模糊
50%	大部分时间坐位 / 卧位	不能做任何工作，有严重疾病	主要靠他人帮助	正常或较少	清楚或意识模糊
40%	大部分时间坐位 / 卧位	不能做任何工作，有严重疾病	主要靠他人照顾	正常或较少	清楚或昏睡，有或无意识模糊
30%	完全卧床	基本不能活动，有严重疾病	完全靠他人照顾	正常或较少	清楚或昏睡，有或无意识模糊
20%	完全卧床	不能做任何活动，病情严重	完全靠他人照顾	少量摄入	清楚或昏睡，有或无意识模糊
10%	完全卧床	不能做任何活动，病情严重	完全靠他人照顾	仅仅只能经口喂食	昏睡或昏迷，有或无意识模糊
0%	死亡	—	—	—	—

2. 姑息预后指数（palliative prognostic index，PPI）：姑息预后指数通过终末期症状量表评分、经口摄入、是否存在呼吸困难、皮肤水肿和谵妄进行评估计分。分数越高，预后越差。评估计分表见表 2-2。

表 2-2　姑息预后指数（palliative prognostic index，PPI) 评估表

表现状态 / 症状		计分	表现状态 / 症状		计分
PPS	10% ~ 20% 30% ~ 50% ≧ 60%	4 2.5 0	皮肤水肿	存在 不存在	1 0
			静息时呼吸困难	存在 不存在	3.5 0
经口摄入	几乎不能经口摄入或摄入几口 摄入减少但大部分经口摄入 经口摄入正常	2.5 1 0	谵妄	存在 不存在	4 0

判断标准：PPI 计分＞ 6 分，预示生存期短于 3 周；PPI 计分＞ 4 分，预示生存期短于 6 周；PPI 计分≤ 4 分，预示生存期长于 6 周[12]。

（七）失禁皮肤状况评估方法与工具

目前应用广泛的失禁皮肤状况评估工具是由 Nix 等在 2002 年制订的会阴部评估工具（perineal assessment tool，PAT），是评估住院患者发生会阴部皮损风险的初筛工具。由 4 个条目组成：刺激物类型，刺激物持续时间，会阴部皮肤情况，增加腹泻风险的相关因素如低蛋白血症、抗生素、鼻饲。每个条目计 1 ~ 3 分，总分 4 ~ 12 分，评分越高意味着失禁相关性皮炎发生风险越大。2011 年经汉化和信效度检验，总的 Cronbach's α 系数为 0.512，评定者间信度为 0.889，重测信度为 0.791；平均内容效度指数为 0.95。量表总体良好，使用方便且易于掌握（表 2-3）[13]，但量表编制时仅纳入常见的敏感因素，全面性有所欠缺，致使内部一致性较低，有待进一步修订完善。

表 2-3　失禁皮肤状况评估表

失禁类型：□尿失禁	□粪失禁	□尿粪双失禁
失禁持续时间：□＜3 月	□3～12 月	□＞12 月
失禁频率：□＜3 次 /d	□3～6 次 /d	□＞6 次 /d
粪便性状：□水样便	□软便	□成型粪便

会阴皮肤评估工具 (PAT) 评分：	
刺激物类型 □成形便（有或无伴随尿液） □软便（有或无伴随尿液） □水样便（有或无伴随尿液）	刺激物持续时间 □至少每 8 h 更换一次床单 / 护理垫 □至少每 4 h 更换一次床单 / 护理垫 □至少每 2 h 更换一次床单 / 护理垫
会阴部皮肤状况 □皮肤干净完整无损伤 □皮肤红斑 / 皮炎（有或无念珠菌感染） □皮肤剥落 / 糜烂（有或无念珠菌感染）	相关影响因素 □影响因素＜1 个 □影响因素 2 个 □影响因素≥3 个

（八）皮肤检查流程

临床常用的皮肤评估方法包括询问、观察和从头到脚的检查[14-16]，从头到脚的皮肤检查流程（图2-5）有助于临床护士快速、准确、全面评估皮肤，在多中心调研中被广泛应用。

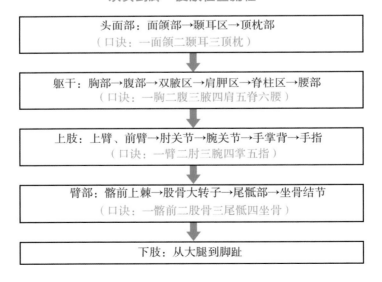

图 2-5　皮肤检查流程图

第三节　皮肤问题的评估与诊断

皮肤问题是指护理能够干预或解决的皮肤功能失调或皮肤损伤问题，不同于皮肤科的皮肤疾病。为了与需要医疗干预的皮肤疾病相区别，本节采用护理诊断来描述。

一、皮肤完整性评估与诊断

通过目测、询问和从头到脚检查可以发现皮肤是否完整、有无损伤、有无皮肤异常状况，如红斑、红疹、干燥、瘙痒等。如出现上述问题，可诊断为"皮肤功能失调（P，problem）：臀部红疹或双下肢干燥或四肢瘙痒（S，signs）"，简称 PS 公式；如果评估发现直接相关的原因，可加上"与之相关的原因（E，etiology）"，简称为 PSE 公式；有些特殊情况，也可诊断为"有皮肤完整性受损的危险（P）：与双下肢干燥或四肢瘙痒有关（E）"，简称 PE 公式；PS、PSE 或 PE 公式均是北美护理诊断协会认可的护理诊断表达方式。有皮肤损伤者另按照伤口评估内容实施规范的伤口评估，护理诊断依据 PS 或 PSE 公式，可表达为如"皮肤完整性受损（P）：尾骶部 2 期压力性损伤（S）与瘫痪卧床感觉障碍有关（E）"或"皮肤完整性受损（P）：右下肢胫前 3 级皮肤撕裂伤（S）与高龄皮肤干燥有关（E）"，等等，详见相关章节。注意：问题（P）需要符合北美护理诊断协会公布的护理诊断条目，症状体征（S）和原因（E）部分必须是护理措施能够完全干预或部分干预或监测的，尽可能具体、详细，可测量和评价。

二、皮肤温度评估与诊断

采用触诊或仪器测量皮肤温度，正常皮肤摸起来温暖或采用红外线测温仪测量提示温度在正常体温范围内。当皮肤温度增高伴有局部发红、肿痛提示有炎症反应；当皮肤温度降低提示有血液供应不足，例如，当一侧下肢皮肤温度低于另一侧肢体 2 ℃以上时，提示低温侧肢体可能存在动脉血管病变[3]。如存在上述问题，可诊断为"皮肤功能失调（P）：右下肢皮肤温度降低（S）与血液供应不足或缺血性改变有关（E）"，或"皮肤功能失调（P）：左股骨大转子区域皮肤温度增高（S）与局部炎症反应有关（E）"，等等。

三、皮肤颜色评估与诊断

皮肤颜色取决于患者的色素。皮肤颜色有象牙白、浅粉红色、深粉红色、红色、黄色、橄榄色、浅棕色、深棕色和黑色。静脉溃疡患者有可能在"足靴区"（小腿内侧）出现色素沉着。注意观察瘢痕位置、颜色、长度和宽度及高度。亚洲人种正常皮肤应该是粉红色或黄色至橄榄色，皮肤苍白提示血液供应不足或贫血，紫绀提示有缺氧表现。经久难愈的伤口周围皮肤会出现黑色沉着，持续时间越长，色素越深[3]。如存在上述问题，可诊断为"皮肤功能失调（P）：双下肢末梢皮肤紫绀（S）与缺血缺氧有关（E）"，或"皮肤功能失调（P）：右小腿足靴区皮肤色素加深（S）与静脉溃疡久治难愈有关（E）"，等等。

四、皮肤湿度评估与诊断

皮肤有不显性出汗和显性出汗功能，皮脂腺分泌的皮脂有滋润和保湿功效，因此正常皮肤有一定的柔韧度和湿度，但过度潮湿可引起皮肤浸渍，甚至皮炎，如：擦损性皮炎。皮肤皱褶区（如乳房下、腋窝、腹股沟等）受汗液浸渍可出现皮肤发红，甚至炎症。失禁相关性皮炎。会阴部受尿或粪便刺激影响可出现皮肤发红、皮疹、瘙痒或刺痛，甚至水肿、破溃。伤口周围潮湿相关性皮肤损害（moisture-associated skin damage，MASD）。伤口周围皮肤受渗液浸渍影响可见皮肤湿疹或炎症、皮损等。如存在上述问题，可诊断为"皮肤功能失调（P）：会阴部皮肤潮湿（S）与尿失禁或粪失禁或双失禁或肥胖多汗有关（E）"。如果皮肤出现损伤，可诊断为"皮肤完整性受损（P）：尾骶区重度失禁相关性皮炎（S）与尿失禁或粪失禁或双失禁有关（E）"，等等。

五、皮肤弹性评估与诊断

皮肤脱水、干燥或水肿都会改变皮肤弹性，触摸皮肤弹性、水肿程度及范围、有无硬结及其范围等，恢复原状速度较慢的肿胀常与脱水或皮肤衰老有关。如存在上述问题，可根据症状体征何原因诊断为"皮肤功能失调（P）：皮肤弹性降低（S）与下肢皮肤水肿或脱水有关（E）"，等等。

六、皮肤感知觉评估与诊断

皮肤感知觉包括对温度、疼痛刺激的感知觉，当感知觉异常时，皮肤容易受到外部因

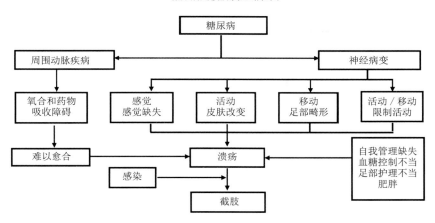

糖尿病足溃疡发生路径图

图 2-6　糖尿病足溃疡形成路径图

素的伤害。如瘫痪时、神经功能病变会改变患者皮肤的感知觉，容易引起烫伤和压力性损伤等。糖尿病患者由于长期血糖控制不良，可引起血管、神经病变，导致足部发生血供不良、感染、感觉减退甚至无知觉（糖尿病足），直至形成糖尿病足溃疡，成为非创伤性截肢的主要原因[9]。其形成路径如图 2-6 所示。

如存在上述问题，可根据症状体征何原因诊断为"有皮肤完整性受损的危险或皮肤功能失调（P）：双下肢感知觉异常或无知觉（S）与截瘫或糖尿病血糖控制不良有关（E）"。如果皮肤出现损伤，可根据症状体征何原因诊断为"皮肤完整性受损（P）：左足 Wagner 3级足溃疡（S）与糖尿病血糖控制不良有关（E）"，等等。

七、干燥皮肤或皮肤干燥症评估与诊断

皮肤干燥是老年人中最常见的皮肤问题，现患率为 45.3% ～ 99.1%[10]，如果皮肤干燥，有鳞片或皮屑、易脱落，有瘙痒感，可判断为"皮肤干燥症"[3]（图 2-7）。干燥皮肤容易瘙痒，容易出现皮肤撕裂伤[3,10]。所以近年来干燥皮肤引起了全球护理人员的关注。

如存在上述问题，可根据症状体征或原因诊断为"有皮肤完整性受损的危险（P）：与皮肤干燥或皮肤干燥症有关（E）"，或"皮肤功能失调（P）：皮肤干燥或瘙痒（S）与皮肤衰老或糖尿病血糖控制不良有关（E）"。如果皮肤出现损伤，可根据症状体征何原因诊断为"皮肤完整性受损（P）：右手臂 3 级皮肤撕裂伤（S）与皮肤干燥或瘙痒有关（E）"，等等。

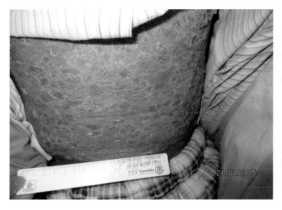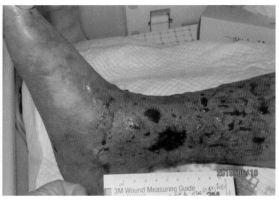

图 2-7 老年躯干皮肤干燥症　　　　　图 2-8 终末期皮肤改变

八、皮肤衰竭评估与诊断

"皮肤衰竭"可能与急性病、慢性病或死亡过程有关，Langemo 和 Brown 在 2006 年首次提出皮肤衰竭的定义。皮肤衰竭是指皮肤和皮下组织因灌注不足而死亡，皮肤衰竭常常与其他器官组织的功能紊乱或衰竭共同存在。皮肤衰竭分为 3 种类型：急性衰竭、慢性衰竭和临终期皮肤衰竭。急性皮肤衰竭是皮肤和皮下组织的死亡常常继发于急危疾病导致的灌注不足。慢性皮肤衰竭是皮肤和皮下组织的死亡常常伴随进展性的慢性疾病发生。临终期皮肤衰竭是发生在临终患者身上的皮肤和皮下组织死亡[4]，如图 2-8 所示。

如存在上述问题，可根据症状体征或原因诊断为"有皮肤完整性受损的危险（P）：急性皮肤衰竭或慢性皮肤衰竭或临终期皮肤衰竭（S）灌注不足或慢性疾病控制不良或临终期改变有关（E）"，或"皮肤功能失调（P）：皮肤缺血紫绀或温度下降（S）与急性或慢性或临终期皮肤衰竭有关（E）"。如果皮肤出现损伤，可根据症状体征何原因诊断为"皮肤完整性受损（P）：右足坏死（S）与临终期皮肤衰竭有关（E）"，等等。

九、衰老皮肤评估与诊断

据 2015 年普查，我国 60 岁以上人口已超过 2.22 亿，预计 2020 年 60 岁以上老年人口将会突破 2.5 亿人[11]。人口老龄化和慢性病高发均是目前世界卫生服务系统面临的突出问题。预计 2050 年全球 65 岁以上老年人口将占比达 16%，至 2100 年将达 22%，明显高出联合国提出的老龄社会标准。老年人是多种慢性疾病的高发人群，最新研究发现，老年人共病患病率为 44.46%，以高血压＋关节炎或风湿病、高血压＋心脏病或糖尿病等多见，大量消耗了医疗资源[17]，也增加了皮肤损伤的风险。我国已有的医院内皮肤损伤多中心横断面调研结果显示，60岁以上老年人是压力性损伤、皮肤撕裂伤和失禁相关性皮炎的高发人群，现患率分别为2.49%、1.96%和1.57%，明显高于60岁以下年龄组，且有随年龄增高而现患率升高的趋势；＞80岁组压力性损伤和失禁相关性皮炎现患率分别可高达7.71%和4.55%[14-16]。老年人大多数患有多种慢性疾病，自主活动能力下降，服用多种药物，皮肤衰老问题更加突出。随着人体的衰老，皮肤的表皮会发生很大变化，最明显的是表皮厚度会减少将近20%，这些改变导致皮肤菲薄。皮肤中的细胞、胶原纤维、血管和神经末梢成比例减少之后，皮肤的感觉功能、体温调节功能、弹性、锁水能力会改变甚至降低，这些还会导致皮肤下垂。表皮和真皮之间基底膜区变平会降低营养物质通过量，增加皮肤的脆性。基底层的分化和形成能力也退化，胶原沉积减少，这可以解释在老年人皮肤中真皮萎缩的发生发展和相关的伤口愈合不良的原因。真皮下的皮下组织主要由脂肪组织构成，这些脂肪组织有保护和保温作用。当脸部、手背部、小腿部、足底部发生创伤的时候，皮肤吸收的能量增加，这些部位的皮下组织就会发生萎缩。由于真皮层内蛋白质减少，衰老的皮肤锁水能力下降，这会导致老年人体内胶体渗透压改变和水平衡被打破，因此老年人更容易出现脱水现象。因弹性纤维减少，老年人皮肤的弹性下降。由于表皮变薄，皮肤失去了抵抗水分丢失、擦伤、感染的有效屏障功能；变薄的表皮同时也会损害皮肤的温度调节功能、触觉和痛觉敏感性。真皮层蛋白质含量下降，血管脆性增加，将会增加老年性紫癜的发生率[2]（图2-9）和压力性损伤、皮肤撕裂伤及失禁相关性皮炎的发生率，国外一项养老院的多中心调研结果表明，80岁以上的老年人中，压力性损伤现患率为9.0%，皮肤撕裂伤现患率为6.5%，失禁相关性皮炎现患率高达35.4%[18]。因此，各国政府都鼓励针对老龄化趋势加强老年问题研究和老年人护理，老年人的皮肤需要采取特殊护理措施。

如存在上述问题，可根据症状体征或原因诊断为"有皮肤完整性受损的危险（P）：皮肤菲薄或皮肤脱水或感知觉下降（S）与皮肤衰老改变有关（E）"，或"皮肤功能失调（P）：皮肤紫癜或感知觉下降（S）与皮肤衰老改变有关（E）"。如果皮肤出现损伤，可根据症状体征和原因诊断为"皮肤完整性受损（P）：右足跟难以分期压力性损伤（S）与皮肤衰老改变或组织耐受性下降有关（E）"，等等。

十、潮湿性相关性皮肤损害评估与诊断

美国医疗补偿服务中心（Centers for Medicare & Medicaid Services，CMS）将潮湿相关性皮肤损害（moisture associated skin damage，MASD）定义为"由潮湿所致的皮肤损害"，这种损害由持续暴露于潮湿环境，如失禁、伤口渗液、汗液所致，其特征是皮肤炎症，伴或不伴有皮肤损伤和／或感染[19]。从机制层面分析，MASD属于接触性皮炎，主要

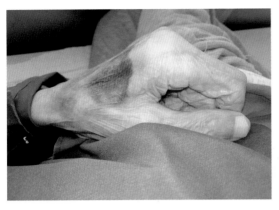

图 2-9 高龄老人皮肤衰老

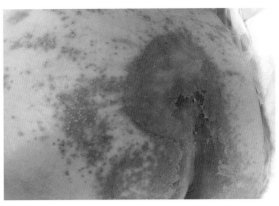

图 2-10 尾骶部 IAD 继发真菌感染

是长期接触各种来源的潮湿和潜在刺激物如粪或尿液、汗液、伤口渗液、造口漏出液所致，主要的表现是皮肤疼痛、烧灼感和瘙痒[20]。因此目前公认的 MASD 有 4 种类型：失禁相关性皮炎（IAD）、擦损性皮炎（intertriginous dermatitis，ITD）、伤口周围皮肤 MASD（浸渍）和造口周围皮肤 MASD[19-20]。2016 年由法国、德国 7 位皮肤病和皮肤护理专家讨论制定的《处理与进行性衰老有关的皮肤失调专家建议》指出 MASD 被描述为"一组长期暴露于潮湿环境引起的皮肤屏障功能失调所致的皮肤问题，最常见的原因与失禁、擦损、造口渗漏和伤口周围渗液浸渍有关。每一种潮湿相关性损害都有其独特的病原学"[5]。该定义和特征与CMS 描述的基本一致。2017 年 WCET 杂志主编、美国纽约大学埃克塞尔西奥学院导师 Karen Zulkowski 指出 MASD 可定义为"由长期暴露于不同潮湿来源所致的皮肤炎症和损伤。潮湿来源包括伤口渗液、其他分泌液、失禁和汗液以及过于频繁地用肥皂和水清洗。损伤类型包括粪和／或尿失禁所致的 IAD、汗液所致的 ITD、伤口渗液所致的伤口周围 MASD、鼻涕或唾液所致的皮肤损伤、造口周围潮湿所致的 MASD[20]。由此可知，MASD 已经引起研究者和医疗费用管理部门的关注。CMS 于 2012 年第二季度开始将 MASD 纳入患者质量指标进行监控管理，据 CMS 统计报告，全美从 2012 年第二季度至 2017 年第一季度 5 年间的 MASD 发生率由4% 上升为 6.90%[19,21]。尽管如此，目前全球研究最多的是失禁和 IAD，对汗液所致的 ITD、伤口渗液所致的伤口周围 MASD、鼻涕或唾液所致的皮肤损伤、造口周围潮湿所致的 MASD 鲜有报道。

（一）失禁和失禁相关性皮炎

失禁是指在无意识或无法控制的情况下，在不适当的场所有尿液或粪便排出，可分为粪失禁（fecal incontinence，FI）、尿失禁（urinary incontinence，UI）和粪尿双失禁（dural incontinence，DI）。粪失禁属于肛门失禁（anal incontinence），是指个体失去对液态或固态粪便的控制能力，分为完全性失禁和不完全性失禁。完全性失禁是指不能随意控制粪便及气体的排出，不完全性失禁是指能控制干便排出，但不能控制稀便和气体排出 。尿失禁是指"主诉尿液不自主流出、失去控制能力"。加拿大泌尿协会首个尿失禁指南中将尿失禁定义为"尿液不自主漏出"，而将遗尿定义为"睡眠期间尿液失去控制"，并根据不同的失禁原因和表现分为压力性尿失禁（与用力、打呼和咳嗽等腹部压力增高有关的尿失禁）、急迫性尿失禁（与膀胱、尿道敏感、受到刺激就排尿有关的尿失禁，又称过度活动性膀胱）、混合性尿失禁（压力和急迫性混合存在）和持续性尿失禁（持续性漏尿，可见于功能性泌尿生殖道瘘）。粪尿双失禁目前虽无明确定义，但综合归纳尿和粪失禁定义可以认为粪尿双失禁是指个体失去对粪便和尿液的控制能力，即存在粪尿同时失禁[22]。美国住院患者粪失禁现患率高达 45%，男女分别为 7.7% 和 8.9%，随着年龄增加而升高，70 岁以上的老年人中粪失禁现患率可达 15.3%，多见于进展性痴呆的老年人[22]。

任何一种失禁都可能刺激皮肤或造成伤害，粪失禁对皮肤的刺激性更大，常见的皮肤相关并发症有失禁相关性皮炎（incontinence association dermatitis，IAD）和压力性损伤（pressure injury，PI）。2007 年，IAD 共识性文件中首次提出 IAD 的概念，指尿和粪失禁所引起的局部皮肤炎症，可表现为皮肤表面的红斑、浸渍、水肿，可伴有严重渗出所引起的大疱、糜烂或皮肤的二次感染（图 2-10）。

IAD 发生的部位多集中在会阴部、骶尾部、臀部、腹股沟、男性阴囊、女性阴唇、大腿内侧及后部。2011 年 Black 等发布了一份共识性文件认同了此定义，并将 IAD 与擦损伤性皮炎（intertriginous dermatitis，ITD）做了分析和鉴别。2015 年全球 IAD 专家组制定颁布的 IAD 最佳实践原则指出，IAD 描述的是暴露于尿液或粪便所造成的皮肤损伤，也被称为接触性刺激性皮炎、会阴部皮炎，包含在潮湿环境相关性皮肤损伤中。当患者存在 IAD 时，容易受到压力和剪切力损伤而使压力性损伤发生的风险增加[16,23]，如图 2-11 所示。

最新数据显示全球 IAD 患病率为 5.6%～50%，发病率（发生率）为 3.4%～25%。不同人群、不同医疗机构调研获得的 IAD 流行病学结果也不同，Bliss 等对美国 31 个州的 457 所护理之家中 65 岁以上的新入者进行横断面研究，其中 111 640 例来自全国连锁的盈利性护理之家，2 664 649 例来自美国公办护理之家，结果两类护理之家的尿失禁患病率分别为 11% 和 14%，粪失禁患病率分别为 9% 和 8%，双失禁患病率分别为 29% 和 26%，平均年龄分别为 81.8 岁和 82.5 岁。对失禁引起的 IAD 的研究报道住院患者的 IAD 患病率为 20%～27%，发病率为 19%～50%。长期护理机构患者的 IAD 患病率和发病率则分别为 5.7%～22.8% 和 3.4%～7.6%。对 981 名护理之家患者的调研结果显示，IAD 的发生时间为 6～42 d，时间中位数为 13 d。另一项研究调研分析了 45 例重病患者，发现 IAD 的发生时间仅为 4 d，说明病情严重可加速 IAD 的发生发展。通过对 166 例住院儿童进行研究证实，尿便失禁、失禁的频率、不良

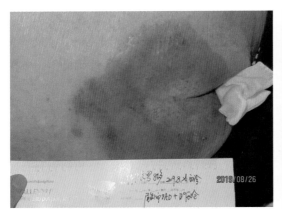
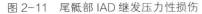

图 2-11　尾骶部 IAD 继发压力性损伤

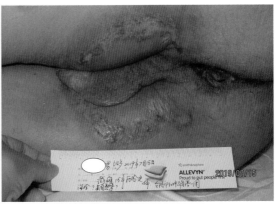

图 2-12　皮肤皱褶处 ITD

的皮肤状况及氧合、发热和移动能力受损与 IAD 的发生密切相关。Bliss 等以危重症患者和护理之家的老年患者为研究对象，采用比例风险回归方法分析得出 IAD 的两个独立风险因素为意识不清及频繁的疏松样或水样便失禁，引起皮肤损伤的程度也更严重。IAD 的其他主要危险因素包括便失禁、尿便双失禁、健康问题（如发热、需要营养支持、氧合或灌注状况不佳）、如厕能力改变（如制动）。Gray 等的研究也指出。IAD 发生的危险因素包括年老、尿便失禁、失禁频度、皮肤弹性差、皮肤氧合状况较差、持续性暴露于潮湿刺激、活动能力下降等，其中，尿便失禁是导致 IAD 的直接因素[16,22]。我国 10 所三甲医院多中心横断面调研 13 176 例有效资料中，住院患者失禁相关性皮炎现患率和发生率均为 0.84%，失禁患者中发生率高达 26.32%，失禁相关性皮炎并发压疮发生率高达 28.57%，ICU、神经内科和高龄患者为失禁相关性皮炎的高发对象。Logistic 回归分析发现相关危险因素有男性、老年、皮肤潮湿度、移动能力和静脉内输注营养 5 项因素[16,23]。

如存在上述问题，可根据症状体征或原因诊断为"有皮肤完整性受损的危险（P）：与尿或粪失禁或双失禁有关（E）"。如果皮肤出现损伤，可根据症状体征和原因诊断为"皮肤完整性受损（P）：尾骶部轻度或中度或重度 IAD 或 2 期压力性损伤（S）与尿或粪失禁或双失禁或活动能力下降或皮肤氧合差或皮肤弹性差或营养不良有关（E）"，等等。

（二）擦损性皮炎

擦损性皮炎（ITD）容易发生于皮肤皱褶处，如乳房与皮肤皱褶间、腹股沟、腋窝、肛门周围等处，是 MASD 的一种。汗液所致的过度潮湿和皮肤表面持续存在的摩擦力或摩擦力增加是 ITD 的主要致伤原因。ITD 初始表现为轻度发红、炎症反应（图 2-12），随着持续时间延长可出现浸渍、皮肤水肿、表皮剥脱，容易继发真菌感染[24-25]。有很多因素可以引起ITD，目前已经明确的危险因素包括多汗症（hyperhidrosis）、免疫功能缺陷、糖尿病、肥胖、移动能力受损或卧床、皮肤多皱褶等[20]。不同的医疗机构，ITD的现患率也不同，在急性病治疗医院的现患率为6%，长期护理机构的现患率为17%，社区或家庭中的现患率为20%[23,26]。目前国内尚缺乏ITD的流行病学研究资料，临床也不能识别此类皮肤损伤，更缺乏预防和处理此类皮肤损伤的相关知识和措施。

如存在上述问题，可根据症状体征或原因诊断为"有皮肤完整性受损的危险（P）：腹股沟或腋窝或肛门处浸渍或发红、水肿（S）与肥胖多汗或摩擦力有关（E）"。如果皮肤出现损伤，可根据症状体征何原因诊断为"皮肤完整性受损（P）：腹股沟或腋窝或肛门处表皮剥脱或继发真菌感染（S）与肥胖多汗或多汗症或摩擦力有关（E）"，等等。

（三）伤口周围潮湿相关性皮肤损害

现有多篇专家共识提出了伤口周围潮湿相关性皮肤损害（MASD）的概念，指伤口渗液饱和溢出至伤口周围皮肤引起的皮肤损害（皮肤吸收潮湿后水肿、轻度皮炎），或由于伤口渗液量过大、敷料不能及时有效处理渗液导致浸渍周围皮肤而引起的皮肤损害。因为伤口渗液中含有大量蛋白水解酶，接触皮肤后会改变皮肤pH并直接损害表层皮肤，属于接触性皮炎（contact dermatitis，CD）的一种[16,23,26]。伤口周围MASD文字记录较少，精确的现患率还无法获得。2018年一项大样本的国际调研发现，25%的慢性伤口患者有伤口周围皮肤疼痛的经历，推测可能与伤口周围皮肤损害和炎症反应有关。专家共识认为伤口周围MASD的临床表现为伤口周围皮肤浸渍增加、过度潮湿、发红、炎症反应、水疱、皮肤剥脱和糜烂及明显的疼痛[26-27]。临床特征包括糜烂、发红、水肿、水疱形成、瘙痒和疼痛[26]（图2-13）。

如存在上述问题，可根据症状体征或原因诊断为"有皮肤完整性受损的危险（P）：伤口周围皮肤浸渍或过度潮湿（S）与伤口感染、大量渗液有关（E）"。如果皮肤出现损伤，可根据症状体征何原因诊断为"皮肤完整性受损（P）：伤口周围MASD（S）与伤口感染、大量渗液有关（E）"，等等。

（四）造口周围潮湿相关性皮肤损害

造口周围MASD的特征是造口周围皮肤和皮肤黏膜连接处炎症和皮损，主要与造口低平、腹泻、肠内容物流出量多、肠道和皮肤之间存在瘘管导致粪便渗漏，刺激皮肤有关，又称刺激性皮炎，也属于接触性皮炎的一种（图2-14）。超过50%的造口患者有造口渗漏的经历，有可能导致造口周围的MASD。结肠造口和回肠造口周围MASD的现患率分别为17.4%和34%[20,26]。

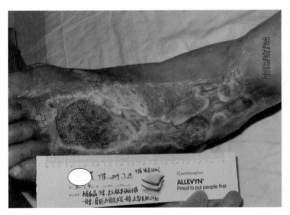
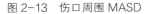
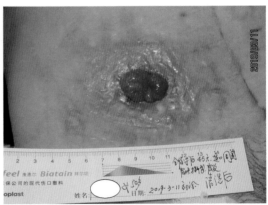

图 2-13　伤口周围 MASD

图 2-14　造口周围皮肤 MASD

　　如存在上述问题，可根据症状体征或原因诊断为"有皮肤完整性受损的危险（P）：造口周围皮肤浸渍或过度潮湿（S）与造口低平或造口渗漏有关（E）"。如果皮肤出现损伤，可根据症状体征何原因诊断为"皮肤完整性受损（P）：造口周围 MASD（S）与造口低平或造口渗漏有关（E）"，等等。

第四节　皮肤护理循证方案

一、关于循证护理方案的形成

根据前述皮肤问题，提出主题词和关键词及检索策略，获取相关指南、专家共识、系统评价或原始研究文献，提取资料，进行质量评价后对资料进行 Meta 分析或证据总结，获得相关皮肤问题的护理方法，形成便于临床执行的护理方案，为本节所述的不同皮肤问题的循证皮肤护理方案[28]。

二、不同皮肤问题的循证护理方案

（一）预防和管理糖尿病足和糖尿病足溃疡的皮肤护理方案

糖尿病足（diabetic foot，DF）又称无知觉足，容易受到外部伤害而出现皮肤损伤，可演变为糖尿病足溃疡（diabetic foot ulcer，DFU），也是截肢致残的主要原因。基于1 个专家共识和 1 项指南[6,9]形成 4 项内容的皮肤护理方案：

1. 定期清洗足部：每日清洗足部皮肤一次。

2. 控制清洗水温：清洗水温 < 37 ℃，以免烫伤。

3. 仔细擦干皮肤：使用柔软毛巾或一次性面巾纸轻轻擦干足部皮肤，特别是足趾间皮肤。

4. 滋润足部皮肤：使用润肤油剂或霜剂在清洗后均匀涂抹足部皮肤，但勿用于足趾间。

（二）干燥皮肤（dry skin）的护理方案

干燥皮肤容易发生皮肤撕裂伤和压力性损伤，基于最佳实践信息和专家共识意见[23,25]形成 11 项内容的皮肤护理方案：

1. 限制洗浴：每次洗浴限时 5 ~ 15 min，避免皮肤干燥；隔日洗澡而非每日洗澡。

2. 避免刺激性洗剂：使用温水洗澡而非热水；洗浴时选择 pH 在 4.0 ~ 6.5 之间的肥皂，避免过度使用肥皂和香波，使用肥皂后要冲洗干净。局部清洗时避免使用洗涤剂。

3. 选择性清洗：非常干燥的皮肤，不洗全身，不洗泡沫浴。

4. 每日润肤：每日使用润肤剂至少 2 次（每周 ≥ 500 g）。最好的方法是洗澡后立即应用使用含有脂类成分的保湿剂，因为脂类可以在角质层上形成一层不透水的保护膜，这层保护膜能阻止水分的流失。当皮肤中的水分被锁住时，皮肤就会变得平整且不再干燥脱屑。

5. **手足护肤**：手和足部更容易干燥，是护肤的重点部位，使用皮肤保护膏／霜护肤每日至少 2 次。

6. **慎选产品**：慎重选择使用对皮肤温和的商业化润肤剂和／或保湿剂，如含植物性或动物性油脂类产品（橄榄油或麻油护肤品、绵羊油或马油润肤霜等）；建议使用含有锁水功能的润肤产品、清洗产品；所有用于皮肤的产品应有润肤剂作为基质；润肤剂应具有抗炎特性；含保湿剂的护肤产品能更好地修复皮肤屏障。

7. **慎选衣裤**：穿宽松、柔软的棉或麻质衣裤，避免化纤材质和过紧的衣裤。

8. **避免日光损伤**：尽量避免暴露于太阳下；如果难以避免暴露于阳光下，使用防晒工具和防晒霜保护皮肤。

9. **温和清洗**：避免用力揉搓皮肤或使用粗劣的毛巾擦拭皮肤。洗完澡后要轻轻拍干而不是使用洗澡巾用力擦干，这样就能在皮肤上保留一些水分。

10. **执行 ABC 方案**：A—avoid soap，避免使用肥皂；B—benefit from emollients，从润肤剂中获益；C—control inflammation，控制炎症。

11. **健康教育**：指导患者、家人和照顾者清洗皮肤、关注环境因素和水化作用也很重要。由于大部分的保湿剂持续 3 ～ 4 个小时后就会挥发，因此建议使用持续时间久的保湿剂，使皮肤变冷、变光滑和保存皮肤的屏障作用，目的就是打破痒—抓—痒循环。由于干燥的皮肤经常发痒，患者就会抓挠他们的皮肤，过度抓挠最终会破坏皮肤的完整性。一旦皮肤的完整性受到破坏，就会成为细菌入侵的门户，从而导致感染的发生。反复抓挠会导致皮肤慢慢增厚形成苔藓样硬化。因此，快速地分辨痒—抓—痒循环和告知患者不要抓挠是促进皮肤愈合、降低苔藓样硬化发生率的重要措施[9]。

为了便于临床做好干燥瘙痒皮肤的护理，制定了四步法护理流程（图 2-15）。

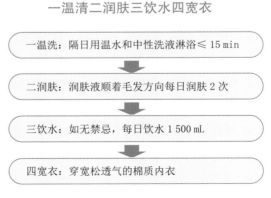

图 2-15　干燥瘙痒症皮肤护理流程图

（三）潮湿相关性皮肤损害（MASD）的皮肤护理方案

正常皮肤的含水量为 10% ~ 15%，当皮肤含水量低于 10% 时，皮肤会变得干燥和易于受到伤害。但过度潮湿也容易损害皮肤屏障而引起皮肤损伤。由于肥皂能够使皮肤的 pH 值增加到碱性水平，因此，使用温和的中性 pH 值肥皂和隔日洗澡替代每日洗澡能降低皮肤损害的发生率，特别是老年患者[2,6]。常用的皮肤护理措施包括隔离各种刺激源，清洗皮肤，润肤、保护，采取必要的防护措施预防各种意外损伤等。如果皮肤有问题或危险因素存在，需要实施特别的护理措施，一般皮肤护理和特殊护理流程见图 2-16。

1. 失禁相关性皮炎的皮肤护理方案

失禁相关性皮炎（incontinence-associated dermatitis，IAD）是与尿失禁或粪失禁或粪尿双失禁有关的皮肤损伤，可增加压力性损伤的发生风险。基于 3 个相关指南和专家共识以及 2 个系统评价[14-16,19,22]，总结形成 7 项皮肤护理建议：

（1）温和清洗。每日使用弱酸性（pH 5.5）或 pH 与正常皮肤相似的免冲洗清洗剂（如 Cavilon 干洗洁肤液）温和清洗皮肤，或使用含有免冲洗清洗剂的一次性酸性纸巾轻轻擦拭清洗皮肤；使用肥皂和水清洗无益于 IAD 预防。

（2）及时清洗。每次发生失禁污染皮肤后需及时清洗。

（3）避免损伤。使用能够去除皮肤保护剂的清除剂（如去黏剂），避免用力擦拭皮肤，以免加重皮肤屏障的损害。

（4）日常润肤。每日至少使用一次润肤补水剂。

（5）洗后润肤。每次清洗后应仔细、全面擦干，使用润肤剂润肤保湿。

（6）避免潮湿。使用补水剂时要避免使用高浓度的保湿剂，以免过度潮湿。

（7）保护皮肤。选择使用皮肤保护剂和隔水用品或防漏产品保护皮肤，如含氧化锌基质、凡士林基质、二甲基硅油基质、多聚体化合物基质的皮肤保护产品。在清洗后使用皮肤保护剂。最近循证研究表明使用 2.5% ~ 5% 的右旋泛醇（dexpanthenol）可有效保护皮肤免受刺激。

2. 失禁皮肤护理方案

基于 3 个相关指南和 1 个系统评价，形成了一评估（评估失禁类型和频次，评估失禁相关性皮炎及其严重程度分级）、二隔离（使用留置导尿管、大便失禁护理套装或外接式大便收集袋隔离排泄物）、三清洗（37 ℃温水清洗会阴部皮肤）、四润肤（麻油或橄榄油）、五保护、六更衣的"六步法"失禁护理流程[2,29]。采用理论与实践相结合的方式培训 48 名护士后，对 82 例脑卒中失禁患者按流程护理，结果 9 例患者发生轻度失禁相关性皮炎，发生率为 10.98%，未发生与失禁相关的压疮，与护理流程实施前 1 年凭借经验实施失禁护理的 91 例失禁患者的失禁相关性皮炎发生率（23.07%）和压疮发生率（5.49%）比较，失禁

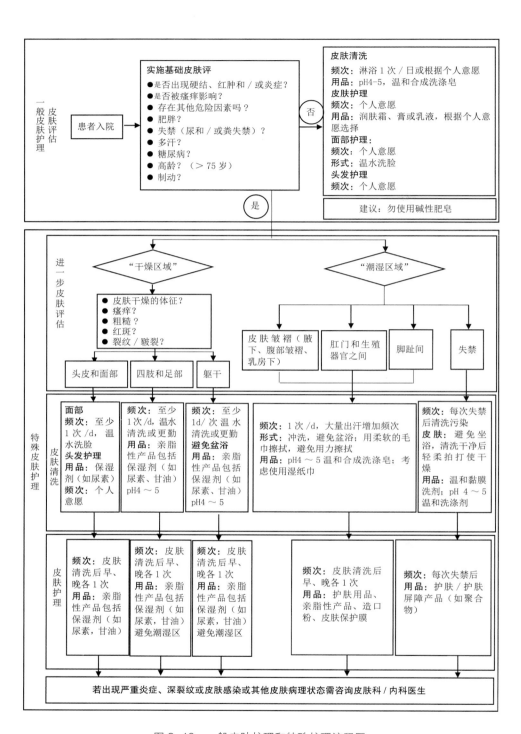

图 2-16　一般皮肤护理和特殊护理流程图

相关性皮炎发生率下降了 51.41%，压疮发生率下降了 100%，效果明显。研究认为失禁护理流程有助于规范护士操作，提高工作效率，提高预防失禁相关性皮炎和医院获得性压疮的有效性[29]。为了便于临床做好失禁护理，根据指南建议修订"五步法"失禁护理流程（图2-17）。

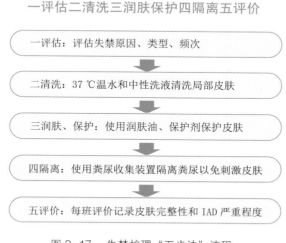

一评估二清洗三润肤保护四隔离五评价

一评估：评估失禁原因、类型、频次

二清洗：37 ℃温水和中性洗液清洗局部皮肤

三润肤、保护：使用润肤油、保护剂保护皮肤

四隔离：使用粪尿收集装置隔离粪尿以免刺激皮肤

五评价：每班评价记录皮肤完整性和 IAD 严重程度

图 2-17　失禁护理"五步法"流程

3. 伤口和造口周围皮肤潮湿相关皮炎的皮肤护理方案

基于 6 项专家共识形成的 MASD 皮肤护理方案，目的是保护皮肤屏障免受化学刺激，促进损伤修复[14-16, 20-22]，共 7 项建议：

（1）轻柔清洗皮肤。使用中性或者 pH 5 ~ 5.5 的合成清洗剂轻柔清洗全身皮肤和 / 或伤口周围、造口周围皮肤。注意避免使用碱性肥皂和用力擦拭。

（2）皮肤水化。全身皮肤使用润肤霜 / 剂进行皮肤水化治疗，润肤剂由水化或非水化的植物油、矿物油、植物奶油、乙醇、脂肪酸、酯类、甘油三酯和天然保湿因子组成，促进损伤皮肤的修复。润肤剂的功能有：补水剂能促进角质层的储水能力，阻止水分蒸发到外部环境；保湿剂能参与到角质层的水合作用。润肤剂的成分一般含补水成分和保湿成分两部分，补水成分含甘油、尿素、乳酸、嫩肤蛋白，保湿成分含凡士林、矿物油、羊毛脂等。

（3）皮肤保护。使用含甘油、氧化锌或硅酮的保护霜 / 膏保护皮肤屏障，使其免受化学刺激，缩短已经发生皮肤损伤的修复时间。

（4）管理潮湿。根据不同的潮湿来源、损伤类型给予不同的护理。如 IAD 按照预防和处理 IAD 的护理方案；造口周围 MASD 按照造口护理指南选择和使用造口护理产品（造口底盘、防漏膏、造口护肤粉、皮肤保护膜）；伤口周围 MASD 按照伤口处理指南，选择高吸收性敷料和伤口处理技术，控制和管理渗液，根据渗液浸渍情况调整敷料和更换间隔时间，维持湿度平衡。

（5）处理皮肤感染和皮炎。最佳方法是处理引起皮肤损伤的始因和继发性感染，局部使用抗炎制剂，如含抗过敏和抗真菌的软膏。

（6）定期评估伤口周围皮肤和受潮湿影响的区域。目前尚无评估工具来评估伤口周围的皮肤状况，建议从皮肤浸渍、发红、糜烂和疼痛等临床表现和特征来评估是否存在 MASD 及其严重程度。

（7）积极促进皮肤健康。角质层正常情况下保持 10% ～ 15% 的潮湿度能维持皮肤健康，过于潮湿和干燥都不利于维护皮肤健康。对不同患者、不同类型的 MASD 进行针对性的个体化健康教育，包括皮肤清洗方法、皮肤水化和保护剂的选择与使用、伤口及造口家庭护理的技巧等等。汗液引起的擦损性皮炎多半发生于过度肥胖者，指导患者选择宽松、透气、吸汗的棉质内衣，控制饮食（多蔬果、少油腻食物）和科学减肥（运动、游泳）。

（四）预防压力性损伤的皮肤护理方案

基于 4 个相关指南[7-8, 30]、1 个系统评价[30]形成 8 项皮肤护理建议：

1. 2019 年最新国际指南建议，需要采用积极的皮肤护理方案预防压力性损伤：积极的皮肤护理方案包括 4 项内容：保持皮肤清洁和适当水化，失禁后及时清洗皮肤，避免使用碱性肥皂或清洗剂清洗皮肤，使用皮肤保护剂保护皮肤免受过度潮湿浸渍（证据强度 B2 级，推荐等级正向强推荐）[8]。

2. 适当清洗：使用 pH 适当的皮肤清洗剂；避免用力揉搓或擦拭皮肤；仅清洗污染皮肤，避免用热水或刺激性清洗剂例如肥皂清洗皮肤。

3. 皮肤保湿：对干燥皮肤使用含保湿剂的护肤产品进行保湿，干燥皮肤要全身使用保湿剂保持皮肤柔润。

4. 避免过度潮湿：使用隔水产品保护皮肤，免于皮肤暴露于过度潮湿的环境中；使用以水为基础的皮肤保湿剂。

5. 润肤补水：尾骶部使用润肤补水护理产品，增加皮肤的弹性和柔韧度。

6. 保护皮肤：根据需要使用失禁皮肤保护剂，如乳膏、软膏、膏和成膜皮肤保护剂，以保护和维持大小便失禁和有压疮风险人群的完整皮肤。

7. 为粪 / 尿失禁患者建立个体化肠道 / 膀胱管理计划。

8. 定期翻身和检查皮肤：每 2 ～ 4h 翻身一次，每次翻身时检查皮肤的完整性、颜色、是否清洁和干爽等，检查患者的衣裤、床单、被套是否清洁、平整。

（五）预防皮肤撕裂伤的皮肤护理方案

基于 3 项专家共识和 1 项系统评价[19-20, 23, 31]，形成 9 项皮肤护理建议：

1. 适当清洗：使用温水清洗皮肤，避免使用热水；尽量避免盆浴或泡浴。

2. 使用适合的清洗产品：使用中性肥皂或清洗剂，避免使用普通肥皂；使用免冲洗、不含肥皂的洗浴产品。

3. 保湿润肤：全身皮肤使用低致敏的保湿剂，每日2次；特别是上臂、下肢需重点使用润肤剂，每日2次，以改善皮肤屏障功能；每次洗浴后使用保湿剂，保持皮肤湿润但避免过度潮湿。

4. 保护皮肤：使用皮肤保护产品，如对皮肤有滋养作用的护肤产品（绵羊油、橄榄油等）。

5. 慎用黏性敷料：脆弱皮肤上避免使用黏性敷料固定，建议使用非黏性敷料，如网眼绷带。

6. 避免跌倒和坠床：有跌倒或坠床风险者使用床栏、助行器等避免跌倒和坠床。

7. 预防皮肤干燥：干燥皮肤更容易发生皮肤撕裂，冬天使用中央空调期间要使用加湿器，指导患者喝大量水预防皮肤干燥。

8. 穿长袖、长裤和长袜保护皮肤，预防皮肤撕裂。

（六）衰老皮肤的护理方案

基于一个专家共识和3项系统评价[5-6,27,31]，形成衰老皮肤护理方案：

1. 皮肤清洗：使用中性清洗剂清洗全身皮肤，避免使用碱性肥皂或溶液清洗皮肤，更要避免刺激性清洗液、消毒剂反复刺激皮肤。皮肤清洗方法以老年人感到舒适为度。不宜过度频繁清洗，隔日一次为宜，以免加重皮肤干燥。

2. 皮肤水化：每日至少2次使用含水量高的乳液进行水化治疗，锁住皮肤水分，减少水分丢失（与干燥症皮肤护理相同）。使用补水膏剂或霜剂处理皮肤干燥症，至少连续28 d才能奏效。

3. 保护皮肤：预防刺激。每日至少2次使用含氧化锌或硅酮或植物油的皮肤保护剂涂抹全身，或伤口周围、造口周围、皮肤皱褶处等，保护皮肤，预防刺激。

4. 日常的光保护：穿戴长袖、长裤、遮阳帽等，避免阳光直射，必要时使用防晒霜。总之维护皮肤的屏障功能，对于老年人皮肤特别重要。

（七）终末期皮肤护理方案

终末期皮肤护理方案要遵循姑息护理的定义和目标，根据世界卫生组织（World Health Organization，WHO）最新定义，"姑息护理是通过早期识别、评估和治疗患者疼痛，解决其生理、心理社会和精神方面存在的问题，预防和减轻痛苦来改善患者生活质量和帮助家属应对与危胁生命相关问题的一种方法"[32]。姑息护理的目标是提高患者的舒适度，减轻或缓解疼痛，使患者每天能够身心愉悦和放松，最终平静离世[33]。根据现有指南建议[12,33]，终末期皮肤护理的原则是尊重患者的意愿和选择，减轻患者痛苦，控制症状，提高舒适度。护理方案主要采取姑息护理，与患者和家属沟通取得理解和配合特别重要。为了便于临床做好终末期皮肤护理，根据专家共识和指南，修订了"六步法"护理流程（图2-18）。

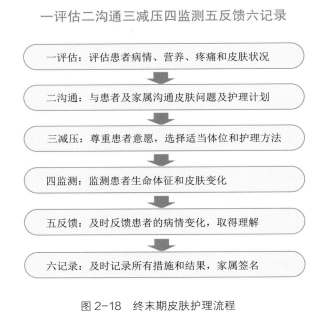

一评估二沟通三减压四监测五反馈六记录

一评估：评估患者病情、营养、疼痛和皮肤状况

二沟通：与患者及家属沟通皮肤问题及护理计划

三减压：尊重患者意愿，选择适当体位和护理方法

四监测：监测患者生命体征和皮肤变化

五反馈：及时反馈患者的病情变化，取得理解

六记录：及时记录所有措施和结果，家属签名

图 2-18　终末期皮肤护理流程

参考文献

[1] Rittié L. Cellular mechanisms of skin repair in humans and other mammals[J]. J. Cell Commun.Signal, 2016, 10(5):103-120.

[2] Dyer J M, Miller R A. Chronic skin fragility of aging:current concepts in the pathogenesis, and management of dermatoporosis[J]. J Clin Aesthet Dermatol, 2018,11(1):13-18.

[3] Baranoski S, Ayello E A. 伤口护理实践原则[M]. 第3版. 蒋琪霞，主译. 北京：人民卫生出版社，2017:67-89.

[4] Ayello E A, Levine J M, Langemo D, et al. Reexamining the literature on terminal ulcers, SCALE, Skin failure, and unavoidable pressure injuries[J]. Adv Skin Wound Care, 2019, 32(3):109-121.

[5] Humbert P, Dréno B, Krutmann J, et al. Recommendations for managing cutaneous disorders associated with advancing age[J]. Clinical Interventions in Aging, 2016, 11(2):141-148.

[6] Lichterfeld A, Hauss A, Christian Surber C, et al. Evidence-Based skin care:a systematic literature review and the development of a basic skin care algorithm[J]. J Wound Ostomy Continence Nurs, 2015, 42(5):501-524.

[7] National Pressure Ulcer Advisory Panel, European Pressure Ulcer Advisory Panel, Pan Pacific Pressure Injury Alliance. Prevention and treatment of pressure ulcers:skin assessment and preventive skin care:an extract from the Clinical Practice Guideline[A]. Osborne Park:Cambridge Media, 2014.

[8] European Pressure Ulcer Advisory Panel, National Pressure Injury Advisory Panel, Pan Pacific Pressure Injury Alliance. Prevention and treatment of pressure ulcers/injuries:clinical practice guideline[A]. EPUAP/NPIAP/PPPIA, 2019.

[9] RNAO.Clinical best practice guidelines:assessment and management of foot ulcers for people with Diabetes Second Edition[A/OL]. (2013-03-01)[2019-05-26].https://rnao.ca/sites/rnao-ca/files/ Assessment_and_Management_of_Foot_Ulcers_for_People_with_ Diabetes_Second_Edition1.pdf.

[10] Hahnel E, Blume-Peytavi U, Kottner J. Associations of dry skin, skin care habits, well-being, sleep quality and itch in nursing home residents:Results of a multicentre, observational, cross-sectional study[J].Nursing Open, 2019, 6:1501-1509.

[11] 中华人民共和国国务院办公厅.老年教育发展规划(2016—2020年)[S/OL].(2016-10-19)[2019-11-10]. http://www.gov.cn/zhengce/content/2016/10/19/content_5121344.htm.

[12] RNAO.Clinical best practice guidelines:end-of-life care during the last days and hours[A/OL]. (2011-09-01)[2019-12-26].https://rnao.ca/sites/rnao-ca/files/End-of-Life_Care_During_the_Last_ Days_and_Hours_0.pdf.

[13] 杨婷.不同皮肤保护方案预防失禁相关性皮炎的效果及成本研究[D].南京:南京中医药大学,2019.

[14] Jiang Q X, Li X H, Qu X L, et al. The incidence, risk factors and characteristics of pressure ulcers in hospitalized patients in China[J]. Int J Clin Exp Pathol, 2014, 7(5):2587-2594.

[15] 蒋琪霞,江智霞,郑美春,等.医院内皮肤撕裂伤现患率及流行特征的多中心横断面调查[J].中国护理管理, 2017, 17(5):631-635.

[16] 朱文,蒋琪霞,郭艳侠,等.失禁相关性皮炎患病现况及预防现状的多中心研究[J].医学研究生学报, 2016, 29(6):633-638.

[17] 金琇泽,路云.中国老年人共病状况及其对医疗卫生支出的影响研究[J].中国全科医学,2019, 22(34): 4166-4172.

[18] Hahnel E, Blume-Peytavi U, Carina Trojahn C, et al. Associations between skin barrier characteristics, skin conditions and health of aged nursing home residents:a multicenter prevalence and correlational study[J]. BMC Geriatrics, 2017, 17:263-275.

[19] Ayello E A. CMS MDS 3.0 Section M skin conditions in long-term care:pressure ulcers, skin tears, and moisture-associated skin damage data update[J]. ADV SKIN WOUND CARE, 2017, 30(9):415-429.

[20] Zulkowski K. Understanding moisture-associated skin damage, medical adhesive-related skin injuries, and skin tears[J]. ADV SKIN WOUND CARE, 2017, 30(8):372-381.

[21] Centers for Medicare & Medicaid Services (CMS). Long-term care resident assessment instrument (RAI) 3.0User_s manual. Version 1.14[Z/OL]. (2016-10-14)[2019-08-29]. https://downloads.cms.gov/files/ MDS-30-RAI-Manual-V114-October-2016.pdf.

[22] 蒋琪霞.失禁及其相关皮肤并发症的预防和处理研究进展[J].中华现代护理杂志,2016, 22(1):2-569.

[23] Sibbald R G, Kelley J, Kennedy-Evans K L, et al. A practical approach to the prevention and

management of intertrigo, or moisture-associated skin damage, due to perspiration:expert consensus on best practice[J]. Wound Care Canada, 2013, 11(2):1-21.

[24] Kalra M G, Higgins K E, Kinney B S. Intertrigo and secondary skin infections[J]. Am Fam Physician, 2014, 89(7):569-573.

[25] Mistiaen P, van Halm-Walters M. Prevention and treatment of intertrigo in large skin folds of adults:a systematic review[J]. BMC Nurs, 2010, 9:12.

[26] Woo K Y, Beeckman D, Chakravarthy D. Management of moisture-associated skin damage:a scoping review[J]. ADV SKIN WOUND CARE, 2017, 30(11):494-501.

[27] Colwell J C, Ratliff C R, Goldberg M, et al. MASD part 3:peristomal moisture-associated dermatitis and periwound moisture-associated dermatitis:a consensus[J]. J Wound Ostomy Continence Nurs, 2011, 38(5):541-553; quiz 554-555.

[28] 胡雁，郝玉芳. 循证护理学 [M]. 2 版. 北京：人民卫生出版社，2018:3-20.

[29] 刘亚红，刘燕平，李婷，等. 基于指南的失禁护理流程在脑卒中失禁患者中的应用 [J]. 中华现代护理杂志，2016, 22（1）:14-16.

[30] Edsberg L E, Black J M, Goldberg M, et al. Revised national pressure ulcer advisory panel pressure injury staging system revised pressure injury staging system[J]. J Wound Ostomy Continence Nurs, 2016, 43(6):585-597.

[31] COWDELL F., STEVENTON K. Skin cleansing practices for older people:asystematic review[J]. International J Older People Nursing, 2015, 10:3-13.

[32] World Health Organization.WHO definition of palliative care[EB/OL]. [2020-01-16]. http://www.who. int/cancer/palliative/definition/en.

[33] European Pressure Ulcer Advisory Panel, National Pressure Injury Advisory Panel, Pan Pacific Pressure Injury Alliance.Prevention and treatment of pressure ulcers/injuries:clinical practice guideline. the international guideline[A].EPUAP/NPIAP/PPPIA, 2019.

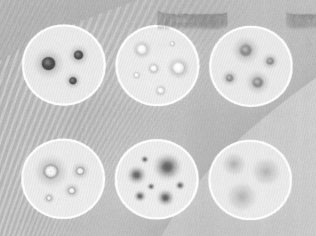

第三章 皮肤损伤概述

皮肤损伤（skin injuries），又被称为皮肤伤口（skin wounds），定义为皮肤完整性和组织功能的破坏或指皮肤正常解剖结构和功能的损伤，可分为急性伤口和慢性伤口[1]。急性伤口主要是由创伤或手术引起的，常通过一个有序和有时间性的愈合过程达到解剖结构和功能的完整即愈合。慢性伤口无法按照此过程愈合，一般超过 30 d 也难以愈合，伤口的解剖结构和功能状态难以恢复如初。简单说，伤口可以分为能够自身修复或有序及时修复（急性伤口）和不能自身修复（慢性伤口）两种类型[1]。皮肤损伤按照不同致伤原因可以分为很多类型，处理方法也各不相同，为了临床更好地识别与护理，本章将常见分类及其定义、流行特征及预防现况分述如下。

第一节　皮肤损伤分类及定义

皮肤损伤按照致伤原因可分为物理性、化学性和生物性损伤。物理性损伤是指由机械力、光线、温度、湿度等所致的损伤，类型有压力性损伤（pressure injuries，PI）[2-5]、皮肤撕裂伤（skin tears，ST）[6-8]、烧烫伤[9]、光源性损伤或放射线损伤[1]、激光或超声波损伤、潮湿相关性皮肤损害（moisture-associated skin damage，MASD）中的擦损性皮炎（intertriginous dermatitis，ITD）（汗液浸渍所致）和伤口周围皮肤 MASD（浸渍）[10-13]等。化学性损伤是指由化学性物质接触或长时间接触皮肤所致的皮肤损伤，常见的类型有药物外渗性损伤[1]、化学性烧伤[1]、药物过敏性损伤、潮湿相关性皮肤损害（MASD）中的失禁相关性皮炎（incontinence-associated dermatitis，IAD）（粪和／或尿失禁刺激所致）[14]和造口周围皮肤 MASD（肠液刺激所致）[15]。生物性损伤是指由动物咬伤或生物叮咬所致的皮肤损伤，常见的有人咬伤、猫或狗咬伤等不典型皮肤损伤[16]等。本章主要阐述与临床护理密切相关的几类皮肤损伤。

（一）压力性损伤

1. **定义**：曾名为压疮、褥疮，是全球性常见的一类皮肤损伤，与医疗护理密切相关，被列为住院患者的十大安全问题之一。2014 年美国压力性损伤专家咨询组（National Pressure Ulcer Advisory Panel，NPUAP）、欧洲压力性损伤专家咨询组（European Pressure Ulcer Advisory Panel，EPUAP）和泛太平洋地区压力性损伤联盟（Pan Pacific Pressure Injury Alliance，PPPIA）联合颁布的压力性损伤预防和治疗国际指南将压力性损伤定义为"局部皮肤和 / 或皮下组织的局限性损害，通常发生在骨隆突处，是压力、剪切力和 / 或摩擦综合作用的结果。一些相关因素或混杂因素也与压力性损伤有关，但是，这些因素所起的作用和意义仍有待进一步的研究"[2]。2016 年加拿大注册护士协会（Registered Nurses'Association of Ontario，RNAO）更新的第三版指南将压力性损伤定义为"通常发生于骨隆突处的局部皮肤和皮下组织的局限性损害或者与医疗器械相关的局限性损伤，是长时间受压或压力结合剪切力综合作用的结果，这些损伤可以表现为皮肤完整或开放性溃疡，可能存在疼痛。微环境、营养、组织灌注、合并症和软组织状况影响了软组织对压力和剪切力的耐受性"[3]。2019 年欧洲压力性损伤专家咨询组（European Pressure Ulcer Advisory Panel，EPUAP）、美国压力性损伤专家咨询组（National Pressure Injury Advisory Panel，NPIAP）和泛太平洋地区压力性损伤联盟（Pan Pacific Pressure Injury Alliance，PPPIA）联合更新的最新压疮 / 压力性损伤预防和处理国际指南将压力性损伤定义为：压力或压力结合剪切力作用下的皮肤和或皮下组织的局限性损伤，通常发生于骨隆突处，但也可能与医疗器械或其他物品有关[4]。

2. **分期 / 分类**：2014 年分为 4 期（Ⅰ～Ⅳ期）和两种特殊情况（SDTI 可疑深部组织损伤和难以分期）[2]，2016 年 RNAO 和 WOCN 更新指南为 1～4 期和深部组织损伤（deep tissue pressure injury，DTPI）及难以分期[3,5]，2019 年 EPUAP/NPIAP/PPPIA 最新指南的分期将 2014 年和 2016 年分期均进行了描述和推荐，临床应用中可根据当地医疗部门的规定[4]。在皮肤表面的医疗器械相关性压力性损伤分期采用上述分期，位于黏膜处的医疗器械相关性压力性损伤不能分期。采用 2019 最新指南分期标准和图片如下。

（1）Ⅰ期 /1 期压力性损伤：局部皮肤完好，出现压之不变白的红斑，常位于骨隆突处（见图 3-1a，图 3-1b）。肤色深区域可能见不到指压变白现象，但其颜色可能与周围皮肤不同。与邻近组织相比，这一区域可能会疼痛、发硬、柔软、发凉或发热，或水肿（见图 3-2a，图 3-2b）。当皮肤完整但出现紫色或紫褐色改变时，不能判断为Ⅰ期 /1 期，表明深部组织损伤（DTPI），需要与Ⅰ期 /1 期 PI 相鉴别。

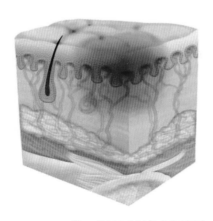

图 3-1a　Ⅰ期／1 期 PI 皮肤红斑示意图

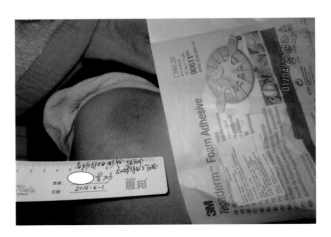

图 3-1b　Ⅰ期／1 期 PI 皮肤红斑病例

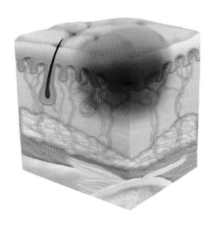

图 3-2a　Ⅰ期／1 期 PI 局部水肿示意图

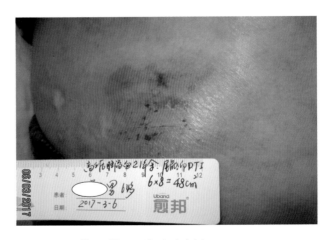

图 3-2b　Ⅰ期／1 期 PI 局部水肿病例

（2）Ⅱ期/2期压力性损伤：部分皮层缺失，伤口床浅表可见，呈粉色或红色，有一定的潮湿度（图3-3a，图3-3b），也可表现为皮肤完整的血清性水疱（图3-4a，图3-4b），或水疱破损成为开放性皮肤损伤。未见皮下脂肪或更深层组织，也不存在肉芽组织、腐肉和焦痂。这些损伤常为潮湿和剪切力作用于骨盆或足跟皮肤所致。潮湿相关性皮肤损伤（moisture associated skin damage，MASD）包括失禁相关性皮炎（IAD）、擦损性皮炎（ITD）、医疗器械相关性压力性损伤（medical adhesive related skin injury，MARSI）和创伤性伤口（皮肤撕裂伤、烫伤、擦伤）不应描述为Ⅱ期/2期PI。

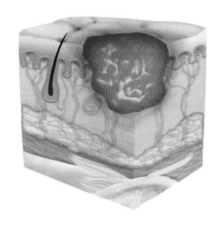

图3-3a　Ⅱ期/2期PI示意图

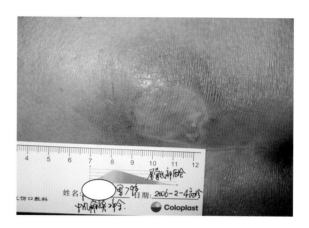

图3-3b　Ⅱ期/2期PI病例

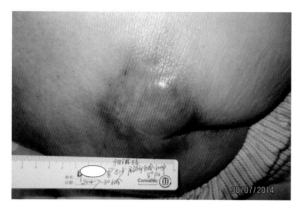

图3-4a　水疱完整的Ⅱ期/2期PI

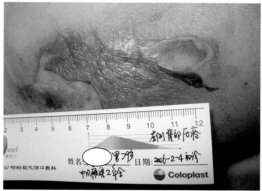

图3-4b　水疱破溃的Ⅱ期/2期PI

（3）Ⅲ期/3期压力性损伤：全层皮肤组织缺失，但骨、筋膜、肌腱、肌肉并未外露。常可见皮下脂肪和肉芽组织，创面可有腐肉，但并未掩盖组织缺失的深度，可出现窦道和潜行（图3-5a，图3-5b），持续时间较长的Ⅲ期/3期压力性损伤可见伤口边缘翻卷（图3-6a，图3-6b）。

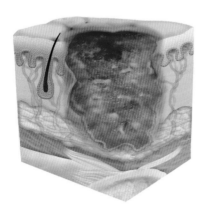

图3-5a　Ⅲ期/3期PI示意图

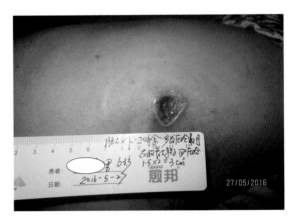

图3-5b　Ⅲ期/3期PI病例

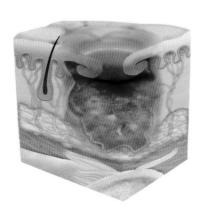

图3-6a　边缘翻卷的Ⅲ期/3期PI示意图

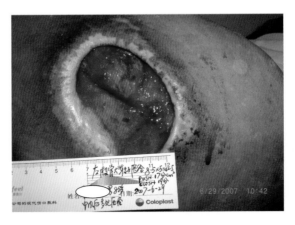

图3-6b　边缘翻卷的Ⅲ期/3期PI病例

（4）IV期/4期压力性损伤：全层皮肤和组织缺失，伴有骨骼、筋膜、肌腱、肌肉或关节囊的暴露或直接能触及。在伤口基底某些区域可有腐肉和焦痂覆盖。通常会有边缘翻卷、窦道和潜行（图3-7a，图3-7b）。深度依据解剖位置不同而不同。有可能引发骨髓炎。

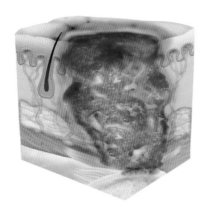 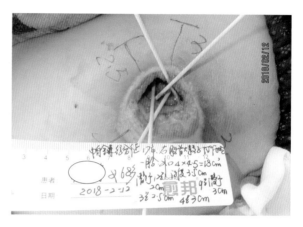

图3-7a　IV期/4期PI示意图　　　　　　图3-7b　IV期/4期PI病例

（5）难以分期压力性损伤：全层皮肤和组织缺失，伤口基底部覆盖有腐肉（呈黄色、棕褐色、灰色、绿色或者棕色）和/或焦痂（呈棕褐色、棕色或黑色）。除非去除足够多的腐肉和/或焦痂来暴露伤口基底部，否则无法判断实际深度，也无法分期。如果去除腐肉或焦痂，再次分期有可能为III期/3期或IV期/4期压力性损伤（图3-8a，图3-8b，图3-8c和图3-9a，图3-9b，图3-9c）。腿部或足跟稳定的干痂（黏附紧密、完整、干燥、无发红或渗出）不应去除。

（6）深部组织损伤：皮肤完整或不完整，伴有深红色或紫褐色或紫色，或成充血的水疱，表皮容易从伤口床分离去除。疼痛和温度改变（发热或发凉）先于皮肤颜色改变。在肤色深色个体中，这种皮肤改变常常难以识别。这种损伤是由于高强度和/或长期压力、剪切力作用于骨-肌肉层内面所致。即便使用最佳的治疗方法，也会迅速出现深层组织的暴露，成为III期/3期或IV期/4期压力性损伤（图3-10a，图3-10b，图3-10c）。

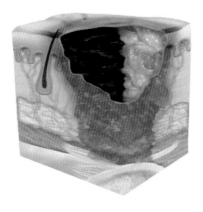

图 3-8a 难以分期 PI 焦痂和腐肉覆盖示意图

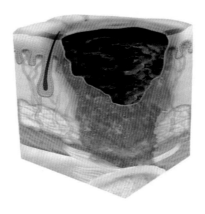

图 3-9a 难以分期 PI 100% 焦痂示意图

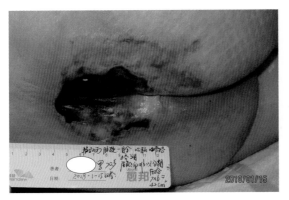

图 3-8b 难以分期 PI 焦痂和腐肉覆盖病例

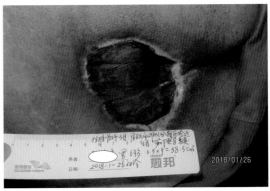

图 3-9b 难以分期 PI 100% 焦痂病例

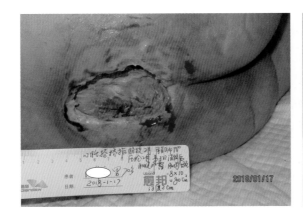

图 3-8c 难以分期 PI 焦痂和腐肉清创后见坏死肌肉
（Ⅳ 期 /4 期）

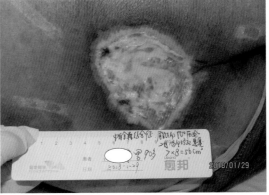

图 3-9c 难以分期 PI 100% 焦痂清创后见坏死筋膜
（Ⅳ 期 /4 期）

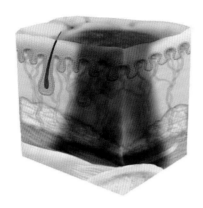

图 3-10a　深部组织损伤示意图

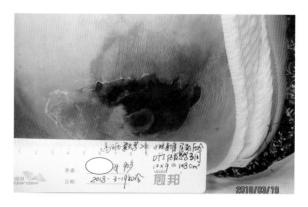

图 3-10b　深部组织损伤病例

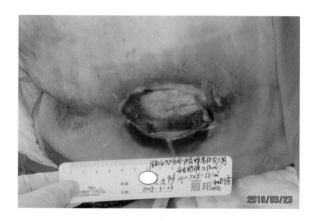

图 3-10c　深部组织损伤清创后见坏死肌腱Ⅳ期 /4 期

（二）器械相关性压力性损伤（device-related pressure injury，DRPI）

1. 定义：以前又称医疗器械相关性压疮（medical device-related pressure ulcer，MRDPI），2019 年压力性损伤预防和治疗国际指南修订为器械相关性压力性损伤，是指由器械持续压迫局部组织导致的局部皮肤或黏膜的压力性损伤，这种皮肤或黏膜组织损伤通常与器械有相同的形状，分为皮肤器械相关性压力性损伤（skin device-related injury，SDRI）和黏膜器械相关性压力性损伤（mucous membrane device-related injury，MM-MDRI）[4]。

2. 分期：皮肤器械相关性压力性损伤分期采用皮肤压力性损伤相同的分期系统，而黏膜器械相关性压力性损伤只采用有和无描述。

（三）皮肤撕裂伤

1. **定义**：皮肤撕裂伤（skin tears，ST）是老年人群常见的一种急性创伤伤口，也是危重症和儿童最常见的伤口类型，2011年国际皮肤撕裂伤专家咨询组（The International Skin Tear Advisory Panel，ISTAP）将皮肤撕裂伤定义为"由于剪切力、摩擦力或钝力引起皮肤层分离，可以表现为部分皮层缺损（表皮与真皮分离）或全层组织缺损（表皮和真皮均与深部组织分离）"[6-8]。

2. **皮肤撕裂伤分级**：根据2011年最新的国际STAR分级，皮肤撕裂伤依据表皮损伤的形态学表现由轻到重被分为三大级别、两个亚级，1a、1b、2a、2b、3共五个等级[7-8]，分级标准如下。

（1）1a级：伤口边缘可以复位到正常解剖位置（没有过度伸展），皮肤或皮瓣颜色无苍白、暗淡或发黑（图3-11）。

（2）1b级：伤口边缘可以复位到正常解剖位置（没有过度伸展），但皮肤或皮瓣颜色苍白、暗淡或发黑（图3-12）。

（3）2a级：伤口边缘不能复位到正常解剖位置，皮肤或皮瓣颜色无苍白、暗淡或发黑（图3-13）。

（4）2b级：伤口边缘不能复位到正常解剖位置，皮肤或皮瓣颜色苍白、暗淡或发黑（图3-14）。

（5）3级：撕裂的皮瓣完全缺失（图3-15）。

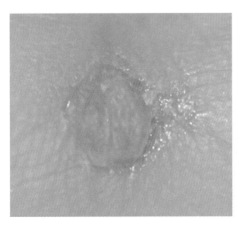
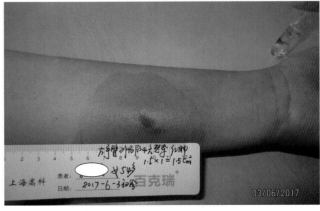

图 3-11　1a 级皮肤撕裂伤病例

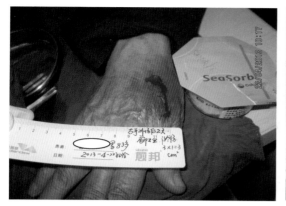

图 3-12　1b 级皮肤撕裂伤病例

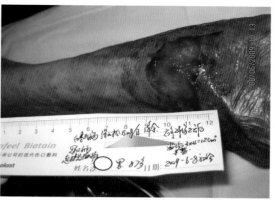

图 3-13　2a 级皮肤撕裂伤病例

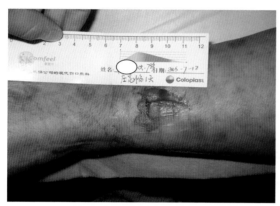

图 3-14　2b 级皮肤撕裂伤病例

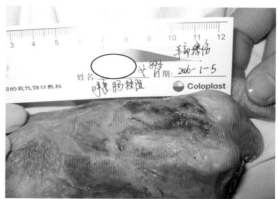

图 3-15　3 级皮肤撕裂伤病例

（四）潮湿相关性皮肤损伤

1. 定义及分类：2017 年国际皮肤护理专家将潮湿相关性皮肤损伤（moisture-associated skin damage，MASD）定义为"长时间暴露于各种不同的潮湿来源所致的皮肤炎症和侵蚀，其主要表现为不同程度的皮肤浸渍、发红、水肿、炎症、表皮剥脱和侵蚀、瘙痒或疼痛[10-12]。根据其不同的潮湿来源，分为由尿和或粪所致的失禁相关性皮炎（incontinence-associated dermatitis，IAD），汗液所致的擦损性皮炎（intertriginous dermatitis，ITD），伤口周围渗液、黏液或唾液所致的 MASD（图 3-16）和造口周围 MASD（图 3-17）四种类型"[13]。

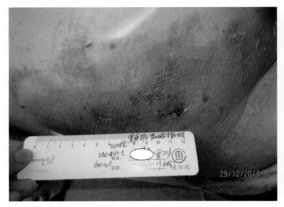
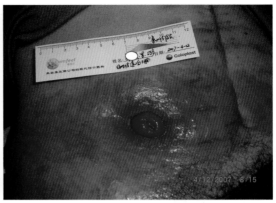

图 3-16 伤口周围渗液所致的 MASD　　　　图 3-17　造口周围 MASD

随着近年全球对皮肤健康的关注和皮肤问题认识的加深，越来越多专业人员认为 MASD 会提高压力性损伤和皮肤撕裂伤的发生率[1-2, 17]、延长住院时间和增加医疗费用[10]，因此美国已将 MASD 与压力性损伤、皮肤撕裂伤共同列入医疗保险的皮肤问题收费系统，旨在引起临床关注，加强管理[10]。美国质量数据库也已将 MASD 的 4 种类型与压力性损伤和皮肤撕裂伤共同作为皮肤护理质量指标纳入监控系统，并提出了加强预防和患者的自我管理策略[18]。

2. 严重程度分级：目前对于 MASD 尚无一致的分级标准，仅有 IAD 严重程度评估工具，主要有 IAD 严重程度评估量表（Incontinence-associated dermatitis Severity Instrument，IADS）、IAD 严重程度分类工具（IAD Severity Categorization Tool）等，国内外应用最为广泛的是 IADS。该量表由 Borchert 等在 2010 年构建，于 2014 年修订完善，从皮肤的颜色、有无皮疹、有无缺损三个方面评估会阴、臀部等 14 个区域的皮肤状况并赋予相应的分值，各部位得分相加即为总分，最终得分越高皮肤损伤越严重。该量表经汉化后 Cronbach's α 系数为 0.72，内容效度为 0.91，能进行连续性评估也可作为判断预后和治疗效果的判断工具。2018 年，Beeckman 等人研发的根据全球 IAD 分类工具（Ghent Global IAD Categorization Tool，GLOBIAD）在国际上得到验证和使用。来自 12 个国家的 34 位 IAD 专家通过三轮 Delphi 专家函询对分类工具结构及内容提出修改意见并不断完善。专家就 IAD 分类问题达成了一致性意见：IAD 严重程度分为持续性发红和皮肤脱落两大类，根据是否存在感染症状来进一步区分，将这两大类再分为两组。最终形成全球 IAD 分类工具：1A 类为无临床感染征象的持续性发红，1B 类为有感染征象的持续性发红，2A 类表示无临床感染征象的皮肤脱落损伤，2B 类表示有感染征象的皮肤脱落损伤[17]。GLOBIAD 随后被翻译成 14 种语言，由两名 IAD 诊断专家挑选 34 张与各严重程度分类相对应的 IAD 临床图片，并在来自 30 个国家的 823 名卫生专业人员中进行了验证，通过比较参与者与两位专家的评估结果判断工具诊断的准确性，得出评定者间信度为 0.76，参与者间隔一周再次评估的重测信度为 0.88。虽然该分类工具的研制具有一定局限性，且在评估感染体征方面准确性不足，但这是迈向 IAD 严重程度评估标准化的一大步[19]。本节仅介绍全球公认且临床应用最多的 IADS 分级标准。

（1）轻度 IAD：皮肤呈现边界不清的发红，触诊感觉皮温升高，患者可有轻微刺痛或瘙痒感，但皮肤完整，多见于尿失禁患者，常见部位为会阴部和生殖器周围皮肤（图 3-18a，图 3-18b）。

（2）中度 IAD：皮肤发亮伴水疱、点状出血或脱皮，患者主诉疼痛明显，多见于粪失禁或粪尿双失禁患者，常见部位为臀部、肛周或会阴部（图 3-19）。

（3）重度 IAD：皮肤呈现深红色或黄白色，部分皮层缺损伴有渗血、渗液，常伴有剧烈疼痛，多见于粪失禁或粪尿双失禁患者，常见部位为臀部、肛周或会阴部（图 3-20）。

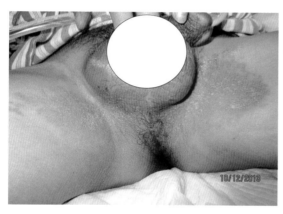

图 3-18a　轻度 IAD 男性病例

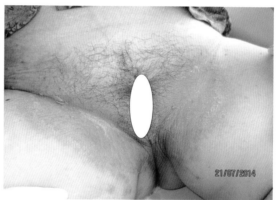

图 3-18b　轻度 IAD 女性病例

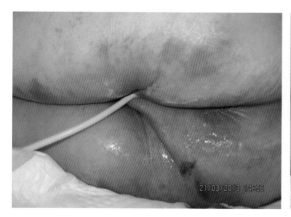

图 3-19　粪尿双失禁所致会阴、肛周大范围中度
　　　　　IAD 病例

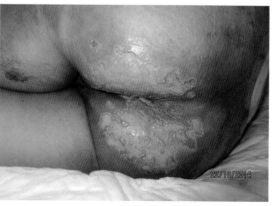

图 3-20　粪失禁所致臀部及肛周重度 IAD 病例

第二节 皮肤损伤流行特征

流行病学主要包括现患率和发生率、病死率、费用消耗以及人口学特征、预后分析等，分为回顾性分析和前瞻性调研。现患率又称患病率，是某一时段某类皮肤损伤发生总人数与该时段调研总人数之比；发生率又称发病率，是某一时段某类皮肤损伤新发生人数与该时段调研总人数之比。现患率和人口学特征反映了院内压力性损伤的流行趋势和分布特征，发生率、病死率、预后及医疗负担等反映了预防干预的效果和医护质量。不同人群、不同时间、不同方法获得的皮肤损伤流行病学资料不同。不同致伤原因所致的皮肤损伤也有不同的流行特征，全球不同国家和地区、不同医疗环境中的皮肤损伤流行特征也不同。

一、压力性损伤流行特征

（一）现患率和发生率

全球压力性损伤现患率为 0 ～ 72.5%，其中急性病治疗医院中 PI 点现患率为 14.8%，某一阶段现患率为 11.6%，平均发生率为 6.3%[4]。2014 年的相关文献综述显示[20]，对美国联邦医疗保险患者安全监控系统（Medicare Patient Safety Monitoring System, MPSMS）所辖医院 2 年中发生不良事件的 51 842 份病例资料进行回顾性分析，结果显示全美住院患者的院内压力性损伤发生率为 4.5%，美国东北地区和密苏里州的医院院内压力性损伤发生率最高，分别为 4.6% 和 5.9%，美国 5 000 家参与调研的医院压力性损伤发生率为 7.78%[20]。德国调研了 218 个长期治疗机构共计 18 706 例患者，压力性损伤现患率为 5.0% ～ 12.5%，65 岁以上住院患者的院内压力性损伤发生率为 6.2%[17]。我国首个多中心调研结果显示，PI 点现患率为 1.58%，发生率为 0.63%，ICU 现患率为 11.88%、发生率为 4.43%，位居首位[21]。第二次多中心调研发现 PI 点现患率为 1.77%，医院内发生率为 0.96%，营养不良、低蛋白、贫血者和卧床者高发[22]。

（二）人口学特征

MPSMS 数据分析显示院内压力性损伤患者以 ≥ 65 岁患者为主（82.9%），性别之间无明显差异，主要发生部位为：尾骶部（40%）、足跟（23%）、臀部（23%）[20]。美国加利福尼亚州院内压力性损伤主要发生部位为足跟（26%）、尾骶部（20%）、耳朵（19%）[20]。我国

12 所综合医院调研结果显示院内压力性损伤患者以≥60 岁者为主（72.91%），发生率有随年龄增大而升高趋势，男性高于女性，院内压力性损伤发生率随住院时间延长而升高，主要发生部位为尾骶部（70.12%）、足跟（6.77%）和髂棘（6.38%）[21]。第二次多中心调研发现院内压力性损伤发生率男性高于女性[22]。分析我国和美国的结果，年龄特征基本一致，均以老年为主，性别特征有差异，可能与我国住院患者中男性患者多于女性、人群和人种及采取的预防措施不同有一定关系。部位分布排序稍有差异，但尾骶部、足跟是预防院内压力性损伤的重点部位基本一致。由此也说明，我国只有根据不同的人口学特征制定符合国情和患者需求的压力性损伤预防和监测方案，才能有效降低院内压力性损伤的发生，确保患者皮肤安全。

（三）预后特征

国外研究表明[4]，住院期间有压力性损伤的患者病死率是无压力性损伤患者的 3.36 倍，有压力性损伤患者出院后 30 d 内病死率是无压力性损伤患者的 3.48 倍。有压力性损伤患者的平均住院时间是无压力性损伤患者的 2.37 倍。有压力性损伤患者出院后 30 d 内再入院率是无压力性损伤患者的 1.28 倍。此结果再次说明了预防院内压力性损伤的重要性和预防胜于治疗的国际共识，同时也提出一个值得临床思考的问题：我国如何有效预防院内压力性损伤？我国现阶段亟须建立压力性损伤预警管理理念，设计管理项目，建立小组工作模式，研究和发挥造口治疗师的作用，采取理论与实践相结合的方法培训临床护士，提高早期识别不同分期压力性损伤的准确率和采取循证护理对策等[20]。

（四）时间特征

美国 5 447 家治疗性医院对 2004—2011 年院内压力性损伤发生的时间趋势和季节变化研究发现，院内压力性损伤发生有很强的季节性，2004—2008 年的第一、二、四季度其发生率高于第三季度，2009—2011 年第一季度高于第三季度，第二、第四季度与第三季度无差异，进一步分析发现，这种季节性波动与每位患者接受护理的时间有关，当护理时间减少时，院内压力性损伤呈上升趋势；当护理时间增加时，院内压力性损伤呈下降趋势。此结果提示：一是在压力性预防中，护士要用充足的时间做好患者的细节护理；二是护理管理者要根据患者的护理工作量合理分配护士，使患者得到充足的护理时间[20]。

（五）严重程度特征

PI 严重程度用分期表示，由浅入深、由轻至重分为Ⅰ～Ⅳ期或 1～4 期和两个特殊阶段（可疑深部组织损伤或深部组织损伤和难以分期）。国内首个多中心研究显示[21]，PI 以Ⅰ和Ⅱ期为主，好发部位为骶尾部、足跟和髂棘，与欧洲 5 国的严重程度分期结果一致。

（六）医疗负担

文献研究显示[20]，英国压力性损伤治疗费用随分期增加而增加，一处Ⅰ期、Ⅱ期、Ⅲ期、Ⅳ期压力性损伤的平均愈合时间分别为28 d、94 d、127 d、155 d；平均治疗费用为1 214、5 241、9 041、14 108英镑。加拿大的研究显示，压力性损伤的治疗费用随院内还是院外发生及其分期增加而增加，治疗一处Ⅱ～Ⅳ期院内压力性损伤的费用是同期院前压力性损伤的4～5倍（Ⅱ期：44 000 VS 11 000加元。Ⅳ期：90 000 VS 18 500加元）。一项对美国加利福尼亚州所属257所医院进行的预防和监测院内压力性损伤的成本效益研究显示，共入选258 456例住院患者，当每天用于每例患者预防压力性损伤的平均护理时间为48.21 min、平均花费为50.13美元时，能够将Ⅰ期压力性损伤发生率从4.5%降至2.5%，Ⅱ期压力性损伤发生率从3.9%降低至2.6%，Ⅲ期和Ⅳ期压力性损伤发生率从2.0%降低至1.1%，每例患者住院4～9 d能够节约费用127.51美元，具有良好的成本效益。目前国内尚缺乏对院内压力性损伤预防和处理的成本效益研究，未来需要严格设计的大样本多中心研究，分别研究预防和处理院内压力性损伤的成本效益，为临床管理者制定决策、投入预防管理资源提供依据。

二、器械相关性压力性损伤的流行病学特征

（一）ICU患者中的流行特征

文献资料显示[22]，重症患者由于病情严重，需要卧床接受多种救治措施，通常需要更多的仪器进行监测和治疗，制动时间长，且多应用镇静剂和神经肌肉阻滞剂，病情或用药导致患者意识水平改变或插管导致语言障碍或皮肤水肿等特点，而成为器械相关性压力性损伤的高风险人群[23]。

1. 现患率和发生率：虽然重症患者的皮肤完整性更易受损，更容易罹患器械相关性压力性损伤已成为共识，但是其发生现况各不相同。在澳大利亚一个800张床位的三级医院中进行的单中心观察性研究[23]发现，器械相关性压力性损伤的发生率为27.5%，其中，重症患者占68%。美国一项研究回顾性分析了2011—2013年外科ICU 1 787例患者使用分级加压袜有关的器械相关性PI现患率为7.2%，发生率为2.2%，占总压力性损伤发生率的31%，占器械相关性压力性损伤的74%，其中Ⅰ期PI占45%，Ⅱ期PI占15%，DTI占40%，患者平均年龄64.7岁，男性占47.5%[24]。最近的2项研究显示[23,25]，ICU呼吸装置所致的器械相关性PI发生率高达30%～70%，经口气管插管机械通气患者口唇PI发生率为14.06%，口腔颌面外科经鼻气管插管患者鼻部PI发生率为19.1%，皮肤PI占60%，Ⅰ～Ⅱ期PI为主，占58%，Ⅲ期PI占2%，黏膜PI占40%。国内一项追踪研究[26]调查分析了2 240例ICU患者，发现器械相关性压力性损伤的发生率为1.65%。不同类型的器械引起的DRPI的发生率不相同，

最常见的为颈托或者吊带所引起，占 DRPI 的 22%，吸氧管引起的 DRPI 占 13%，袜子或短靴引起的 DRPI 占 12%，鼻胃管引起的 DRPI 占 8%，血氧饱和度监测仪患者手指 PI 发生率为 5%。医疗器械使用时间不同，PI 发生率不同，使用颈托超过 5 d，PI 发生率为 38%～55%，每延长 1 d，PI 发生率增加 66%[27]。

2. 常见装置与部位：国外研究报告，引发 ICU 患者器械相关性压力性损伤的常见装置与部位是吸氧管所致的耳后 PI，占 42%，其次为气管插管所致 PI，占 26%，其他引发 PI 的装置有呼吸面罩、抗血栓袜、脉氧饱和度监测探头、持续正压通气面罩、鼻胃管、测血压袖带等[23-24]。国内研究报告，引发 ICU 患者压力性损伤的常见器械为机械通气装置和矫形固定装置，其他如气管插管、气管造瘘、吸氧面罩和给氧系统等，鼻胃管、矫形器、尿管和粪便收集器等多种器具[26]。不同类型器械引起的压力性损伤部位及发生率不相同，如胃管固定带引起耳廓Ⅰ和Ⅱ期 DRPI 发生率分别为 69.6% 和 34.2%、鼻部Ⅰ和Ⅱ期 DRPI 发生率分别为 30.4% 和 26.5%、面部Ⅰ和Ⅱ期 DRPI 发生率分别为 22.8% 和 1.3%[27]。

（二）穿戴个人防护装备医护人员中的流行特征

1. 现患率与原因：2020 年 4 306 例医护人员最新调研结果显示，穿戴个人防护装备（personal protecting equipment，PPE）如 N95 口罩、护目镜、防护面屏、隔离衣引发的皮肤损伤现患率高达 42.8%（95%CI：41.30%～44.30%），其中因为长时间穿防护服、戴口罩、面罩和帽子等防护装置压迫头面部引起的器械相关性皮肤压力性损伤现患率 30.0%（95%CI：28.69%～31.41%），因为皮肤长时间受到 PPE 压迫和汗液浸渍，在快速去除装备时皮肤撕裂伤的发生率为 2.0%（95%CI：1.62%～2.40%）[28-30]。

2. 部位、分期及相关因素：N95 口罩、护目镜和防护面屏等 PPE 所致压力性损伤的高发部位以鼻梁、面颊、额头和耳廓为主，严重程度分期以Ⅰ和Ⅱ期为主，相关因素为持续佩戴 4 h 以上（长时间压迫）、出汗、男性[29-30]。

三、皮肤撕裂伤流行特征

（一）现患率和发生率

检索文献发现[31]，目前仅有 2015 年 1 篇皮肤撕裂伤系统评价，纳入了全球 5 个国家 8 篇皮肤撕裂伤现患率研究文献，包括澳大利亚 4 篇，美国、加拿大、巴西和日本各 1 篇。其中澳大利亚的 4 项研究采用不同研究方法在不同医院纳入 7 625 例患者，其皮肤撕裂伤现患率为 5.5%～19.5%，包括：Carville 等纳入澳大利亚 1 146 例家庭护理患者和康复护理机构 492 名战伤退伍老兵，分别进行病例审查回顾性研究和横断面研究，发现皮肤撕裂伤现患率分别为 5.5% 和 19.5%。McErlean 等在澳大利亚一所 187 张床位的临终关怀医院组织了一次横断面调研，皮肤撕裂伤现患率为11%。Santamaria等纳入澳大利亚公立医院5 800例患者进行了横断面研究，发现皮肤撕裂伤现患率为8%。而美国McLane等纳入美国儿童医院1 064例儿童患者进行横断面研究，报告皮肤撕裂伤现患率为17%。加拿大Leblanc等横断面调研了加拿大一所长期护理机构的113例长期居住者，发现皮肤撕裂伤现患率为22%。巴西Amaral等对270张床位的巴西圣保罗州立肿瘤医院进行横断面调研，纳入了157例癌症患者，发现皮肤撕裂伤现患率为3.3%。日本Koyano等对日本一所老年医院的410例患者进行了横断面调研，发现皮肤撕裂伤现患率为3.9%。5个国家8项研究总例数为8 087例，医院内皮肤撕裂伤现患率为3.3%～22%，社区和家庭护理机构中皮肤撕裂伤现患率为5.5%～19.5%。此外，Kennedy等纵向调查2006年11月至2007年12月期间新西兰一社区初级保健中心的老年人群，发现14个月中的皮肤撕裂伤现患率为5.5%。Sanada等对日本一所长期医疗机构368例65岁以上老年患者实施了为期3个月的前瞻性队列研究，发现皮肤撕裂伤发生率为3.8%。许美玉等对我国台湾省某医院内外科病房及重症病房724例成年住院患者进行了横断面调研，发现皮肤撕裂伤现患率为11.05%，院内发生占93.75%，ICU发生率居首位，为28.89%，与McErlean等报道的癌症晚期姑息病房皮肤撕裂伤发生率27%的结果接近。美国PSRS发现美国大约每年有150万人发生皮肤撕裂伤，现患率为14%～20%[31]。我国首个皮肤撕裂伤多中心横断面研究纳入14所三级甲等医院，共获得18 806例有效资料，皮肤撕裂伤现患率和医院内发生率均为1.06%[32]。分析现有文献，作者认为，不同研究报告的皮肤撕裂伤现患率和发生率差异很大，可能与采用的调研工具和方法不同、调研时间和人群不同及样本量不同有关，目前皮肤撕裂伤现患率大样本量多中心研究结果主要来自澳大利亚的康复护理院和公立医院，以及美国的儿童医院，样本量1 064～5 800例，我国的多中心研究样本量最大18 806例，其他文献报告均为单中心研究，样本量偏小（113～724例），代表性和循证性有限，未来需要统一调研工具和方法，以便于对各国的调研结果进行分析比较。

（二）人口学特征

文献研究发现[31]，老年人随着年龄增加，真皮和皮下组织丢失，表皮变薄，皮肤干燥脱水、脆性增加，营养不良、认知障碍、活动受限以及感知力下降等原因增加了皮肤撕裂伤风险，因此，≥65岁人群是皮肤撕裂伤高危人群，≥80岁老年人处于最大风险。美国宾夕法尼亚安全报告系统分析宾夕法尼亚州医院中发生皮肤撕裂伤的2 807例住院患者，其中65岁以上的占88.2，平均年龄为81岁，显示老年人为好发人群[33]。Kennedy等报告新西兰某社区初级保健中心的皮肤撕裂伤发生人群中女性为多，占78%，65岁以上的老年女性更易发生。Amaral等报告巴西某肿瘤医院癌症患者中发生皮肤撕裂伤的性别差异无统计学意义（$P > 0.05$），与Leblanc等分析加拿大某社区医院皮肤撕裂伤在男女性别中的差异结果一致：分析年龄特征，≤ 50 岁、51 ～ 70 岁和＞ 70 岁组的皮肤撕裂伤发生率差异无统计学意义（$P > 0.05$），可能与总样本量偏小（157 例）和癌症人群＞ 70 岁的人数更少（25例）有关[31]。许美玉等研究发现，在我国台湾省住院患者中年龄越大越容易发生皮肤撕裂伤。Lopez 等研究澳大利亚老年护理和康复护理院的 96 例住院患者，19 例皮肤撕裂伤发生者的平均年龄为 78.20 岁[31]。我国首个皮肤撕裂伤多中心横断面研究的结果是男性高于女性，年龄 60 岁以上者高于年龄 60 岁以下者，且有随年龄增加而升高的趋势[32,34]。对新生儿和幼儿皮肤研究发现，由于其只有成人皮肤厚度的 60%，体表面积与体重的比值是成人的5 倍，且其皮肤缺乏角质层，免疫系统发育不成熟，在使用医用胶带、黏性敷料、医疗器具或受到外力时容易发生皮肤撕裂伤，特别是 3 个月年龄组的儿童最易发生皮肤撕裂伤。据此，作者认为，全球各国家地区皮肤撕裂伤的年龄特征呈现"两极人群"，即婴幼儿和老年人为高发人群，临床要特别关注这两类皮肤撕裂伤易患人群，针对其皮肤特点采取预防护理措施。同时也要关注癌症和终末期疾病的脆弱人群，这些人群由于疾病过程中常伴有营养不良、极度虚弱等问题，各个年龄段都容易出现皮肤撕裂伤，要因人而异做好个性化皮肤保护和皮肤撕裂伤预防护理。

（三）部位特征

文献研究发现[31]，Leblanc 等报告加拿大一所长期护理机构居住者中最常见的皮肤撕裂伤发生部位是上臂（48%），其次是下肢（40%）和手（12%）。Sanada 等报告日本一所长期医疗机构中皮肤撕裂伤最严重部位为右前臂。Lopez 等报告澳大利亚老年护理和康复护理院的皮肤撕裂伤最常见发生部位是上肢（52.6%）和下肢（47.4%）。许美玉等报告我国台湾省某医院内外科病房及 ICU 住院患者皮肤撕裂伤以脸与头颈部为主要发生部位。美国医院内皮肤撕裂伤主要发生部位为上肢居首，其次为下肢。我国大陆首个皮肤撕裂伤多中心横断面研究结果显示其发生部位以四肢多见[32,34]。根据现有的研究结果，双上肢和下肢是皮肤撕裂伤的高发部位，不同国家及地区、不同人群中皮肤撕裂伤发生的部位特征稍有不同，需要根据不同人群特点做好这些部位的皮肤护理和防护。

（四）严重程度特征

文献研究发现[31]，Leblanc 等采用 Payne-Martin 皮肤撕裂伤分级标准（Ⅰa 级：线型皮肤撕裂伤，表皮与真皮分离，没有组织缺失。Ⅰb 级：在伤口边缘 1mm 内表皮皮瓣完全覆盖真皮。Ⅱa 级：表皮皮瓣缺失小于＜ 25%。Ⅱa 级：表皮皮瓣缺失＞ 25%。Ⅲ级：表皮皮瓣完全缺失），对加拿大一所长期护理机构中 113 例老年患者进行皮肤撕裂伤横断面调研，发现Ⅲ级皮肤撕裂伤最多，占 51%，其次为Ⅰ级皮肤撕裂伤，占 33%，Ⅱ级皮肤撕裂伤占 16%，但未区分Ⅰ级和Ⅱ级皮肤撕裂伤中的 a 或 b 亚级。许美玉等采用与 Leblanc 相同的皮肤撕裂伤分级标准对我国台湾省某医院住院患者皮肤撕裂伤进行横断面研究发现，严重程度以Ⅲ级居多，占65.95%。澳大利亚Carville等采用皮肤撕裂伤最佳防治实践指南和ISTAP推荐的STAR分类标准（依据表皮损伤的形态学表现将皮肤撕裂伤分为：1a级。伤口边缘可以复位到正常解剖位置，皮肤或皮瓣颜色无苍白、暗淡或发黑。1b级。伤口边缘可以复位到正常解剖位置，皮肤或皮瓣颜色苍白、暗淡或发黑。2a级。伤口边缘不能复位到正常解剖位置，皮肤或皮瓣颜色无苍白、暗淡或发黑。2b级。伤口边缘不能复位到正常解剖位置，皮肤或皮瓣颜色苍白、暗淡或发黑。3级。皮瓣完全缺失），对澳大利亚86所医院进行多中心横断面研究显示皮肤撕裂伤严重程度以3级为最多，占24%。Sanada等采用STAR分类标准对日本一所长期医疗机构65岁以上老年患者进行研究发现，皮肤撕裂伤严重程度以1b级居首位。Amaral等采用STAR分类标准对巴西圣保罗州立肿瘤医院成年患者皮肤撕裂伤进行横断面研究，发现严重程度以3级为最多（占55.6%），1a级、1b级、2a级、2b级均占11.1%。我国大陆首个皮肤撕裂伤多中心横断面研究结果显示，严重程度以3级为主，占48.74%[32, 34]。据此，作者认为，总体来说，皮肤撕裂伤严重程度以3级为多，但目前不同国家和地区、不同人群和不同研究方法所获得的皮肤撕裂伤严重程度缺乏一致性。由于判断标准不统一，单中心研究样本量偏小，多中心横断面研究偏少，因此皮肤撕裂伤严重程度特征还有待于进一步研究核实。

（五）主要原因

国内外研究一致认为，皮肤撕裂伤的主要原因有创伤，如跌倒、剪切力和摩擦力、钝性外力撞击造成意外伤害；移动和处理技巧不正确；选择、应用和／或去除胶带和敷料不适当；医疗器具相关性损伤[23-25]。

综上所述，未来临床护理需要围绕上述流行特征和主要原因，制订针对性预防措施。

四、潮湿相关性皮肤损伤流行特征

潮湿相关性皮肤损伤（MASD）是一个多因素作用的复杂临床问题，随着全球人口老龄化，MASD攀升为一个常见问题，增加了患者和医疗保健系统的负担。MASD患者将经历高强度、持续的疼痛、烧灼感、瘙痒，特别是累及部分皮层的侵蚀、皮肤破溃。新出现的证据强调了MASD与其他皮肤问题，如皮炎、皮肤真菌感染和压力性损伤之间的相关性。MASD的形成和严重程度取决于大量的外源性和内源性因素，内源性因素常见的有过度出汗、皮肤代谢增加（如局部皮肤温度升高）、皮肤pH异常、特异性反应史（如对污染物／刺激物的遗传性过敏反应）、较深的皮肤皱褶、皮肤萎缩、皮脂腺分泌不足等。外源性因素主要有作用于皮肤上的化学／生物性刺激物、机械力（如摩擦力、压力、剪切力）、真菌／念珠菌的生长繁殖、季节性/环境性因素（如潮湿）、失禁（尿失禁、粪失禁或粪尿双失禁）和皮肤卫生操作。最新文献研究显示有15项RCT、12项半定量实验研究、6项前瞻性观察研究、3项病例研究和1项系统评价及Meta分析与MASD相关，其中15篇报道了IAD的预防/处理，15篇报道了伤口周围MASD的预防和处理，2篇报道了造口周围MASD的预防和处理，5篇为混杂性研究，研究发现粪失禁使发生压力性损伤的风险增加4.15倍，粪和尿失禁及IAD使发生压力性损伤的风险增加4.99倍[13]。

（一）失禁相关性皮炎流行特征

1. 现患率和发生率：文献研究显示[13,17,35]，最新数据显示全球IAD患病率为5.6%～50%，发生率为3.4%～25%。不同研究对象、不同研究环境现患率不同。Kottner等于2014年纳入奥地利、荷兰9 992例住院患者进行横断面调研，发现IAD现患率为2.3%。Bliss等对448家养老院的10 713名居住者进行横断面调研，发现IAD在失禁患者中的发生率为5.5%。Van Damme等调研比利时11个护理之家的381例失禁患者，IAD的发生率为6%。研究表明，与慢性病管理机构相比，急性病治疗医院的IAD现患率及发生率较高。Campbell等发现澳大利亚急性病医院376例住院患者中IAD现患率为10%，发生率高达42%。Chianca等对巴西157例危重患者进行调研发现IAD发生率为20.4%。美国治疗性医院住院患者的IAD现患率为20%～27%，发生率为19%～50%。长期护理机构患者的IAD现患率和发生率则分别为5.7%～22.8%和3.4%～7.6%。美国明尼苏达大学的研究者对189例社区居民采用问卷调查研究，结果发现粪便失禁患病率为66%，粪尿双失禁患病率为34%，77%为女性，平均年龄为（58±14）岁，65岁以上者失禁患病率为34%，65岁以内者患病率为66%，IAD发生率为52.5%。2015年，我国首个IAD多中心横断面调研显示，10所三甲医院12 434例住院患者IAD现患率为0.84%，其中ICU现患率（7.4%）最高，其次为神经内科（2.62%），IAD发生率为26.32%[35]。综上可知，不同国家、医疗机构、人群中IAD现患率和发生率存在差异，可能与医疗条件、调研方法、样本量及防治措施不同有关。但急性病医院和ICU是IAD防治的重点部门，且未来要使用一致性的研究方法、扩大样本量进一步研究IAD在不同国家、医疗机构和人群中的流行特征。

2. 性别特征：文献研究显示[17,35]，目前对IAD的性别差异研究各国结果尚不一致。德国一项研究对2012—2014年78个护理之家中3 406例失禁患者进行回顾性分析，发现女性在IAD人群中占67.8%。Kottner等分析护理之家共9 992例住院患者发现，IAD发生人群中女性为主，占68.1%。Chianca等研究指出男性IAD患者更为常见（62.5%）。我国首个IAD多中心横断面调研显示性别差异无统计学意义（$P > 0.05$）[36]，但国内另一项采用相同方法、在不同医院和人群中进行的多中心研究显示，IAD在男性中更多见[31]。一项美国住院患者调研发现，粪失禁现患率高达45%，男女现患率分别为7.7%和8.9%，另一项研究报道美国成人尿失禁现患率为 10%～35%，女性是男性的 2 倍[17]。综上分析，由于研究方法不同和 IAD 病例数偏少，目前对 IAD 患者性别差异尚无定论，大部分研究认为女性为主，可能与女性尿道生理特点、激素水平下降、经历分娩等原因所致失禁发生率高于男性有关，未来需要统一方法、扩大样本量进一步研究，以获得确切证据。

3. 年龄特征：文献研究显示[17,35]，国外研究结果表明，年龄增长与 IAD 患病率增高有密切关系，但未明确指出具体年龄，并由此推断，老年患者是 IAD 高发群体，可能与老年人失禁高发、皮肤组织结构改变行动不便、认知障碍、营养不良等问题有关。国内多中心研究结果表明 IAD 患者以 ≥ 70 岁患者为主，且伴随年龄增长患病率有增加的趋势[31,36]。患病率随着年龄增加而升高，70 岁以上的老年人中现患率可达 15.3%，多见于进展性痴呆的老年人[17]。美国一项调研报道，老年人中失禁现患率可高达 50%～84%，60 岁以上的男性中尿失禁现患率为 17%[17]，因此老年患者这一特殊群体需要格外引起重视，应做好老年患者的 IAD 风险评估并及早采取护理方案。

4. 失禁类型特征：尿粪刺激是 IAD 发生的直接原因，失禁分为尿失禁、粪失禁和粪尿双失禁。文献研究发现[17,35]，国外研究结果显示危重患者中的粪失禁者占比最大，对其粪便质量评价后证实，水样便、半成型粪便比成型粪便更易导致 IAD 的发生。国内研究结果以粪尿双失禁者 IAD 发生率最高（54.29%），其次为粪失禁者（23.81%）和尿失禁者（21.90%）[36]。粪尿双失禁者更易发生 IAD，可能与尿液的碱性环境与粪便中的酶产生协同作用加重皮肤损伤有关。因此，失禁者尤其是粪尿双失禁者是 IAD 重点预防对象，干预重点应按指南推荐的结构化护理方案，有效隔离刺激源、合理清洗和保护皮肤。

5. 部位特征：文献研究发现[17,35]，2015 年国际 IAD 预防指南将 IAD 常见部位分为 14 个区域。美国急性病医院的 IAD 患者，常见 IAD 发生部位是臀部（21.8%）、会阴区（18.8%），腹部（5.4%）最少见。美国社区中 98% 的 IAD 发生于肛周和会阴部。美国住院患者中，95% 的 IAD 部位在肛门范围，双失禁引发的 IAD 主要发生在阴道和阴茎周围。加拿大急性病医院 IAD 患者，肛周（80%）是 IAD 的高发部位，而大腿部（3%）发生 IAD 者最少。我国医院内 IAD 患者高发的 5 个部位是会阴、腹股沟、肛周、大腿内侧、臀裂。综上可知，不同研究间 IAD 发生部位稍有差异，但臀部、肛周、会阴最为常见，与尿粪直接刺激有关。但是，由于现有研究样本量偏小，且未分析失禁类型与部位特征的关系，因此尚无法得出确切结论，未来要开展多中心、大样本研究来获得最佳证据以指导临床实践。

6. 严重程度特征：文献研究发现[17,35]，IAD 的严重程度判断因评估工具不同而有所不同。Bliss 等采用直接观察法并自制数据收集表报告 IAD 皮肤表现类型，皮肤发红（60%）最为常见，皮疹与皮肤破损占比一致，各为 13%[34]。也有研究认为最常见的 IAD 表现为发红无皮肤破溃（68%）[17]，Campbell 等使用 IAD 皮肤状态评估工具指出急性病医院 IAD 患者中，84% 表现为皮肤发红，小部分出现皮肤破损[26]。Boronat-Garrido 等采用 IAD 干预工具评估护理之家 177 例粪失禁者，发现 25.3％的患者是 IAD 高危人群，轻度 IAD(2.1％) 和中度 IAD(2.0％) 占比接近，重度 IAD 仅占 0.2％，同时有 1％ IAD 伴真菌感染。国内采用 IAD 干预工具对某三甲中医院 101 例 IAD 患者分析后指出，轻度 IAD 占 77.23％，中度 IAD 占 20.7％，重度 IAD 及伴真菌感染 IAD 各占 0.99％。虽然目前 IAD 严重程度判断标准尚未统一，但 IAD 严重程度特征较为相似，多以轻度为主，表现为皮肤发红、伴或不伴真菌感染。此结果提示，IAD 的预防重点目标是轻度 IAD 和中度 IAD，未来研究需关注早期干预是否能预防轻度 IAD 向中度和重度发展[26]。国外研究发现，粪便失禁越严重，IAD 也越严重（相关系数 = 0.27，$P = 0.000$），失禁越频繁，IAD 越严重（相关系数 = 0.23，$P < 0.002$），粪便漏出的数量越多，IAD 越严重（相关系数 = 0.23，$P < 0.002$）[17]。Bliss 等以危重症患者和护理之家的老年患者为研究对象，采用比例风险回归方法分析得出 IAD 的两个独立风险因素为意识不清及频繁的疏松样或水样便失禁，引起 IAD 的程度也更严重[17]。

7. 发生时间特征：文献研究显示[17]，美国调研了 981 名护理之家患者的结果显示，IAD 的发生时间为 6 ～ 42 d，中位时间为 13 d，另一项研究调研分析了 45 例重病患者，发现 IAD 的发生时间仅为 4 d，说明病情严重可加速 IAD 的发生发展。

8. 相关因素：文献研究显示[17,35]，与 IAD 相关因素有以下 8 点。① 尿 / 粪失禁对皮肤刺激是公认的 IAD 危险因素，尿液和（或）粪便的刺激是 IAD 发生的直接原因。尿液中尿素氮等碱性成分破坏皮肤自身的 pH 值，粪便中含有的消化酶可分解细胞间的脂质和蛋白质，破坏皮肤的屏障功能。当皮肤同时处于二便环境中，粪便中的酶可将尿素转化为氨，增加皮肤的 pH 值，而碱性环境增加皮肤刺激的同时又提高了酶的活性，碱性环境与酶之间的协同作用更促进了 IAD 的发生。大便失禁是 IAD 发生的独立风险因素，尤其是水样便，其 pH 值较高，各种酶的浓度与活性也高，与皮肤接触面积大，故破坏力更强。研究表明，潮湿频次 3 次 /d，即可成为 IAD 发生的危险因素。② 频繁清洗：当失禁频次发生较高时，护理人员会对患者肛周、会阴等部位进行频繁清洗以防止皮肤遭受刺激物的浸渍与损伤。频繁清洗虽能尽快有效去除刺激物，但亦会对肛周、会阴等皮肤造成一定程度的环境破坏与损伤。③ 糖尿病：老年糖尿病患者发生 IAD 的风险是非糖尿病患者的 2.368 倍，患病 10 年以上或血糖水平控制不良者更易发生 IAD。因长期高血糖状态会增加皮肤损伤和感染的风险，且延长伤口愈合时间。④ 慢性肾脏疾病、心血管疾病患者发生 IAD 的风险较高，这与此类患者免疫功能低下、皮肤健康状况差等有关。⑤ 认知及活动状况：研究表明，意识障碍程度与 IAD 发生风险呈正相关，认知下降是 IAD 发生的独立风险因素，主要与此人群日常行动、如厕等发生障碍，感知觉下降，个人卫生无法自理，皮肤易暴露于潮湿环境中有关。此外，意识障碍者活动受限，局部组织因受压出现血液循环障碍，易发生 IAD、压力性损伤等皮肤损伤。⑥ 营养失调：营养失调包括营养不良和营养过剩，两者都是 IAD 发病的重要原因。血清蛋白水平低者发生 IAD 的风险是正常者的 40 倍，主要与血清蛋白水平低易发生水肿、皮肤抵抗力弱有关。营养过剩主要表现为肥胖，肥胖容易引起 IAD，分析原因可能与肥胖者腹腔内压力增高、盆底肌松弛、容易发生失禁有关。⑦药物：文献报道，抗菌药物能引起抗菌药物相关性腹泻，增加肛周皮肤损伤的风险。滥用抗菌药是导致菌群失调症的重要原因，菌群失调增加细菌定植，从而提高 IAD 发生率。⑧综合因素作用：对 166 例住院儿童进行研究证实，尿便失禁、失禁的频率、不良的皮肤状况及氧合、发热和移动能力受损与 IAD 的发生密切相关。Bliss 等研究认为 IAD 的其他主要危险因素包括便失禁、尿便双失禁、健康问题（如发热、需要营养支持、氧合或灌注状况不佳）、如厕能力改变（如制动）。Gray 等的研究也指出，IAD 发生的危险因素包括年老、尿便失禁、失禁频度高、皮肤弹性差、皮肤氧合状况较差、持续性暴露于潮湿刺激、活动能力下降等。国内新近有报告对 121 例重症监护失禁患者发生 IAD 的危险因素进行了分析，结果显示抗菌药物数量和 Braden 评分低是失禁患者发生 IAD 的危险因素，与国外报告的结果完全不同，造成差异的原因有待于进一步观察分析[17]。

综上所述，不同国家、不同研究对象、不同研究方法所获得的结果各不相同，临床应用研究结果需要考虑证据等级、研究环境和资源的可获得性，结合患者病情、主观意愿等综合考虑。

（二）伤口周围 MASD 流行特征

目前的研究发现，伤口周围 MASD 主要是渗液浸渍所致，渗液中含有的多种蛋白降解酶会损害皮肤的完整性，其次使用黏性胶带可能会揭除伤口周围皮肤的保护性角质层，使渗液更容易渗透入皮肤引起炎性反应，而导致 MASD[10-13]。其严重程度特征由轻至重依次为皮肤浸渍、红斑、红肿、炎症反应、水疱、剥脱和侵蚀[13]。伤口周围 MASD 在文件中缺乏记载，现患率尚不清楚。一项纳入 2 018 例大样本的国际性调研发现伤口周围 MASD 现患率为 25%[13]，国内一项对 132 例伤口实施负压伤口治疗期间的研究发现，伤口周围 MASD 的发生率为 6.06% ～ 22.58%[37]，目前国内外均缺乏大样本多中心调研结果揭示伤口周围 MASD 的现患率、发生率、严重程度、性别、部位、相关因素等流行特征。

（三）擦损性皮炎（ITD）流行特征

目前研究显示[10-13]，ITD 好发部位主要包括乳房、阴茎、腹股沟、肛周、腋窝等皮肤多皱褶区域，这些区域受多汗、潮湿影响。ITD 的临床特征是初始为镜像红斑、炎症和外周皮肤剥脱，随着时间增加，表皮可能形成浸渍、红肿、瘀伤、侵蚀，为真菌生长繁殖、继发感染提供便利条件。现患率：急性病治疗医院现患率为 6%，长期护理机构现患率为 17%，社区人群中现患率为 20%。已经发现有大量的危险因素与其有关，包括多汗症、免疫功能缺陷、糖尿病、失去移动能力、大的皮肤皱褶和肥胖症[13]。2020 年针对 4 306 例医护人员的最新调研结果显示，因为连续穿戴隔离衣、防护手套等防护装置 4 h 以上，大量出汗引起的腹股沟、腋窝、颈部、前胸、双手等部位潮湿性相关性皮肤损害（主要为浸渍发白、红疹、发痒或疼痛等表现的擦损性皮炎）（moisture-associated skin damage, MASD）的现患率 10.8%（95%CI：9.91 ~ 11.82）[29]。

（四）造口周围 MASD 流行特征

造口周围 MASD 被定义为与造口相关的漏出液如尿液或粪便污染与造口邻近的皮肤，引起皮肤炎症和剥蚀[38]。造口周围 MASD 的临床特征是造口周围皮肤黏膜连接处皮肤的炎症和侵蚀。尽管有一些预防污染的策略，但是粪水还是有可能渗漏至周围皮肤，特别是那些有高排量肠液、腹泻和皮肤大肠瘘的患者中，粪水渗漏问题更加突出。有超过 50% 的造口患者可能发生过渗漏，结肠造口患者中造口周围 MASD 现患率 17.4%，回肠造口患者中造口周围 MASD 现患率 34%。最近日本一项长达 8 年的研究报道了纳入 101 例造口患者的研究结果[38]，随访中发现造口手术后 49 ~ 55 d 开始出现造口周围 MASD，发生率最高达 51.9%，大多数造口患者（74%）在造口手术后第七周能够独立更换造口袋。单因素分析发现与造口周围 MASD 有关的因素为造口类型（回肠造口或结肠造口、临时性造口或永久性造口）。回肠造口周围 MASD 发生率（29%）明显高于结肠造口周围 MASD 发生率（8%），临时造口周围 MASD 发生率（29%）明显高于永久性造口周围 MASD 发生率（8%）。男性造口周围 MASD 发生率为 23%，女性造口周围 MASD 发生率为 7%，性别之间差异无统计学意义。手术后接受化疗患者造口周围 MASD 发生率为 23%，不接受化疗患者造口周围 MASD 发生率为 19%，差异也无统计学意义。多因素回归分析发现，大多数回肠造口是临时性造口，回肠造口发生 MASD 的风险比结肠造口高 3.782 倍（95%CI：1.34 ~ 10.64），术后化疗较不化疗造口患者发生 MASD 的风险高 2.702 倍（95%CI：1.02 ~ 7.18）[38]。国内目前尚缺乏相关研究报告。

第三节 皮肤损伤预防现况

一、压力性损伤预防现况

（一）体位改变实施情况

欧洲 5 国的调研结果显示，有 2.6% 的患者无 Braden 评分，有压力性损伤危险（Braden 计分 ≤ 17 分）和已患压力性损伤者，每隔 2～4 h 翻身 1 次的落实率仅为 7.2%，而无计划或无规律翻身者高达 92.8%。2014 年我国首个纳入 12 所三甲医院 39 952 例住院患者的压力性损伤预防现况多中心横断面调研报告显示[21,39]，有压力性损伤风险者（Braden 计分 ≤ 16 分）和已经发生压力性损伤者，每隔 2 h 翻身 1 次落实率为 73.99%，每隔 3～4 h 翻身一次落实率为 1.15%，无计划或无规律翻身者占 24.86%。一项对比研究比较了 46 例机械通气患者分别采用床头抬高 30° 和 45° 持续 2 h 期间 0.5 h 尾骶部的皮肤温度和每分钟通气量变化，终末评价研究期 7 d 结束时的压力性损伤和呼吸机相关性肺炎的发生率，结果发现两种体位的压力性损伤发生率（0% 和 8.70%）、呼吸机相关性肺炎发生率（8.69% 和 4.35%）差异均无统计学意义（P 均 > 0.05），但随着两种体位持续时间增加，尾骶部温度出现升高，以床头抬高 45° 的体位温度升高更为明显，不利于压力性损伤的预防。研究认为，机械通气患者床头抬高 30° 和 45° 的体位均可预防呼吸相关性肺炎和误吸，而床头抬高 45° 的体位不利于压力性损伤预防[40-41]。

（二）减压装置使用情况

欧洲 5 国的调研结果显示，有压力性损伤危险（Braden 计分 ≤ 17 分）和已患压力性损伤者中，床上使用减压装置者占 42.1%。2014 年我国首个纳入 12 所三甲医院 39 952 例住院患者的压力性损伤预防现况多中心横断面调研报告显示[21,39]，有压力性损伤风险者（Braden 计分 ≤ 16 分）和已经发生压力性损伤者中，床上使用减压装置者占 68.53%，未使用减压装置者 79 例，占 31.47%。研究发现，国内外减压装置的使用情况均不理想。

（三）压力性损伤的监控

文献研究发现[42]，加利福尼亚州获得美国健康保健研究和质量署的批准和赞助，成立医院压力性损伤评估和报告工作组（简称工作组），工作组由医院管理专家、医疗专家和有独立工作资质的持证伤口造口失禁护理专科护士组成，该小组每季度进行一次住院患者皮肤检查，并回顾整个医疗记录（包括护理记录），采用美国压力性损伤专家咨询组定义的压力性损伤分期去描述压力性损伤和确定是否为医院获得性压力性损伤，工作组内的伤口造口失禁护理专科护士定期审核各参与医院的压力性损伤资料。该工作组回顾性研究分析了2009年1—12月加利福尼亚州448家非营利性医院在患者出院时提交的200万例住院患者的支付记录、人口学资料和诊断编码（包括压力性损伤部位、分期编码），发现213家医院提供了住院患者的压力性损伤护理结果和每季度调研一次医院获得性压力性损伤现患率的监控数据，其中196家急性病治疗医院提供并分析了6个月的压力性损伤上报数据和调研监控数据。调研数据使用了压力性损伤现患率和发生率指标，压力性损伤测量的方法学和资料注册获得国家质量论坛（National Quality Forum，NFQ）认可，合作性监测压力性损伤上报数据结果的注册获得了CMS和国家联合委员会（Joint Commission）的认可，从213家医院共获得上报≥2期医院获得性压力性损伤发生率的2 009个数据集，研究者使用上报和调研数据比较了以医院为单位的医院获得性压力性损伤发生率：医院压力性损伤上报管理数据的≥2期医院获得性压力性损伤发生率＝成年患者在入院时无压力性损伤、出院时有≥2期医院获得性压力性损伤人数占同期内住院总人数的百分比。压力性损伤调研数据的≥2期医院获得性压力性损伤发生率＝压力性损伤横断面调研当年全院调研检查时发现有≥2期医院获得性压力性损伤人数占调研总人数的百分比。上报管理数据显示：医院≥2期医院获得性压力性损伤发生率为0.15%，调研监控数据显示为2%，两者相差10倍以上。统计学分析结果显示，每家医院上报和调研数据获得的医院≥2期医院获得性压力性损伤发生率之间存在弱正相关关系（$r = 0.20$）。这意味着压力性损伤上报管理数据和调研数据得出的医院获得性压力性损伤发生率有很大的不同，每个医院从压力性损伤上报数据和调研数据得出的医院获得性压力性损伤发生率之间相关性都很小，不能准确反映医院获得性压力性损伤的实际发生情况。这项研究说明了从压力性损伤上报数据获得医院获得性压力性损伤发生率有局限性，上报数据可能存在低报或漏报情况。相比之下，点现患率调研数据使用了标准化的收集方法，尽管消耗资源和时间较多，但周期性的调研数据可能比上报数据更为可靠[42]。上述现况说明国内外对压力性损伤的预防和管理都存在一定问题。可能引发纠纷和法律诉讼，需要加以重视和纠正。我国目前也有压力性损伤上报和定期调研压力性损伤发生率两种方式，但尚无研究比较两者数据的差异性，值得我国护理管理者的关注和重视。

二、皮肤撕裂伤预防现况

尽管在皮肤撕裂伤（skin tear，ST）预防护理方面已达成共识，但预防现况与指南要求尚存在很大差距，文献研究显示[31]，2010年下半年进行的一项关于皮肤撕裂伤评估、预测、预防和治疗现况的国际性网络在线调查报告，来自16个国家的1 127名医疗专业人员完成了此项问卷，各国护士的应答率为美国 74.8%，加拿大 11.6%，澳大利亚 7%，英国 4.9%，欧洲 1.4%，日本 0.3%，其他国家 1.8%。其中 80.9% 的护士承认没有使用任何工具和分级系统来评估和记录皮肤撕裂伤的相关情况，69.6% 的护士表示在医疗实践中皮肤撕裂伤的评估及记录存在不一致、不规范问题。由护士应答率可知，目前皮肤撕裂伤预防和护理在全球刚刚开始，进展很不均衡，很多国家尚未开始研究，其中包括我国。2014 年美国一项报告从 2005—2012 年调研了美国 647 名护士（其中 24% 是伤口护理小组成员，28% 和 25% 分别来自医院内外科和老年科，21% 来自长期护理机构，18% 来自社区护理机构，8% 来自康复机构），发现皮肤撕裂伤是经常被护士忽视的一类皮肤损伤，69%～70% 护士没有接受过相关知识培训，71% 的护士对预防和处理皮肤撕裂伤的认识和操作方法是错误的，护士对皮肤撕裂伤认识不足必然带来预防措施失当或难以落实。2016 年我国首个纳入 14 所三级甲等医院 18 806 例住院患者的皮肤撕裂伤多中心研究报告显示[32,34]，预防现况存在以下问题：

（一）ST 风险评估落实率低

我国首次纳入 14 所医院的多中心调研结果表明[32,34]，入院时或病情有变化时进行 ST 风险评估落实率仅为 3.92%，教学医院落实率最低，其次为综合医院，专科医院落实率最高，但也仅为 8.99%。分析原因主要与国内护士关于医院获得性皮肤损伤的培训内容一直以压力性损伤为主，缺乏对 ST 现患率、发生率、相关原因、危险预测和预防等的系统培训及相关研究有关。该研究纳入 1 017 名护士，在调研前考核 ST 相关知识，只有 3.54%（36/1 017）的护士熟知 ST 相关知识，经过系统培训后，仍有 54 名护士不能熟练掌握 ST 相关知识而失去参与研究的资格，说明国内临床护士对 ST 缺乏认识，必然带来预防不足。对照国际皮肤撕裂伤专家咨询组（International Skin Tear Advisory Panel，ISTAP）指南对 ST 风险评估的要求和全球尚缺乏有效度的 ST 风险评估工具去预测 ST 风险的现状，作者认为我国要根据 ISTAP 确定的 ST 风险评估内容（一般健康状况、移动能力与皮肤状况）和 Holmes 等提出的从入院到出院，定期从头到脚检查患者皮肤的完整性和弹性、评估营养、病情、活动能力后综合分析判断 ST 风险的评估方法，结合该研究发现的 ST 多发生于 ≥ 65 岁、Braden 计分 ≤ 16 分（有压力性损伤发生危险）、低蛋白和贫血患者的基本情况[42]，修订简单易行的医院内 ST 风险评估内容和流程，先提高各医院 ST 风险评估的落实率，再在实践中评价其可行性和可靠性。

（二）预防跌倒和坠床落实率有待于提高

国外研究显示，跌倒和坠床是引起 ST 的主要危险因素，也是 ST 钝性外力损伤的直接原因，因此美国颁布了预防老年人跌倒和跌倒性损伤的国家指南，旨在规范跌倒预防行为，降低 ST 发生率及其严重程度，常用方法包括在患者门口放置跌倒风险警示标识，提供轮椅、助行器等助行工具和人力帮助，床边加用护栏等。研究结果显示，我国三级医院中预防跌倒和坠床的主要措施包括在护士站和患者床边放置跌倒和坠床警示标识，同时床边加用护栏和使用轮椅或拐杖助行，与国外预防措施基本一致，但落实率仅在 50% 上下，分析原因，可能与国内医院对临床护士针对性培训不够、临床护士对跌倒和坠床的危害缺乏认识、护理管理中虽然将其列为不良事件监管，但缺乏有效监管的方法有一定关系。根据不同类型医院之间的落实结果分析，专科医院和综合医院是改进重点，教学医院也需要进一步提高。建议今后所有医院要加强临床人员培训，提高认识，将预防跌倒和坠床列入 ST 预防和监管项目，探讨有效管理的方法，以提高预防跌倒和坠床的落实率，降低 ST 发生率。

（三）ST 其他预防措施落实率亟待改善

采用适当移动技巧避免摩擦力和剪切力，穿长袖衣裤或袜，补充营养和水分及使用润肤剂也是公认能够有效预防 ST 的措施。但研究结果表明，14 所医院的总体落实率不容乐观，采取适当移动技巧避免摩擦力与剪切力者占 8.07%，使用润肤剂者占 2.69%，穿长袖长裤或袜者占 6.95%，补充营养和水分者占 10.35%。分类比较发现，不同类型医院在实施预防措施时缺乏一致性且差异性很大，具体分析显示：专科医院采用适当移动技巧落实率高于教学医院和综合医院，教学医院穿长衣裤或袜落实率高于综合医院和专科医院，教学医院补充营养和水分落实率高于专科医院和综合医院，教学医院使用润肤剂的落实率高于综合医院和专科医院。分析原因，可能与不同医院的护士对 ST 预防措施的认识程度不一，获得不同预防资源以及我国尚缺乏 ST 预防的共识性指南和相关研究有关。因此，未来除了加强 ST 培训外，需要加强对 ST 预防的研究，并根据循证护理原则修订适合我国使用的 ST 预防指南，以提高临床 ST 预防措施的落实率和一致性。

由此可见，各国的皮肤撕裂伤预防现况都不容乐观，今后需要按照指南内容定期培训护士，更新护士的知识，强化预防意识，建立必要的监管制度和流程，指导临床准确、有效预防皮肤撕裂伤。

三、潮湿相关性皮炎的预防现况

目前仅有失禁相关性皮炎（IAD）的预防现况研究结果，国内多中心调研发现[36]：10 所医院 12 434 例住院患者中，对已经存在的失禁患者未采取任意失禁护理措施者占 9.77%（39/399）；采用了吸收垫或纸尿裤处理失禁和预防 IAD 者占 63.9%（255/399）；采用了引流装置隔绝尿液刺激皮肤者占 55.9%（223/399）；采用了皮肤保护剂保护皮肤预防 IAD 者占 49.9%（199/399）；使用了皮肤清洁剂温和清洗皮肤预防 IAD 者占 25.8%（103/399）。研究显示，国内最常用的预防 IAD 护理措施是采用吸收垫或纸尿裤（占 63.9%）以及引流装置（占 55.9%）。预防现况并不理想，提示迫切需要建立一个连续、结构化的 IAD 预防和护理标准流程。目前，国际上推荐的 IAD 的预防和护理包括三个步骤：温和的皮肤清洁、润肤以及使用皮肤保护剂。全球均缺乏伤口周围 MASD、ITD 和造口周围 MASD 的预防现况研究报告。

[1] Baranoski S, Ayello E A. 伤口护理实践原则 [M]. 3 版 . 蒋琪霞，主译 . 北京：人民卫生出版社，2017: 67-89.

[2] National Pressure Ulcer Advisory Panel, European Pressure Ulcer Advisory Panel, Pan Pacific Pressure Injury Alliance. Prevention and treatment of pressure ulcers: the clinical practice guideline[A]. Osborne Park: Cambridge Media, 2014.

[3] RNAO. Clinical best practice guidelines: assessment and management of pressure injuries for the interprofessional team, third edition[A/OL] (2016-05-01) [2019-12-26]. https://rnao.ca/sites/rnao-ca/files/bpg/Assessment and Management of Pressure Injuries for theInterprofessional Team Edition3. pdf.

[4] European Pressure Ulcer Advisory Panel, National Pressure Injury Advisory Panel, Pan Pacific Pressure Injury Alliance.Prevention and treatment of pressure ulcers/injuries: clinical practice guideline[A]. EPUAP/NPIAP/PPPIA, 2019.

[5] Edsberg L E, Black J M, Goldberg M, et al.Revised national pressure ulcer advisory panel pressure injury staging system revised pressure injury staging system[J]. J Wound Ostomy Continence Nurs, 2016, 43(6): 585-597.

[6] Leblanc K, Baranoski S. Skin tears: State of the science: consensus statements for the prevention, prediction, assessment, and treatment of skin tears[J]. Advances for Skin & Wound Care, 2011, 24(9): 2-15.

[7] LeBlanc K, Baranoski S, Christensen D, et al. International skin tear advisory panel: a tool kit to aid in the prevention, assessment, and treatment of skin tears using a simplified classification system[J]. Advances in skin & wound care, 2013, 26(10): 459-476.

[8] LeBlanc K, Baranoski S, International Skin Tear Advisory Panel (ISTAP).Skin tears: the forgotten wound[J]. Nursing Management, 2014, 12: 36-46.

[9] Atiyeh B, Barret J P, Hu D H, et al.International best practice guidelines: effective skin and wound management of noncomplex burns[J]. Wounds International, 2014: 1-27.

[10] Ayello E A. CMS MDS 3.0 Section M skin conditions in long-term care: pressure ulcers, skin tears, and moisture-associated skin damage data update[J]. Adv Skin Wound Care, 2017, 30(9): 415-429.

[11] Zulkowski K. Understanding moisture-associated skin damage, medical adhesive-related skin injuries, and skin tears[J]. Adv Skin Wound Care, 2017, 30(8): 372-381.

[12] Sibbald R G, Kelley J, Kennedy-Evans K L, et al. A practical approach to the prevention and management of intertrigo, or moisture-associated skin damage, due to perspiration: expert consensus on best practice[J]. Wound Care Canada, 2013, 11(2): 1-21.

[13] Woo K Y, Beeckman D, Chakravarthy D. Management of moisture-associated skin damage: a scoping review[J]. Adv Skin Wound Care, 2017, 30(11): 494-501.

[14] Beeck D, Campbell J, Campbell K, et al. Incontinence-associated dermatitis: moving prevention forward. Addressing evidence gaps for best practice[J]. Wounds International, 2015: 1-24.

[15] Colwell J C, Ratliff C R, Goldberg M, et al. MASD part 3: peristomal moisture-associated dermatitis and periwound moisture-associated dermatitis: a consensus[J]. J Wound Ostomy Continence Nurs, 2011, 38(5): 541-553; quiz 554-555.

[16] Jha S, Khan W S, Siddiqui N A.Mammalian bite injuries to the hand and their management[J]. Open Orthopaedics J, 2014, 8(Suppl 1:M9):194-198.

[17] 蒋琪霞. 失禁及其相关皮肤并发症的预防和处理研究进展 [J]. 中华现代护理杂志, 2016, 22（1）:2-5.

[18] Gray M. Intraoperative pressure injury prevention, moisture-associated skin damage, and self-management of urinary incontinence[J]. J Wound Ostomy Continence Nurs, 2019,46(1):10-11.

[19] 杨婷. 不同皮肤保护方案预防失禁相关性皮炎的效果及成本研究 [D]. 南京：南京中医药大学, 2019.

[20] 蒋琪霞，李晓华，王建东. 医院获得性压疮流行病学特征及预防研究进展 [J]. 中国护理管理, 2014, 14（7）:676-679.

[21] Jiang Q X, Li X H, Qu X L, et al.The incidence, risk factors and characteristics of pressure ulcers in hospitalized patients in China[J]. Int J Clin Exp Pathol, 2014, 7(5):2587-2594.

[22] Black J, Alves P, Brindle C T, et al. Use of wound dressings to enhance prevention of pressure ulcers caused by medical devices.[J]. International Wound Journal, 2015, 12(3):322-327.

[23] Barakat-Johnson M, Barnett C, Wand T, et al. Medical device-related pressure injuries:an exploratory descriptive study in an acute tertiary hospital in Australia[J]. Journal of Tissue Viability, 2017, 26(4):246-253.

[24] Hobson D B, Chang T Y, Aboagye J K, et al. Prevalence of graduated compression stocking-associated pressure injuries in surgical intensive care units[J].Journal of Critical Care, 2017, 40(2):1-6.

[25] Padula C A, Paradis H, Goodwin R, et al. Prevention of medical device-related pressure injuries associated with respiratory equipment use in a critical care unit:a quality improvement project[J]. J Wound Ostomy Continence Nurs, 2017, 44(2):138-141.

[26] 刘亚红，李婷，付成成，等. ICU 医疗器械相关性压力性损伤的原因分析及对策 [J]. 中华现代护理杂志, 2014(11):1252-1254.

[27] Flynn Maric M B.Medical Device-Related Pressure Ulcers and Intensive Care Patients[J]. J Peri Anesthesia Nurs, 2015, 30(4):336-337.

[28] Jiang Q X, Song S P, Zhou J H, et al. The prevalence, characteristics and prevention status of skin injury caused by personal protective equipment among medical staff in fighting COVID-19:a multi-center, cross-sectional study[J] Advances in Wound Care, 2020, 9（7）:357-364.

[29] Jiang Q X, Liu Y Y, Wei W, et al.The prevalnece, characteristics and related factors of pressure injury in medical staff wearing personal protective equipment against COVID-19 in China:a multi-center cross-sectional survey[J].Int Wound J, 2020, 17（5）:1300-1309.

[30] 蒋琪霞，朱冬梅，王桂玲，等. 新型冠状病毒肺炎防护装备所致医护人员压力性损伤的发生特征分析 [J]. 医学研究生学报, 2020, 33（8）:850-854.

[31] 蒋琪霞. 皮肤撕裂伤流行病学特征及预防研究进展 [J]. 中华现代护理杂志, 2016, 22（24）:3405-3409.

[32] 蒋琪霞，江智霞，郑美春，等. 医院内皮肤撕裂伤现患率及流行特征的多中心横断面调查 [J]. 中国护理管理, 2017, 17（5）:631-635.

[33] Pennsylvania Safety Reporting System. Skin tears:the clinical challenge[EB/OL]. (2006-09-28) [2019-03-10].http://www.psa.state.pa.us/psa/lib/psa/advisories/v3_n3_advisory_9-28-06. pdf.

[34] 蒋琪霞，郭艳侠，江智霞，等. 三级医院中皮肤撕裂伤预防现况的多中心研究. 中华现代护理杂志, 2016, 22（24）:3410-3414.

[35] 杨婷，蒋琪霞. 失禁相关性皮炎流行特征及危险因素研究进展 [J]. 中华现代护理杂志, 2018, 24（23）:2729-2734.

[36] 朱文,蒋琪霞,郭艳侠,等.失禁相关性皮炎患病现况及预防现状的多中心研究[J].医学研究生学报,2016,29(6):633-638.

[37] 蒋琪霞,王建东,董珊,等.两种皮肤保护方法在负压治疗慢性伤口中的比较研究[J].中华护理杂志,2020,55(1):39-45.

[38] Nagano M,Ogata Y,Ikeda M,et al.Peristomal moisture-associated skin damage and independence in pouching system changes in persons with new fecal ostomies[J].J Wound Ostomy Continence Nurs,2019,46(2):137-142.

[39] 蒋琪霞,陈月娟,苏纯音,等.多中心医院获得性压疮预防现况及干预对策[J].中华护理杂志,2013,48(8):724-726.

[40] 蒋琪霞,刘娟,刘玉秀.两种角度的半卧位在预防机械通气患者误吸和压疮中的应用[J].中华护理杂志,2016,51(8):1021-1027.

[41] 蒋琪霞,刘娟,刘玉秀.半卧位不同角度对机械通气患者通气效果和并发症预防效果的临床观察[J].医学研究生学报,2016,29(10):1083-1088.

[42] 蒋琪霞.美国医院获得性压疮预防和管理方法分析与启示[J].中华现代护理杂志,2016,22(27):3849-3852.

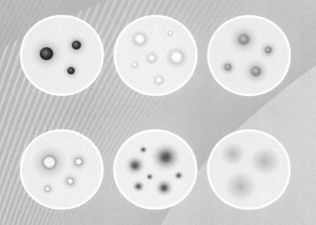

第四章 皮肤损伤防治管理策略

常见的皮肤损伤类型包括了压力性损伤、器械相关性压力性损伤、皮肤撕裂伤、潮湿相关性皮肤损伤，不同的皮肤损伤，其防治管理策略也不同，现分述如下。

第一节　压力性损伤预防监测和管理指标

一、压力性损伤防治管理进展

医院内压力性损伤被公认是严重的医院获得性不良事件，作为住院患者的安全问题被全球重视[1]。研究认为，医院内获得性压力性损伤发生率作为护理敏感指标是近年监测与管理压力性损伤效果的关键指标。2004 年美国质量论坛（National Quality Forum，NQF）提出了医院获得性压疮（hospital-acquried pressure ulcer，HAPU，以下改成医院获得性压力性损伤 hospital-acquried pressure injury，HAPI）的概念和鉴定标准：入院时皮肤完整，包括无发红和瘀伤，出院时或检查时发现皮肤发生压力性损伤，包括发红（Ⅰ期）和瘀伤（深部组织损伤）[2]。NQF 认为 HAPI 是严重的医院获得性不良事件，Ⅲ～Ⅳ期 PI 是患者住院期间绝不应该发生的不良事件[2-4]，因此，将 HAPI 发生率作为评价患者护理质量的护理敏感指标（nursing-sensitive indicators，NSIs），并在全美医疗机构实施和进行相关研究[5]。2016 年，我国国家卫生计生委医院管理研究所护理中心也将 HAPI 发生率作为住院患者的一项护理质量敏感结局指标进行监测和管理[6]。

（一）压力性损伤预防敏感指标的筛选

美国护士协会和 NQF 定义 NSIs 为护理过程和结局中受护理影响最大的指标，可采用结构化标志物测量获得[7]。美国健康保健组织联合委员会（Joint Commission on Accreditation of Health Care Organizations，JCAHO）将 NSIs 定义为"能够直接影响健康状况改变的护理指标"[8]。我国国家卫生计生委医院管理研究所护理中心护理质量指标研发小组确定了 NSIs 的三个筛选标准：一是突出护理工作特点，二是突出质量管理要求，三是突出少而精的特点，期望通过对 NSIs 的管控为护理质量管理带来"以点带面"的效果[6]。澳大利亚 Heslop Lisa 等[7]将 NSIs 描述为对护理干预敏感或通过护理能够明显影响的指标，包括结果指标、护理操作质量指标、患者安全指标等，如压力性损伤、跌倒和跌倒性损伤、选择性的院内感染、患者对护理的满意率等均被认为是与护理密切相关的敏感指标。澳大利亚 Wilson 等[9] 定义了儿科 NSIs，如下呼吸道感染、胃肠道感染、手术切口感染、中心静脉导管感染、压力性损伤等，由此可见，不管是成人患者还是儿童患者，压力性损伤是公认的 NSIs[7-9]。

如何设定压力性损伤预防 NSIs 是近年来研究的主题之一[7-9]。美国 Cedars-Sinai 医疗中心和烧伤研究所的 Aydin 博士等[5] 研究了以内外科病房为单位监测其护士工作量、护士特征（护龄、学历）、选择性的危险评估和预防措施的实施过程及 HAPI 发生率作为患者护理的敏感指标，并为 NSIs 设计了综合性护理套餐和一致性的标准护理。来自 215 所医院的 789 个内外科病房的 66 327 例患者参与了 HAPI 发生率的观察性研究，其中 70% 患者来自内科，每日接受 9 h 的护理，主要由注册护士提供护理服务，几乎 60% 的患者每日接受了注册护士的翻身护理。护士的平均年龄为 40 岁，有超过 11 年的临床护理经验。所有患者在入院时接受了皮肤评估和压力性损伤危险评估，大多数处于危险状态的患者实施了适当的预防方案。结果 HAPI（含 1 期）发生率为 2.9%，2 期以上的 HAPI 发生率为 1.7%。多元回归分析发现，"处于危险状态"是预测较高 HAPI 发生率的指标，而充足的护理时数和按时翻身是预测较低 HAPI 发生率的指标。澳大利亚 Wilson 等[8-9] 分析了 129 719 份儿科住院记录，发现压力性损伤危险评估、护理时数和按时翻身方案实施后 HAPI 发生率均有下降，10 年间下降了 50%。因此，研究认为压力性损伤危险评估、护理时数和按时翻身是预测压力性损伤预防和皮肤护理的敏感过程指标，HAPI 发生率是预测压力性损伤预防和皮肤护理的敏感结局指标。我国卫生计生委医院管理研究所护理中心也将 HAPI 发生率设定为患者住院期间压力性损伤护理质量的结局指标，同时根据美国护士协会对美国 733 所医院的 8 年研究结果推测，护理时数可能是与 HAPI 发生率密切相关的过程指标[6]。

综上分析，压力性损伤护理敏感指标的设定可以分为过程指标和结局指标。能够敏感监测压力性损伤护理效果的过程指标包括压力性损伤危险评估的及时性和准确率、按时翻身落实率和处于压力性损伤危险状态患者每日接受标准化预防护理的时数。能够敏感监测压力性损伤护理效果的结局指标为 HAPI 发生率。指标是以数值来衡量的，由于文化差异、国情、人种不同等原因，目前全球尚未明确适宜的衡量指标值。未来各国需要根据各自国情研究确定适合的压力性损伤护理质量的过程和结局指标值来评价、监测和改善压力性损伤护理质量。

（二）压力性损伤预防护理的敏感过程指标设定

1. **压力性损伤危险评估的及时性和准确率**：对压力性损伤发生危险因素的认识不足是当前压力性损伤预防的主要障碍，因此，全球一致公认，使用可靠可信的评估工具及时评估患者的压力性损伤发生风险是预防压力性损伤的第一步，其目的是通过对患者发生压力性损伤的危险因素进行定性、定量的综合分析，实施重点预防，使有限的医疗资源得以合理分配和利用，提高预防护理的有效性，也避免医疗资源的浪费[1,3,10]。目前经过信效度检验并被推荐使用的压力性损伤危险评估工具有 Braden 量表、Norton 量表和 Waterlow 量表以及儿童专用的 Braden-Q 量表和格拉摩根量表[11-14]。对压力性损伤风险评估量表预测效度的系统评价和 Meta 分析结果表明：Braden 量表的敏感性和特异性分别为 0.95 和 0.70，ROC 曲线下面积（AUC）为 0.93；Waterlow 量表的敏感性和特异性及 AUC 分别为 0.55、0.82 和 0.82；Norton 量表的敏感性和特异性及 AUC 分别为 0.75、0.57 和 0.81。按照 0.70 ＜ AUC ＜ 0.90 为中度预测效度，AUC ≥ 0.90 为高度预测效度的标准判断，Braden 量表有高度预测效度，Norton 量表和 Waterlow 量表均有中度预测效度[12]，因此 Braden 量表被全球大多数医院使用，也是我国大多数医院使用的评估量表。但如何提高评估的及时性和准确率是值得临床探究的问题。

（1）及时性指标的确定。国外指南建议在患者入院 8 h 内[4,13-14]、国内建议在患者入院 2 h 内[3,8]进行初次评估，此后要根据患者病情、压力性损伤发生危险程度而进行定期或随时复评[3-4,13-14]。2014 年国际压力性损伤预防和处理指南推荐复评频度建议：根据临床机构要求和患者的危险程度决定复评的频度，每班次、每 24 ～ 48 h 或 72 h 复评一次，或当手术或病情出现明显变化时随时复评，出院前必须完成出院前评估[14]。患者住院时护士应该从头至脚检查其皮肤，检查时注意移开衣着、鞋子、足跟和手肘保护物、矫正装置和保护套等。以后至少每天检查一次，重点检查骨隆突处，仰卧位时重点检查枕部、骶尾部和足跟；坐位时重点检查坐骨结节、尾骨部；侧卧位时重点检查左右股骨大转子、外踝部[14]。对医疗器械下方和周围受压的皮肤进行检查至少每日 2 次，对局部／全身水肿的患者，在皮肤－器械接触区域每日检查皮肤二次以上，查看周围组织有无压力相关的损伤[14]。也有研究推荐 ICU 患者每班次复评一次，普通内科和外科当 Braden 计分 ≤ 12 分时建议每日使用 Braden 评分表评估一次[3,15]。长期护理机构应当在患者入院时实施危险评估并且此后每周复评一次[3,14,16]。我国多中心横断面调研结果显示，入院 2 h 内危险评估的及时性大多数医院均能落实，但是复评的及时性存在很大差异，原因是缺乏每班次、每 24 ～ 48 h 或 72 h 复评一次的一致性标准，因此很多医院存在"经验性评估"或只要评分结果表明"无危险"即不再复评的现象，大多数医院缺失出院前再评估结果[17-18]。据此，作者认为未来我国需要根据患者的病情、压力性损伤发生的危险程度以及所采用的治疗措施和设备等因素研究制定复评频率的标准，便于临床动态监测患者压力性损伤发生危险的变化，动态修正预防措施。

（2）危险评估准确率指标的设定。关于危险评估的准确率尚无明确定义。理论认为，不同护士采用相同的工具为相同的患者评估压力性损伤危险的结果之间的一致性 ≥ 0.90 为结果可信可靠，即结果准确[15]。如果将一致性 ≥ 0.90 转换为 ≥ 90% 的准确率指标是否能够敏感反映压力性损伤护理的过程质量？我国多中心研究采用两名护士应用 Braden 量表评估同一例患者结果之间的一致性信度评价危险评估的准确性，结果发现，12 所医院护士间评估总的平均准确率为 92.20%（一致性系数 $r = 0.889 \sim 0.936$）[17]，其中 ICU、神经内科、老年科和内外科护士评估的准确率较高（90.4% ～ 94.5%）（一致性系数 $r = 0.904 \sim 0.945$），康复科和五官科、眼科护士评估的准确率偏低（68.4% ～ 87.4%）（一致性系数 $r = 0.684 \sim 0.874$）[19]。准确率偏低的原因，一是如何准确操作量表的培训不够或临床实践机会少，二是量表受不同文化背景影响，其评价标准不完全符合不同国家患者的特殊性和个体差异性，护士在应用中难以把握其准确度[15, 20]。因此，未来研究需要解决两个问题：除了量表应有较好的信效度和预测效度外，量表评价标准的可操作性也是量表研究需要特别关注的指标；其次需要进一步研究危险评估的准确率与 HAPI 发生率之间的相关关系，因为危险评估只是预防的第一步而不是全部。表 4-1 显示的是东部战区总医院住院患者 Braden 量表准确性和及时性的检查表，每月检查一次，便于持续质量改进。

表 4-1　东部战区总医院住院患者 Braden 量表评估准确性及及时性检查

检查时间：　　　　检查者：　　　　检查范围：

检查项目／检查病区	入院 2 h 内完成初评有记录（10 分）	评分频度符合要求并有记录（20 分）	评估流程及操作准确（20 分）	评分结果准确符合患者（24 分）	评分和皮肤有交接记录（每班或科室之间）（20 分）	≤ 12 分 或发现压疮者 24 h 内上报（6 分）	合计
34 区							
36 区							
37 区							
37ICU							
39 区							
48 区							
48 ICU							
49 区							
50 区							
51 区							
52 区							
53 区							
55 区							
56 区							
57 区							
58 区							

（3）按时翻身落实率设定。按时翻身又称有规律翻身，传统的每2 h一次翻身或改变体位并非金标准。在设定按时翻身落实率时首先要考量什么是适宜患者个体的翻身频度。2014年国际压力性损伤预防指南指出，翻身频度应该根据患者发生压力性损伤的危险程度、个体病情和所使用减压床垫的功效综合考虑[14]。Meta分析发现[15]，使用有减压功效的减压装置后2 h、3 h和4 h翻身一次，压力性损伤发生率并无统计学意义，即延长翻身间隔时间 HAPI 发生率并不增加。系统评价发现，目前全球尚缺乏充足证据证明哪种减压床垫的功效对压力性损伤发生高危人群有特异的预防作用[16]。国内多中心研究结果显示，外科大手术后患者使用静态充气床垫+2 h翻身一次，与动态充气床垫+2 h翻身一次比较，HAPI 发生率无明显差异[17]。ICU 患者使用凝胶海绵垫+4 h翻身一次，与使用动态充气床垫+2 h翻身一次比较，PI 发生危险和 HAPI 发生率并不增加[18]。一项838例老年患者参与的随机对照研究结果显示，使用凝胶海绵垫结合4 h翻身一次与使用医院标准海绵垫结合2 h和3 h翻身方案比较，HAPI 发生率更低[19]。使用减压床垫不能减少或替代翻身和体位改变，需要根据患者的病情、PI 危险程度和活动能力以及所使用的减压装置特性设定翻身频度和时间表进行翻身或改变体位成为专家共识意见[13-14]，而据此设定的2~4 h翻身一次的时间表，都被视作为有规律翻身[3, 4, 13-14]。由此作者认为，在设定和检查按时翻身落实率指标时需要考虑所使用的减压床垫功效、患者的个体差异性和配合程度、在临床中资源的可得性等因素，能够发挥预防功效、兼顾患者舒适度以及减轻护理劳动量的翻身间隔时间以及落实质量是值得临床关注的。未来需要进一步研究不同减压床垫结合不同翻身频度对不同人群中 PI 的预防效果，为制定适宜的翻身方案提供循证依据。

（4）患者每日接受标准化预防护理的时间。现有研究结论和专家共识一致认为，患者所接受的标准化预防护理时间越多，PI 发生率越低[13, 20]。但设定此指标需要明确两个问题：一是标准化预防护理概念和内容，二是标准化护理时间的有效域值。目前关于标准化预防护理的概念尚无明确界定，PI 预防指南或专家共识仅就 PI 危险评估、营养评估和营养支持、减压床垫、敷料和翻身频度选择等内容有推荐意见[4-5, 13-14, 20]，但未有标准化预防方案的推荐。近年来美国 PI 专家咨询组颁布的医院难免和可免 PI 定义标准对临床 PI 预防产生重大影响[21]，集束化预防护理应运而生，如 SKIN 护理方案，包括定时检查皮肤和皮肤护理（S），保持体位移动（翻身）（K），定期检查和评估危险因素（I），定期营养评估和营养支持，吃健康饮食（N）。研究结果表明，采用集束化预防护理能够有效降低 PI 发生率[22-23]。也有人提出保持皮肤完整性的集束化护理方案用于 ICU 患者，明显降低了 PI 发生率[24-25]。由此可知，关于标准化预防护理的概念和内容还有待于研究确定和统一标准。根据澳大利亚 Wilson 等[8-9]报道的 PI 危险评估、皮肤护理和按时翻身是预测 PI 预防敏感指标的结论分析，作者认为 SKIN 护理方案更符合标准化预防护理的内容。关于标准化护理时间有效域值的研究很少，Aydin 博士等[5]报告的内科病房患者每日接受9 h的护理能够有效降低 PI 发生率，该护理时间值能否代表有效预防的时间阈值尚无法定论。此外，不同危险程度、不同病情、不同年龄的患者其有效预防的护理时间是否不同？未来都需要研究探明。

（三）压力性损伤预防效果的敏感结局指标设定

目前住院患者 HAPI 发生率被一致认为是 PI 预防效果的敏感结局指标[7-11]，设定该指标需要解决两个问题：一是设定适宜的域值，二是获取方法。

1. PI 发生率指标目标值概念及设定方法：目标值是指目标项目应达到的水平和程度，是项目管理的标准和成果评价依据，目标值应该是专业领域内公认的有效性 / 安全性评价指标所应达到的最低标准[9]。目标值通常分为两类，一是定性指标，如有效 / 无效，二是定量指标也称数值指标，包括靶值和单侧置信区间界限（通常为 97.5% 单侧置信区间界限）。目标值的构建通常需要全面收集具有一定质量水平及相当数量病例的临床研究数据，并进行科学分析（如 Meta 分析）[10]。据此分析，PI 发生率指标应为定量指标，但该指标的目标值却尚无统一报道。

2. PI 发生率目标值设定的依据：既往我国住院患者安全达标率指标中，医院内 PI 发生率目标值定为 0。美国也曾设定医院内 PI 发生率的归零目标并展开消灭医院内获得性压疮的研究，但并未达到预期目标[10-14]。现有研究结果表明，不同的国家或医院由于观察或调研的人群、地域和时间、预防或干预方法不同，所获的 PI 发生率也不相同[12]。如美国联邦医疗保险患者安全监控系统（Medicare Patient Safety Monitoring System, MPSMS）对所辖医院 2 年中发生不良事件的 51 842 份病例资料进行回顾性分析发现，全美住院患者的院内 PI 发生率为 4.5%，以美国东北地区和密苏里州的医院 PI 发生率最高，分别为 4.6% 和 5.9%[13]。德国对 218 个长期治疗机构 18 706 例患者进行了对横断面调研，PI 发生率为 12.5%[14]。挪威 2015 年报告 4 所医院共调研了 1 056 例住院患者，其 PI 发生率为 14.3%[15]。我国 3 个省 9 个市 12 家医院横断面调研 39 952 例住院患者的 PI 发生率为 0.63%，其中≥ 70 岁老年人群 PI 发生率为 1.34%[16-17]。广东省 25 家医院进行横断面调研，25 264 例住院患者的 PI 发生率仅 0.15%，其中有压力性损伤发生危险（Braden 计分≤ 16 分）患者 PI 发生率 7.55%，无发生危险（Braden 计分＞ 17 分）患者的 PI 发生率为 0.06%[18]。我国 3 个省 9 个市 12 家三甲医院纳入 1 074 例外科手术后患者使用不同减压床垫结合 2 h 翻身一次连续 5 天纵向性观察的 PI 发生率为 0.98% 和 1.07%[19]，高于 2013 年报告的 12 家三甲医院横断面调研所获外科病房围手术期患者 PI 发生率 0.39% 的结果[16-17]。江苏省 4 个市 7 家三甲医院纳入 1 194 例 ICU 患者使用两种减压床垫结合两种翻身频度连续 7 天的纵向性观察的 PI 发生率为 0.34% 和 1.84%[20]，明显低于 2014 年报告的 12 家三甲医院横断面调研所获 1 094 例 ICU 患者的 PI 发生率 4.48% 的结果[17]。

由此可见，全球各国医院的 PI 发生率均未达到归零目标，压力性损伤发生率随着患者的病情变化、危险程度和预防措施而呈动态变化，很难找到较为恒定、具有代表性的 PI 发生率目标值去评价预防护理的有效性。国外研究者认为，有三个重要因素决定了护理敏感指标的形成和应用，必须持续进行研究：一是评价护理敏感指标的信度和效度方法已不断增加，经过信效度检验的护理敏感指标有助于客观评价护理临床实践改善项目的效果。二是从原始研究中获得的护理敏感指标不断增加，也需要不断完善护理结局指标以改善相关的护理实践及其效果。三是在形成健康保健政策中，提倡以证据为依据建立护理敏感指标数据库以支持循证护理实践。因为证据需要随着原始研究的深入而不断更新或完善，因此护理敏感指标研究也需要不断研究、动态监测[3]。而最近国内有文献报告某三级医院根据一个季度的 PI 发生率调研结果，将 PI 发生率 ≤ 0.57% 作为全院压疮预防的敏感指标目标值进行监控，并比较压疮预防的有效性[21]，分析其方法和结果是否具有代表性和可行性，这需要慎重思考。也有医院将压力性损伤现患率 ≤ 0.6% 作为压力性损伤监控目标值，但并未说明此目标值的设定依据和方法，其适用性和合理性如何尚无法评价。今后需要依据流行特征和国情设定合理的压力性损伤监控目标值并动态调整。

3. PI 发生率的测算方法：目前常用的测算方法有两种：一种通过横断面调研获取，按照新发 PI 人数与调研总人数的比值获得该调研时点的 PI 发生率，计算公式 = 调研时发现的 PI 新发患者数 / 该时点调研患者总人数 ×100%[1,4,14]，也称调研数据。另一种通过护理单元或医院上报获得数据，是指纵向统计某一段时间内住院患者新发 PI 人数与该段时间内住院患者的总数比值获得该时段内 PI 发生率，计算公式 = 某一时段发现的 PI 新发患者数 / 该段时间内住院患者总数 ×100%[1,4,14]，也称上报数据。有研究对美国加利福尼亚州 448 家非营利性医院半年内的调研数据和上报数据进行分析发现，同期内上报获得的 PI 发生率较调研获得的 PI 发生率低约 93.48%。研究认为，压力性损伤上报数据获得 PI 发生率有局限性，上报数据可能存在低报或漏报情况。使用标准化的调研数据虽然耗费资源和时间较多，但定期实施的调研所获数据可能比上报数据更为可靠[24]。目前国内尚未见对横断面调研所获 PI 发生率和同期内纵向上报 PI 发生率进行分析比较的研究报道，但是根据作者所在医院伤口护理小组每年对全院住院患者的 PI 发生率横断面调研结果和每月各科上报压疮的数据分析，同期内上报数据比调研数据低 5/6 ～ 7/8，造成差异的原因除了两种测算方法本身存在误差外，另有一个原因与国外研究类似，即不能避免临床 PI 上报同样存在低报或漏报的问题。如何准确测算 PI 发生率？作者认为，如果将上报数据和调研数据相结合进行计算、分析，有可能获取较为接近现实的 PI 发生率结果，但缺陷是耗费的时间和人力较多，如何使用大数据和信息化平台准确测算 PI 发生率可能是未来的研究方向。

4. PI 发生率的监控方法：根据现有文献报道，PI 发生率的监控方法有三种：横断面调研监控、纵向统计分析监控和信息化管理实时监控。

（1）横断面调研监控。即确定某一天为 PI 调研日，经过培训的若干护士分成两人一组的调研小组，采取目标医院整群抽样方法对所有住院患者进行从头到脚的皮肤检查，根据所发现的新发 PI 患者人数计算 PI 发生率，用此方法获得的数据代表当月的 PI 发生率，也称点发生率（point incidence）[1, 4, 14]。此方法所获结果虽然可能与实际 PI 发生率存在一定的误差，但是目前在国际上是一种较为公认的方法，即可进行单中心调研获得监控数据，也可进行多中心甚至全国的调研获得某地区或国家的监控数据。通过横断面调研获得监控数据需要注意以下要点：一是调研工具需科学、合理、可信，如果自制工具需要获得专家共识和经过信效度检验。如果使用他人研究的工具，如欧洲压疮专家组设计并经过信效度检验的 PI 调研最小数据集工具（Minimum Data Set，MDS），除了原文献报告的信效度检验结果外，还需要评价该工具在本单位使用过程中的适用性，如在本单位护士调研使用中的一致性信度和评价者间信度等。二是调研人员需要经过统一培训和考核，获得资料收集员资格。三是 PI 评定标准需采用国际公认的定义标准和分期标准，通常以最新的国际或国内 PI 指南为参考标准。四是调研结果需由 2 人确认，有分歧时请第三位有经验者判断[16]。五是调研方法和过程质量需要质量小组严格把关，确保所有调研人员采用的方法和过程高度一致[16]。六是调研数据需要经过系统软件双人核对，一般使用 Epidata 软件双人录入核对，确保数据录入准确[16-17]。七是调研需定期进行，便于对数据进行比较，分析 PI 发生的趋势和特征以及高发时段及其原因、与护理人数和护理时数的关系等，以采取针对性的管理措施[3-4, 6, 26]。JCI 认证标准中要求每月对 PI 的过程管理和结局指标进行记录，获取相关数据，但并未规定采用何种方法获取数据[7]。国内对压力性损伤管理的方法学也在探讨中[16-17, 22]，因此目前全球对调研的时间尚无统一要求，可每月定期调研监控一次[23]，也可每季度调研监控一次或每年调研监控一次[12, 24, 26]。据此分析，统一调研工具和方法、时间及标准，进行大范围乃至全国医疗结构的 PI 调研，获得更有代表性的 PI 发生率数据以监控区域或国家范围内的压疮预防效果，这可能是未来研究的热点之一。

（2）纵向统计分析监控。纵向统计分析可获取某一时段（月或季度或年度）的 PI 发生率数据，包括过去某一段的回顾性统计分析[13]，也可以采用电子病历每月完成对 PI 发生情况的多学科回顾性评价，以监测预防护理措施的落实情况和 PI 发生率[1]，或通过临床护士上报到伤口护理小组或压疮管理小组进行统计分析某一时段的 PI 发生率[1, 14]。通过纵向统计分析获得监控数据也需要关注以下要点：一是资料收集工具需要合理可靠，必要时函询专家获得认可。二是评价人员需有权威性和独立性，如美国加利福尼亚州成立地方政府认可的压疮评估和工作组，每季度对区域内医疗机构上报的 PI 住院患者病历进行回顾性统计分析，监控其 PI 发生原因，以便于向政府部门提交有权威性的 PI 管理专家报告[1, 14]。三是临床护士能够准确识别 PI 及其分期。研究发现，临床护士不能准确识别 PI 及其分期是造成低报或漏报的原因之一，也是影响 PI 上报准确性的可能原因[27]。四是临床护士必须经过相关培训并有制度确保每班次发现的 PI 均能在 24 h 内及时准确上报到管理部门。尽管国内很多医院已经建立了 PI 上报制度[7-8, 21, 26]，但是保证临床护士及时识别并上报 PI 的管理策略尚不明了。不管采用何种方法获得的 PI 监控数据，都有一定的局限性，特别是通过临床护士上报获取 PI 监控数据的方法，存在较多的不确定性，不但耗费的人力和时间较多，而且低报或漏报的可能性很大，准确性也受到质疑[13, 26]。未来还需进一步研究纵向统计分析监控 PI 的方法学，特别是需要研究准确、及时上报和避免低报、漏报的策略。

（3）信息化管理实时监控。随着医院信息化建设的发展，护理部和信息科共同研发 PI 管理软件，设定功能结构和模块。压疮管理小组能够在网上审核临床护士对住院患者 PI 风险评估结果、皮肤检查结果，定时到临床复查，实现对 PI 发生的实时监控。通过软件能够自动分析某一时点或某一时段的 PI 发生率，既能保证数据的准确，又能减少人力和时间的耗费[1, 4, 14, 26]，这可能是一种最有潜力和值得推广的监控方法。目前主要存在的问题是压疮管理信息化仅在少数医院开展，未来需要加快信息化管理在各级医院的普及应用。可以预测，信息化管理的推广应用，将有助于医院、地区和国家 PI 发生率的实时监控，也有助于获得不同地区、不同医院、不同人群的 PI 发生流行特征及其预防现况，对管理部门制定相关的 PI 预防策略大有裨益。

综上所述，PI 预防敏感指标的设定与监控研究已经获得初步进展，但是还存在诸多问题，有待进一步研究。未来主要的研究方向包括：采用结构式工具评估 PI 危险准确性和及时性的方法学研究及一致性评价研究；按时翻身落实率的指标设定和监测研究及其与结局指标的相关性研究；标准化预防护理内容和时间与结局指标的相关性研究；PI 结局指标的监测方法、工具和趋势研究等。

第二节　压力性损伤管理方法

压力性损伤的管理是一项系统工程,涉及结构、过程和结局三个层面的管理。笔者认为,我国可以按照指南推荐的质量改进计划建议[28]和美国的 PI 管理方法成立多学科审查小组,每月对 PI 预防过程及结局进行一次审查或病例追踪[1],以发现 PI 预防过程中存在的问题以及影响结局指标的因素,不断加以改进,逐步形成符合中国国情的 PI 管理指标体系。

一、质量改进计划

(一)评估工作人员压力性损伤相关知识

压力性损伤的识别和预防策略知识的调查是美国医院质量改进计划的第一步。2019 年压力性损伤预防和治疗国际指南提出了在压力性损伤质量管理中要评估机构和阻碍指南实施的障碍因素,并建议:

1. 在组织层面:作为质量改进计划的一部分,需要评估工作人员特征(如护理技能和知识、机构预防设备和资源)并将其作用最大化,以降低压力性损伤的发生率(证据强度 C 级,推荐强度正向弱推荐,2019 年 EPUAP/NPIAP/PPPIA 指南)[28]。研究证据证明知识和技能最大化(注册护士受教育程度)以及人员配置数量对压力性损伤发生率有影响。两项低质量的 3 级研究表明,人手不足、每天每名患者配备的注册护士数量以及护理时间与压力性损伤发生率有关。低质量 3 级研究和中、低质量 4 级研究也证明了工作人员特征与压力性损伤发生率之间的关系。工作人员特征包括知识与技能、人员配置数量和合格(持证/注册)护士提供的护理时间以及工作人员的工作量是影响压力性损伤预防和治疗实践指南实施的潜在障碍。

2. 在组织层面:需要评估卫生专业人员对压力性损伤的知识,以促进教育计划和质量改进计划的实施(证据强度 C 级,推荐强度正向弱推荐,2019 年 EPUAP/NPIAP/PPPIA 指南)[28]。评估卫生专业人员对压力性损伤的知识以促进教育和质量改进计划的建议得到了 1 级证据和 2 级证据的支持。知识调查结果显示,组织制定并实施教育干预措施,作为多方面质量改进计划的组成部分,能够降低压力性损伤的发生率。利用组织层面知识调查的结果制定有针对性的教育计划,以满足护理人员的知识需求。评估卫生专业人员对压力伤害预防和治疗的相关知识,确定在引入教育计划或提高质量时需要缓解的潜在障碍或需要加强的促进者程序，在理解卫生专业人员的知识需求后提供有助于发展的信息特定组织的教育和培训计划。知识调查已用于一些质量改进计划，以确定护理人员的教育需求。在随机对照试验（RCT）中，Beeckman 等人使用经过验证的压力性损伤知识评估工具评估了专业人员相关性知识来识别知识差距。研究结果被用于指导交互式教育干预措施和一系列其他策略的制定，以改进压力性损伤的预防和治疗。Price 等人对从事老年护理的健康专业人员进行了干预前知识调查。研究结果被用于开发多方面教育计划。在实施有针对性的教育后，卫生专业知识和能力测量值显著增加，压力性损伤发生率显著下降并持续降低。

（二）评估工作人员对预防压力性损伤的态度和认识

在组织层面，评估并最大化工作人员的态度和认识，以促进质量改进计划的实施（GPS，2019 年 EPUAP/NPIAP/PPPIA 指南）[28]。

预防压力性损伤态度量表（Attitude Towards Pressure Ulcer Prevention Instrument，APuP）在测量护理人员对预防压力性损伤的态度方面具有良好的有效性。有少量证据显示了压力性损伤发生率与护理人员态度之间的关系。在芬兰进行的一项观察性研究中（纳入 66 个机构和 724 名护士）评估了压力性损伤发生率与护士对管理决策和工作时间压力之间的关系，结果显示，两者在统计学上显著相关（$P = 0.05$）。研究认为，应该评估工作人员预防压力性损伤的态度和压力性损伤点患病率作为质量指标。

（三）评估并最大程度地提高设备的可用性和质量

在组织层面，评估并最大程度地提高设备的可用性和质量，并将其作为质量改进计划的一部分使用，以降低压力性损伤的发生率（证据强度 B1 级，推荐强度正向强推荐，2019 年 EPUAP/NPIAP/PPPIA 指南）[28]。

所有报道的质量改进计划都证明了在项目开始后压力性损伤的发生率和／或患病率降低。所有质量改进计划都包含了对机构内设备和／或产品的评估，作为该计划的一个组成部分，包括审查、更换和／或更改设备和／或产品的采购计划等。多项研究表明，将设备（如减压床垫、医疗器械和伤口护理产品）的评估及其采购作为质量改进计划的一个组成部分与压力性损伤的减少密切相关。在若干进行调查和访谈的研究中，卫生专业人员指出设备不适当或不足是实施最佳实践指南的障碍。相比之下，易于使用的设备被视为有助于执行最佳实践指南。一项审计发现，作为质量改进计划的一个组成部分，卫生专业人员对设备审查的遵守程度很高并且十分欢迎。

Beeckman 等人将压力性损伤预防资源的可用性和质量评估作为多方面质量改进计划的一部分，结果发现，实施计划后老年人护理项目中的压力性损伤患病率（7.1%）较计划前（4.6%）明显降低。启动支撑面（减压垫）审查的研究也报告了压力性损伤的减少，审查设备包括识别床垫、体位垫、床上用品系统。报告称，经过全面审查，改善（例如增加、升级或更换）了机构内现有的预防设备。美国已经制定并批准了国家标准，用于测试各种支撑表面（床垫、体位垫、床上用品系统）特性，包括浸入度、飘浮度、散热和水蒸气耗散特性、散热和防潮特性以及弹性和柔韧性等[28]，这些预防设备的改善大大提高了压力性损伤的预防效果和质量。

（四）制定并实施结构化、多方面的质量改进计划

在组织层面，制定并实施一个结构化的、量身定制的、多方面的质量改进计划，以降低压力性损伤的发生率（证据强度 A 级，推荐强度正向强推荐，2019 年 EPUAP/NPIAP/PPPIA 指南）[28]。

来自两个高质量和两个中等质量 1 级研究的证据表明，多方面的质量改进计划与减少器械获得性压力损伤有关。研究是在分布于美国、欧洲、中东和泛太平洋地区的一系列机构，包括急性病治疗性内外科医院、重症监护机构、护理院、社区护理机构和儿童医院中进行的。所有研究中的干预措施包括一系列针对设施质量改进计划的实施，报告的有效性各不相同。总体报告，实施质量改进计划所需资源是需要经费投入的，但通过预防压力性损伤可节省成本，因而质量改进计划是优化成本效益的，也是临床可接受的。

（五）合作实施质量改进计划

在组织层面，让所有关键利益相关者参与质量改进计划的监督和实施，以减少压力性损伤发生率（证据强度 B1 级，推荐强度正向强推荐，2019 年 EPUAP/NPIAP/PPPIA 指南）[28]。

关键利益相关者包括管理人员、卫生专业人员和未经培训的工作人员、患者和家属/非正式照顾者。这项建议的基础是一项高质量的 1 级研究，该研究包括管理层和跨学科护理人员之间的合作，将团队决策成功推进，纳入质量改进计划。一项低质量的 4 级研究也显示了由管理人员和护理人员组成的区域监督委员会对预防压力性损伤的益处。中等质量的 2 级研究和中等质量的 3 级研究均包括跨学科团队参与质量改进计划。在高质量的 1 级研究中，患者参与质量改进计划是优质护理的主要焦点，也是很多质量改进研究报告项目的组成部分。在提供间接证据的调查中，护理人员明确表示，当患者个人不能或不愿意参与护理时，将会阻碍质量改进计划的实施，这表明患者参与计划十分重要。

因此实施建议包括：以合作方式制定、实施、促进和评估压力性损伤预防和治疗的质量改进计划及效果。通过提供教育和信息，让患者及其家属/非正式照顾者参与压力性损伤预防计划。促进跨学科团队决策，以制定和实施压力性损伤预防和治疗的质量改进计划。

（六）制定和实施教育计划

在组织层面，制定和实施一个多方面的压力性损伤预防和治疗教育计划（证据强度 B2 级，推荐强度正向强推荐，2019 年 EPUAP/NPIAP/PPPIA 指南）[28]。

一个多方面的教育计划是指使用一种以上的方法来提供教育。有四项研究证明了多元教育项目的有效性，测量指标包括卫生专业知识、卫生专业能力以及机构压力性损伤发生率或现患率。

三项低质量的 2 级研究表明，在不同临床和地区环境中向卫生专业人员提供的多方面教育计划分别能够减少 3 个月、12 个月和 24 个月的压力性损伤发生率。一项研究报告称，教育后三个月后护理人员压力性损伤预防和治疗知识水平有所提高。一项 5 级研究还表明，多方面的压力性损伤教育计划在短期内提高了护理人员的知识水平。另外，三项低质量 2 级研究报告称，实施教育计划提高了护士专业护理能力，包括增加执行压力性损伤预防技能的护理时间和提高风险评估的准确性[28]。

实施建议：将一系列的教学计划、培训机会和资源整合到一个多元化的教育程序中。考虑将多方面的教育计划作为组成部分纳入基于计算机的教育。根据专业团队和个体知识需求调整压力性损伤预防和治疗教育的内容。

（七）基于循证制定预防方案并记录

在组织层面，制定包括基于证据的决策、操作和方案以及标准化的文字记录系统，以降低压力性损伤的发生率（证据强度 B1 级，推荐强度正向强推荐，2019 年 EPUAP/NPIAP/PPPIA 指南）[28]。

本建议由一项中等质量的 1 级研究、一项中等质量的 2 级研究、七项低质量的 2 级研究、一项低质量的 3 级研究和两项低质量的 4 级研究提供证据支持。这些研究报告了多方面的质量改进计划，包括基于制定证据的决策、操作和方案以及标准化的文字记录系统。在其中一项研究中，实施了护士基于证据制定的护理计划，在另一项研究中进行了证据评估。标准化文字记录系统作为多方面质量改进计划的一部分，已纳入医疗机构的信息化系统。电子医疗记录通常用于每周记录压力性损伤评估、确定压力性损伤危险程度以及预防措施落实情况及皮肤检查的结果，并形成完整的自动电子报告。标准化文档被认为是提高压力性损伤预防质量和准确性并促进跨学科团队护理的一种有效手段。所有研究证明，上述质量改进计划降低了压力性损伤发生率。因此使用基于证据的临床指南来支持医疗机构制定压力性损伤预防和治疗的政策、操作和方案以及标准化的文字记录系统是质量改进的可行方案。

（八）提供临床决策支持工具

在组织层面，提供临床决策支持工具，作为质量改进计划的一部分，以减少压力损伤的发生率（证据强度 B1 级，推荐强度正向强推荐，2019 年 EPUAP/NPIAP/PPPIA 指南）[28]。

这项建议由一项高质量和一项中等质量的 1 级研究、1 项中等质量和 3 项低质量 2 级研究、2 项三级研究和 3 项 4 级研究提供证据支持。这些研究都报告了通过引入多方面的质量改进计划来减少压力性损伤，报告了使用计算机生成的报告、风险评估决策支持方案和减压垫选择方案去改善由卫生专业人员和多学科团队制定的临床决策方案。临床决策支持工具或方案用于帮助卫生专业人员选择适当的护理策略和设备，以预防和治疗压力性损伤。临床决策支持工具应与最新证据保持一致，并提供一系列管理选项，以帮助卫生专业人员、患者、非正式照顾者和跨学科团队就适当的压力性损伤预防和管理做出决策。工具可包括流程图、方法学、报告或其他辅助技术，既可采用电子版文件，也可使用纸质版文件。更先进的计算机化决策支持工具正变得越来越容易获得，然而，这些工具目前只在少数实施研究中被报告为质量改进的一个组成部分。Beeckman 等人评估了六个长期护理机构推出的电子记录系统的有效性，以支持卫生专业人员制定个体化特定压力性损伤预防计划的决策。结果显示，与仅收到压力性损伤预防指南复印件的对照组医疗机构相比，推行电子化决策与记录系统的医疗机构中 I～IV 期压力性损伤发生率明显减少（7.1% 对 14.6%，$P < 0.05$）。Bales 等人报告了全面质量改进计划包括采用一个计算机化的决策支持工具，进行压力性损伤的初步评估和制定适当的管理计划。在该研究中，伤口造口失禁护理专科护士使用决策支持工具指导临床护理，从而使医院获得性压力性损伤下降 12%。在老年护理环境中，每周生成的一份个体化的高风险状态或皮肤观察异常的电子病历报告，用于协助卫生专业人员识别和确定需要采取预防计划和随访的个体，从而减少了压力性损伤的发生。电子或纸质形式实施建议：医疗机构可使用符合循证指南的临床决策支持工具去考虑形成一个帮助卫生专业人员选择适合个体需要的减压方案或策略[28]。

（九）临床带头人在质量改进计划中的作用

提供临床带头人作为压力性损伤预防和治疗方面质量改进计划的一部分，以减少压力性损伤（证据强度 B1 级，推荐强度正向强推荐，2019 年 EPUAP/NPIAP/PPPIA 指南）[28]。

临床带头人（clinical leadership）措施被确定为成功的质量改进计划的组成部分，包括确定和委派具有压力性损伤预防和治疗方面专业知识和技能的卫生专业人员（通常是专科护士）。这些卫生专业人员被称为伤口护理冠军、导师、临床教育工作者和临床护理专家，他们在质量改进计划中承担了一系列的角色，包括教育、审计、护理计划和伤口护理等。临床带头人需要通过认证计划或国家级能力计划进行专门的角色培训。

大量的临床研究证据支持临床领导能力作为质量改进计划的一部分。一项高质量和一项中等质量的1级研究证明，任命一名"伤口护理冠军"活动可以作为多方面质量改善计划的成功组成部分。在危重病护理、急性病护理、老年护理、社区护理和儿科护理中进行的七项低质量的2级研究、三项3级研究和三项4级研究发现，伤口护理冠军（wound care champion）、临床护士教育者（clinical nurse educator）、老年护理培训护士（aged care trained nurse）、卫生专业人员专家联盟（specialist allied health professionals）和伤口护理团队（wound care team）在质量改进计划中发挥了临床带头人作用，在许多临床环境中降低了皮肤损伤发生率。这些研究提供了将临床领导者纳入质量改进计划与压力性损伤预防和治疗相关的证据。实施建议：聘请一名伤口护理冠军／伤口造口失禁护理专科护士导师／临床教育家作为压力性损伤预防和管理的临床领导者，国内多为压力性损伤护理小组组长或督导。考虑与伤口造口失禁护理专科护士合作作为机构质量改进计划的一部分。考虑在医疗机构内建立一个伤口护理团队。

（十）提供压力性损伤预防和治疗的专业指导

在专业层面上，提供压力性损伤预防和治疗方面的教育指导，作为质量改进计划的一部分，以减少压力性损伤的发生率（证据强度 B1 级，推荐强度正向强推荐，2019 年 EPUAP/NPIAP/PPPIA 指南）[28]。

该建议得到了两项高质量和一项中等质量 1 级研究、四项中等质量和五项低质量 2 级研究以及另外七项 4 级研究的支持，所有这些研究都包括一项质量改进计划中的教育计划，该计划成功地降低了压力性损伤的发生率。教育方法包括教学演示、实景操作／床边教学、点对点教学和网络教学。作为多方面质量改进计划的一个组成部分，提供的教育方案包括课堂教学、基于能力的教学、床边／动手教学、点对点教学和电子教学。许多项目包含了一系列教育方法，增加了具有不同学习风格偏好的卫生专业人员获得新信息的机会。一些研究指出，教育方案是以能力为基础的，有些研究采用强制出勤和／或在工作人员记录中记录出勤情况，以鼓励参与必要的培训项目。

（十一）定期监测、分析和评估

在组织层面，根据压力性损伤预防和治疗的质量指标，定期监测、分析和评估成效（证据强度 B1 级，推荐强度正向强推荐，2019 年 EPUAP/NPIAP/PPPIA 指南）[28]。

这一建议得到了一项高质量 1 级研究、一项中等质量研究和六项低质量 2 级研究的支持，这些计划与减少压力性损伤发生率和／或患病率相关，其中包括作为计划组成部分之一的评估，评估举措包括审计／监督、基于计算机的压力性损伤监测系统的使用、促进和阻碍最佳实践实施的评估、数据分析团队的参与以及日常护理计划评估。考虑采用一个电子系统来报告和跟踪压力性损伤的发生率和现患率。设定适当的质量指标监测压力性损伤预防和治疗。考虑实施基线管理，以促进质量持续改进。定期评估质量改进计划的成效。许多研究报告了监测机构获得性压力性损伤发生率以评估质量改进计划成功与否的方法。在几项质量改进计划中使用了基于计算机的监控，在一项随机对照试验中，实施了包括计算机监控系统在内的多方面干预，研究显示Ⅰ～Ⅳ期压力性损伤持续减少（由14.6%下降为7.1%，$P < 0.05$）[27]。

（十二）反馈与提醒

在组织层面，使用反馈和提醒系统去促进质量改善计划的实施，使患者获益（证据强度B2级，推荐强度正向弱推荐，2019年EPUAP/NPIAP/PPPIA指南）[28]。

一项高质量1级研究、一项中等质量2级研究和四项低质量2级研究以及中等质量3级和低质量4级研究提供了支持这一建议的证据。这些研究报告了与降低压力性损伤发生率和/或患病率相关的多方面质量改进计划，其中包括向护士和/或患者以及非正式照顾者宣传该计划的举措。反馈措施包括小册子和海报、报告结果、奖励和/或护士对参与计划的认可。提醒系统包括对护理人员实施预防性护理的视觉提示。几项成功的全医疗机构压力性损伤预防计划包括定期（例如，每周和/或每月）通过时事通讯、海报、传单或计算机生成的报告向利益相关者报告计划实施进展和/或压力性损伤发生情况。定期向所有利益相关方宣传有助于保持对实施最佳方案的认识和警惕。总结了一些在不同临床环境下成功应用于质量改进计划的推广策略。提醒系统也被用来鼓励卫生专业人员实施预防性护理。对评估为具有极高压力性损伤风险者实施以指南为基础的预防性护理组合措施，又称集束化护理方案，并在床边进行视觉提醒，4年内医院获得性压力性损伤发生率减少了67%[28]。

实施建议：使用宣传册/传单和海报向卫生专业人员、患者和照顾者提供有关医疗机构质量改进计划的信息。定期向利益相关者反馈组织质量改进计划的进展和成就。考虑引入认可和奖励措施，鼓励卫生专业人员积极参与医疗机构的质量改进计划。考虑使用提醒系统（例如视觉或听觉提示）来促进预防护理的实施（如闹钟提醒、色彩提醒等）。

（十三）提供充足的护理时间

从组织层面，增加合格护士提供的护理时间可能会提高质量改进计划的实施，并降低压力性损伤的发生率。医疗机构应确保有足够数量的合格工作人员为有压力性损伤风险的个人提供一致的预防性护理，并确保由受过适当教育的健康专业人员在压力性损伤预防和管理方面提供临床领导[28]。

二、建立多学科护理小组

美国迈阿密大学医院建立由伤口造口失禁护理专科护士、临床护理专家临床教育者（clinical educator，CE）等组成的多学科护理小组，全员培训压力性损伤预防知识，指导使用 Braden 量表评估方法，制定皮肤护理策略，更新床和床垫，选择和使用减压产品，每月调研一次压力性损伤现患率和发生率，结果院内压力性损伤发生率由干预前的 17.4% 下降至干预后 3 年的 4.1%。McGuinness 等报告建立由伤口造口失禁护理专科护士、临床护理专家等专业人员组成的皮肤和伤口评估小组（skin and wound assessment team，SWAT）每周对所有患者进行一次全身皮肤检查，记录和测量所有压力性损伤，教育指导护士如何实施预防计划和使用压力性损伤预防及伤口护理产品等，结果院内压力性损伤发生率 3 年内下降了 61%。东部战区总医院（原南京军区总医院）最早建立了由造口治疗师为督导、各专科护理骨干为组员的多学科伤口护理小组，设计并启动了压力性损伤预警管理项目，包括制定全院预防压力性损伤护理规范，培训护士正确使用 Braden 量表和采取恰当的预防护理措施，每月定期调研全院压力性损伤发生率，修订了皮肤不良事件上报表（表 4-2）、Braden 量表评估技术考核标准（表 4-3）和压力性损伤预防技术标准（表 4-4）以及 Braden 量表结果判断及措施表（表 4-5），建立了压力性损伤预防护理质量检查流程（表 4-6）。结果护士评估的准确率和及时性明显提高，院内压力性损伤发生率由干预前的 1.90% 下降至干预后两年的 0.25%[26]。国内外研究一致证明，多学科护理小组的工作模式能够提高护士评估和识别压力性损伤风险的能力，有效降低院内压力性损伤发生率，值得我国医院内推广应用[1]。我国目前已有很多医院建立了护理部—专科护士—压力性损伤预防或护理小组三级管理架构[26]，完善团队职责和小组工作制度，引入压力性损伤预警管理理念，构建并实施压力性损伤预警管理项目，建立预警管理核心技术，培训骨干护士，定期调研监控，形成培训、调研、预防和护理一体化管理的架构（图 4-1），在我国医院内压力性损伤管理中发挥了重要作用。

三、定期上报和调研监控

分析国内外现有的研究报告，定期上报压力性损伤发生率研究结果提醒临床管理者不能过于依赖临床上报压力性损伤得出的发生率数据，因为有低报和漏报的可能性。虽然应用信息化管理软件为临床管理者获得压力性损伤数据提供了便利，但也要认识到：无论多么先进的管理工具都是由人操控的，会发生人为的误差。同时也提醒临床研究者，虽然调研数据相对准确，但由于横断面调研需要动用的人员多、耗时多，不宜作为常规管理的方法，最好的办法是将压力性损伤上报数据和调研监控数据相结合进行分析、比较，得出较为合理的本单位发生率数据，每年进行定时定点分析，以客观评价压力性损伤的预防和管理成效，

表4-2 东部战区总医院皮肤不良事件报告表（修订版）

定义：患者入院时皮肤完整、无发红和淤伤，住院期间发生了压力性损伤（包括发红和淤伤）、失禁性皮炎、皮肤撕裂伤的，需要在24 h内填好此表，骨干护士和护士长签名后报至伤口护理学组。

1. 一般情况：

病区_____　　床号_____　　原发病诊断_____

姓名_____　　性别_____　　年龄_____　　ID_____

护理等级（打"√"）：特级、一级、二级、三级

活动能力（打"√"）：卧床、轮椅活动、拄拐、自由活动

意识状态（打"√"）：清醒、嗜睡、昏睡、昏迷、痴呆

营养方式（打"√"）：自主进食、喂食、管饲、静脉营养

2. 失禁类型（打"√"）：尿失禁、粪失禁、粪尿双失禁

失禁相关性皮炎（打"√"）：轻度（红肿、皮肤完整、烧灼或刺痛）、中度（发红伴有少量皮损或出血、疼痛）、重度（大面积皮肤剥脱或溃烂、剧痛）

3. Braden 计分：_____　　压力性损伤部位：　　面积：　 cm× cm　　深度：

压力性损伤分期（打"√"）：Ⅰ期、Ⅱ期、Ⅲ期、Ⅳ期、难以分期、深度组织损伤（DTI）

4. 撕裂伤评估：撕裂伤分级（打"√"）：1a 级、1b 级、2a 级、2b 级、3 级

撕裂伤部位：_____　　　撕裂伤原因（打"√"）：跌倒损伤、移除胶布、医用器具

5. 护理措施落实情况

减压措施：翻身频度（每1 h、每2 h、每4 h）、减压床垫（类型：气垫、海绵垫、悬浮床）、泡沫敷料、水胶体敷料、其他：_____

Braden 量表评估并记录（打"√"）：每日一次、每班一次、3 天一次、无

营养护理：营养评分_____、营养食谱_____

失禁护理：失禁评分_____、IAD 评分_____

皮肤清洗（打"√"）：温水、专用清洁剂、免洗清洗乳液、一次性湿纸巾

皮肤保护（打"√"）：保护粉、多聚合物保护膜、复合氧化锌软膏、其他、长袖衣裤、长袜

皮肤滋润（打"√"）：润肤油、润肤膏、其他

发生时间：　　　　　　　　　　上报时间：

报告者签名：　　　　　　　　　护士长签名：

表 4-3　Braden 量表评分技术考核标准

考核者姓名：　　　　　科室：　　　　　　考核时间：　　　　　　成绩：

考核技术	考核点	得分	扣分原因
询问（20分）	提问问题恰当（5分）		
	内容有针对性（5分）		
	沟通过程自然流畅（5分）		
	内容全面，有小结（5分）		
查体（20分）	查体技巧熟练（5分）		
	保护患者隐私（5分）		
	保暖、安全（5分）		
	内容有针对性（5分）		
评分（20分）	掌握评分表内容及评分标准（10分）		
	评分结果与患者情况相符（10分）		
结果判断（10分）	掌握评分结果的临床指导意义（按指南）		
告知和签名（10分）	掌握≤12分告知家属和患者并签名的方法（按指南）		
报告和签名（10分）	掌握≤12分24 h内报告护士长并签名的方法（按指南）		
标识和记录（10分）	掌握记录评分结果并在床头牌上标记的方法（按指南）		
问题讲评			
综合得分 签名			

注：Braden 评分技术"五步法"：一问二查三阅四评五析。一问：询问饮食量、排泄、活动、疼痛感受→二查：检查痛觉、肌力、床单位潮湿度、皮肤完整性、有无减压措施和减压装置使用是否正确→三阅：查阅 Braden 计分表项目→四评：对照 Braden 计分表逐项评分→五析：分析判断危险程度并记录 Braden 计分结果。

表4-4 压力性损伤预防技术考核标准

考核者姓名：　　　　科室：　　　　考核时间：　　　　成绩：

考核技术	考核点	得分	扣分原因
分析结果和危险因素（20分）	分析计分结果准确（5分）		
	分析危险因素准确（5分）		
	与患者沟通反馈及时（5分）		
	内容全面、有小结（5分）		
判断危险（10分）	判断压疮危险准确、有依据（5分）		
	与患者沟通反馈及时、有效（5分）		
预防计划（40分）	≤12分、入院带有压疮或发生院内压疮时要告知家属和患者并签名（5分）		
	24 h内报告护士长和学组，有记录（5分）		
	告知患者及家属压疮预防计划及时、有效（10分）		
	翻身计划适合患者（10分）		
	减压床垫选择正确、使用恰当（10分）		
	预防性敷料选择正确、使用恰当（10分）		
效果评价（20分）	根据危险程度进行Braden复评（5分）		
	班班交接重点部位皮肤（10分）		
	根据患者病情或评价结果及时修改计划（5分）		
问题讲评			
综合得分 签名			

　　压疮预防技术"六步法"：一看，看Braden计分结果和高危因素；二析，分析压疮发生危险性；三告，告知患者和家属压疮危险性及其预防计划；四报，Braden计分≤12分者24 h内报告护士长和网上上报伤口学组；五防，按照指南采取预防措施；六交，班班交接皮肤。

表 4-5   Braden 量表评分结果判断及措施表

预防措施	轻度危险 （15 ~ 16 分）	中度危险 （12 ~ 14 分）	高度危险 （12 分以下）	已有压力性损伤
翻身频度	1 次 /2 ~ 4 h	1 次 /2 h	1 次 /1 ~ 2 h	1 次 /1 ~ 2 h
活动计划	根据病情制订	根据病情制订	根据病情制订	根据病情制订
减压装置	局部减压敷料	减压床垫	减压床垫 + 局部减压敷料	减压床垫 + 局部减压敷料
Braden 评分频度	每 3 天 1 次	每 3 天 1 次	每日 1 次	每日 1 次
告知患者或家属	告知并签名	告知并签名	告知并签名	告知并签名
上报	报告护士长	报告护士长和经治医生	报告护士长和经治医生，24 h 内报告伤口护理小组备案	报告护士长和经治医生，24 h 内报告伤口护理小组备案，每月底总结上报护理部

注：潮湿度 1 分，1 ~ 2 h 更换衣裤床单，局部使用保护用品；2 分，每班更换 1 次；3 分，每日更换 1 次；4 分，常规更换。

如果有其他主要的危险因素存在，如高龄、饮食量少影响蛋白质的摄入、舒张压低于 60 mmHg、血液动力学不稳定、严重水肿等，可列入比评估高一度的危险水平。

注：此表内容为指导护士按照评分结果采取措施的执行规范，也作为伤口护理小组现场检查和提问内容之一。

表 4-6   伤口护理小组压力性损伤预防护理质量检查流程

检查步骤	检查对象	检查内容
一看	卧床或危重患者、有压力性损伤危险患者和已经发生压力性损伤患者	看卧床或危重或压力性损伤患者护理记录或交班报告； 看入院和住院期间 Braden 评分及皮肤检查频率是否符合指南要求和管理规范（入院 2 h 内完成评估记录，此后 Braden 评分 ≤ 12 分或已有压力性损伤患者每日复评一次，每班检查一次皮肤，有记录）； 看压力性损伤预防和护理措施是否符合指南要求和护理规范； 看落实措施记录是否及时； 看是否及时评价效果并修正计划
二查	卧床或危重患者、有压力性损伤危险患者和已经发生压力性损伤患者； 分管责任护士	床边检查患者皮肤状况； 责任护士床边复评 Braden 计分结果是否准确； 查问患者措施落实情况； 查看已有压力性损伤的患者是否及时上报和护理措施是否准确
三问	分管责任护士	危患者、发生压力性损伤损伤的上报流程或皮肤不良事件上报内容
四评	病区骨干护士或护士长	讲评优缺点； 提出具体的持续质量改进指导意见

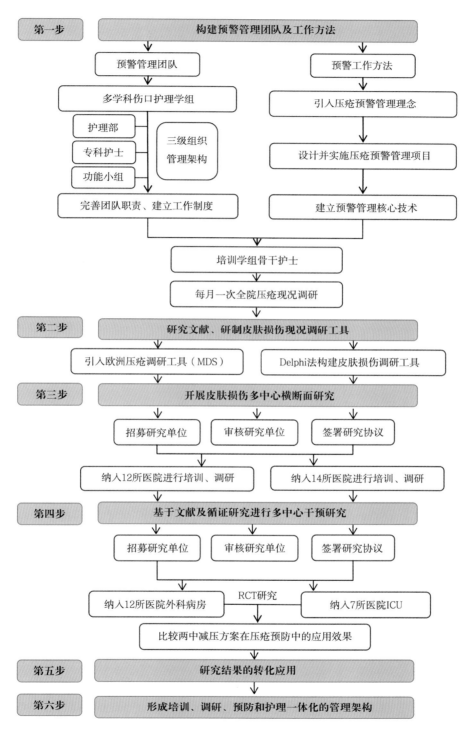

图4-1 压力性损伤一体化预警管理架构

为持续质量改进提供客观依据[1,26]。表 4-7 为东部战区总医院压力性损伤预防敏感指标每月上报表，从结构、过程、结局三个层面进行质量控制和持续质量改进。

四、个案追踪管理

美国西雅图非营利医院采用电子病历追踪和审查 PI，与我国国内 PI 信息化管理有类似之处，不同的是该研究通过临床护士电子病历记录 PI 评估结果、伤口造口失禁护理专科护士专业评估和追踪、多学科团队交叉评估和追踪，促进 PI 患者的综合预防和整体化干预。而我国尽管有很多医院已使用 PI 信息化管理软件或平台，但是联合专科护士和多学科团队对 PI 患者进行追踪尚有待借鉴和完善。笔者以为，随着专科护士的培养和使用，已有能力实施个案追踪管理，今后应探讨如何充分利用专科护士资源，引进团队合作理念，探讨有中国特色的 PI 管理方法，宏观上做好 PI 的预防、监测和管控，细节上做好个案管理、分析住院患者发生 PI 特征和多中心随机对照预防研究，将 PI 预防的先进理念与实践相结合，以有效减少 PI 的发生。

五、客观分析和设定护理敏感指标 PI 发生率

无论是国外还是国内，有关 PI 发生率指标的目标值目前尚无定论，阈值究竟设定多少为宜？根据 PI 发生率具有动态变化的特点和 Heslop 等提出的护理敏感指标必须持续研究的观点，作者认为，定期观察和比较某一特定时限内的 PI 发生率趋势，能客观分析预防护理的效果。如果将上报数据和调研数据相结合进行计算、分析，有可能获取较为接近现实的 PI 发生率，但缺陷是耗费的时间和人力较多。如何使用大数据和信息化平台准确测算 PI 发生率的方法可能是未来的研究方向。也可将通过多中心大样本横断面调研获得的结果作为基线参考值，将定期调研数据与之比较，分析效果。PI 发生率呈下降趋势表示有效，上升趋势表示无效，需要查找原因，持续进行质量改进。

六、合理动态监测 PI 发生率

无论采用横断面调研、纵向统计分析监控还是信息化实时监控，均需要从组织层面或结构层面，包括监测制度、监测团队成员、监测工具、监测时间进行顶层设计。如培训压力性损伤预防或护理小组成员，定期进行横断面调研，结合每月纵向统计分析，有信息化管理条件者进行实时监控，根据结果定期进行持续质量改进可能是现阶段中国医院内压力性损伤管理可用的监测方法。

表 4-7 压力性损伤预防敏感指标月报表

病区： 　月份： 　上报时间： 　上报骨干： 　科室护士长： 　报表接收人：

敏感指标	第一周 （合格人数/检查人数）	第二周 （合格人数/检查人数）	第三周 （合格人数/检查人数）	第四周 （合格人数/检查人数）
结构指标 5 个				
专人负责压疮预防管理及记录				
有定期培训护士计划和落实记录				
有 Braden 量表培训和考核管理				
发生院内压力性损伤时按时上报原因分析、整改措施				
每月对结构、过程、结局指标存在问题的。有持续质量改进措施				
过程指标 6 个				
新入病人 2 h 内完成 Braden 评分并记录				
新入病人 2 h 内完成皮肤检查并记录				
按照指南定期复评并记录				
出院前进行皮肤评估及记录				
有压疮发生危险者落实定时翻身				
有压疮发生危险者使用减压床垫				
结局指标 3 个				
压疮发生率				
压疮分期				
压疮部位				

注：压力性损伤发生率计算公式为每周新发压力性损伤人数 / 每周住院总人数 ×100%；
每月第一天上报上月的报表。

第三节 压力性损伤预警管理项目设计与实施

一、设计与实施压力性损伤预警管理项目

"预警"一词的使用最早源于军事术语，指提前发现、分析和判断敌人的进攻信号，并把这种进攻的威胁报告给指挥部门，以提前采取应对措施，后被人们广泛地应用于各个学科领域。危机预警是整个危机管理过程的第一个阶段，其重要意义在于：如果能够在危机发生之前就及时把产生危机的根源消除，则可以节约大量人力、物力和财力。预警管理是"对管理失误现象进行早期警报和早期控制的一种管理活动"，是一种研究如何识错、防错、纠错和治错的系统理论方法，侧重于发现暴露的和隐藏的风险因素并进行预防、控制和矫正，具有预报、预控和免疫作用。护理风险预警是风险防范的有效举措，是对护理服务的全过程实施动态监测，对一切不安全事件护理服务中现有或潜在的风险如护理差错事故、护理投诉事件、护理意外事件、并发症等进行识别、分析、预警和报警，为医院预防风险、解决风险提供一定的科学依据，是将以事故发生后应急为主的管理模式转变为事前风险状态监控、预防为主的管理模式[26]。预警管理的方法和理念在科技管理、企业管理和医院风险预警管理中得到了应用和发展，并取得了瞩目的成效。

压力性损伤的预测和预防理念包含了预警管理的思想，即及早评估和发现风险因素、早期警报、早期预防和控制。在所有有关压力性损伤预防、预测的纷杂多样的管理框架中都不同程度地体现了风险预警管理的理念。压力性损伤的预防胜于治疗已成为全球共识，降低压力性损伤发生率一直是持续质量改进的主题。各国都投入了大量的资源去研究有效管理压力性损伤的方法。为了提高预防护理的有效性，使有限的医疗资源得以合理分配和利用，东部战区总医院（原南京军区南京总医院）于2010年在国内最早应用预警管理思路与方法，设计并实施了压力性损伤预警管理项目，如图4-1所示。该项目是一个预防和管理交叉融合的项目，包含了以下步骤和方法，历时10年，以点带面扩展，参与医院广泛，相关成果获得了2019年度中华护理学会科技一等奖。

（一）构建预警管理团队及工作方法

项目组通过前期的文献研究提出以下两个重要观点和研究目标。第一，迫切需要制定符合我国国情和需要的压力性损伤预防管理方法和体系：由于文化和国情不同，国外的管

理方法与国内临床状况和需求不能很好地匹配，难以直接应用于国内临床。因此，应根据国际标准，结合最新的高质量研究结果和我国国情，制定出具有循证依据的管理方法。第二，迫切需要进行多中心、大样本量的压力性损伤发生率和现患率调研：压力性损伤发生率和现患率在特定时点的调研结果能够用于预测压力性损伤的流行趋势和评价压力性损伤的预防效果。医院建立监控系统，定期、定点地调研住院患者的发生率和现患率，对质量监控和管理部门制定相关策略具有实际指导意义。根据国外定期调研压力性损伤现患率和发生率的研究进展和我国尚无相关调研报告的现状，项目组借鉴国外多学科小组管理压力性损伤的方法，引入预警管理理念，构建了以伤口护理中心为实体，并由全院各科骨干护士组成的多学科伤口护理虚拟学组（以下简称"伤口学组"），建立了以护理部主任为总监，专科护士为督导，相关科室护士长为压力性损伤调研组、干预指导组、知识培训组和学术交流组长以及各科骨干护士为成员的三级管理组织架构，根据前期文献研究，收集国际压力性损伤预防新理念、指南和循证证据，编写了医院版的《成人压疮预测和预防临床实践指南》和31项压疮预防操作流程作为压疮预防和管理规范，并经申请获得了医院立项课题支持，依托课题，根据风险预警体系的基本步骤，构建了"一评（入院2 h内或病情变化时采用Braden量表进行风险评估）二告（Braden评估结果显示有风险患者及时告知患者、家属及经治医生）三报（高度危险者当日报告护士长，24 h内上报伤口学组）四防（按照指南实施预防措施）五录（做好动态护理记录）"的压力性损伤预警管理核心技术，探讨培训学组骨干和小组工作方法在压力性损伤预警管理中的作用与效果，包括现场调研方法及流程、调研内容、人员分配、检查重点等，每月进行一次全院的压力性损伤发生和预防现况调研，进行持续质量改进等，为多中心横断面调查研究和多中心干预系列研究奠定了良好的理论和实践基础。

研究结果：2年中，通过视频和现场授课培训了全院护士1 640人次，压力性损伤预警管理理念和相关知识与操作流程网状覆盖了全院各科，消灭了管理盲区，全院45个护理单元护士的压力性损伤预防理论与操作成绩明显提高，监控了全院2年住院患者33 574例，压力性损伤预防准确率由预警管理前的6.2%提高为预警管理2年后的23.8%，压力性损伤危险评估量表（Braden量表）正确使用率达到97.8%，危险评分符合率和减压床垫使用的准确率也分别提高了24.57%和21.90%，医院内压力性损伤发生率下降了72.2%（由0.90%下降为0.25%），其中高危患者压力性损伤发生率由预警管理前的4.17%下降为预警管理2年后的0.54%，成效明显[26]。

此部分研究发表相关论文11篇，其中获奖论文1篇：《压力性损伤预警管理项目设计与实施》获《中国护理管理》2012年度第四届优秀论文三等奖，引文检索报告显示该论文被引45次，下载945次。

（二）研制横断面调研工具

项目分两阶段实施了调研工具的研究，第一阶段 2010—2011 年，根据国内缺乏压力性损伤现患率调研工具的现状，翻译引进了欧洲压力性损伤专家咨询组制定并经过信效度检验的压力性损伤最小数据集工具（minimum data set，MDS），经过一致性信度检验后，作为首次在国内进行多中心调研压力性损伤现患率和预防现况的调研工具。第二阶段 2014—2015 年，根据国内外缺乏包含 3 类皮肤损伤现况调研工具的现状，课题组在阅读大量国外相关文献和指南的基础上，结合国情构建了调研工具的条目池，选择 11 省 18 市的 26 名副高级以上职称专家，专业涵盖护理管理、护理教育、护理研究和临床护理领域，经过 3 轮函询、修改，最终形成了具有良好内容效度的调研工具，并经单中心横断面调研验证了工具的可行性和可靠性，为我国医院监测和管理皮肤损伤提供了一个可用的工具。此部分研究共发表论文 6 篇，引文报告显示相关论文被引 79 次，下载 2 318 次。

（三）实施多中心横断面调研

笔者组织实施了两次多中心横断面调研：

1. 首个多中心横断面调研针对压力性损伤现患率、流行特征及其预防现况：依托医院面上课题（2010M012），2011 年 1—7 月对纳入多中心研究的 12 所三级甲等综合医院（来自 4 个省 9 个市，总床位数 14 240 张）启动集中培训，以国际造口治疗师（ET）或护理部主任、副主任作为各医院或各地区的负责人，进行多中心、大样本的压力性损伤发生率和现患率及预防现况的横断面调研，旨在了解我国医院内压力性损伤发生和预防现状，为压力性损伤预防和管理提供依据。项目组对 12 所医院共 462 名骨干护士采用理论与实践相结合的方式进行统一培训，457 名考核合格后参与了调研；采用统一时间、方法与流程和工具，对符合纳排标准的患者经签署知情同意书后进行 1 次预调研、3 次正式横断面调研。

研究结果：在 39 952 例有效资料中，获得了压力性损伤现患率为 1.58%、医院获得性压力性损伤发生率为 0.63%、男性高于女性、老年人高发且随年龄增加而增加、好发部位为骶尾部、足跟和髂嵴，最多见的分期为Ⅱ期和Ⅰ期、高发科室为 ICU、老年科和神经内科等流行特征，同时也发现了压力性损伤发生危险评估落实率为 50.24%～56.65%、床上使用减压装置落实率为 68.53%、每隔 2～4 h 翻身 1 次落实率为 86.45%、未使用减压床垫者占 31.47%、无计划或无规律改变体位者占 13.55% 等预防措施落实不良的现况，经 Logistic 回归分析了医院获得性压力性损伤发生的危险因素，发现年龄 ≥ 70 岁的男性、Braden 计分 ≤ 16 分、失禁计分 ≤ 2 分为压力性损伤发生危险因素。分析了 12 所医院 462 名护士对压力性损伤分期识别的准确率，发现临床护士对压力性损伤的误判率为 12.34%～12.55%，准确率有待提高。还探讨了多中心预防压力性损伤护理研究中面临的伦理学问题和伦理学原则的应用方法，提出了遵循"不伤害、有利、尊重和公平"四大伦理学原则有益于多中心研究方案的设计和完善，也有助于研究项目通过伦理学审核的观点，对多中心研究过程也起到了很好的导向和把关作用。

此部分研究共发表论文 11 篇，其中 SCI 论文 1 篇。3 篇多中心研究论文获奖 4 次：2 篇入选中国科技信息研究所认证的中国精品科技期刊顶尖学术论文 F5000；1 篇获《中国护理管理》2014 年第六届优秀论文一等奖。1 篇被选用于 2014 年世界造口治疗协会（WCET）全球年会伤口分会场做大会交流。引文报告显示发表于《中国护理管理》2013 年第 1 期的《综合性医院压疮现患率多中心联合调研》被引 195 次，下载 2 439 次；发表于《中华护理杂志》2013 年第 8 期的《多中心医院获得性压疮预防现况及干预对策》被引 76 次，下载 1 631 次。10 篇中文论文共被引 547 次，下载 6 785 次，1 篇 SCI 论文被引 34 次。

2. 多中心横断面调研 3 类皮肤损伤现患率、流行特征及其预防现况：依托军区课题（MS117），2014 年 8 月—2015 年 5 月采用与第一阶段相同的招募、审核、签订协议的方法，对纳入研究的 14 所三甲医院的 1 017 名参研护士采用培训包统一培训、考核，964 名合格护士按照统一纳排标准，所有纳入患者签署知情同意书后，2 人一组统一方法、工具至患者床边检查皮肤。与第一次多中心横断面调研比较，该次调研覆盖面更广、参与医院更多，包含了 3 种类型的皮肤损伤，内容更全面，先完成一次预调研，一个月后完成正式调研。

研究结果：该次调研获得了 3 类皮肤损伤的流行特征和预防现况资料，对不同医院的皮肤撕裂伤现患率、发生率、流行特征和预防现况也进行了分层分析，发现 14 所医院预防皮肤撕裂伤存在的共性问题是：一是风险评估落实率低。入院时或病情有变化时进行皮肤撕裂伤风险评估落实率仅为 3.92% ～ 8.99%。二是预防跌倒和坠床落实率仅达半数。跌倒和坠床是引起皮肤撕裂伤的主要危险因素，也是皮肤撕裂伤钝力损伤的直接原因。美国因此颁布了预防老年人跌倒和跌倒性损伤的国家指南，常用方法包括在患者病室门口放置跌倒风险警示标识、提供轮椅、助行器等助行工具和人力帮助，床边加用护栏等。研究结果显示，我国三级医院中预防跌倒和坠床的主要措施为在护士站和患者床边放置跌倒和坠床警示标识，床边加用护栏和使用轮椅或拐杖助行，与国外预防措施基本一致，但落实率仅 50%。三是其他预防措施落实率不足 50%。采用适当移动技巧避免摩擦力和剪切力、穿长袖衣裤或袜、补充营养和水分及使用润肤剂也是公认能够有效预防皮肤撕裂伤的措施，但本研究结果表明，14 所医院的总体落实率均不足 50%。分类比较发现，不同类型医院在实施预防措施方面缺乏一致性且差异性很大，如移动技巧落实率专科医院高于教学医院和综合医院，穿长衣裤或袜和使用润肤剂保护皮肤的落实率教学医院高于综合医院和专科医院，补充营养和水分的落实率教学医院高于专科医院和综合医院。分析原因可能与不同医院的护士对皮肤撕裂伤预防措施的认识程度不一、预防资源获得不同，以及我国尚缺乏皮肤撕裂伤预防的共识性指南和相关研究有关。这些共性问题与美国报告的皮肤撕裂伤是一种"被遗忘的伤口"，70% 的护士因不重视或不能识别皮肤撕裂伤而未能采取恰当预防措施的现状有相近之处。

14 所医院 13 176 例有效资料中获得我国三级甲等医院住院患者失禁相关性皮炎现患率和发生率均为 0.84%，失禁患者中发生率高达 26.32%，失禁相关性皮炎并发压疮发生率高达 28.57%，ICU、神经内科和高龄患者为失禁相关性皮炎的高发人群等流行特征和临床特点。Logistic 回归分析发现相关危险因素有男性、老年、皮肤潮湿度、移动能力和静脉内输注营养 5 项因素。同时发现预防现况并不乐观，存在预防措施不一致、方法不规范、指南所推荐的措施落实率低（25.81% ~ 63.91%）等问题。结合国外研究进展提出了以下护理建议：一是老人，危重患者，粪尿双失禁、粪失禁者是失禁相关性皮炎高发人群，应作为重点预防对象。二是臀部及会阴是重点预防部位。三是需要进一步分析我国失禁相关性皮炎的发病特征、危险因素和是否存在多因素协同作用，并根据临床实践指南结合调研结果制定标准化失禁相关性皮炎风险评估方案和防治规范，以提高失禁相关性皮炎预防和护理的规范性和有效性。

通过多中心横断面调研获得了我国住院患者压力性损伤、皮肤撕裂伤和失禁相关性皮炎 3 类医院内常见皮肤损伤的临床特征和危险因素及预防现况治疗，对了解我国与国外同类研究报告的异同，促进与国际同行间的交流，提高我国医院内皮肤损伤预防和管理水平具有积极的推动意义。

此部分研究发表论文 12 篇，其中 SCI 论文 1 篇，引文报告显示相关论文被引 67 次，下载 1 366 次。3 篇论文获奖 4 次：《三级医院中皮肤撕裂伤预防现况的多中心研究》分别获 2016 年度《中华现代护理杂志》科技论文一等奖和 2018 年中华护理百篇优秀论文奖（证书编号 CNA2018-085）；《医院内皮肤撕裂伤现患率及流行特征的多中心横断面调查》获 2018 年《中国护理管理》第十届优秀论文二等奖；《三级医院皮肤撕裂伤流行特征的多中心研究》获 2016 年中华护理学会第 13 届全国造口、伤口、失禁学术交流会议优秀论文奖。

（四）压疮预防方案的多中心干预研究

该研究分 2 次实施：

1. 第一次多中心干预研究：两种减压方案在外科手术患者中预防压力性损伤的多中心 RCT：针对第一次多中心横断面调研发现的问题，分层分析了三级甲等西医院 64 例医院内获得性压力性损伤患者和 37 例 ICU 获得性压力性损伤患者，以及三级甲等中医院 26 例 ICU 获得性压力性损伤患者的发生原因后，发现了一个特别值得关注的临床问题：96.87% 的压力性损伤患者使用了指南推荐的减压装置，但仅有 56.25% 的患者得到了指南建议的 2 h 翻身一次的体位改变措施，43.75% 患者翻身无规律。减压装置和翻身措施的有效性还有待于进一步研究评价和完善。

分析全球压力性损伤预防研究文献，发现全球存在临床护士对压力性损伤预防知识缺乏，护理措施不一致，减压床垫使用不及时、不恰当，随机对照研究方法和质量有待提高等问题。根据上述问题结合减压装置在预防压力性损伤中的作用分析，初步确定了两种待研究的预防方案（动态充气床垫 +2 h 翻身一次，静态充气床垫 +2 h 翻身一次）。先行单中心 RCT 验证两种方案的可行性和效果，选择 90 例神经内科卧床患者，随机分为对照组和干预组各 45 例，采用两种减压方案干预 14 d，获得了两种方案预防压疮效果相当，静态充气床垫因无须用电成本更低的结果。随后在 12 所参与多中心调研的三甲医院中纳入外科手术患者进行多中心扩试研究，采用随机对照设计，对照组实施动态充气床垫 +2 h 翻身一次的减压方案，干预组实施静态充气床垫 +2 h 一次的减压方案，干预时间 7 d，主要结局指标为压力性损伤发生率和严重程度分期，次要结局指标为护士评价的使用便利性和患者评价的舒适度。

研究结果：共 1 074 例全身麻醉大手术患者完成了随机对照研究，证实了两种减压床垫使用后压疮主要发生在术后 1 ～ 3 d，以 I 期压力性损伤为主，与国外研究结果一致。压力性损伤发生率（1.02%）明显低于国外同类研究报告的发生率（14.6% ～ 23.9%），采用 Logistic 回归分析手术患者压力性损伤发生的影响因素为手术时间、术后皮肤水肿和使用矫形装置及 Braden 计分低 4 项因素。经观察比较，两种减压床垫用于手术患者的便利性和舒适度也相当，对手术 ICU 和普通病房的手术患者均适用。如果考虑电源的可得性，静态充气床垫和定时翻身方案无须电源，更适用于救灾现场、战地救护和复杂条件下伤员运送途中的压力性损伤预防。多中心干预研究为临床采取有效的预防方案，特别是围手术期患者预防压力性损伤提供了证据。目前这两种减压方案为全国大多数医院选择使用。此部分研究共发表相关论文 8 篇，其中 SCI 论文 1 篇。引文报告显示 8 篇中文论文被引 185 次，下载 3 139 次，SCI 论文被引 4 次。

2. 第二次多中心干预研究：两种减压方案在 ICU 患者中预防压力性损伤的多中心 RCT：从首次多中心调研结果获知 ICU 患者压力性损伤现患率和发生率最高，与美国接近，是压力性损伤预防的重点对象，但如何预防尚缺乏证据。为选择适宜的预防方案，依托横向合作课题（2013NYL014）和军区课题（14MS103），在检索、分析相关文献后，进行了减压装置、翻身频率和口入营养对压力性损伤预防效果的系统评价和 Meta 分析，获得了"不同类型减压装置在预防重症患者压力性损伤中均有一定作用，动态充气床垫对压力性损伤高危者的预防作用证据有限，临床选择使用时须考虑资源可获得性并与患者意愿相结合"和"在使用高质量的减压床垫基础上，适当延长翻身间隔时间至 4 h 一次并不增加压力性损伤发生率"的循证结论后，结合循证实践原则，初步确定两种待研究的预防方案（动态充气床垫 +2 h 翻身一次，凝胶海绵床垫 +4 h 翻身一次）。先行单中心 RCT 验证两种方案的可行性和效果，选择 156 例 ICU 患者为研究对象，随机分为 2 组，每组 78 例，连续观察 7 d，比较两组压力性损伤发生率及护士对操作便利性的评价，获得了两种方案均能有效预防 ICU 患者发生压力性损伤，使用凝胶海绵床垫可以延长翻身时间至每 4 h 一次，凝胶海绵床垫护士操作便利性评价显著高于动态充气床垫，且可减轻护士工作量的结果。为进一步了解使用凝胶海绵床垫时，30°和45°两种半卧位角度对预防 ICU 机械通气患者压力性损伤和误吸的效果，在一个 ICU 选择 46 例 ICU 机械通气患者为研究对象，统一采用凝胶海绵床垫作为减压装置，随机对照两种床头抬高角度对预防压力性损伤和误吸的作用，获得了在统一使用凝胶海绵床垫情况下，两种半卧位角度预防 ICU 机械通气患者压力性损伤和误吸效果相当，相比较而言，30°角半卧位能兼顾压力性损伤和误吸预防，患者耐受性较好，更有利于预防压力性损伤的结果。在此研究基础上，采用与多中心调研相同的招募、审核、签订协议方法，纳入 7 所三级甲等医院的 ICU 进行为期两年的多中心扩试研究，采用非劣效设计的 RCT，根据纳排标准纳入合格的 ICU 患者，干预组采用凝胶海绵床垫 +4 h 翻身一次的减压方案，对照组采用动态充气床垫 +2 h 翻身一次的减压方案，干预期为 7 d，主要结局指标为压力性损伤发生率，次要指标为患者评价的舒适度。

研究结果：最终 1 194 例 ICU 患者完成了随机对照研究，干预组压疮发生率（0.34%）较对照组发生率（1.84%）明显降低（$P < 0.05$）。两种减压方案的舒适度比较，凝胶海绵垫 +4 h 翻身一次组舒适度明显高于对照组。研究认为重症监护病房患者使用凝胶海绵垫 +4 h 翻身一次与采用动态充气床垫 +2 h 翻身一次均可使压力性损伤发生率保持在较低水平，鉴于干预组压力性损伤发生率更低，可考虑使用凝胶海绵垫 +4 h 翻身一次作为重症监护病房优选减压方案。通过系列干预研究，为 ICU 患者选择适宜的减压装置和体位护理提供了循证证据。此部分研究发表相关论文 11 篇，其中 SCI 论文 1 篇。引文报告显示被引 158 次，下载 8 325 次。1 篇论文获奖：《两种不同角度的半卧位在预防机械通气患者误吸和压疮中的应用》获 2015—2016 年度南京市第十二届自然科学优秀学术论文三等奖。

（五）研究成果的转化应用

1. **主编出版专著**：采用系列研究获得的结果，项目组负责人主编出版了《压疮护理学》。该书分压疮护理理论和临床实践两篇，包括压疮定义与分期、病因学与发生机制、压疮危险评估工具与应用方法、预防原则与方法、失禁相关性皮炎的评估与管理等理论 12 章和压疮分期处理方案及各个系统疾病患者的压疮护理方案 17 章，全书共 29 章计 91.9 万字，由人民卫生出版社于 2015 年 3 月出版，至 2018 年已经印刷 4 次，成为我国临床压力性损伤预防和管理的重要参考用书。

2. **编著出版教材**：项目负责人还分别参编国家"十二五"规划研究生教材《循证护理学》第一版中第 22 章"压疮预防和护理的循证实践"和国家"十三五"规划护理研究生教材《循证护理学》第二版中第 18 章"压疮预防的循证实践"和第 19 章"压疮护理的循证实践"共计 4 万余字。《循证护理学》由上海复旦大学护理学院胡雁教授主编，人民卫生出版社分别于 2012 年和 2018 年出版了该书第一版和第二版。相关的压力性损伤预防和护理内容成为护理研究生教科书内容。

3. **设计申报专利**：在研究过程中针对创伤患者现场救护容易出现的医疗器械相关性压疮问题，设计了"多气囊多功能折叠式快速救护自粘夹板"并获得 2015 年国家实用新型专利授权，专利号：ZL201520016975.3。该装置采用三折设计，根据需要可折叠可打开，每段 5 cm×10 cm，带有自粘式固定带，夹板材质采用合成塑料，夹板外包裹三个独立气囊，气囊材料可选用轻质 PVC。紧急情况下可用嘴吹气使气囊充气厚度达到 2～3 cm。通过自粘固定带可将夹板快速固定于肢体、头颈部骨折和出血处压迫止血和固定骨折，同时可预防创伤和骨折患者医疗器械相关性压力性损伤。针对 ICU 患者粪失禁容易引起皮肤损伤问题，设计了"双气囊大便失禁护理套装"并获得 2013 年获得国家实用新型专利授权，专利号：ZL201220602415.2。该装置采用了留置导尿管引流的原理，考虑到肛门部位解剖结构的特点，将一根带有双气囊的软质硅胶导管插入肛门，注入生理盐水或冷开水（约 40～45 mL）后保持导管固定在位，持续引流至体外，外接专用引流袋，既可保护患者肛门周围皮肤和预防损伤，又可减少因为需要更换和清洗失禁污染衣裤、床单等带来的护理量，更能够避免大便失禁刺激肛门周围皮肤引起的糜烂和疼痛。双气囊轮流充气和放气，可达到交替充气／轮流受压目的，专为预防直肠黏膜受压缺血而设计。该装置主要用于粪失禁护理和预防及处理失禁相关性皮炎。

4. **制定压疮循证预防护理方案**：基于循证研究、指南和系列研究结果，形成压疮循证预防护理方案，发表相关论文 1 篇。引文报告显示该论文被引 17 次，下载 517 次。

二、推广应用情况

本项目从引入预警管理理念、设计压力性损伤预警管理项目、构建预警管理团队和小组工作方法、研制调研工具与方法等前期准备，到先后公开招募 10 个省、2 个自治区、3 个直辖市的 45 所医院，签订合作研究协议后完成了 2 项多中心横断面调查和 2 项多中心干预系列研究，研究成果在参与研究的医院中均得到了较好的推广应用。在提供应用证明的 15 所医院中，采用小组工作方法和本项目研制的调研工具、预防和护理方案举办相关学习班 28 期，培训全院护士 20 余次，培训医院 150 余家，培养专科护理护士 220 余名，培训市级伤口造口护理专科护士 57 名，每年常态化调研、监测皮肤损伤进行持续质量改进 2～12 次，共计 319 次，对提高临床护士预防医院内皮肤损伤的意识和护理水平，大幅度降低医院内皮肤损伤的发生率发挥了重要作用。至 2018 年，6 所医院的住院患者皮肤损伤发生率与 2015 年调研结果比较，分别下降了 40.68%（中山大学附属肿瘤医院）、79.23%（广州红十字会医院）、86.49%（广州药科大学附属医院）、96.55%（镇江市第一人民医院）、98.36%（无锡第三人民医院）和99.05%（东南大学附属中大医院）。应用单位通过推广应用本项目，申请获得相关课题16项，发表相关论文75篇，申请获得专利4项，获赠锦旗27面，获集体嘉奖6次等，不但提高了皮肤损伤的管理质量，而且提高了科研能力和水平，应用成效显著。

本项目共计发表论文70篇，其中SCI论文3篇，2篇多中心研究论文分别于2014年和2016年被世界造口治疗师协会年会选用，做全球伤口护理大会发言和壁报交流，2篇入选中国科技信息研究所认证的F5000论文、2篇入选中华护理学会2018年中华护理百篇优秀论文，7篇获市级以上优秀论文奖。引文检索结果显示，总引用数1 374次，其中SCI引用42次。项目组蒋琪霞主编、东南大学出版社出版的《成人压疮预测和预防实践指南》全国销售4 000册（2009—2018年）；项目组蒋琪霞主编、人民卫生出版社出版的《压疮护理学》已印刷四次（2015—2018年），说明本项目成果在国内外得到了较好的推广应用。

三、社会效益

本项目中的多中心横断面调研获得了我国三甲医院压力性损伤、皮肤撕裂伤、失禁相关性皮炎的现患率、发生率、流行特征、危险因素及预防现况资料，为临床有效干预和管理提供了依据。多中心干预研究获得了有效降低医院内皮肤损伤发生率的方法，基于指南或循证形成的3类皮肤损伤预防和护理方案提高了预防护理的有效率，可减少患者相关的护理时间和护理费用，减轻患者痛苦和家庭与社会负担，降低与之相关的医疗护理纠纷和诉讼风险，有助于提高患者满意度。研究也促进了我国医院皮肤护理技术与国际同行之间的学术交流，东部战区总医院项目组在研究期间主办以"皮肤护理和压力性损伤预防新技术新概念"为主题的国家级继续教育学习班8期，培训、指导了来自全国300所医院的伤口护理专科护士、临床内外科护士、护理管理者等3 000余人。培训、带教了来自全国80所医院的84名护士进修。项目组指导毕业了16名护理硕士研究生。2007年9月成为南京造口治疗师学校临床教学基地，至2018年12月共培养南京造口治疗师学校学员180人。2013年成为金陵优玛伤口学校的临床教学基地，至2018年12月共培养伤口治疗师200人，对培养护理人才、推动护理学科发展和医疗体制改革具有积极意义，具有良好的社会效益。

第四节　皮肤撕裂伤管理策略

随着老年人口的快速增加、肿瘤及慢性病高发，皮肤撕裂伤发生率也随之攀升，成为患者住院期间继压力性损伤之后的另一个安全问题，是临床护理面临的又一大挑战。美国宾夕法尼亚患者安全报告系统报告半数以上皮肤撕裂伤为医院内获得，直接影响是延长住院时间和增加医疗费用[28]，成为住院患者的另一个安全问题[29]，而很多国家对皮肤撕裂伤预防缺乏重视，甚至"遗忘"[29]。全球专家共识中提出对皮肤撕裂伤应该与压力性损伤一样进行风险评估和预防及管理[28]。管理措施包括建立管理团队、制定管理方案或路径、培训护士和监控预防效果等，但由于皮肤撕裂伤研究起步较晚，需要在实践中不断完善管理策略[28]。

一、建立管理团队

医疗机构要建立伤口治疗师、饮食治疗师、康复治疗师和药师组成的多学科会诊小组作为管理团队，要定期进行皮肤撕裂伤现患率和发生率调研，将皮肤撕裂伤现患率和发生率监控加入现有的伤口审查项目中，监控和分析原因，采取综合性预防措施。

二、制定管理方案

医疗机构应建立系统的预防管理方案，包括构建皮肤撕裂伤风险评估路径（图4-2所示）、制定皮肤撕裂伤风险降低计划（图4-3）、制定皮肤撕裂伤决策治疗流程（图4-4）、考虑与跌倒有关的药物、修订皮肤撕裂伤产品选择的指南、确定重点保护高风险人群、组织患者及其家属参与制定和实施预防策略等[29]。对已经发生的皮肤撕裂伤，应按照指南建议，修订护理流程规范护理（图4-5），规范护理操作，提高护理质量和效果。

三、强化培训

定期监控皮肤撕裂伤的预防效果：目前关于皮肤撕裂伤的流行病学和预测预防研究文献有限，尤其在我国刚刚引起关注，需要研究有效度的皮肤撕裂伤研究工具、扩大研究范围和定期调研和监控皮肤撕裂伤的现患率和发生率，评价和监测皮肤撕裂伤的流行特征和预防效果，分析预防中存在的问题，采用皮肤撕裂伤专家咨询小组指南推荐建议和高循证等级的研究结果制定皮肤撕裂伤预防护理规范，加强护士培训，强化患者和照顾者教育，以提高皮肤撕裂伤预防措施的落实率和有效性，降低皮肤撕裂伤发生率及严重程度。

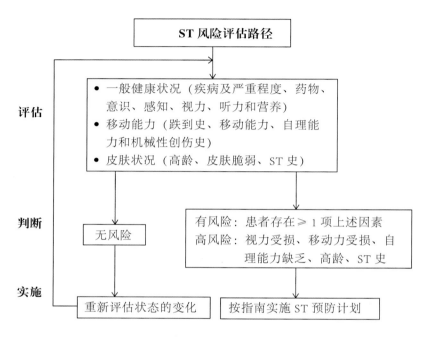

图 4-2　皮肤撕裂伤（ST）风险评估路径

风险因素	个体	照护者及医务人员
健康情况	·意识到 ST 预防重要性，积极参与治疗 ·优化营养和水合	从环境、饮食、药物等多方面进护理
移动力	·选择和使用适当的辅助装置	·保证照明 ·搬运技巧 ·消除杂物
皮肤	·长袖、长裤 ·润肤剂 ·药物所致皮肤脆弱	·皮肤卫生 ·避免强力胶带、敷料 ·指（趾）甲护理

图 4-3　皮肤撕裂伤风险降低计划快速指南

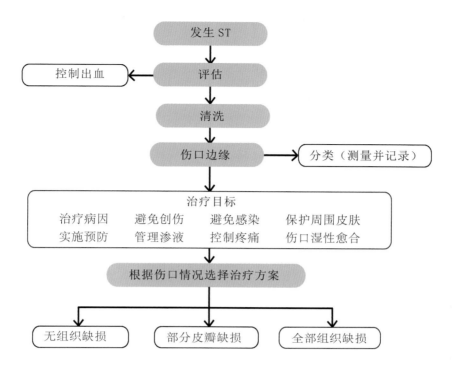

图 4-4 皮肤撕裂伤决策治疗流程

一评估二分级三清洗四保护五包扎

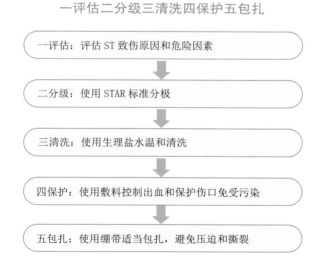

图 4-5 皮肤撕裂伤护理流程

第五节　潮湿相关性皮肤损伤管理对策

分析潮湿相关性皮肤损伤（MASD）与失禁相关性皮炎（incontinence-associated dermatitis, IAD）的异同点：MASD 指尿液、粪水、汗液和伤口渗液等所有潮湿来源浸渍或刺激皮肤引起的损伤[27]，国际 IAD 专家共识认为 IAD 属于 MASD 的一种，特指与尿或粪或粪尿双失禁引起的皮肤损伤[30-31]，由此可见 MASD 包含了 IAD。预防和处理 IAD 公认的方法是采用隔离刺激源、清洗皮肤、保护和润肤的结构化皮肤护理方案[30-31]，特别是对皮肤保护剂和保护方法的研究已获得明确结论，如皮肤保护膜、含二甲基硅油制剂、造口护肤粉、复合氧化锌软膏等[32]。一项研究两种皮肤保护方法预防伤口周围 MASD 的研究报道，采用防漏膏保护皮肤法能明显降低负压伤口治疗期间皮肤浸渍和潮湿相关性皮肤损伤，在确保负压伤口治疗顺利进行、改善伤口治疗效果、促进伤口愈合中发挥重要作用，适用于不同类型、不同部位接受负压伤口治疗的慢性伤口患者。未来需要研究延长负压伤口治疗时间对预防 MASD 的影响，以及 MASD 对负压伤口治疗的影响[27]。

纵观全球失禁及其皮肤相关并发症的研究和发展现状，笔者认为应该加强我国失禁及其相关皮肤并发症的调研和监控管理，重点植入预防和处理并重的理念，根据国情制定有循证支持的 IAD 标准化预防流程和处理的规范化护理方案，培训和指导临床护士熟练应用，以提高护士早期识别 IAD 及准确分级和处理的能力。关注失禁护理和 IAD 预防和处理的可操作性和一致性以及有效性，注重循证护理，注重以患者为中心的护理，合理使用祖国医学的有益方法，节约成本和减轻患者痛苦及经济负担是我国失禁和 IAD 护理与管理的努力方向[33]。

一、构建皮肤护理和保护方案，制定皮肤护理标准

按照指南建议构建结构化皮肤护理方案，包括定时清洗皮肤（特别是失禁后立即清洗）、润肤和保护、隔绝刺激源。保护剂采用指南推荐的润肤、护肤产品。构建皮肤清洗的标准化流程用于规范皮肤护理行为（见第三章），制定皮肤护理标准用于评价皮肤护理质量。

二、培训护士

建议全员培训护士，掌握 IAD 风险评估工具和结构化皮肤护理方案及护理流程，并且根据最新指南和研究结果定期更新相关知识，作为日常护理内容一部分。

三、定期监控和调研

尽管尚无数据表明定期监控和调研有助于降低 IAD 发生率，但根据 PI 研究结果可以预测，定期调研和监控将会促进护士提高 IAD 预防意识，规范护理行为和措施，有助于提高预防护理效果。

第六节　医院内皮肤损伤管理思路

一、患者皮肤损伤的管理思路

笔者历时 10 年组织了 45 家医院参与的医院内皮肤损伤横断面调研和干预的系列研究，通过 2 次多中心横断面调查研究和 2 次多中心护理干预对比研究，提出了 5 项预防管理对策。

（一）建立皮肤损伤预警管理组织架构

进行医院内皮肤损伤的预警管理：综合性治疗医院有必要参照美国伤口造口失禁护理特色成立多学科压力性损伤或伤口护理小组，建立皮肤损伤预警管理组织架构（三级管理组织），定期组织皮肤损伤及预防措施落实情况的调研，定期公布调研结果，针对发生原因采取整改措施。

（二）规范评估内容和流程

对照国际指南对皮肤损伤风险评估的要求，建议我国要根据指南已确定的风险评估内容和工具，采用国外研究提出的从入院到出院，定期从头到脚检查患者皮肤的完整性和弹性，评估营养、病情、活动能力后综合分析判断皮肤损伤危险的评估方法，结合本次研究发现的相关因素或危险因素，修订简单易行的医院内皮肤损伤风险评估内容和流程，先提高各医院皮肤损伤风险评估的落实率，再在实践中评价其可行性和可靠性。

（三）应用循证依据制订和更新医院内皮肤损伤预防方案

需要参照国际皮肤损伤的相关指南或一致性建议制定符合国情的国家或地区性皮肤损伤评估与预防的一致性方案，以便于临床护士有效执行。通过定期检索和阅读、分析文献，了解最新的研究进展和预防策略，采用循证依据制订并定期更新医院内皮肤损伤预防方案。建议各专科根据皮肤损伤的流行特征，制订符合各专科特点和凸显专科特色的个性化预防方案，供各科临床护士参考使用，以提高预防护理措施的落实率和准确性。

（四）需要加强护士的岗位培训和指导

建议所有医院加强临床人员培训、提高预防意识，更新相关知识，将危险因素及危险人群列入皮肤损伤预防和监管项目，以提高预防措施的落实率，降低医院内皮肤损伤不良事件的发生率。采用小组培训和全院护士讲座及举办学习班、案例讨论会等多种形式进行皮肤损伤护理新知识的普及更新和预测评估量表正确使用的培训，帮助临床护士充分认识医院内皮肤损伤类型的相关因素及其预防的重要性，做到无盲区覆盖。

（五）加强研究

建议加强对皮肤损伤的预防研究，并根据循证护理原则修订适合我国使用的预防指南，以提高临床预防措施的落实率和一致性。根据国际护理研究动向制定我国住院患者皮肤护理敏感指标，将定期调研与主动上报相结合，创新管理机制，探讨有效预防和管理的方法，提高医院内皮肤损伤的管理水平和效果。

（六）重点防控

有皮肤损伤发生危险因素和发生风险的患者需要列为重点预防对象，主要措施包括床上使用减压装置和有规律定期改变体位，并定期检查评价落实情况和预防效果。

（七）一体化管理思路

通过系列研究，形成了医院内皮肤损伤一体化管理思路和架构链，具体要点为以提高护士准确、及时识别皮肤损伤和规范护理行为为目的，经常性培训护士掌握医院内皮肤损伤护理理论与指南以及预防和护理方案，作为医院内皮肤损伤一体化管理的切入点，以多学科小组工作方法定期横断面调研全院患者皮肤损伤流行特征和预防现况，分析调研结果和存在问题，修改预防、护理和管理方法，进行持续质量改进，将改进的措施或方案作为下次培训护士的内容，再用定期横断面调研结果反馈分析质量改进的效果，如此周而复始，形成"培训护士、准确识别、规范护理、动态监测、修正方法、持续改进"环环相扣、互相促进、不断提高的一体化管理架构链（图4-6）。该项目获得2019年中华护理学会科技一等奖。

二、医护人员皮肤损伤的管理思路

在2020年抗击新型冠状病毒肺炎疫情期间，穿戴个人防护装备所致的医护人员皮肤损伤发生率很高，主要有器械相关性压力性损伤、潮湿相关性皮炎和皮肤撕裂伤，主要发生在面部和多汗部位[34-36]，考虑皮肤损伤的多因素综合作用的影响，建议从组织和个人层面重点采取以下防治对策[36-37]：

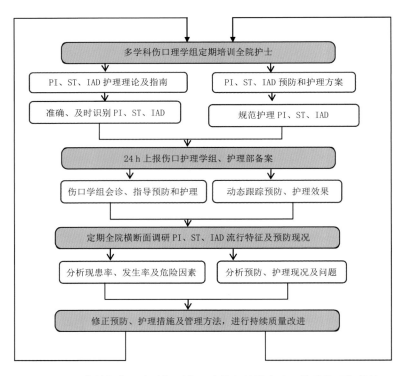

图 4-6　压力性损伤、皮肤撕裂伤、失禁相关性皮炎一体化管理架构链

（一）组织层面

1.**知识培训**：建议护理部或伤口护理专业团队根据循证证据制作微课、视频和宣传手册等，对一线人员进行损伤识别、皮肤保护和损伤处理的知识培训。

2.**配备敷料**：为一线人员、特别是需要穿戴三级防护装备为确诊或疑似新型冠状病毒肺炎患者提供直接治疗和护理服务的医护人员者配备所需的预防性和治疗性敷料。

3.**建立报告制度**：对发生皮肤损伤的医护人员登记管理，定期指导处理、监测进展和处理结果，预防皮肤损伤加重、感染，特别是在潮湿积聚情况下容易继发真菌感染，给处理带来难度，也增加不良结局。

4.**建立会诊制度**：及时帮助出现继发感染者寻求专家意见，以得到及时有效处理，避免进一步恶化，增加被新型冠状病毒肺炎感染风险，也避免岗位性减员。

（二）个人层面

1.**提高意识**：强化每日自我评估和检查皮肤的意识，按照指南或专业建议对易损部位至少每日检查2次。

2. **重点预防**：对皮肤损伤高发部位使用指南或专业建议的敷料和方法进行重点、规范防护。针对抗击新型冠状病毒一线人员因穿戴防护装置引起的皮肤损伤，预防应重点按照结构性皮肤护理方案做好皮肤清洁、保护，在面部脆弱区域加用泡沫或水胶体敷料预防性保护，在腋下、腹股沟等皮肤多皱褶区使用皮肤保护性产品和吸湿垫，预防浸渍，每日评估检查，及早发现，及早处理。

3. **自动报告**：及时向主管部门自动报告皮肤损伤情况、处理方法与效果。

4. **寻求帮助**：当处理无效或损伤进一步扩大、加重时，主动向主管部门寻求帮助，以免对个人健康带来不良影响。皮肤损伤发生后的治疗重点在于使用敷料促进修复和愈合，继发感染加用抗炎抗感染敷料，愈合后需要预防再次损伤。

这次新冠病毒来袭，带来一些预防和管理皮肤损伤值得思考的问题：① 预防性敷料改进。未来需要进一步改进预防性敷料的形状、尺寸，如研发供人体不同解剖部位使用的专用额贴、鼻贴、耳贴、面颊贴等，可方便使用，以免修剪不当浪费敷料，也耗费时间。② 研发便携式多功能皮肤护理包。应对公共突发事件、战创伤救护等，需要研究便携式多功能皮肤护理包，用于个人自我护理或自救，可以提高自护或自救的效率和效果[37]。

参考文献

[1] 蒋琪霞. 美国医院获得性压疮预防和管理方法分析与启示 [J]. 中华现代护理杂志，2016，22（27）:3849-3852.

[2] Tachibana T, Imafuku S, Irisawa R, et al. Guidelines for the diagnosis and treatment for pressure ulcers[J]. J Dermatology, 2016, 43(1):469-506.

[3] Pittman J, Beeson T, Terry C, et al. Unavoidable pressure ulcers development and testing of the Indiana University Health Pressure Ulcer Prevention Inventory[J]. J Wound Ostomy Continence Nurs, 2016, 43(1):32-38.

[4] 蒋琪霞，李晓华，王建东. 医院获得性压疮流行病学特征及预防研究进展 [J]. 中国护理管理，2014，14（7）: 676-679.

[5] Aydin C, Donaldson N, Stotts N A, et al. Modeling hospital-acquired pressure ulcer prevalence on medical-surgical units:nurse workload, expertise, and clinical processes of care[J]. Health Services Research, 2015, 50(2):351-374.

[6] 国家卫生计生委医院管理研究所护理中心护理质量指标研发小组. 护理敏感质量指标实用手册（2016 版）[M]. 北京：人民卫生出版社，2016:115-130.

[7] Heslop L, Lu S. Nursing-sensitive indicators:a concept analysis[J]. Journal of Advanced Nursing, 2014, 70(11):2469-2482.

[8] Wilson S, Bremner A P, Hauck Y, et al. Identifying paediatric nursing-sensitive outcomes in linked administrative health data[J]. BMC Health Services Research, 2012, 12:209-221.

[9] Wilson S, Bremner A P, Hauck Y, et al. Evaluation of paediatric nursing-sensitive outcomes in an Australian population using linked administrative hospital data[J]. BMC Health Services Research, 2013, 13:396-410.

[10] Alderden J, Rondinelli J, Pepper G, et al. Risk factors for pressure injuries among critical care patients:A systematic review[J]. International J Nursing Studies, 2017, 71(3):97-114.

[11] Edsberg L E, Black J M, Goldberg M, et al. Revised national pressure ulcer advisory panel pressure injury staging system[J]. J Wound Ostomy Continence Nurs, 2016, 43(6):585-597.

[12] Park S H, Lee H S. Assessing predictive validity of pressure ulcer risk scales:a systematic review and meta-analysis[J]. Iran J Public Health, 2016, 45(2):122-133.

[13] Registered Nurses'Association of Ontario(RNAO). Clinical best practice guidelines:assessment and management of pressure injuries for the interprofessional team[A]. 3rd ed.Toronto:Registered Nurses'Association of Ontario.

[14] 蒋琪霞，王桂玲. 压力性损伤预防敏感结局指标的监控方法进展 [J]. 医学研究生学报，2019，32（1）:104-107.

[15] 张玉红，蒋琪霞，郭艳侠，等. 使用减压床垫的压疮危险者翻身频次的 Meta 分析 [J]. 中华护理杂志，2015，50（9）: 1029-1036.

[16] 蒋琪霞，瞿小龙，王建东，等. 减压装置用于重症患者压疮预防效果的系统评价 [J]. 中国护理管理，2015，15（6）: 695-699.

[17] Jiang Q X, Li X H, Zhang A Q, et al. Multicenter comparison of the efficacy on prevention of pressure ulcer in postoperative patients between two types of pressure-relieving mattresses in China[J]. Int J Clin Exp Med .2014, 7(9):2820-2827.

[18] 蒋琪霞，李国宏，刘海英，等 . 减压床垫结合不同翻身频率用于重症患者预防压疮的多中心对照研究 [J]. 医学研究生学报，2017，30（1）：77-82.

[19] 蒋琪霞，翁志强，李国宏，等 . 凝胶海绵垫结合翻身预防重症患者压疮的效果观察 [J]. 护理学报，2017，24（14）：62-65.

[20] McNichol L, Watts C, Mackey D, et al. Identifying the right surface for the right patient at the right time:generation and content validation of an algorithm for support surface selection[J]. J Wound Ostomy Continence Nurs, 2015, 42(1):19-37.

[21] 蒋琪霞，李晓华 . 可免和难免性压力性损伤定义分析与启示 [J]. 中国护理管理，2014，14（4）：437-439 .

[22] Chaboyer W, Bucknall T, Webster J, et al.Introducing a care bundle to prevent pressure injury (INTACT) in at-risk patients:a protocol for a cluster randomised trial. Int J Nurs Stud. 2015 Nov, 52(11):1659-1668.

[23] Anderson M, Finch Guthrie P, Kraft W, et al. Universal pressure ulcer prevention bundle with WOC nurse support[J]. J Wound Ostomy Continence Nurs, 2015, 42(3):217-225.

[24] Coyer F, Gardner A, Doubrovsky A, et al.Reducing pressure injuries in critically ill patients by using a patient skin integrity care bundle (InSPiRE)[J]. Am J Crit Care, 2015, 24(3):199-209.

[25] Tayyib N, Coyer F, Lewis P A. A two-arm cluster randomized control trial to determine the effectiveness of a pressure ulcer prevention bundlefor critically ill patients[J]. J Nurs Scholarsh, 2015, 47(3):237-247.

[26] 蒋琪霞 . 压疮护理学 [M]. 北京：人民卫生出版社，2015:122-134.

[27] 蒋琪霞 . 皮肤撕裂伤流行病学特征及预防研究进展 [J]. 中华现代护理杂志，2016，22（24）：3405-3409.

[28] European Pressure Ulcer Advisory Panel, National Pressure Injury Advisory Panel, Pan Pacific Pressure Injury Alliance.Prevention and treatment of pressure ulcers/injuries:clinical practice uideline[A]. EPUAP/NPIAP/PPPIA, 2019.

[29] Leblanc K, Baranoski S, Skin Tear Consensus Panel.Skin tears:state of the science:consensus statements for the prevention, prediction, assessment, and treatment of skin tears[J]. Advances Skin & Wound Care, 2011, 24(9):2-15.

[30] Pather P, Hines S, Kynoch K, et al. Effectiveness of topical skin products in the treatment and prevention of incontinence-associated dermatitis:a systematic review[J]. JBI Database System Rev Implement Rep, 2015, 15(5):1473-1496.

[31] Kon Y, Ichikawa-shigeta Y, Iuchi T, et al. Effects of a skin barrier cream on management of incontinence-associated dermatitis in older women:a cluster randomized controlled trial[J]. J Wound Ostomy Continence Nurs, 2017, 44(5):481-486.

[32] 杨婷，蒋琪霞，唐蓉蓉，等 . 不同皮肤保护剂护理失禁患者的效果分析 [J]. 医学研究生学报，2019，32（1）：87-90.

[33] 蒋琪霞 . 失禁及其相关皮肤并发症的预防和处理研究进展 [J]. 中华现代护理杂志，2016，22（1）：2-5.

[34] 蒋琪霞，刘玉秀，魏巍，等 . 新型冠状病毒肺炎疫情防控期间防护装备所致医护人员皮肤损伤的发生率及流行特征研究 [J]. 中国全科医学杂志，2020，23（9）：1083-1089.

[35] 蒋琪霞，朱冬梅，王桂玲，等 . 新型冠状病毒肺炎防护装备所致医护人员压力性损伤的发生特征和相关因素分析 [J]. 医学研究生学报，2020，33（8）：850-854.

[36] 蒋琪霞，徐娟，魏巍，等 . 新型冠状病毒防护装备所致医护人员皮肤损伤的预防处理现况及对策 [J]. 护理学杂志，2020，35（8）：4-7.

[37] 蒋琪霞 . 抗击新型冠状病毒防护设备引起医护人员皮肤损伤的防治策略 [J]. 中华现代护理杂志，2020,26（8）：981-985.

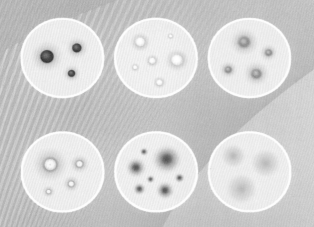

第五章 压力性损伤危险评估循证护理规范

压力性损伤，曾经被称为褥疮、压疮，是多因素综合作用的结果，好发于骨隆突处，作为一种常见的皮肤损伤成为一个全球性健康问题，其定义和危险因素相关研究不断进展，详见第三章。压力性损伤延长了住院时间，增加了医疗费用和诉讼风险，成为不容忽视的患者安全问题，也是护理难题。国际压力性损伤预防和处理指南指出大部分压力性损伤是可以预防的，预防是最经济的管理手段。压力性损伤是一个多因素综合作用的结果，因此，预防也要从多方面进行综合干预。评估危险因素和压力性损伤发生危险程度、给予针对性预防措施是相关指南推荐的建议[1-4]。本章从压力性损伤危险评估的证据总结、循证分析和护理规范等方面分述如下。

第一节 压力性损伤危险评估的证据检索

提出临床问题：1. 哪些因素使个体处于压力性损伤发生的危险状态？2. 如何精确、有效评估危险？

检索策略：英文采用"pressure ulcer or bedsore or pressure injury and risk assessment"为查询内容，在 NPUAP（National Pressure Ulcer Advisory Panel）、NPIAP（National Pressure Injury Advisory Panel）、EPUAP（European Pressure Ulcer Advisory Panel）、RNAO（Registered Nurses' Association of Ontrio）、WOCN（Wound, Ostomy and Continence Nurses Society）官网指南数据库，CINAHL，Cochrane 图书馆数据库中进行检索；中文采用"压疮或褥疮或压力性损伤和危险或风险评估"为查询内容，在万方数据库、维普数据库和中文文献数据库中进行检索。检索文献类型为相关指南、随机对照试验、前瞻性临床试验、回顾性研究、Meta 分析和系统评价。内容为 2014 年 1 月至2019 年 12 月发表的与检索问题相关的中英文研究。

文献提取方法：通过反复阅读获取文献的标题、摘要，提取相关文献。筛选出与压力性损伤和搜索问题有关的文献，并且根据纳排标准进行选择，阅读原文，提取要点内容，评价质量。

检索结果：获得 5 年内质量较高的 4 个相关指南，包括 2014 欧洲压疮专家咨询组（European Pressure Ulcer Advisory Panel，EPUAP）、美国国家压疮专家咨询组（National Pressure Ulcer Advisory Panel，NPUAP）和泛太平洋地区压力性损伤工作联盟（Pan Pacific Pressure Injury Alliancelian，PPPIA）联合颁布的压力性损伤预防和处理国

际指南[1]，2016 年加拿大注册护士协会（Registered Nurses' Association of Ontrio, RNAO）更新的压力性损伤预防和处理指南[2]，2016 年美国伤口造口失禁护理协会（Wound, Ostomy and Continence Nurses Society, WOCN）更新的压力性损伤预防和治疗指南[3] 和 2019 年 EPUAP/NPIAP/PPPIA 联合颁布的最新压力性损伤预防和治疗国际指南[4]。

为了更好地理解不同指南推荐意见的证据强度和推荐强度，将不同指南采用的证据等级、强度和推荐强度标准归纳如下：

2016 年加拿大注册护士协会 RNAO 更新指南的证据等级标准见表 5-1[2]。2016 年美国 WOCN 更新指南的证据等级标准见表 5-2，证据推荐意见强度见表 5-3，推荐意见分类见表 5-4[3]。2014 年 EPUAP/NPUAP/PPPIA 联合颁布的国际指南的证据等级见表 5-5，证据强度见表 5-6，推荐意见强度见表 5-7[1]。2019 年 EPUAP/NPIAP/PPPIA 联合更新的国际指南的证据等级见表 5-8，推荐意见强度见表 5-9[4]。

表 5-1　研究证据等级评定标准（2016 年 RNAO）[2]

证据等级	证据来源
Ⅰa	从 RCT 的 Meta 分析或 RCT 系统评价中获得的证据和 / 或从多项量性研究中合成的证据
Ⅰb	至少从一个 RCT 中获得的结果
Ⅱb	至少从一个设计良好的非随机对比研究中获得的结果
Ⅱb	至少从一个设计良好的非随机类实验研究中获得的结果
Ⅲ	从多项质性研究中合成的证据
Ⅳ	从设计良好的非实验性观察性研究中获得的结果，如分析性或描述性研究和 / 或质性研究中获得的证据
Ⅴ	从专家意见或专业委员报告和 / 或临床经验中获得的证据

表 5-2　研究证据等级评定标准（2016 年 WOCN）[3]

证据等级	证据标准
Ⅰ级	随机对照试验证明至少有一项重要结局指标有统计学差异。1 级水平的 RCT 若样本量充足，也可包括那些差异无统计学意义的结局指标，排除研究组中 80% 把握度下具有 25% 差异的指标
Ⅱ级	不符合Ⅰ级标准的随机对照试验
Ⅲ级	选择某些系统方法进行的一项非随机同期对照试验。对照组可能为个体患者选择了适合的治疗方案（非常规护理或治疗方案）
Ⅳ级	一项前后对比研究，或使用历史对照或者其他研究中提取对照至少完成 10 例患者的病例系列研究
Ⅴ级	至少 10 例病例系列研究，无对照
Ⅵ级	少于 10 例的病例报告

表 5-3　用于评定指南推荐强度的证据等级（2016 年 WOCN）[3]

推荐证据强度	证据等级
A 级	两项以上至少有 10 例 PI 患者的 RCT（Ⅰ级或Ⅱ级证据），一项 RCT 的 Mata 分析或一项 RCT 的系统评价
B 级	一项以上至少有 10 例 PI 患者的 RCT（Ⅱ级证据），或者两项以上至少有 10 例 PI 患者的非随机对照试验（Ⅲ级证据）
C 级	不符合 B 级标准的其他研究，或两项以上至少 10 例 PI 的病例系列研究（Ⅳ级或Ⅴ级证据），或专家意见
专家共识	小组成员协商达成一致意见

表 5-4　推荐意见分类：潜在有益 / 有效或有害（2016 年 WOCN）[3]

推荐意见分类	推荐依据
Ⅰ类推荐	证据和 / 或专家意见一致认为治疗方案有益，或效益大于有害，则推荐应该去做
Ⅱ类推荐	证据有限和 / 或专家意见认为治疗方案收益可能大于有害，有理由去实施，推荐可以考虑去做
Ⅲ类推荐	证据和 / 或专家意见不一致，是否有益证据或意见存在冲突，或有风险 / 或副作用使得效益有限，可能有合理性，推荐在实践中选择使用
Ⅳ类推荐	证据和 / 或专家意见一致认为治疗方案无效，在某些病例中是有害的，风险 / 副作用大于益处，不被推荐，则不应该去做

表 5-5　研究证据等级评定标准（2014 年 EPUAP/NPUAP/PPPIA）[1]

证据等级	证据来源
1 级	证据来源于根据质量评价工具评定为高质量前瞻性队列研究的系统评价；或有明确结果和低度偏倚风险的 RCT，或采用 Cochanre 方法进行的干预性研究系统评价或 Meta 分析结果
2 级	证据来源于一项前瞻性队列研究；或有不确定结果和中度至高度偏倚风险的 RCT
3 级	证据来源于 RCT 单侧病例预后因素的分析，或采用同期对照的非随机对照研究
4 级	证据来源于病例系列或病例对照研究，或质量较差的预后队列研究，或回顾性队列研究；或采用历史对照的非随机对照研究
5 级	证据来源于机制研究或诊断性研究；或无对照的病例系列干预研究

表 5-6　用于评定指南推荐的证据强度（2014 年 EPUAP/NPUAP/PPPIA）[1]

证据强度	证据支持
A 级	推荐意见获得直接科学证据的支持，这些证据来源于设计恰当和在 PI 患者中实施对比研究的结果，并获得统计学分析的支持（从 1 级证据的研究中获得）
B 级	推荐意见获得直接科学证据的支持，这些证据来源于设计恰当和在 PI 患者中实施临床系列研究的结果，并获得统计学分析的支持（从 2、3、4、5 级证据的研究中获得）
C 级	推荐意见获得间接科学证据的支持（如以正常人为研究对象的研究、针对其他慢性伤口患者的研究、动物模型研究）和 / 或专家意见

表 5-7　指南推荐强度（2014 年 EPUAP/NPUAP/PPPIA）[1]

推荐强度	推荐内容	推荐强度	推荐内容
正向强推荐	明确要去做（受益大于风险）	反向强推荐	可能不建议去做（受益和风险不确定）
正向弱推荐	可能要去做（受益有可能大于风险）	反向弱推荐	明确建议不做（风险大于受益）
无特殊推荐	无特殊建议（受益和风险对等）		

表 5-8　研究证据等级评定标准（2019 年 EPUAP/NPIAP/PPPIA）[4]

证据等级	证据来源
A	证据来源于一项以上高质量的 1 级水平研究提供的直接证据，证据主体（主要结局指标）具有一致性
B1	中、低等质量的 1 级水平研究提供的直接证据，或者中、高质量的 2 级水平研究提供的直接证据，或大多数结果有一致性，不一致的结果能够被解释
B2	低质量的 2 级水平研究提供的直接证据，或 3、4 级水平研究提供的直接证据，或大多数结果有一致性，不一致的结果能够被解释
C	5 级水平研究提供的间接证据，如研究对象为正常人、其他慢性伤口患者或动物模型。证据主体存在不能被解释的不一致性，反映了围绕该主题证据的不确定性
GPS	良好实践建议：建议并不被上述所列证据主体所支持，但对临床实践有明显的意义

表 5-9　指南推荐强度（2019 年 EPUAP/NPIAP/PPPIA）[4]

推荐强度	推荐内容	推荐强度	推荐内容
正向强推荐	明确要去做（受益大于风险）	反向强推荐	可能不建议去做（受益和风险不确定）
正向弱推荐	可能要去做（受益有可能大于风险）	反向弱推荐	明确建议不做（风险大于受益）
无特殊推荐	无特殊建议（受益和风险对等）		

第二节　压力性损伤危险评估的证据汇总

危险评估是临床实践的核心内容和识别可疑压力性损伤个体的第一步，危险评估的目的是尽早识别处于压力性损伤危险状态的个体，给予针对性的预防措施。根据近5年相关指南和文献汇总，压力性损伤危险评估的证据归纳如下。

一、危险人群的证据汇总

确定危险因素及危险人群，并及时给予预防措施，以最大限度地减少压力性损伤的发生（证据强度C级，推荐强度正向弱推荐，2014年EPUAP/NPUAP/PPPIA指南）。

对于肤色较深者来说，局部皮肤温度升高、水肿或受检组织相对于周围组织硬度的改变（硬结/硬化）是早期压力性损伤的重要指标（证据强度B级，推荐强度正向弱推荐，2014年EPUAP/NPUAP/PPPIA指南）。

考虑使用医疗器具的儿童和成人存在压力性损伤的风险（证据强度B级，推荐强度正向强推荐，2014年EPUAP/NPUAP/PPPIA指南）。

二、危险评估时机的证据汇总

（一）入院后初次评估时机

1. 在患者入院8h内尽快完成结构化风险评估，包括评估患者的风险因素，以鉴别有压力性损伤风险的患者（证据强度C级，推荐强度正向强推荐，2014年EPUAP/NPUAP/PPPIA指南）。

2. 对于存在压力性损伤风险的患者，入院后8h内尽快进行全面的皮肤评估（或在诊所首诊时评估），全面的皮肤评估应作为每次风险评估的组成部分（证据强度C级，推荐强度正向弱推荐，2014年EPUAP/NPUAP/PPPIA指南）。

3. 当患者入院时实施一次危险评估、皮肤评估和营养评估，并制定定期复评时间表，定期复评和监测皮肤或伤口恶化的症状，当病情发生变化时随时复评（证据强度C级，I类推荐，2016年WOCN指南）。

4. 初诊时需要进行一次健康史、心理社会史和体格检查的全面评估，并使用一个有信效度的压力性损伤危险评估工具去评估压力性损伤的风险，病情变化时随时复评（证据等级Ⅴ级，2016年RNAO指南）。

5. 入院后尽快进行一次压力性损伤风险的快速评估，以识别处于危险状态的个体。对处于危险状态的个体在入院后和病情变化时进行一次全面的压力性损伤危险评估，根据评估结果指导临床预防（GPS，2019年EPUAP/NPIAP/PPPIA指南）。

（二）复评时机

1. 住院期间的定期评估：根据患者病情需要进行重复评估，定期检查和评估皮肤及其风险，如患者病情出现明显变化时需要再评估。根据临床机构要求和患者的危险程度决定复评的频度，当病情恶化时，增加皮肤评估频率，每次更换体位时简要评估皮肤，特别关注受压部位骨隆突处皮肤，并记录每次皮肤评估的结果。出院前必须完成出院前再评估（证据强度C级，推荐强度正向弱推荐，2014年EPUAP/NPUAP/PPPIA指南）。

2. 营养评估时机：应用一个有效工具，入院后72h内为所有处于营养不良危险状态和营养不良的患者进行一次综合性营养评估。病情变化或发生压力性损伤或愈合延迟时复评（证据等级Ⅴ级，2016年RNAO指南）。对每个有压疮风险的患者，或有压疮的患者在入院时、病情变化时和/或原有的压力性损伤不愈合时需要进行营养状态的筛查（证据强度C级，推荐强度正向弱推荐，2014年EPUAP/NPUAP/PPPIA指南）。患者新入院及发生病情变化时，进行营养评估；应将实验室检查作为营养评估的一部分（证据强度C级，Ⅰ类推荐，2016年WOCN指南）。

3. 器械下皮肤的定期评估：医疗器械下方和周围受压的皮肤每天至少检查2次，查看周围组织有无压力相关的损伤。对表现出局部/全身水肿的患者，在皮肤－器械接触区域进行更为频繁的皮肤评估（每天2次以上）（证据强度C级，推荐强度正向弱推荐，2014年EPUAP/NPUAP/PPPIA）。

定期监测医疗器械装置的松紧度，尽可能让患者自我评估舒适度（证据强度C级，推荐强度正向弱推荐，2019年EPUAP/NPIAP/PPPIA指南）。每日常规评估医疗器械下方和周围皮肤压力性损伤的表现（GPS，2019年EPUAP/NPIAP/PPPIA指南）。

三、危险评估内容的证据总结

（一）综合评估危险

1. 评估个体移动能力、活动能力、摩擦力和剪切力状况，考虑移动能力、活动能力受限的个体及存在摩擦力和剪切力风险者处于压力性损伤危险状态（证据强度A级，推荐强度正向强推荐，2019 年 EPUAP/NPIAP/PPPIA 指南）。

2. 如果存在 1 期压力性损伤的个体，则可能存在发生 2 期以上压力性损伤的危险状态（证据强度 A 级，推荐强度正向强推荐，2019 年 EPUAP/NPIAP/PPPIA 指南）。

3. 对卧床和／或坐轮椅者进行完整而全面的压力性损伤风险评估，以指导预防措施的执行（证据强度 C 级，推荐强度正向强推荐，2014 EPUAP/NPUAP/PPPIA 指南）。

4. 评估组织灌注及氧合、较差的营养状态、皮肤潮湿度增加对压力性损伤风险的影响；评估体温升高、年龄增长、感知觉、血液学指标、总体健康状况对压力性损伤风险的潜在影响（证据强度 C 级，推荐强度正向弱推荐，2014 年 EPUAP/NPUAP/PPPIA 指南）。

5. 评估压力性损伤的内源性和外源性危险因素。危险因素可被定义为增加压力性损伤发生机会的任何因素（证据强度 C 级，Ⅰ 类推荐，2016 年 WOCN 指南）。

6. 评估老年、感知觉受损对压力性损伤危险的潜在影响（证据强度 C 级，推荐强度正向弱推荐，2019 年 EPUAP/NPIAP/PPPIA 指南）。

（二）皮肤和组织评估

1. 当实施皮肤和组织评估时，评估下足跟和足部的血管／组织灌注状态，作为危险评估的一部分（证据强度 B1 级，推荐强度正向强推荐，2019 年 EPUAP/NPIAP/PPPIA 指南）。

2. 评估皮肤和软组织温度，特别是变色区域皮肤的温度（证据强度 B1 级，推荐强度正向弱推荐，2019 年 EPUAP/NPIAP/PPPIA 指南）。

3. 评估组织灌注、循环不足对压力性损伤危险的影响（证据强度 B1 级，推荐强度正向弱推荐，2019 年 EPUAP/NPIAP/PPPIA 指南）。

4. 考虑使用皮下湿度／水肿测量装置作为常规临床皮肤评估的辅助工具，评估压力性损伤的危险状态（证据强度 B2 级，推荐强度为无特殊推荐，2019 年 EPUAP/NPIAP/PPPIA 指南）。

5. 评估皮肤潮湿对压力性损伤危险的影响（证据强度 C 级，推荐强度正向弱推荐，2019 年 EPUAP/NPIAP/PPPIA 指南）。

6. 评估皮肤成熟度、组织灌注和氧合作用、医疗器械对新生儿和儿童压力性损伤的影响（证据强度 B1 级，推荐强度正向强推荐，2019 年 EPUAP/NPIAP/PPPIA 指南）。

7. 评估皮肤和组织氧合作用缺乏对压力性损伤危险的影响（证据强度 C 级，推荐强度正向弱推荐，2019 年 EPUAP/NPIAP/PPPIA 指南）。

8. 检查处于危险状态个体的皮肤，以识别是否存在发红（证据强度 A 级，推荐强度正向强推荐，2019 年 EPUAP/NPIAP/PPPIA 指南）。

9. 用指压或透明玻璃片法评估发红区域的皮肤，以识别压之褪色和不褪色的区别（证据强度 B1 级，推荐强度正向强推荐，2019 年 EPUAP/NPIAP/PPPIA 指南）。

10. 当评估深色皮肤时，考虑采用皮肤温度或皮下潮湿度作为重要的辅助评估策略（证据强度 B2 级，推荐强度无特殊推荐，2019 年 EPUAP/NPIAP/PPPIA 指南）。

11. 每次皮肤评估时要进行局部疼痛的评估（证据强度 C 级，推荐强度正向弱推荐，2014 年 EPUAP/NPUAP/PPPIA 指南）。

（三）营养筛查和评估

1. **营养筛查**：① 营养筛查的目的是找出那些由于自身特征而存在可能发生潜在营养风险的个体，进而对他们做全面营养学评估（证据强度 C 级，推荐强度正向弱推荐，2014 年 EPUAP/NPUAP/PPPIA 指南）。② 对压力性损伤风险患者进行营养风险筛查（证据强度 B1 级，推荐强度正向强推荐，2019 年 EPUAP/NPIAP/PPPIA 指南）。③ 为处于压力性损伤危险状态的新生儿和儿童实施适合年龄的营养筛查（GPS，2019 年 EPUAP/NPIAP/PPPIA 指南）。

2. **营养受损评估**：评估营养状态受损对压力性损伤危险的影响（证据强度 C 级，推荐强度正向弱推荐，2019 年 EPUAP/NPIAP/PPPIA 指南）。

3. **综合性营养评估**：对营养筛查发现的处于营养不良危险状态并有压力性损伤发生危险的成年人进行一次综合性营养评估（证据强度 B2 级，推荐强度正向强推荐，2019 年 EPUAP/NPIAP/PPPIA 指南）。

（四）评估影响因素

1. 评估糖尿病对压力性损伤危险的潜在影响（证据强度 A 级，推荐强度正向强推荐，2019 年 EPUAP/NPIAP/PPPIA 指南）。

2. 评估体温升高对压力性损伤危险的影响；评估手术时间、麻醉计分对手术相关性压力性损伤危险的影响（证据强度 B1 级，推荐强度正向弱推荐，2019 年 EPUAP/NPIAP/PPPIA 指南）。

3. 评估疾病严重程度和 ICU 居住时间对新生儿和儿童压力性损伤风险的影响（证据等级 B2 级，推荐强度正向弱推荐，2019 年 EPUAP/NPIAP/PPPIA 指南）。

4. 评估尿失禁并根据评估结果，实施个性化管理方案（证据强度 C 级，Ⅰ类推荐，2016 年 WOCN 指南）。

四、评估方法和 / 或评估工具的证据汇总

（一）结构化方法

1. 当实施压力性损伤危险评估时，采用结构化方法包括：① 使用一个结构化的方案；② 进行一次全面的皮肤检查（从头到脚）；③ 使用一个危险评估工具评估其他的危险因素；

④ 使用临床判断综合分析评估结果（GPS，2019 年 EPUAP/NPIAP/PPPIA 指南）。

2. 使用结构化方法来进行风险评估，这种评估因使用了临床判断而得以细化，且提供了相关风险因素的知识（证据强度 C 级，推荐强度正向强推荐，2014 年 EPUAP/NPUAP/PPPIA 指南）。

3. 使用结构化方法进行风险评估，要包括对活动／移动能力及皮肤状况的评估（证据强度 B 级，推荐强度正向强推荐，2014 年 EPUAP/NPUAP/PPPIA 指南）。

（二）风险评估工具

1. 使用一个有信效度的风险评估工具，结合其他危险因素（如血流灌注、氧合、体温、高龄）和临床判断综合分析压力性损伤风险（证据强度 C 级，Ⅰ类推荐，2016 年 WOCN 指南）。

2. 在初次评估和复评中使用一个有信效度的危险评估工具评估压力性损伤的风险（证据等级 V 级，2016 年 RNAO 指南）。

3. 应该选择有效而可靠并适用于该人群的风险评估工具。当使用风险评估工具时，认识到有其他的风险因素，不可仅依赖风险评估工具的结果，必须结合临床判断（证据强度 C 级，推荐强度正向弱推荐，2014 年 EPUAP/NPUAP/PPPIA 指南）。

（三）指压或玻片法评估

1. 使用指压法或透明玻片法评估皮肤是否存在压之不退色的发红（证据强度 B1 级，推荐强度正向强推荐，2019 年 EPUAP/NPIAP/PPPIA 指南）。

2. 使用指压法或透明玻片法来评估皮肤是否存在压之不退色的发红。指压法——将一根手指压在红斑区域共 3 秒，移开手指后，评估皮肤发红是否变白；透明玻片法——使用一个透明玻片，向红斑区域施以均匀压力，受压期间可见透明玻片下的皮肤变色，如压之不退色，可判断为 1 期压力性损伤（证据强度 C 级，推荐强度正向弱推荐，2014 年 EPUAP/NPUAP/PPPIA 指南）。

第三节 压力性损伤危险评估的循证分析

一、危险人群评估证据的循证分析

（一）评估识别危险人群

评估确定压力性损伤危险因素及其危险人群是预防的首要步骤，但由于压力性损伤是多因素综合作用的结果，因此，长期以来哪些危险因素在压力性损伤中发挥了什么样的作用、哪些人群是危险人群仍未探明。证据强度 C 级，表明此推荐意见仅获得间接科学证据的支持（如以正常人为研究对象的研究、针对其他慢性伤口患者的研究、动物模型研究）和 / 或专家意见（表 5-6）[1]，未来需要加强原始研究，获得直接证据，提高证据强度。

（二）评估发现早期警讯信号

最新研究认为受压部位皮肤温度升高为早期压力性损伤的警讯信号。机械通气患者45°角半卧位较 30°角半卧位的尾骶部温度明显升高，而且随着半卧位时间延长，温度有升高趋势。表明 45°角半卧位不利于压力性损伤的预防[5-6]。此证据对临床体位护理有指导意义。对于肤色深者或不容易识别局部皮肤发红者，建议采用非接触式红外线测温仪测量局部温度[5]。证据强度 B 级，表明此推荐意见获得直接科学证据的支持，这些证据来源于设计恰当和在压力性损伤患者中实施临床系列研究的结果，并获得统计学分析的支持（从2、3、4、5 级证据的研究中获得）（表 5-6）。推荐强度为正向弱推荐，表明此证据的受益可能大于风险（表 5-7）。根据证据的 FAME 属性［可行性（feasibility）、适宜性（appropriateness）、临床意义（meaningfulness）和有效性（effectiveness）］[7]结合临床应用环境综合分析建议：此证据可以在临床实践中执行，同时进行观察、完善。因缺乏随机对照研究证实，有条件者可以进一步开展应用对比研究，以提高证据等级和强度。

（三）评估器械相关性压力性损伤风险

根据器械相关性压力性损伤的定义，使用医疗器械的儿童和成人均存在发生医疗器械相关性压力性损伤的风险，需要密切关注和预防。证据强度 B 级，表明此推荐意见获得直接科学证据的支持，这些证据来源于设计恰当和在压力性损伤患者中实施临床系列研究的结果，并获得统计学分析的支持（从 2、3、4、5 级证据的研究中获得）（表 5-6）。

推荐强度为正向强推荐，表明此证据的受益大于风险（表 5-7）。根据证据的 FAME 属性[7]结合临床应用环境综合分析建议：此证据应该在临床实践中执行，同时进行观察、完善。因缺乏随机对照研究证实，有条件者可以进一步开展应用对比研究，以提高证据等级和强度。

二、危险评估时机证据的循证分析

根据历年相关指南分析，临床应用时需要注意把握评估时机的几个时间点：

（一）初次评估时机

2014 年 EPUAP/NPUAP/PPPIA 联合颁布的国际指南提出入院后 8 h 内尽快完成初次评估，包括结构化的风险评估和从头到脚的皮肤评估，目的是尽快识别处于压力性损伤危险状态的患者及其入院时的皮肤状况。证据强度 C 级，表明此推荐意见获得间接科学证据的支持（如以正常人为研究对象的研究、针对其他慢性伤口患者的研究、动物模型研究）和／或专家意见（表 5-6），推荐强度正向强推荐，表明此证据的受益大于风险（表 5-7）[1]。根据证据的 FAME 属性[7]结合临床应用环境综合分析建议：此证据应该在临床实践中执行。2016 年 RNAO 指南推荐，对处于营养不良危险的患者，应在入院后 72 h 内应用一个有效的评估工具进行首次营养状态评估，对已有营养不良的患者应在入院 72 h 内进行首次综合性营养评估。证据等级均为 V 级，表明证据来自专家意见或专业委员报告和／或临床经验中获得的证据（表 5-1）[2]，无推荐意见及强度。循证分析后建议该建议应该执行，但尚需进一步研究明确更合理、可靠的初诊评估时机。2019 年 EPUAP/NPIAP/PPPIA 更新指南则去除了"入院后 8 h 内"的具体时间，推荐为"在入院后尽快进行一次压力性损伤危险全面评估"，且为最佳实践建议（GPS），无证据等级，无推荐强度，但对临床实践有明显的意义[4]，表明随着新的研究发现，入院后 8 h 内的初诊评估时间限定并不被所列证据主体所支持，而"尽快"是一个模糊和灵活度更大的时间域，可能短于 8 h。这和国内要求入院 2 h 内完成初诊评估，以及临床观察发现如果不及早识别危险人群、不采取积极预防措施，2 h 内即可发生不可逆性压力性损伤的结果有相符之处。因此，入院后 8 h 内绝对不是一个安全期，缩短入院后初诊评估时间有三大益处：一是能够及早发现压力性损伤危险人群，及早采取预防对策；二是能够及早发现入院时已经发生压力性损伤的患者，及早判断伤情和采取治疗措施；三是能够避免因为时间限定引发的是否为院内获得性压力性损伤的争议。2016 年 RNAO 和 WOCN 更新的指南只是阐述入院或初诊时需要进行一次全面的危险评估，分析这两个指南的初次评估时机，推测是在入院或初诊当时就要完成首次评估，预计要短于 2 h，这也符合 2019 年 EPUAP/NPIAP/PPPIA 更新指南中"入院后尽快评估"的要求。WOCN

的证据强度 C 级，表明证据来自 B 级标准以下的其他研究，或 2 项以上至少 10 例 PI 的病例系列研究（Ⅳ级或Ⅴ级证据），或专家意见（表 5-3），推荐强度为Ⅰ类推荐，表明证据和 / 或专家意见一致认为治疗方案有益，或效益大于有害，推荐应该去做（表 5-4）[3]。RNAO 的证据强度Ⅴ级，表明证据来源于专家意见或专业委员报告，和 / 或临床经验，证据级别较低（表 5-1），无推荐强度[2]。

综上可知，随着对压力性损伤研究的深入，对初次评估时机的认识已经发生了变化。临床护理中需要不断更新知识和证据，充分循证，根据不同指南中对于初次评估的推荐意见证据等级和推荐强度，并结合国情和国内医疗护理环境，建议入院后 2 h 内完成初次评估，不违背 2019 年指南推荐的"入院后尽快评估"这个时间阈值。因缺乏直接研究证据支持或证据等级较低，故在执行中需要进一步观察、完善，以明确不同人群的适宜初诊评估时机，并提高证据等级和强度。

（二）复评时机

4 个指南推荐复评时机的建议基本一致，即在病情变化时或恶化时要随时复评。2016年 RNAO 指南特别提出当发生压力性损伤时需要应用一个有效的评估工具复评患者的营养状态，当愈合延迟时需要重复进行一次综合性营养评估。证据强度 3 个指南为 C 级，1 个指南为Ⅴ级证据（2016 年 RNAO）。推荐强度有所不同，2014 年 EPUAP/NPUAP/PPPIA 指南的建议为正向弱推荐，表明建议受益可能大于风险，2019 年 EPUAP/NPIAP/PPPIA 更新指南的建议为临床实践建议，表明无证据支持，但有临床实践意义。2016 年 WOCN 指南建议为Ⅰ类推荐，表明证据和 / 或专家意见一致认为治疗方案有益，或效益大于有害，推荐应该去做（表 5-4）[3]。2016 年 RNAO 指南无推荐强度[2]。综上分析，此证据等级偏低，推荐强度高低不一，在不同的群体中受益和风险也不同，目前尚无固定或一致的重复评估时间，可由医院单位根据证据和住院患者的具体情况修订复评间隔时间。建议在临床执行中观察、完善。特别需要观察在我国住院和非住院患者中与复评时机相关的受益与风险，以获得可靠的实践证据。

（三）住院期间的定期评估时机

除了复评时机的推荐建议，目前对于住院期间的定期复评无明确的推荐建议，研究认为，当评估值达危险临界值时，根据不同的危险程度决定每班次、每 24 h 至 48 h 或 72 h 再评估，手术、病情发生变化或病情加重时随时再评估。病情危重者每天、甚至每班都要进行评估，直至评估值在正常范围内。长期护理的患者第 1 次评估后，第一个 4 周内每周评估一次，之后每月评估一次[8]。2014 年 EPUAP/NPUAP/PPPIA 指南建议：对使用医疗器械者，医疗器械下方及受压周围皮肤评估检查至少每日 2 次；对表现出局部 / 全身水肿的患者，在皮肤与器械接触区域进行更为频繁的皮肤评估（每日2次以上）。证据强度均为C级，表明推荐意见获得间接科学证据的支持（如以正常人为研究对象的研究、针对其他慢性伤口患者的研究、动物模型研究）和/或专家意见（表5-6），推荐强度均为正向弱推荐，表明受益可能大于风险，可以去做（表5-7）[1]。但2016年美国WOCN和加拿大RNAO更新的指南中均未提及上述推荐意见。2019年EPUAP/NPIAP/PPPIA更新的指南提出了定期监测医疗器械装置松紧度，使患者感到舒适和常规评估医疗器械下方和周围皮肤压力性损伤表现的建议，未明确定期检查的频次和常规评估的频次，鉴于1项建议的证据强度为C级，表明证据来源于5级水平研究提供的间接证据，如研究对象为正常人、其他慢性伤口患者或动物模型。证据主体存在不能被解释的不一致性，反映了该主体周围的不确定性（表5-8）[4]，1项建议为良好实践建议（GPS），无证据强度，无推荐强度，只是对临床实践有意义（表5-8），因此，临床执行中可按照患者具体情况和护士工作时间安排，如白天一次，夜间一次。有局部或全身水肿者需增加检查频次，如每班检查一次。由于证据等级为C级，偏低，建议在实施中进一步观察研究，提高证据等级和强度。

（四）出院前再评估时机

仅2014年EPUAP/NPUAP/PPPIA指南提出必须在出院前完成出院前风险和皮肤的再次评估，其他指南均未提及。证据强度C级，表明推荐意见获得间接科学证据的支持（如以正常人为研究对象的研究或针对其他慢性伤口患者的研究、动物模型研究）和/或专家意见（表5-6），推荐强度正向弱推荐，表明此证据的受益可能大于风险（表5-7）[1]。可以去执行，但在执行中需要进一步观察、完善，特别是推荐建议中未明确出院前评估的具体时间，可应用中研究出院前评估的适宜时机，提高护理的有效性，同时提高证据等级和推荐强度。

三、危险评估内容证据的循证分析

（一）内源性和外源性因素综合评估

关于压力性损伤危险评估内容的循证建议，历年指南较为一致的意见是初次评估和病情变化时或恶化时需要全面评估压力性损伤的危险，包括内源性和外源性危险因素（2016年WOCN指南），证据强度C级表明证据来源于不符合B级标准的其他研究，或2项以上至少10例压力性损伤的病例系列研究（IV级或V级证据），或专家意见（表5-3），推荐强度为I类推荐，表明证据和/或专家意见一致认为治疗方案有益，或效益大于有害，建议应该去做（表5-4）[3]。但此建议没有说明具体有哪些危险因素，现有研究证实，有250多项因素与压力性损伤发生发展有关，如病情危重导致的血流动力学不稳定或生命体征不稳定、机械通气或疼痛限制活动、使用镇静剂或麻醉药物、营养不良或心肺功能不良、尿便失禁或伤口渗液浸渍皮肤等等[8-12]。但是，这些因素与压力性损伤发生新概念中的组织受压变形、灌注和回流障碍、缺血和再灌注损伤机制的关系尚未探明[8-9]，可能是导致目前全球压力性损伤风险预测工具预测效度不理想、风险过度预测的一个重要原因[13]。2014 年 EPUAP/NPUAP/PPPIA 联合指南[1] 和 2016 年 RNAO 更新指南都认为最重要的内源性因素是移动能力受损，最重要的外源性因素是剪切力[2]。2019 年 EPUAP/NPIAP/PPPIA 联合更新的指南提出了压力性损伤发生概念框架相关的几个主要危险因素，包括活动能力和移动能力受限、皮肤状态、组织灌注、循环和氧合作用、营养指标、潮湿度、体温、老年、感知觉受限、血液指标、全身和精神健康状态。特殊危险人群包括手术患者、危重症患者、新生儿和儿童[4]。2016 年 Cox 等[14] 报告了一项前瞻性预测研究，采用远红外线测温仪测量 67 例研究对象的皮肤温度，观察到 7 ～ 14 d 内有皮肤变色者，随访 14 d 时 45% 的变色皮肤恢复正常，32% 转变为组织坏死。观察初始变色皮肤中央温度较低者更容易在几天内演变为组织坏死，增加危险 18.8 倍（OR = 18.8，95%CI=1.04 ～ 342.44）。据此认为，远红外线测温能够识别深部组织损伤（证据等级 1 级）。关于测量皮下湿度 / 水肿方法的证据分析，有 3 项研究证明，该方法测量皮下组织水肿的灵敏度达到 83.89% ～ 100%，特异性 75.44% ～ 89.51%[15]。基于大量研究证据，专家讨论一致认为：移动和活动能力受限是压力性损伤发生的一种必然状况，危险评估量表中的移动能力、摩擦和剪切力、活动能力均是用于评估移动能力和活动能力受限的指标。卧床或坐轮椅者处于压力性损伤危险状态，特别是当移动能力受损和活动时可能存在摩擦与剪切力时，危险将增加。有关皮肤潮湿预测压力性损伤危险的 33 项研究中，54.5% 的研究报告皮肤潮湿明显增加压力性损伤危险，研究结果并不一致，且原始研究质量整体偏低，高质量的只有 2 项。2019 年更新指南中的证据等级为 C 级，偏低，推荐强度正向弱推荐，表明受益可能大于风险，建议临床可以去做。

2014 年 EPUAP/NPUAP/PPPIA 指南建议对卧床和 / 或坐轮椅者进行完整而全面的风险评估，包括评估组织灌注及氧合、较差的营养状态、皮肤潮湿度增加对压力性损伤风险的影响和评估体温升高、年龄增长、感知觉、血液学指标、总体健康状况对压力性损伤风险的潜在影响。这些建议的证据强度均为 C 级，表明推荐意见获得间接科学证据的支持（如以正常人为研究对象的研究、针对其他慢性伤口患者的研究、动物模型研究）和 / 或专家意见（表 4-6）。推荐强度 2 项为正向强推荐，表明受益大于风险，临床明确要去做；4 项为正向弱推荐，表明受益可能大于风险，临床可以去做（表 4-7）。但由于证据等级较低，在执行过程中需要分析、权衡、观察利弊和不良反应，特别是评估营养指标和血液学指标时需要考虑患者的理解接受程度和配合度，尽量采用无创客观性评估，少用主观性评估，对有创评估内容需要尊重患者的知情同意权，如评估组织灌注和氧合时 尽量采用无创的脉氧监测仪或经皮氧分压监测仪监测，尽量少用或不用抽取动脉血进行血气血氧分析的方法。即使医疗救治需要抽取动脉血监测，也要征得患者或家属同意。

2019 年 EPUAP/NPIAP/PPPIA 更新的指南中，对压力性损伤危险评估的内容有了更为详细的描述，而且证据强度和推荐强度较 2014 年的指南建议也有了大幅度提升。其中证据强度 A 级 3 项，表明证据来源于一项以上高质量的 1 级水平研究提供的直接证据，证据主体（主要结局指标）具有一致性；B1 级 4 项，表明证据来源于中、低等质量的 1 级水平研究提供的直接证据，或中、高质量的 2 级水平研究提供的直接证据，或大多数结果有一致性，不一致的结果能够被解释；B2 级 1 项，表明证据来源于低质量的 2 级水平研究提供的直接证据，或 3、4 级水平研究提供的直接证据，或大多数结果有一致性，不一致的结果能够被解释；C 级 4 项，表明证据来源于 5 级水平研究提供的间接证据，如研究对象为正常人、其他慢性伤口患者或动物模型。证据主体存在不能被解释的不一致性，反映了该主体周围的不确定性（表 5-8）。推荐强度 4 项为正向强推荐，表明受益大于风险，明确要去做；8 项为正向弱推荐，表明受益可能大于风险，可能要去做（表 5-9）[4]。这些证据等级和强度提升说明近年来全球相关研究的数质量都有增高，特别是研究质量的提升明显，并且还有进一步提升的空间，提示未来临床要重视高质量的压力性损伤预防和护理研究。根据证据的 FAME 属性[7]结合临床应用环境综合分析建议：对于证据强度 A 级和正向强推荐的建议，应该尽快全员培训临床护士掌握应用；对于 B 级和正向强推荐或弱推荐的建议，培训护士评判性选择应用；对于 C 级和正向弱推荐的建议，培训护士在评判性选择应用基础上，加强观察和研究，增加护理安全性和有效性，同时为提高证据等级和推荐强度提高原始研究证据。

（二）失禁作用

失禁增加压力性损伤发生风险的作用已经日渐明晰[8, 16]，国内 10 所三甲医院调研 12 343 例住院成人患者，失禁现患率 3.21%，失禁者并发压力性损伤发生率高达 28.57%，粪尿双失禁、粪失禁者较单纯尿失禁更容易发生压力性损伤[16]。因此，2016 年 WOCN 更新指南建议：要评估失禁并根据失禁类型、失禁特点等结果制定个案管理计划，证据强度 C 级，表明证据来源的原始研究质量偏低或专家意见，推荐强度为 I 类推荐，表明根据证据和专家讨论认为，效益大于有害，临床应该去做。

（三）营养作用

营养状态对压力性损伤发生发展的影响一直是一个备受关注的因素。2019 年联合更新的国际指南指出营养在压力性损伤的发生发展和预防、治疗中发挥了关键作用，建议要评估营养受损状态对压力性损伤危险的影响，在营养状态评估的证据总结中，提出了饮食摄入、上臂中点周径和皮肤褶皱厚度测量、体重、体重指数（BMI）、营养评估量表等评估内容和方法，但未明确如何评估营养受损或界定营养受损的标准，只提出了一个世界卫生组织的肥胖分级标准评估肥胖程度。肥胖也是一种营养受损状态：当体重指数（BMI）达到

30 ～ 34.9 kg/m² 时评判为 I 级肥胖。当体重指数（BMI）达到 35 ～ 39.9 kg/m² 时评判为 II 级肥胖，当体重指数（BMI）≥ 40 kg/m² 时评判为 III 级肥胖，认为肥胖也增加压力性损伤风险[4]。2014 年 EPUAP/NPUAP/PPPIA 联合指南认为应将营养筛查和营养评估作为危险评估的一部分，营养评估的重点应为能量摄入的评估、非意愿性体重变化及心理压力或神经心理问题所致效应。评估过程中还要评价患者独立进食的能力和体重状况，判定患者对热量、蛋白和液体的需求量及有无显著体重降低[1]。2016 年 WOCN 更新指南提出当患者新入院及发生病情变化时，应进行营养评估，并且应将实验室检查作为营养评估的一部分，但并未提出营养评估的具体内容与方法[3]。分析现有指南建议的营养评估证据强度均为 C 级，说明相关原始研究的质量偏低。推荐强度 2 项为正向弱推荐，1 项为 I 类推荐，说明受益可能大于风险，临床可以去做。但实践中应该进一步研究，提高原始研究质量，以提高证据等级、强度和推荐强度。

（四）老年因素

关于老年是否增加压力性损伤的发生风险，2014—2016 年的 3 个指南中均未明确提出，仅 2019 年 EPUAP/NPIAP/PPPIA 更新的指南中提出要将老年作为压力性损伤的一个危险因素，推荐要评估老年对压力性损伤危险的潜在影响，证据强度 C 级，表明证据来源的原始研究质量较低，且间接证据为多，如研究对象为正常人、其他慢性伤口患者或动物模型。原始研究结论具有不一致性，如 51 项相关研究中，19 项研究报告年龄增长增加了压力性损伤的危险因素，而 31 项研究认为年龄与压力性损伤危险不相关，1 项研究显示年龄与压力性损伤危险呈负相关。推荐强度正向弱推荐，表明执行此建议受益可能大于风险，临床可以去做。基于证据等级低，结论不一致，建议临床实践中进一步研究。据此分析，对于危险因素的作用和机制研究仍然是未来研究的热点和重点。

四、评估方法和／或评估工具证据的循证分析

（一）评估方法

2014 年 EPUAP/NPUAP/PPPIA 指南中提出 2 项结构化风险评估方法建议，包括对风险因素进行评估，证据强度 C 级，表明推荐意见获得间接科学证据的支持（如以正常人为研究对象的研究、针对其他慢性伤口患者的研究、动物模型研究）和／或专家意见。另一项建议是对活动／移动能力及皮肤状况的评估，证据强度 B 级，表明推荐意见获得直接科学证据的支持，这些证据来源于设计恰当并在 PI 患者中实施临床系列研究的结果，并获得统计学分析的支持（从 2、3、4、5 级证据的研究中获得）（表 5-6），2 项建议的推荐强度均为正向强推荐，表明受益大于风险，明确要去做（表 5-7）。2019 年 EPUAP/NPIAP/PPPIA 更新的指南首次将① 使用一个结构化的方案；② 进行一次全面的皮肤检查（从头到脚）；

③ 使用一个危险评估工具评估其他的危险因素；④ 使用临床判断综合分析评估结果这四部分整合为结构化评估方法，为临床护理评估提出了明确的操作方法，但因属于专家提出的实践建议，无证据等级、无推荐强度，提示临床在应用中需要进一步研究。如：结构化方案的具体内容有哪些？不同人群的适宜危险评估工具及其预测效度？如何提高临床判断的准确性？

（二）评估工具

目前经过信效度检测并用于评估压力性损伤危险的量表较多，如 Norton 量表、Waterlow 量表、Braden 量表等[17-21]，Norton 量表多用于老年人[20]，Waterlow 量表多用于手术患者[21]，Braden 量表作为内外科成年人均适用的普适性量表被推荐在全球广泛应用[17-19]。Tescher 等最近再次评价了 Braden 量表的信效度和预测能力，认为该量表有良好的效度和预测能力[18]。Park 等研究认为 Braden 量表是一个有信效度的预测工具，提高了压力性损伤预测性，有效降低了院内压力性损伤的发生率，但尚不能使院内压力性损伤发生率降为零[17]。美国 78 所医院从 2003 年开始在患者入院时采用 Braden 量表评估压力性损伤危险，根据评分结果实施预防措施，并做好文字记录，至 2010 年院内压力性损伤发生率由初始的 10.4% 降为 1.8%，接近"零发生"的目标[19]。我国 12 家综合医院调研结果表明，不同科系护士使用 Braden 量表存在不一致性：神经内科、老年科和 ICU 护士 Braden 量表评分的一致性程度高，准确性高；而康复科、口腔、眼科和耳鼻喉科护士一致性程度低，准确性低[22]。分析研究现状，说明三点：第一，Braden 量表是全球公认的有信效度的压力性损伤危险评估预测工具，临床护士应该熟练掌握应用；第二，准确识别压力性损伤分期是准确采取预防措施的基础；第三，我国临床护士应用情况不尽理想，目前和今后需要加强对临床护士使用 Braden 量表和准确识别压力性损伤分期的一致性和准确性的全员培训，提高评估压力性损伤危险和识别压力性损伤及给予循证预防护理的能力[8,18]。

对于选择危险评估工具的建议，2014 年 EPUAP/NPUAP/PPPIA、2016 年 RNAO 和 2016 年 WOCN 指南均提出在初次评估和复评中要使用有信效度（有效而可靠）的危险评估工具评估压力性损伤的风险，但均未明确推荐哪种评估工具，2014 年 EPUAP/NPUAP/PPPIA 提出"工具要适用于该人群，并且不可仅依赖风险评估工具的结果，必须结合临床判断"。3 个指南的推荐建议证据等级均偏低（C 级或 V 级证据或无证据强度支持），推荐强度 1 项为正向弱推荐，1 项为 I 类推荐，1 项无推荐强度。表明尚缺乏高质量研究证据支持。目前全球经过信效度检验的成人结构性危险评估量表有 Braden 量表、Norton 量表、Waterlow 量表，儿童结构性危险评估量表有 Braden-Q 量表和 Glamorgan 量表[8]。Braden 评估量表由美国的 Braden 和 Bergstrom 两位博士于 1987 年制定，经过 30 多年的不断完善，已被译成日语、汉语、荷兰语等多种语言，并在全球范围内使用。Braden 量表是目前世界上应用最广泛的压力性损伤危险预测量表，具有简便、易行、经济、无侵袭性、可操作性强的特点。经过临床研究和系统评价分析发现预测效度最好的是Braden量表[8, 17]。Braden评估表的评估内容包括感觉、潮湿、活动、移动、营养、摩擦力和剪切力六个部分，每项1～4分，总分为23分，得分越低，发生压力性损伤的危险性越高（表5-10）。Braden评估量表是应用于成人患者的普适性量表，其临界值点为16分，但应用于护理之家的老人时，其临界值点提升为18分。15～18分提示轻度危险，13～14分提示中度危险，10～12分提示高度危险，9分以下提示极度危险。低于12分，预示压力性损伤发生高度危险的预测灵敏度达90%～100%；13～14分中度危险的预测灵敏度为65%～90%；15～16分轻度危险的预测灵敏度为50%～60%[1, 8]。Norton量表是于1962年研究如何预防老年患者压力性损伤时研发的，并由Norton于1979年发表，是一个特别适用于评估老年患者的压力性损伤危险因素预测的工具。评估表评估5个方面的危险因素：身体状况、精神状况、活动能力、移动能力和失禁情况，每项分为4个等级，即1～4分，得分范围为5～20分，14分为临界值，得分越低，发生压力性损伤的危险性越高。得分12～14分表示中度危险，而12分以下则表示高度危险。但由于Norton评估表欠缺患者的营养评估，因此在临床使用时，必须另外增加患者的营养评估。Norton量表的灵敏度、特异度、阳性预测值、阴性预测指标分别为82.83%、78.20%、17.9%、98.8%（表5-11）[8]。Waterlow评估表由Judy Waterlow于1985年设计并于2005年修订，是目前英国地区使用最广泛的压力性损伤危险评估表。该评估表的内容包括一般情况如体形/体重/身高、皮肤状况、失禁情况、移动力、性别/年龄、食欲，特别危险部分如营养不良、感知、特殊用药、吸烟、外科创伤等。得分越高，表示发生压力性损伤的危险性越高。10～14分提示轻度危险，15～19分提示高度危险，大于19分提示极度危险（表5-12）[8]。此评估表评价内容较多，敏感度较高（82.4%），特别适用于ICU危重症患者及手术患者的压疮危险预测，但特异度较低，仅为27.4%，可能会将一部分无压力性损伤危险患者误判为有压力性损伤危险（即过度预测）患者而施以护理，造成部分护理资源浪费，因而其临床应用受到限制[17]。一项系统评价和Meta分析显示，Braden量表的灵敏度远高于Norton量表和Waterlow量表，说明Braden量表识别真正压力性损伤患者的能力优于后两者，这也是该量表在国内外作为普适量表被广泛应用的原因。但Braden量表的特异度不够理想，提示该量表有可能将部分无风险患者错认为有风险患者而使其接受不必要的干预，这种过度预测浪费了有限的医疗护理资源[17]。在ICU中的研究发现Braden量表总分具有预测性[18-19]，但评估危重患者时也存在过度预测、浪费医疗资源的问题；评分条目简单，不利于临床人员制订针对性预防策略[11]。研究认为，Norton量表更适用于老年患者[20]，Waterlow量表适用于手术相关压力性损伤的预测[21]，但未见高质量研究评价两种评估量表的结果。2019年系统评价报告的"大多数压力性损伤预测模型的构建基于临床经验而非循证，存在偏倚，且大多未进行内部和外部验证，导致模型稳定性和外推性较差"[13]。上述研究结果表明，目前尚无理想的危险评估工具，任何评估工具

表 5–10　Braden 预测 PI 危险评估量表

科室:　　　　姓名:　　　　年龄:　　　　性别:　　　　诊断: _____ 护理等级: _____

评价内容	评价计分标准				评估日期与结果
	1 分	2 分	3 分	4 分	
1. 感知觉: 对压力所致不舒适状况的反应能力	完全受限: 由于意识水平下降、用镇静药后或体表大部分痛觉能力受限而对疼痛刺激无反应	非常受限: 对疼痛有反应,但只能用呻吟、烦躁不安表示,不能用语言表达或痛觉能力受损 > 1/2 体表面积	轻微受限: 对指令性语言有反应,但不能总用语言表达或有 1～2 个肢体感受疼痛或不舒适的能力受损	无损害: 对指令性语言有反应,无感觉受损	
2. 潮湿度: 皮肤暴露于潮湿中的程度	持续潮湿: 每次移动或翻动病人时总是看到皮肤被分泌物尿液等浸湿	非常潮湿: 皮肤频繁受潮,床单至少每班更换一次	偶尔潮湿: 皮肤偶尔潮湿,要求额外更换床单约每日一次	罕见潮湿: 皮肤通常是干的,床单按常规时间更换	
3. 活动能力: 身体活动的程度	卧床: 被限制在床上	坐椅子: 步行活动严重受限或不能步行,不能耐受自身的体重和 / 或必须借助椅子或轮椅活动	偶尔步行: 白天偶尔步行但距离很短,需借助辅助设施行走。大部分时间卧床或坐椅子	经常步行: 室外步行每日至少 2 次,室内步行至少每 2 h 一次	
4. 移动能力: 改变和控制体位的能力	完全不能移动: 在无人帮助情况下,病人完全不能改变身体或四肢的位置	非常受限: 偶尔能轻微改变身体或四肢位置,但不能经常改变或独立改变体位	轻微受限: 可经常移动且独立轻微改变身体或四肢位置	不受限: 可独立进行主要的体位改变,且经常随意改变	
5. 营养摄入: 日常摄取食物的方式	非常差: ① 从未吃过完整一餐; ② 罕见每餐摄取 > 1/2 所供食物; ③ 每天蛋白质摄入仅限于两餐中的肉类或乳制品; ④ 摄取水分较少或未补充每日规定量以外的液体; ⑤ 禁食和 / 或清流质饮食或静脉输液 > 5 d	可能不足: ① 流质饮食或管饲饮食 / 全胃肠外营养; ② 仅吃 1/2 所供食物; ③ 蛋白质的摄入仅限于每日三餐中的肉类或者奶制品; ④ 偶尔补充每日规定量外的液体	充足: ① 大多数时间摄取 > 1/2 所供食物; ② 每日进食四餐含肉类或奶制品的食物; ③ 偶尔少吃一餐,但常常会加餐; ④ 鼻饲或 TPN 能满足大部分营养需求	良好: ① 每餐均能吃完; ② 从不少吃一餐; ③ 每日通常吃四餐或更多次含肉类和奶制品的食物; ④ 偶尔在两餐之间补充食物,无须额外补充营养	
6. 摩擦和剪切力	存在问题: ① 需要协助才能移动; ② 移动时皮肤与床单表面没有完全抬起会产生摩擦力; ③ 坐床上或椅子时经常出现向下滑动; ④ 肌肉痉挛、收缩或躁动不安时会产生持续存在的摩擦力	潜在问题: ① 很费力地移动,增加摩擦力; ② 移动身体期间,皮肤可能有某种程度的滑动; ③ 在床上或椅子中大部分时间能保持良好的体位,但偶尔有向下滑动	不存在问题: ① 在床上或椅子里能够独立移动; ② 移动期间有足够的肌力完全抬举身体及肢体; ③ 在床上和椅子里的所有时间内都能保持良好的体位	总分	
				压力性损伤发生危险	
				评估者签名	
				15～16 分低度危险 13～14 分中度危险 ≤ 12 分高度危险	

表 5-11 Norton 预测 PI 危险评估量表

科室： 姓名： 年龄： 性别： 诊断：_____ 护理等级：_____

评分内容		分值
身体状况：包括目前的身体状况和体格健康（考虑营养状况、肌肉丰满程度和皮肤状况）	良好：身体状况稳定，看起来很健康，营养状态很好	4 分
	尚好：身体状况大致稳定，看起来健康尚好	3 分
	虚弱：身体状况不稳定，看起来健康尚可	2 分
	非常差：身体状况很危险，急性病面容	1 分
精神状况：指意识状况和定向感	清醒的：对人、事、地点认知非常清楚，对周围事物敏感	4 分
	淡漠的：对人、事、地点认知只有 2～3 项清楚，反应迟钝、被动	3 分
	混淆的：对人、事、地点认知只有 1～2 项清楚，经常对答不切题	2 分
	木僵的：常常不能对答，嗜睡的	1 分
活动力：个体行动的程度	可走动的：能独立走动，包括使用手杖或扶车	4 分
	行走需协助：无人协助则无法走动	3 分
	依赖轮椅：由于病情或医嘱限制，仅能以轮椅代步	2 分
	卧床：因病情或医嘱限制留在床上	1 分
移动力：个体可以移动和控制四肢的能力	完全自主：可随心所欲地、独立地移动、控制四肢	4 分
	轻微受限：可移动、控制四肢，但需人稍微协助才能变换体位	3 分
	非常受限：在无人协助条件下无法变换体位，移动时能稍微主动用力，肢体轻瘫、挛缩	2 分
	完全受限：无能力移动，不能变换体位	1 分
失禁：个体控制大／小便的能力的程度	无失禁：指大小便（肠蠕动及膀胱收缩）完全自控（除了诊断性试验）或已留置尿管，无大便失禁	4 分
	偶尔失禁：24 h 内出现 1～2 次尿或大便失禁（与轻泻剂或灌肠无关），使用尿套，留置尿管，但大便尚可控制	3 分
	经常失禁：在过去 24 h 之内有 3～6 次小便失禁或腹泻	2 分
	完全失禁：无法控制大小便，24 h 之内有 7～10 次失禁发生	1 分
总分		评估者：
15～20 分表示低度危险，12～14 分表示中度危险，12 分以下则表示高度危险		

表 5-12　Waterlow 预测 PI 危险评估量表

科室：　　　　姓名：　　　　年龄：　　　　性别：　　　　诊断：_____　护理等级：_____

评估内容			日期和时间		
体形／体重／身高	正常（BMI = 18.5 ~ 22.9 kg/m²）　　0 分 超重（BMI = 23 ~ 24.9 kg/m²）　　1 分 肥胖（BMI > 25 kg/m²）　　　　　　2 分 消瘦（BMI < 18.5 kg/m²）　　　　　　3 分 [BMI = 体重 (kg) / 身高 ²(m²)]				
皮肤类型	健康 0 分；菲薄 1 分；干燥 1 分；水肿 1 分；潮湿／发热 1 分； 颜色异常（Ⅰ期压疮）2 分；裂开／红斑（Ⅱ~Ⅳ期压疮）3 分				
控便能力	完全控制／留置尿管 0 分；　　尿失禁 1 分； 大便失禁 2 分；　　大小便失禁 3 分				
活动情况	完全 0 分；烦躁不安 1 分；冷漠的 2 分；限制的 3 分； 限制于床上，如牵引治疗 4 分；限制于椅子如轮椅上 5 分				
性别和年龄	男 1 分；女 2 分；14 ~ 49 岁 1 分；50 ~ 64 岁 2 分； 65 ~ 74 岁 3 分；75 ~ 80 岁 4 分；> 81 岁 5 分				
营养不良评估工具	A. 患者近期有否体重减轻： 有 0 分，去 B； 无 0 分，去 C； 不清楚 2 分，去 C	B. 体重减轻： 0.5 ~ 5 kg　1 分 5 ~ 10 kg　2 分 10 ~ 15 kg　2 分； > 15 kg　　4 分； 不清楚　　2 分； C. 患者食欲不佳 无 0 分；有 1 分				
营养评估值	如 > 2，需转介做评估／处理				
特别危险	组织营养不良	恶液质 8 分；多个器官衰竭 8 分；吸烟 1 分 一个器官衰竭（心、肺肾）2 分； 外周血管病 5 分；贫血 (Hb < 8 g/dL) 2 分			
	脑神经系统不足	糖尿病／中风 4 ~ 6 分；截瘫 4 ~ 6 分； 运动／感觉神经 4 ~ 6 分			
	大手术／创伤	骨科／脊椎 5 分； 手术时间 > 2 h 5 分； 手术时间 > 6 h 8 分			
	药物治疗	细胞毒性药、长期／大量类固醇、消炎药 (最高) 4 分			
总分			评估者：		
10 ~ 14 分提示轻度危险，15 ~ 19 分提示高度危险，大于 19 分提示极度危险					

都有一定的局限性，这也是历年指南强调危险评估工具的结果要结合临床判断的原因。

经过信效度检验的儿童结构性风险评估工具有 Braden-Q 量表和 Glamorgan 量表。Braden-Q 量表是由已经在成人患儿中经过信效度检验的成人版 Braden 量表修订而来，已经在患儿中验证了预测效度，并在美国广泛使用。适用于 0 ～ 8 岁的患儿，量表包含 7 个维度以判别患儿的压力性损伤风险：移动能力、活动能力、感知觉、潮湿、摩擦力、营养状况、组织氧供及灌注（表 5-13）[8]。量表的敏感度为 83%，特异性为 58%，意味着能够识别出 83% 的真实有危险的患儿，但特异性较低，有可能把 42% 无危险的患儿评估为有危险（过度预测）。Glamorgan 量表是目前为止唯一一个已经公布的直接采用患儿数据并经过统计分析的量表。量表适用于 0 ～ 18 岁的儿童，但不包括早产儿，总共包含 11 个具有显着统计学意义的儿童压力性损伤风险因素（表 5-14）[8]。量表经检验，具有 98.4% 的敏感性和 67.4% 的特异性，最低分值为 15 分，其测评者信度非常好，除了"营养不良"一项外，其他所有风险因素的赋分，测评者间达到 100% 的一致程度。信效度检验的结果分析，Glamorgan 量表的预测效度优于 Braden-Q 量表，澳大利亚昆士兰的护士已有研究指出，Glamorgan 量表比 Braden-Q 量表使用更加方便，耗时也更短[8]。临床人员可根据所在医院儿童特点和临床需求选择使用适宜的危险评估量表。

分析皮肤发红检查方法或工具，2014 年 EPUAP/NPUAP/PPPIA 和 2019 年 EPUAP/NPIAP/PPPIA 指南均建议"使用指压法或透明玻片法来评估皮肤是否存在压之不褪色的发红"，2014 年证据强度 C 级，推荐强度为正向弱推荐，2019 年证据强度上升为 B1 级，推荐强度上升为正向强推荐，说明 5 年中全球有高质量等级的研究证据进一步支持此项推荐。3 项研究证明，指压法判断皮肤发红的灵敏度为 65.3% ～ 73.1%，特异性为 93.9% ～ 95.5%，阳性和阴性预测值分别为 75% 和 95.1%[4]。2 项研究证明，玻片法判断皮肤发红的灵敏度为 74.5%，特异性为 95.6%，阳性和阴性预测值分别为 79.5% 和 94.2%[4]。可见，两种方法判断皮肤发红的灵敏度和特异性接近，真实性（阳性和阴性预测值）效果也相仿。根据证据的 FAME 属性[7] 结合临床应用环境综合分析建议：此证据应该在临床实践中执行，实践中进一步开展应用对比研究，以进一步提高证据等级和强度。特别要注意检查那些处于压力性损伤危险状态的个体皮肤受压部位有无发红，此项建议证据强度 A 级，推荐强度正向强推荐，为最高等级的证据强度和推荐强度，说明有成分证据表明如此做到的重要性，建议临床务必做到，而且每次翻身或变换体位都要检查，班班交接，并有相应的评估、检查文字记录。美国医疗补充服务中心（CMS）已将这些评估、检查记录作为评定是否难免性压力性损伤以及支付患者治疗费用的依据[23-24]。我国的临床护理管理者和护理人员也要充分重视危险评估，皮肤检查记录的及时性、准确性和真实性，需要全员培训临床护士掌握使用指压法来评估皮肤是否存在压之不褪色的发红的方法，因为与玻片法比较，此方法更简单易行，不受环境、条件限制，不需要额外的工具，只需要操作者掌握方法技巧，适用于任何医疗护理环境。

表 5-13　Braden-Q 预测 PI 危险评估量表（儿童）

科室：　　　　　姓名：　　　　　年龄：　　　　　性别：　　　　　诊断：＿＿＿＿＿　护理等级：＿＿＿＿＿

评价内容	评价计分标准				评估日期与结果
	1 分	2 分	3 分	4 分	
1. 感知觉：对压力所致不舒适状况的反应能力	完全受限：由于意识水平下降、用镇静药后或体表大部分痛觉能力受限而对疼痛刺激无反应	非常受限：对疼痛有反应，只能用呻吟、烦躁不安表示，不能用语言表达不舒适或痛觉能力受损 > 1/2 体表面积	轻微受限：对指令性语言有反应，但不能总用语言表达或有 1~2 个肢体感觉疼痛或不舒适的能力受损	无损害：对指令性语言有反应，无感觉受损	
2. 潮湿度：皮肤暴露于潮湿中的程度	持续潮湿：每次移动或翻动病人时总是看到皮肤被分泌物、尿液等浸湿	非常潮湿：皮肤频繁受潮，床单至少每 8 h 更换一次	偶尔潮湿：皮肤偶尔潮湿，要求额外更换床单衣物 12 h 一次	罕见潮湿：皮肤通常是干的，床单衣物按常规频率更换	
3. 活动能力：身体活动的程度	卧床：被限制在床上	坐位：步行活动严重受限，不能耐受自身体重和 / 或必须依赖椅子或轮椅	偶尔步行：白天偶尔能进行短距离行走，在床上或椅子上移动时需要耗费大量体力	经常步行：活动时间内室外步行每日至少 2 次，室内步行至少每 2 h 一次	
4. 移动能力：改变和控制体位的能力	完全不能移动：在无人帮助情况下，病人完全不能改变身体或四肢的位置	非常受限：偶尔能轻微改变身体或四肢的位置，但不能独立改变体位	轻微受限：经常移动且独立轻微改变身体或四肢位置	不受限：可独立进行主要的体位改变，且经常随意改变	
5. 营养摄入：日常摄取食物的方式	非常差：① 从未吃过完整一餐；② 罕见每餐吃 > 1/2 所供食物；③ 每天蛋白质摄入仅限于两餐中的肉类或乳制品；④ 摄取水分较少或没有补充每日规定量以外的液体；⑤ 禁食和 / 或清流质饮食或静脉输液 > 5 d	可能不足：① 流质饮食或管饲饮食 / 全胃肠外营养；② 一般仅吃所供食物的 1/2；③ 蛋白质的摄入仅限于每日三餐中的肉类或者奶制品；④ 偶尔补充每日规定量外的液体	充足：① 大多数时间所吃食物 > 1/2 所供食物；② 每日进食四餐含肉类或奶制品的食物；③ 偶尔少吃一餐，但常常会加餐；④ 在鼻饲或 TPN 期间能满足大部分营养需求	良好：① 每餐均能吃完或基本吃完；② 从不少吃一餐；③ 每日通常吃四餐或更多次含肉类和奶制品的食物；④ 偶尔在两餐之间补充食物，无须额外补充营养	
6. 摩擦和剪切力	明显存在问题：身体处于痉挛状态、肢体挛缩，发痒或烦乱而导致经常性地颤抖或存在摩擦力	存在问题：在床上或座椅上时经常向下滑动，需要最大限度地协助变换位置以保持合适的体位	潜在问题：移动时，皮肤与床单、座椅之间可能存在滑动。大部分时间能在座椅或床上保持较好的位置但偶尔会滑动	无问题：病人能够完全独立地在床上或座椅上移动并有足够的肌力撑起身体重量。随时都能保持良好的位置	
7. 组织灌注和氧合	极度受损：低血压（平均动脉压 < 50 mmHg，新生儿 < 40 mmHg）或体力不能耐受体位变换	受损：血压正常；血氧饱和度 < 95% 或血红蛋白 < 10 mg/dL 或毛细血管再充盈时间 > 2 s 或血浆 pH 值 < 7.40	充足：血压正常；血氧饱和度 < 95% 或血红蛋白 < 10 mg/dL 或毛细血管再充盈时间 > 2 s；血浆 pH 值正常	非常好：血压正常；血氧饱和度 > 95% 血红蛋白值正常且毛细血管再充盈时间 < 2 s	
总分					
危险状态：					评估者：

表 5-14　Glamorgan 预测 PI 危险评估量表（儿童）

科室：　　　姓名：　　　年龄：　　　性别：　　　诊断：＿＿＿＿＿　护理等级：＿＿＿＿＿

评估内容		计分标准	日期和时间		
移动能力	移动时存在较大困难或会引致病情恶化	20			
	在没有协助条件下无法改变体位 / 控制身体的移动	15			
	轻微移动但低于该年龄段应有的移动能力	10			
	与年龄相符合的正常移动	0			
压力或摩擦力	设备 / 物体 / 坚硬的表面对皮肤造成压迫或与皮肤摩擦	15			
营养状况	存在明显的贫血 [Hb＜9 g/dL（90 g/L）]	1			
	低血清白蛋白 [＜3.5 g/dL（35 g/L）]	1			
	营养不良（无法经口进食 / 无法吸收 / 肠内喂饲和不经静脉输注营养液补充营养）	1			
	体重低于 10% 标准体重				
发热	持续性发热（超过四小时体温＞38 ℃（100 °F）	1			
组织灌注	外周循环灌注不良（肢端冰冷 / 毛细血管再充盈时间＞2 s/ 皮肤发冷，有瘀斑）	1			
失禁	失禁（与年龄不相符的）	1			
总分		67			
危险状态：＜10 分无危险；10～15 分有危险；15～20 分高危险；≥20 分非常高危			评估者：		

第四节　压力性损伤危险评估的循证护理规范

根据对指南中关于压力性损伤危险评估建议的循证分析，归纳护理规范如下。

一、压力性损伤风险评估规范

（一）建立初次评估和再次评估护理规范

所有患者入院 2 h 内或尽快完成初次风险评估，包括选择有效和可靠的危险评估工具评估危险程度，从头到脚全面检查皮肤，结合病情和营养状况评估（入院 72 h 内应用有效工具完成营养状态评估）及失禁评估综合分析判断是否存在危险及其危险程度。卧床或坐轮椅患者要重点检查受压部位皮肤的完整性、弹性和颜色以及有无疼痛，佩戴器械者需要移除器械检查器械下皮肤的完整性、弹性与颜色，以识别压力性损伤发生的危险因素、危险程度和是否在入院时已经发生压力性损伤。对已经发生压力性损伤患者，需要采用国际分期标准，评估判断严重程度分期、部位，并摄取照片，在入院 24 h 内上报专业小组或护理部。从现有指南建议结合风险评估工具的预测效度和临床使用便利性研究结果综合考量，建议成人选择 Braden 量表、儿童选择 Glamorgan 量表进行危险评估。特别要注意：慎用自主研制的评估量表或未得到公认的评估量表，因为这会带来很多未知的更大风险。

根据不同的危险程度决定不同的再评估频次：病情危重、量表评分结果为高度危险者建议每班复评一次；ICU 病情稳定、量表评估结果为中度危险者，卧床或坐轮椅患者采用量表评估结果为低度危险者，或全麻大手术后 72 h 内，建议每日复评一次；长期卧床或坐轮椅患者且病情稳定，可酌情 48 ～ 72 h 采用量表复评一次危险。对处于危险状态个体的皮肤，每日至少从头到脚全面检查一次，每班交接班时需要采用"指压法"检查识别患者受压部位皮肤是否存在发红。长期护理机构或康复机构中，病情稳定的卧床或坐轮椅患者每周复评一次危险[8]。

（二）培训临床护士熟练掌握评估方法

1. **培训护士熟练掌握危险评估量表的操作方法**：为提高量表评估的准确性和一致性，需要培训临床护士熟练掌握危险评估量表的操作方法，研究结果表明，将量表操作方法流程化有利于护士学习掌握。建议采用"一问二查三看四评五析"五步法进行评估计分："一问"为询问患者当前感受、过去4周和当前饮食摄入情况、排泄情况等，是否存在摄入不足、失禁情况；"二查"为检查全身皮肤、肢体活动和移动能力，是否使用了减压装置和预防性敷料；"三看"为查看床单、衣物和皮肤潮湿度、体位更换记录和维持体位的支撑物，有无身体下滑，是否存在摩擦力和剪切力情况；"四评"为根据量表评分标准逐项评分；"五析"为分析评分结果，判断压力性损伤的危险程度并告知患者、家属和经治医生。

2. 培训护士熟练掌握指压法检查皮肤的技巧：为便于记忆和正确操作，将指压法归纳为"一压二移三看"三步法："一压"为使用食指轻轻按压在红斑皮肤区域；"二移"为按压3 s后快速移开手指；"三看"为查看皮肤发红区域是否变色或变白，如果不变色或变白（仍然发红）可判定为1期压力性损伤。

3. 卧床或坐轮椅患者初次评估时除了完成从头到脚的全面皮肤评估外，重点检查受压部位皮肤的完整性、颜色（苍白、发红、发紫或瘀伤）、温度和弹性：评估皮肤温度可采用无创的便携式非接触式红外线测温仪，采用"五点测温法"距离每个测温点皮肤或骨隆突处皮肤5 cm处停顿3 min读取温度数值，取5点温度的平均值[25]。

4. 对使用医疗器械的患者：建议在不影响检测结果的前提下定期（每2 h）移除医疗器械或更换使用部位，每日检查医疗器械下方及受压周围皮肤颜色和完整性至少2次；对局部/全身水肿的患者，至少要每班次检查、评估皮肤与医疗器械接触区域的皮肤完整性和颜色变化，及早发现医疗器械相关性压力性损伤。

5. 压力性损伤危险评估流程图：为了便于临床及时、全面评估压力性损伤危险，建议采用流程图规范护理行为，如图5-1所示。

6. 及时记录评估、检查结果：按照指南建议，每次评估、检查的结果均要及时记录，但是无记录方式推荐，各医疗机构可以自主设定记录表，以下推荐的记录方式是东部战区总医院自主设计的趋势记录表，能够清晰、客观、动态反映患者的危险状态，也能间接反映预防效果（表5-15）。

说明：分值越低越危险。≤16分为处于压力性损伤发生危险状态，用颜色区分：13～16分处于中度和低度危险状态，采用黄色警告；10～12分为处于压力性损伤发生高度危险状态，采用橙色警告；≤9分为极度危险状态，采用红色警告。凡有压力性损伤发生危险者均须按照指南规定执行预防措施。

压力性损伤危险评估流程图

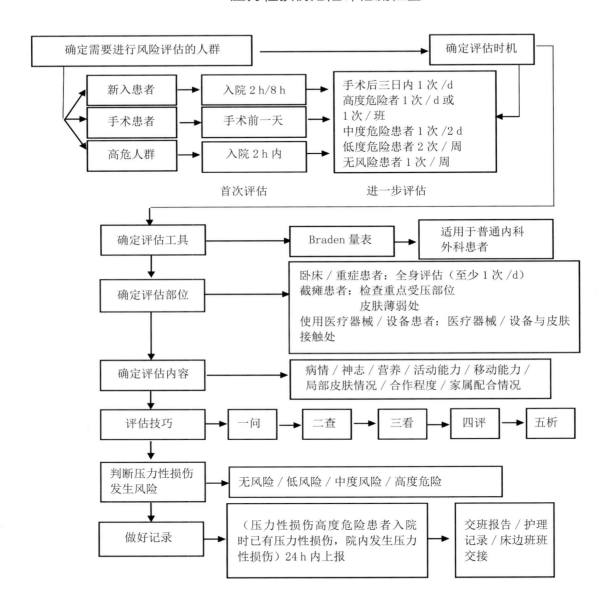

```
┌──────────────────────────┐                          ┌────────────┐
│  确定需要进行风险评估的人群  │───────────────────────→│ 确定评估时机 │
└──────────────────────────┘                          └────────────┘
```

新入患者 → 入院 2 h/8 h	手术后三日内 1 次 /d
手术患者 → 手术前一天	高度危险者 1 次 /d 或 1 次 / 班
高危人群 → 入院 2 h 内	中度危险患者 1 次 /2 d 低度危险患者 2 次 / 周 无风险患者 1 次 / 周

首次评估   进一步评估

确定评估工具	→ Braden 量表 →	适用于普通内科外科患者

确定评估部位
卧床 / 重症患者：全身评估（至少 1 次 /d）
截瘫患者：检查重点受压部位 皮肤薄弱处
使用医疗器械 / 设备患者：医疗器械 / 设备与皮肤接触处

确定评估内容
病情 / 神志 / 营养 / 活动能力 / 移动能力 / 局部皮肤情况 / 合作程度 / 家属配合情况

评估技巧 → 一问 → 二查 → 三看 → 四评 → 五析

判断压力性损伤发生风险 → 无风险 / 低风险 / 中度风险 / 高度危险

做好记录 → （压力性损伤高度危险患者入院时已有压力性损伤，院内发生压力性损伤）24 h 内上报 → 交班报告 / 护理记录 / 床边班班交接

图 5-1　压力性损伤危险评估流程

表 5-15　压力性损伤危险趋势记录表

姓名：李先生　年龄：78 岁　性别：男　　皮肤：完整、√1 期、2 期、3 期、4 期、DTI、难以分期

日期	1月1日入院	1月2日	1月3日	1月4日	1月5日	1月6日	1月7日	1月10日	1月12日	1月14日	1月16日	1月18日	1月21日	1月24日出院
23														
22														
21														
20														
19														
18														
17														
16												●	●	●
15														
14										●	●			
13						●	●	●	●					
12			●	●	●									
11														
10	●	●												
9														
8														
7														
6														
5														
4														
3														
2														
1														

[1] National Pressure Ulcer Advisory Panel, European Pressure Ulcer Advisory Panel, Pan Pacific Pressure Injury Alliance. Prevention and treatment of pressure ulcers:the clinical practice guideline[A]. Osborne Park:Cambridge Media, 2014.

[2] RNAO. Clinical best practice guidelines:assessment and management of pressure injuries for the interprofessional team[A/OL].3rd ed(2016-05-01)[2019-12-26]. https://rnao.ca/sites/rnao-ca/files/ bpg/ Assessment and Management of Pressure Injuries for the Interprofessional Team Edition3.pdf.

[3] Wound, Ostomy and Continence Nurses Society-Wound Guidelines Task Force. WOCN 2016 guideline for prevention and management of pressure injuries (ulcers)[J]. J Wound Ostomy Continence Nurs, 2017, 44(3): 241-246.

[4] European Pressure Ulcer Advisory Panel, National Pressure Injury Advisory Panel, Pan Pacific Pressure Injury Alliance.Prevention and treatment of pressure ulcers/injuries:clinical practice guideline[A]. EPUAP/NPIAP/PPPIA, 2019.

[5] 蒋琪霞, 刘娟, 刘玉秀. 两种角度的半卧位在预防机械通气患者误吸和压疮中的应用 [J]. 中华护理杂志, 2016, 51（8）: 1021-1027.

[6] 蒋琪霞, 刘娟, 刘玉秀. 半卧位不同角度对机械通气患者通气效果和并发症预防效果的临床观察 [J]. 医学研究生学报, 2016, 29(10): 1083-1088.

[7] 胡雁 郝玉芳. 循证护理学 [M]. 2 版. 北京：人民卫生出版社, 2018：3-20.

[8] 蒋琪霞. 压疮护理学 [M]. 北京：人民卫生出版社, 2015.

[9] Coleman S, Nixon J, Keen J, et al. A new pressure ulcer conceptual framework[J]. J Adv Nurs, 2014, 70(10):2222-2234.

[10] Alderden J, Rondinelli J, Pepper G, et al. Risk factors for pressure injuries among critical-care patients:a systematic review[J]. Int J Nurs Stud, 2017, 71(6):97-114.

[11] Rondinelli J, Zuniga S, Kipnis P, et al. Hospital-acquired pressure injury:risk-adjusted comparisons in an integrated healthcare delivery system[J]. Nurs Res, 2018, 67(1):16-25.

[12] Gray M, Giuliano K K. Incontinence-associated dermatitis, characteristics and relationship to pressure injury:a multisite epidemiologic analysis[J]. J Wound Ostomy Continence Nurs, 2018, 45(1):63-67.

[13] Shi C, Dumville J C, Cullum N.Evaluating the development and validation of empirically-derived prognostic models for pressure ulcer risk assessment:a systematic review[J]. Int J Nurs Stud, 2019, 89:88-103.

[14] Cox J, Kaes L, Martine M, et al.S prospedctive, observational study to assess the use of thermography to predict progression of discolored intact skin to necrosis among patients in skilled nursing facilities[J].Ostomy Wound Manage, 2016, 62(10):14-33.

[15] Walker J R, Marcellin-Little D J, Goulet R, et al.Detection of skin temeperature differences using palpation by manual physical therapists and lay individuals[J].J Man Manip Ther, 2018, 26(2):97-101.

[16] 朱文, 蒋琪霞, 郭艳侠, 等. 失禁相关性皮炎患病现况及预防现状的多中心研究 [J]. 医学研究生学报, 2016, 29（6）:633-638.

[17] Park S H, Lee H S. Assessing predictive validity of pressure ulcer risk scales:a systematic review and meta-analysis[J]. Iran J Public Health, 2016, 45(2):122-133.

[18] Tescher A N, Branda M E, Byrne T J, et al. All at-risk patients are not created equal:analysis of Braden pressure ulcer risk scores to identify specific risks[J]. J Wound Ostomy Continence Nurs, 2012, 39(3):282-291.

[19] Hyun S, Vermillion B, Newton C, et al. Predictive validity of the Braden Scale for patients in intensive care units[J]. Am J Crit Care, 2013, 22(6):514-520.

[20] Leshem-Rubinow E, Vaknin A, Sherman S, et al. Norton scale, hospitalization length, complications, and mortality in elderly patients admitted to internal medicine departments[J]. Gerontology, 2013, 59(6):507-513.

[21] Thorn C C, Smith M, Aziz O, et al. The Waterlow Score for risk assessment in surgical patients[J]. Ann R Coll Surg Engl, 2013, 95(1):52-56.

[22] Jiang Q X, Li X H, Qu X L, et al. The incidence, risk factors and characteristics of pressure ulcers in hospitalized patients in China[J]. Int J Clin Exp Pathol, 2014, 7(5):2587-2594.

[23] Ayello E A. CMS MDS 3.0 Section M skin conditions in long-term care:pressure ulcers, skin tears, and moisture-associated skin damage data update[J]. ADV SKIN WOUND CARE, 2017, 30(9):415-429.

[24] Baranoski S, Ayello E A. 伤口护理实践原则[M].3版. 蒋琪霞，主译. 北京，人民卫生出版社，2017.

[25] 蒋琪霞. 负压封闭伤口治疗理论与实践[M]. 北京：人民卫生出版社，2018.

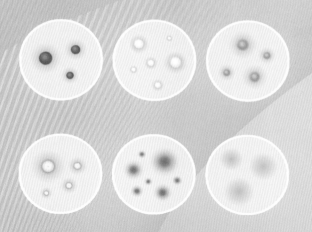

第六章　压力性损伤预防循证护理规范

压力性损伤一旦发生将大量消耗医疗资源，增加费用和死亡率，预防是最经济的手段，预防胜于治疗已成为全球共识，本章从压力性损伤预防的证据检索、体位护理、减压装置的选择与应用、预防性敷料选择与使用、营养评估与营养护理等方面分析指南关于预防措施的推荐建议，归纳证据，进行循证分析后，制定护理规范如下。

第一节　压力性损伤预防的证据检索

提出临床问题：1. 哪些措施能够有效预防压力性损伤？ 2. 如何进行预防？

检索策略：英文采用"pressure ulcer or bedsore or pressure injury and prevention"为查询内容，在NPUAP（National Pressure Ulcer Advisory Panel）、NPIAP（National Pressure Injury Advisory Panel）、EPUAP（European Pressure Ulcer Advisory Panel）、RNAO（Registered Nurses'Association of Ontrio）、WOCN（Wound, Ostomy and Continence Nurses Society）官网指南数据库，CINAHL，Cochrane 图书馆数据库中进行检索；中文采用"压疮或褥疮或压力性损伤和预防"为查询内容，在万方数据库、维普数据库和中文文献数据库中进行检索。检索文献类型为相关指南、随机对照试验、前瞻性临床试验、回顾性研究、Meta 分析和系统评价。内容为 2014 年 1 月至 2019 年 12 月发表的相关中英文文献。

文献提取：阅读获取文献的标题和摘要，筛选出与压力性损伤和搜索问题有关的文献，并且根据纳排标准进行选择。

检索结果：获得 5 年内质量较高的 4 个相关指南，包括 2014 欧洲压疮专家咨询组（European Pressure Ulcer Advisory Panel，EPUAP）、美国国家压疮专家咨询组（National Pressure Ulcer Advisory Panel，NPUAP）和泛太平洋地区压力性损伤工作联盟（Pan Pacific Pressure Injury Alliancelian，PPPIA）联合颁布的压力性损伤预防和处理国际指南[1]，2016 年加拿大注册护士协会（Registered Nurses'Association of Ontrio，RNAO）更新的压力性损伤预防和处理指南[2]，2016 年美国伤口造口失禁护理协会（Wound, Ostomy and Continence Nurses Society，WOCN）更新的压力性损伤预防和治疗指南[3]和 2019 年 EPUAP/NPIAP/PPPIA 联合颁布的最新压力性损伤预防和治疗国际指南[4]。

文献提取方法：通过反复阅读获取文献的标题、摘要，提取相关文献。筛选出与压力性损伤和搜索问题有关的文献，并且根据纳排标准进行选择，阅读原文，提取要点内容，评价质量。最后提取获得体位改变、减压装置选择与使用、营养评估和营养护理、预防性敷料选择与使用、预防性皮肤保护和护理五个方面的预防措施证据汇总及循证分析。

为了更好地理解不同指南推荐意见的证据强度和推荐强度，将不同指南采用的证据等级、强度和推荐强度标准归纳如下：

2016年加拿大注册护士协会RNAO更新指南的证据等级标准见表6-1[2]。2016年美国WOCN更新指南的证据等级标准见表6-2，证据推荐意见强度见表6-3，推荐意见分类见表6-4[3]。2014年EPUAP/NPUAP/PPPIA联合颁布的国际指南的证据等级见表6-5，证据强度见表6-6，推荐意见强度见表6-7[1]。2019年EPUAP/NPIAP/PPPIA联合更新的国际指南的证据等级见表6-8，推荐意见强度见表6-9[4]。

表6-1 研究证据等级评定标准（2016年RNAO）[2]

证据等级	证据来源
Ia	从RCT的Meta分析或RCT系统评价中获得的证据和/或从多项量性研究中合成的证据
Ib	至少从一个RCT中获得的结果
IIb	至少从一个设计良好的非随机对比研究中获得的结果
IIb	至少从一个设计良好的非随机类实验研究中获得的结果
III	从多项质性研究中合成的证据
IV	从设计良好的非实验性观察性研究中获得的结果，如分析性或描述性研究和/质性研究中获得的证据
V	从专家意见或专业委员报告和/或临床经验中获得的证据

表6-2 研究证据等级评定标准（2016年WOCN）[3]

证据等级	证据标准
I级	随机对照试验证明至少有一项重要结局指标有统计学差异。1级水平的RCT若样本量充足，也可包括那些差异无统计学意义的结局指标，排除研究组中80%把握度下具有25%差异的指标
II级	不符合I级标准的随机对照试验
III级	选择某些系统方法进行的一项非随机同期对照试验。对照组可能为个体患者选择了适合的治疗方案（非常规护理或治疗方案）
IV级	一项前后对比研究，或使用历史对照或者其他研究中提取对照至少完成10例患者的病例系列研究
V级	至少10例病例系列研究，无对照
VI级	少于10例的病例报告

表 6-3　用于评定指南推荐强度的证据等级（2016 年 WOCN）[3]

推荐证据强度	证据等级
A 级	两项以上至少有 10 例 PI 患者的 RCT（Ⅰ级或Ⅱ级证据），一项 RCT 的 Mata 分析或一项 RCT 的系统评价
B 级	一项以上至少有 10 例 PI 患者的 RCT（Ⅱ级证据），或者两项以上至少有 10 例 PI 患者的非随机对照试验（Ⅲ级证据）
C 级	不符合 B 级标准的其他研究，或两项以上至少 10 例 PI 的病例系列研究（Ⅳ级或Ⅴ级证据），或专家意见
专家共识	小组成员协商达成一致意见

表 6-4　推荐意见分类：潜在有益 / 有效或有害（2016 年 WOCN）[3]

推荐意见分类	推荐依据
Ⅰ类推荐	证据和 / 或专家意见一致认为治疗方案有益，或效益大于有害，则推荐应该去做
Ⅱ类推荐	证据有限和 / 或专家意见认为治疗方案收益可能大于有害，有理由去实施，推荐可以考虑去做
Ⅲ类推荐	证据和 / 或专家意见不一致，是否有益证据或意见存在冲突，或有风险 / 或副作用使得效益有限，可能有合理性，推荐在实践中选择使用
Ⅳ类推荐	证据和 / 或专家意见一致认为治疗方案无效，在某些病例中是有害的，风险 / 副作用大于益处，不被推荐，则不应该去做

表 6-5　研究证据等级评定标准（2014 年 EPUAP/NPUAP/PPPIA）[1]

证据等级	证据来源
1 级	证据来源于根据质量评价工具评定为高质量前瞻性队列研究的系统评价；或有明确结果和低度偏倚风险的 RCT，或采用 Cochanre 方法进行的干预性研究系统评价或 Meta 分析结果
2 级	证据来源于一项前瞻性队列研究；或有不确定结果和中度至高度偏倚风险的 RCT
3 级	证据来源于 RCT 单侧病例预后因素的分析，或采用同期对照的非随机对照研究
4 级	证据来源于病例系列或病例对照研究，或质量较差的预后队列研究，或回顾性队列研究；或采用历史对照的非随机对照研究
5 级	证据来源于机制研究或诊断性研究；或无对照的病例系列干预研究

表 6–6 用于评定指南推荐的证据强度（2014 年 EPUAP/NPUAP/PPPIA）[1]

证据强度	证据支持
A 级	推荐意见获得直接科学证据的支持，这些证据来源于设计恰当和在 PI 患者中实施对比研究的结果，并获得统计学分析的支持（从 1 级证据的研究中获得）
B 级	推荐意见获得直接科学证据的支持，这些证据来源于设计恰当和在 PI 患者中实施临床系列研究的结果，并获得统计学分析的支持（从 2、3、4、5 级证据的研究中获得）
C 级	推荐意见获得间接科学证据的支持（如以正常人为研究对象的研究、针对其他慢性伤口患者的研究、动物模型研究）和 / 或专家意见

表 6–7 指南推荐强度（2014 年 EPUAP/NPUAP/PPPIA）[1]

推荐强度	推荐内容
正向强推荐	明确要去做（受益大于风险）
正向弱推荐	可能要去做（受益有可能大于风险）
无特殊推荐	无特殊建议（受益和风险对等）
反向强推荐	可能不建议去做（受益和风险不确定）
反向弱推荐	明确建议不做（风险大于受益）

表 6–8 研究证据等级评定标准（2019 年 EPUAP/NPIAP/PPPIA）[4]

证据等级	证据来源
A	证据来源于一项以上高质量的 1 级水平研究提供的直接证据，证据主体（主要结局指标）具有一致性
B1	中、低等质量的 1 级水平研究提供的直接证据，或者中、高质量的 2 级水平研究提供的直接证据，或大多数结果有一致性，不一致的结果能够被解释
B2	低质量的 2 级水平研究提供的直接证据，或 3、4 级水平研究提供的直接证据，或大多数结果有一致性，不一致的结果能够被解释
C	5 级水平研究提供的间接证据，如研究对象为正常人、其他慢性伤口患者或动物模型。证据主体存在不能被解释的不一致性，反映了围绕该主题证据的不确定性
GPS	最佳实践建议：建议并不被上述所列证据主体所支持，但对临床实践有明显的意义

表 6–9 指南推荐强度（2019 年 EPUAP/NPIAP/PPPIA）[4]

推荐强度	推荐内容
正向强推荐	明确要去做（受益大于风险）
正向弱推荐	可能要去做（受益有可能大于风险）
无特殊推荐	无特殊建议（受益和风险对等）
反向强推荐	可能不建议去做（受益和风险不确定）
反向弱推荐	明确建议不做（风险大于受益）

第二节 体位改变的证据汇总和循证分析

一、相关概念

体位改变（reposition）：是指对于卧位或坐位个体定期实施的身体位置改变，其目的是缓解压力或使压力重新分布，以促进舒适[2,4]。

半卧位（semi-fowler position）：指个体采取床头抬高小于等于30°的一种仰卧体位（见图6-1）[2,4]。

后仰倾斜位（tilt-in-space）：一种改变身体方向的坐位（通常在轮椅中使用），是通过保持臀部、膝部和足部的角度而获得的上半身向后倾斜倚靠的坐姿（图6-2）。

移动能力（mobility）：指在平面上改变肢体位置的能力。

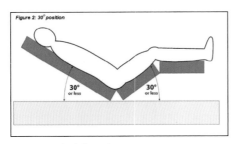

图6-1 半卧位示意图

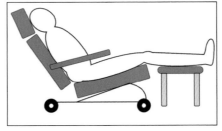

图6-2 后仰倾斜位示意图

二、证据汇总

（一）制定翻身或体位改变计划[1-4]

1. 为卧床及轮椅患者制定并落实定期体位改变计划（证据强度C级，推荐强度Ⅰ类推荐，2016年WOCN指南）。

2. 制定以患者为中心的体位改变计划，根据患者自身情况有规律地翻身（如每2 h或4 h）。当坐位时，每15 min变换一次体位（证据等级Ⅴ级，2016年RNAO指南）。

3. 制定翻身时间表，规定翻身的频率和持续时间（证据强度C级，推荐强度正向弱推荐，2014 年 EPUAP/NPUAP/PPPIA 指南）。

4. 无论正在使用的减压垫如何，均需要定期进行体位变换。根据减压垫的特征和患者的反应决定翻身频率。患者每次翻身或体位变换时检查皮肤有无其他损伤（证据强度 C 级，推荐强度正向强推荐，2014 年 EPUAP/NPUAP/PPPIA 指南）。

5. 根据患者的耐受程度和压力性损伤护理效果制定一个坐位计划。只要患者能耐受就可快速地加大肢体活动，如走动。走动计划有助于降低因长期卧床而发生的患者病情恶化问题（证据强度 C 级，推荐强度正向弱推荐，2014 年 EPUAP/NPUAP/PPPIA 指南）。

6. 制定、实施一个早期体位改变项目以提高活动能力和移动能力，尽可能快速耐受（证据强度 C 级，推荐强度正向弱推荐，2019 年 EPUAP/NPIAP/PPPIA 指南）。

7. 对所有处于压力性损伤危险状态的个体需要制定个体化的体位改变计划，除非有禁忌证（证据强度 B1 级，推荐强度正向强推荐，2019 年 EPUAP/NPIAP/PPPIA 指南）。

8. 实施体位改变提醒策略以促进体位改变计划的落实（证据强度 B1 级，推荐强度正向弱推荐，2019 年 EPUAP/NPIAP/PPPIA 指南）。

（二）体位改变时减少 / 消除压力、摩擦力 / 剪切力[1,3-4]

1. 采取措施减少压力性损伤发生风险：减少 / 消除压力、摩擦力、剪切力。保持床头抬高角度≤30°，或最低高度与患者身体相同，以防止剪切力损伤，并使用 30°侧卧位。（证据强度 C 级，推荐强度 I 类推荐，2016 年 WOCN 指南）

2. 通过体位变换来解除压力或使压力再分布。摆放体位时避免红斑区域的骨隆突处受压。进行人工辅助翻身装置，以降低摩擦力和剪切力。体位变换时，抬举而不要拖动患者，让皮肤免受压力和剪切力的作用（证据强度 C 级，推荐强度正向强推荐，2014 年 EPUAP/NPUAP/PPPIA 指南）。

3. 考虑使用丝质面料来降低患者移动过程中的剪切力与摩擦力（证据强度 B 级，推荐强度正向弱推荐，2014 年 EPUAP/NPUAP/PPPIA 指南）。

4. 为患者摆放体位，以维持其稳定性及全范围活动性。为患者选择一种可以接受的坐姿，尽可能减轻作用于皮肤和软组织的剪切力和压力。当患者坐在床旁椅或轮椅里时，确保双足得到合适的支撑，或直接放在地上、脚凳上，或踏板上（证据强度 C 级，推荐强度正向强推荐，2014 年 EPUAP/NPUAP/PPPIA 指南）。

5. 摆放患者体位时，尽量避免使红斑区域受压（证据强度 C 级，推荐强度正向强推荐，2014 年 EPUAP/NPUAP/PPPIA 指南）。

6. 为患者更换体位，以缩短身体易发生压力性损伤部位的受压时间，减轻受压程度，有助于患者舒适、清洁、有尊严，以及维持肢体功能位（证据强度 C 级，推荐强度正向弱推荐，2014 年 EPUAP/NPUAP/PPPIA 指南）。

7. 使用 30° 倾斜侧卧位（右侧、左侧交替进行），鼓励可自行摆放体位的患者采取 30° 至 40° 侧卧位。避免使压力加大的躺卧姿势，如 90° 侧卧位，或半坐卧位。若有必要在床上坐起，避免抬高床头或低头垂肩倚靠，这些姿势会对骶部和尾骨形成压力和剪切力（证据强度 C 级，推荐强度正向弱推荐，2014 年 EPUAP/NPUAP/PPPIA 指南）。

8. 当患者采取坐位时，坐骨承受着巨大压力。为避免剪切力和摩擦力，为患者选择一个合适的座高。若患者的脚无法直接放在地上，应调整踏板高度，通过将大腿放置在略低于水平位的位置，使骨盆前倾。使座位有足够的倾斜度，以防止患者从轮椅或椅子上向前滑落，调整踏板和扶手，以维持合适的姿势，使压力得到再分布（证据强度 C 级，推荐强度正向弱推荐，2014 年 EPUAP/NPUAP/PPPIA 指南）。

9. 使用手动处理技术和减轻剪切力和摩擦力的设备改变个体体位，以降低受压部位压力（证据强度 B2 级，推荐强度正向弱推荐，2019 年 EPUAP/NPIAP/PPPIA 指南）。

（三）坐轮椅或椅子时的体位 [1,3-4]

1. 当坐轮椅或椅子时，确保双足较好地支撑地面，或选择倾斜坐位伴腿部抬高（证据强度 B2 级，推荐强度正向弱推荐，2019 年 EPUAP/NPIAP/PPPIA 指南）。

2. 促使患者离床，坐适当的轮椅或椅子，限定坐位时间（证据强度 B1 级，推荐强度正向弱推荐，2019 年 EPUAP/NPIAP/PPPIA 指南）。

3. 为坐椅子或轮椅的个体选择倾斜坐位，以预防下滑产生摩擦力和剪切力（证据强度 B2 级，推荐强度正向弱推荐，2019 年 EPUAP/NPIAP/PPPIA 指南）。

4. 坐位患者要特别注意个体解剖位置、姿势成直线、体重分布和床脚支撑（证据强度 C 级，推荐强度 I 类推荐，2016 年 WOCN 指南）。

5. 减少患者持续坐在椅子上的时间，以缓解压力（证据强度 B 级，推荐强度正向强推荐，2014 年 EPUAP/NPUAP/PPPIA 指南）。

（四）足跟放置位置 [1,4]

1. 为足跟有发生压力性损伤危险的个体使用特殊悬浮装置或枕头 / 泡沫垫抬高足跟，用一种特殊方式使足跟完全减压或使压力重新分布（证据强度 B1 级，推荐强度正向强推荐，2019 年 EPUAP/NPIAP/PPPIA 指南）。

2. 确保足跟不和床面接触。最理想的做法是，足跟要避免所有压力——即所谓"漂浮的足跟"（证据强度 C 级，推荐强度正向强推荐，2014 年 EPUAP/NPUAP/PPPIA 指南）。

3. 避免压力过大，特别是跟腱下面的部位。定期去除足跟托起装置来评估皮肤的完整性（证据强度 C 级，推荐强度正向弱推荐，2014 年 EPUAP/NPUAP/PPPIA 指南）。

（五）床头抬高角度 [1,4]

1. 床头尽可能保持水平，床头抬高角度不超过 30°（如图 6-1）（证据强度 B1 级，无推荐意见，2019 年 EPUAP/NPIAP/PPPIA 指南）。

2. 使用 30° 斜侧卧位，而不要采用 90° 侧卧位（证据强度 C 级，推荐强度正向弱推荐，2019 年 EPUAP/NPIAP/PPPIA 指南）。

3. 对于卧床患者，将床头抬高角度限制于 30° 内，持续时间不超过 30 min，除非有医疗禁忌证（证据强度 C 级，推荐强度正向弱推荐，2014 年 EPUAP/NPUAP/PPPIA 指南）。

（六）俯卧位 [1,4]

1. 若患者能够耐受且其医疗状态允许可采用俯卧位（证据强度 C 级，推荐强度正向弱推荐，2014 年 EPUAP/NPUAP/PPPIA 指南）。

2. 每次翻身时，对俯卧位时可能有压疮力性损伤风险的其他身体区域（如胸部、膝部、足趾、阴茎、锁骨、髂棘、耻骨联合）进行评估（证据强度 C 级，推荐强度正向弱推荐，2014 年 EPUAP/NPUAP/PPPIA 指南）。

3. 俯卧位患者出现面部压力性损伤的风险会升高。每次翻身时，检查俯卧位患者有无面部压力性损伤迹象（证据强度 C 级，推荐强度正向弱推荐，2014 年 EPUAP/NPUAP/PPPIA 指南）。

4. 采用俯卧体位时，使用减压垫垫起面部和身体的各个受压点（证据强度 C 级，推荐强度正向弱推荐，2014 年 EPUAP/NPUAP/PPPIA 指南）。

5. 避免长时间俯卧位，除非病情需要（证据强度 B1 级，无推荐意见，2019 年 EPUAP/NPIAP/PPPIA 指南）。

（七）体位改变需要考虑的因素 [1,4]

1. 除非有禁忌证，否则应对所有有压力性损伤风险或有压力性损伤的患者进行体位变换（证据强度 A 级，推荐强度正向强推荐，2014 年 EPUAP/NPUAP/PPPIA 指南）。

2. 当决定是否将体位变换作为预防策略加以执行时，应考虑患者情况和正在使用中的减压装置（证据强度 C 级，推荐强度正向弱推荐，2014 年 EPUAP/NPUAP/PPPIA 指南）。

3. 决定体位变换的频率时，要考虑到正在使用的减压装置（证据强度 A 级，推荐强度正向弱推荐，2014 年 EPUAP/NPUAP/PPPIA 指南）。

4. 根据患者情况，包括组织耐受度、活动及移动能力、总体病情概况、总治疗目标、皮肤状况、舒适度决定体位变换的频率（证据强度 C 级，推荐强度正向弱推荐，2014 年 EPUAP/NPUAP/PPPIA 指南）。

5. 定期评估患者皮肤情况和总体舒适度。若体位变换策略未对患者产生效果，则考虑调整体位变换的频率和方法。若皮肤状态发生变化，需重新评估体位变换计划。若压力性损伤加重或无改善，则调整坐位时间安排，重新评估坐位表面和患者的姿势。教导患者正确进行"抬起减压法"或其他合适的减压方法（证据强度 C 级，推荐强度正向强推荐，2014 年 EPUAP/NPUAP/PPPIA 指南）。

6. 对于躺卧在减压垫上的患者，不断重新进行体位变换。所选择的体位垫和失禁垫、衣物和床垫均应与减压垫相匹配。要限制放置在床上的床单和软垫的数量（证据强度 C 级，推荐强度正向强推荐，2014 年 EPUAP/NPUAP/PPPIA 指南）。

7. 以积极降低所有骨隆突部位压力和最大程度使压力重新分布的方式为个体改变体位（GPS，2019 年 EPUAP/NPIAP/PPPIA 指南）。

8. 体位改变频度需要考虑以下因素：皮肤和组织耐受性、病情、治疗目标、舒适度和疼痛（GPS，2019 年 EPUAP/NPIAP/PPPIA 指南）。

9. 决定体位改变频度时，需要考虑患者独立改变体位的活动能力和移动能力（证据强度 B2 级，推荐强度正向强推荐，2019 年 EPUAP/NPIAP/PPPIA 指南）。

（八）特殊体位 [4]

1. 对 ICU 中病情不稳定的患者改变体位宜采用缓慢的逐步翻身，以获得稳定的血流动力学和氧合状态（GPS，2019 年 EPUAP/NPIAP/PPPIA 指南）。

2. 手术期间需要采取一种降低压力性损伤危险的体位，这种体位能够将压力再分布于体表大范围区域和减轻骨隆突部位受压（GPS，2019 年 EPUAP/NPIAP/PPPIA 指南）。

3. 对于 ICU 中病情太不稳定以至于不能够定时翻身的患者，可采用频繁小幅度转动体位的方式实施定时改变体位（证据强度 C 级，推荐强度正向弱推荐，2019 年 EPUAP/NPIAP/PPPIA 指南）。

（九）体位监测与记录 [1,4]

1. 考虑采用持续的床边压力图监测，以指导体位改变（证据强度 C 级，无推荐意见，2019 年 EPUAP/NPIAP/PPPIA 指南）。

2. 记录体位变换的方案，明确记录所采用的频度和体位，评估体位变换方案的结果（证据强度 C 级，推荐强度正向弱推荐，2014 年 EPUAP/NPUAP/PPPIA 指南）。

三、循证分析

体位改变也称体位护理，即定时改变适宜的体位，包括改变体位和移动患者，达到减压和促进舒适的目的。虽然压力性损伤是多因素综合作用的结果，但根据压力性损伤的定义分析，组织没有受压就不可能形成压力性损伤。研究已经证明，长时间卧位或坐位，使身体某一部分压力增高、压力不能重新分布（减压），就会导致软组织持续变形而发生组织损伤，即压力性损伤。因此，体位护理是预防压力性损伤的一项重要措施。

（一）翻身频度的循证分析

翻身频度的确定是临床执行中每天遇到的护理问题，到底什么样的间隔时间既有利于压力性损伤预防，又不会过度频繁地干扰患者休息？国外三项研究发现不同的翻身频度（如每 2 h、3 h、4 h 一次）压力性损伤发生率差异无统计学意义，两项研究发现，不同频度翻身的压力性损伤发生率有差异，分别为 1.12% 和 3.1%，证据存在冲突[4]。一项 1 级水平的研究报告，试验组（$n = 99$）采用左右 30°斜侧卧位每 3 h 变换一次，对照组（$n = 114$）采用左右 90°侧卧位每 6 h 变换一次，结果显示试验组压力性损伤发生率（3%）明显低于对照组（11%）（$P = 0.03$），因此，每 6 h 一次的体位改变频度不被推荐使用[4-6]。一项纳入 9 项 RCT 的 Meta 分析发现，8 项研究结果显示，卧床患者在使用有效减压床垫条件下翻身频度可延长至 4 h 翻身一次，并不增加压力性损伤的发生率。4 项使用充气床垫的研究结果表明，翻身频度可以延长至每 4 h 一次。1 项研究表明已发生 1 期压力性损伤的患者使用黏弹性泡沫床垫（凝胶弹性海绵床垫）可以采用 4 h 翻身一次的方法来治疗压力性损伤并预防新的压力性损伤发生。1 项研究结果显示使用充气床垫结合 4 h 翻身一次不增加压力性损伤发生率，且可以提高患者舒适度，减轻疼痛感。1 项研究显示 2 h 翻身一次比 4 h 翻身一次带来更多的器械相关性不良事件和更多的护理工作量。Meta 分析结果认为卧床患者使用减压床垫可 4 h 翻身一次，减少翻身带来的不舒适感且不增加压力性损伤发生率[7]。国内一项减压床垫结合不同翻身频度预防重症患者压力性损伤的多中心 RCT 报告，7 所医院共纳入 1 194 例患者，对照组（$n = 598$）采用动态充气床垫结合 2 h 翻身一次，试验组（$n = 596$）采用黏弹性海绵床垫（凝胶海绵床垫）结合 4 h 翻身一次，两组均连续干预 7 d，结果表明压力性损伤总发生率为 1.09%，试验组发生率（0.34%）明显低于对照组（1.84%）（$P = 0.012$）[8-9]，而且试验组患者自我评价舒适度高于对照组[9]。另一项单中心 RCT 报道，在一所三甲医院纳入神经内科 ICU、神经外科 ICU 和综合 ICU 共计 156 例重症患者，随机分为对照组和试验组各 78 例，对照组采用动态充气床垫结合 2 h 翻身一次，试验组采用黏弹性海绵床垫（凝胶海绵床垫）结合 4 h 翻身一次，两组均连续干预 7 d，结果发现，压力性损伤总发生率为 0.64%，试验组发生率为 0，对照组发生率为 1.28%，但差异无统计学意义（$P > 0.05$），且护士评价试验组操作便利性优于对照组[10]。两项 RCT 均认为，两种方案均能有效预防压力性损伤，使用黏弹性海绵床垫（凝胶海绵床垫）可以延长翻身时间至每 4 h 一次，在预防压力性损伤同时可增加患者舒适度，并减轻护士工作量[8-10]。鉴于试验组压力性损伤发生率更低，可考虑作为重症监护病房优选减压方案[8]。国内 RCT 结果再次验证了 Meta 分析结果，证实在使用一个有效的减压床垫基础上将翻身频度延长至 4 h 一次是一个可行的预防方案，也与国外 2014 年报告的一项同类研究结论有相似之处，该研究纳入机械通气患者 164 例，分为两组，2 h 翻身组和 4 h 翻身组，两组均在使用交替充气床垫基础上结合定时更换三种体位（左侧和右侧 30° 斜侧卧位，床头抬高 30° 的仰卧位），结果发现 2 h 翻身组和 4 h 翻身组的压力性损伤发生率分别为 10.3% 和 13.4%，差异无统计学意义（$P = 0.73$），研究认为使用减压床垫可以延长至 4 h 翻身一次[11-12]。由于国情、医疗环境和医疗体制、经济承受能力和价值观不同，执行时仍然要考虑个体差异性和资源的可获得性。

分析 2019 年更新的国际指南将体位改变的建议第一条"要为所有处于压力性损伤发生危险的个体实施个体化的体位改变计划，除非有禁忌证"与 2014 年指南同类建议"除非有禁忌证，否则对处于压力性损伤危险或有压力性损伤的所有患者需要进行体位改变"进行比较，有两点不同：

1. **考虑重点不同**：2019 年的指南建议突出了"个体化的体位改变计划"，强调实施循证护理要"以患者为中心"，而且要求护理人员在应用最佳证据时要关注个体差异和个体主观意愿，如此更符合循证护理的要义，即护理人员在计划其护理活动中，审慎地、明确地、明智地将科研结论（或证据）与其临床经验以及患者愿望相结合，获取证据，作为临床护理决策的依据[13]。因此，在执行 2019 年国际指南建议时既要考虑证据等级、推荐意见的强度和资源的可得性，也需要考虑患者的个体差异性和主观意愿。

2. **证据等级不同**：2014 年该建议的证据等级为 A 级，表明证据来源于设计恰当和在压力性损伤患者中实施对比研究的结果，并获得统计学分析的支持（从 1 级证据的研究中获得）[1]。而 2019 年指南推荐该建议的证据强度为 B1 级，表明证据来源于中、低等质量的 1 级水平研究提供的直接证据，或者中、高质量的 2 级水平研究提供的直接证据，或大多数结果有一致性，不一致的结果能够被解释[4]。据此分析，并非 2019 年推荐建议的证据强度降低了，而是 2019 年对证据等级的评价标准提高了，而且标准更加明确（后续章节类同）。与 2016 年 RNAO 指南建议"制定以患者为中心的体位改变计划，根据患者自身情况有规律翻身（如每 2 h 或 4 h）"比较，该建议也突出了"以患者为中心"的体位改变计划，与 2019 年指南有相同之处，不同的是 2016 年 RNAO 指南建议的证据等级为 V 级，等级偏低，表明证据来源于专家意见或专业委员会报告，和 / 或临床经验。与 2016 年 WOCN 指南建议"为卧床及轮椅患者制定定时翻身计划，并落实翻身计划"比较，此建议未突出"以患者为中心"和"个体化翻身计划"，也未明确多久翻身一次，执行时自由度较大，不容易明确标准。该建议证据强度 C 级，表明证据来源于不符合 B 级标准（一项以上至少有 10 例压力性损伤患者的 RCT，或者两项以上至少有 10 例压力性损伤患者的非随机对照试验）的其他研究，或两项以上至少 10 例压力性损伤的病例系列研究（Ⅳ级或Ⅴ级证据），或专家意见[3]。证据强度偏低。由此可知，2019 年指南推荐建议的证据强度标准更明确，B 级证据标准等于或高于 2014 年指南的 A 级证据标准。此项建议的推荐强度 2019 年和 2014 年均为正向强推荐，表明受益大于风险，明确要去做[1,4]，2016 年 WOCN 指南建议为 I 类推荐，表明证据和 / 或专家意见一致认为治疗方案有益，或效益大于有害，推荐应该去做[3]。在考虑体位改变频度时，2014 年国际指南建议"决定体位变换的频度时，要考虑到正在使用的减压装置"。证据强度 A 级，表明证据来源于设计恰当和在压力性损伤患者中实施对比研究的结果，并获得统计学分析的支持（从 1 级证据的研究中获得）（表 6-5，表 6-6）[1]。推荐强度为正向弱推荐，表明受益可能大于风险，可能要去做（表 6-7）[1]。2019 年更新的国际指南将建议修改为"决定体位改变频度时，需要考虑患者独立改变体位的活动能力和移动能力"。证据强度 B2 级，表明证据来源于低质量的 2 级水平研究提供的直接证据，或 3、4 级水平研究提供的直接证据，或大多数结果有一致性，不一致的结果能够被解释（表 6-8）[4]。推荐强度为正向强推荐，表明受益大于风险，明确应该去做（表 6-9）[4]。从证据来源和推荐强度分析，2019 年指南建议较 2014 年的指南建议更关注患者自身能力而非外环境中的设备，因此更符合大健康目标和更具有可操作性。根据证据的 FAME 属性[13]，认为临床应该按照 2019 年指南推荐的建议执行，并在实施中进一步研究个体化体位改变计划的频度、所采用的方法及技术和效果评价。

（二）体位护理方法与技术的循证分析

关于体位护理的方法或技术，除了强调"以患者为中心的个体化体位改变计划"中所包含的个体化护理方法和技术，如使用光滑或丝质床单降低移动患者时摩擦力和剪切力、使用适当的设备辅助举起患者以避免拖拉患者产生的摩擦力和剪切力、以及使用各种体位垫辅助固定某种体位或使用足跟套托起或漂浮足跟[1,4]等以外，历年指南还提出了一些原则性或策略性的建议，如 2019 年指南建议"使用手动技术和设备以减轻剪切力和摩擦力"，其证据强度 B2 级，表明证据来源于低质量的 2 级水平研究提供的直接证据，或 3、4 级水平研究提供的直接证据，或大多数结果有一致性，不一致的结果能够被解释（表 6-8）[4]。国外一项 2 级水平的研究报告，在一个创伤 ICU 中（$n = 59$），使用专用翻身床单与标准的人工翻身技术比较，前者能够降低摩擦力而使压力性损伤发生率（3.4%）明显低于后者（20%）。另一项 4 级水平的研究报告，采用手动设备改变体位能降低压力性损伤发生率大约 5% ～ 7%。但尚无证据证明资源的可得性和可接受度。此建议推荐强度为正向弱推荐，表明受益可能大于风险（表 6-9），建议在临床应用中进一步研究以提高证据强度和临床实用性及意义。2019 年有关体位护理技术其他的证据强度 B1、B2 级的推荐有：避免长时间俯卧位，除非病情需要；促使患者离床，坐适当的轮椅或椅子，限定时间；尽可能保持平卧，床头抬高角度不超过 30°；为足跟有发生压力性损伤危险的个体使用特殊悬浮装置或枕头 / 泡沫垫抬高足跟，用一种特殊方式使足跟完全减压或压力重新分布。证据强度均为 B1 级，表明证据来源于中、低等质量的 1 级水平研究提供的直接证据，或者中、高质量的 2 级水平研究提供的直接证据，或大多数结果有一致性，不一致的结果能够被解释（表 6-8）[4]。证据强度 B2 级的推荐有：为坐椅子或轮椅的个体选择倾斜坐位，以预防下滑；当坐轮椅或椅子时，确保双足较好地支撑地面，或选择倾斜坐位伴腿部抬高（图 6-2）。表明证据来源于低质量的 2 级水平研究提供的直接证据，或 3、4 级水平研究提供的直接证据，或大多数结果有一致性，不一致的结果能够被解释。一项对坐轮椅患者的坐姿实验研究发现[14]，正确的坐姿尾骶部压力图监测显示部分区域为淡蓝和深蓝色（压强 7.5～37.5 mmHg），部分为草绿色区域（压强 45～52.5 mmHg），部分为黄色区域（压强 60～67.5 mmHg），小部分为红色区域（压强 ≥ 90 mmHg），而不正确坐姿的压力图监测则显示大面积的高压红色区域和黄色区域。证据强度 C 级的推荐有：对于 ICU 病情太不稳定以至于不能够定时翻身的患者，可采用频繁小幅度转动体位的方式实施定时改变体位；实施一个早期移动项目以提高活动能力和移动能力，使患者能够尽快耐受；使用 30°斜侧卧位（如图 6-3），而不要采用 90°侧卧位，因为研究发现 90°侧卧位容易在股骨大转子区域形成高压区，不利于预防。表明证据来源于 5 级水平研究提供的间接证据，如研究对象为正常人、其他慢性伤口患者或动物模型。证据主体存在不能被解释的不一致性，反映了围绕该主题证据的不确定性（表 6-8）[4]。上述推荐意见大多为正向弱推荐，表明受益可能大于风险，可以去做（表 6-9）[4]。但鉴于原始研究质量偏低，证据强度有待于提高，结合证据的 FAME 属性[13]综合分析，建议临床执行时需要根据个体差异性和资源可获得性及实施环境制定可行性方案，并观察评价效果。特别是对不同指南有冲突的推荐意见，建议临床在确保患者安全和知情同意前提下开展对比研究，获得证据。例如历年压力性损伤指南推荐所有患者（包括机械通气患者）半卧位角度 ≤ 30°、持续时间 ≤ 30 min，除非有禁忌证。而呼吸机相关肺炎预防指南则推荐机械通气患者需要持续采取 45°角半卧位。临床如何执行？国内一项对比研究纳入 46 例机械通气患者，随机分为试验组和对照组，两组在使用凝胶海绵床垫减压基础上，试验组采取 30°半卧位与左右 30°斜侧卧位每 2 h 交替更换一次，对照组采取 45°半卧位和左右 30°斜侧卧位每 2 h 交替更换一次，连续干预 7 d 后发现，两组压力性损伤发生率均较低，且差异无统计学意义。监测两种体位 2 h 期间的脉氧饱和度、通气效果参数和误吸发生率，两组差异无统计学意义，监测两种体位 2 h 期间尾骶部温度发现，30 min 后两组皮肤温度均有升高，以 45°半卧位组升高更为明显，分析原因为患者 30 min 后均出现身体下滑现象，以 45°半卧位组更为明显，下滑会增加摩擦力和剪切力，从而引起局部皮肤温度升高，是压力性损伤的早期警讯信号。因此，研究认为，在使用有效减压床垫基础上，两种半卧位角度的压力性损伤和误吸发生率接近，但 45°半卧位容易下滑，不利于压力性损伤的预防[15-16]。建议临床执行指南建议时需要权衡这些证据，考虑患者的主观意愿、舒适度及可接受度。

（三）压力图监测的循证分析

使用电子压力毯给重症患者持续进行身体各部位的压力图监测（pressure mapping），用于指导翻身或体位改变作为一项新技术近年受到关注。有一项 1 级水平的 RCT（$n = 190$）评价了压力图监测在预测和预防压力性损伤中的作用，对 190 例患者随机分为两组，两组从入院至出院均接受了标准预防措施，试验组采用压力图持续监测，最多监测 14 d，对照组采用人工观察 14 d，结果两组压力性损伤发生率差异（发生率相差 1.13%）无统计学意义，但试验组体位改变落实率更好[4]。另一项在 ICU 进行的 2 级水平的对比研究（$n = 422$）报道，试验组采用减压垫结合压力图持续监测，

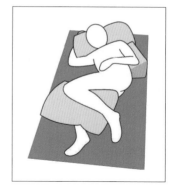

图 6-3　30° 斜侧卧位示意图

对照组仅采用每 2 h 翻身一次的标准预防，结果显示试验组压力性损伤发生率为 0.9%，对照组发生率为 4.8%（$P = 0.002$）[4]。一项 3 级水平的队列研究报道，持续压力图监测组（$n = 307$）压力性损伤发生率为 0.3%，历史对照组（$n = 320$）发生率为 4.8%，差异明显（$P = 0.001$）[4]。研究一致认为，持续压力图监测促进了体位改变措施的落实，从而有利于压力性损伤的预防。电子压力毯技术主要通过测压毯中大量的压敏晶片（压力感受器）接收不同体位体表各部位的压力，传输到电脑，通过软件分析，用颜色描绘出个体不同体位的压力图（图 6-4）。红色区域表示压强非常大，通常 ≥ 12 kPa(90 mmHg)，需要引起临床高度重视。橙色区域表示的压强为 10 ～ 11 kPa(75 ～ 82.5 mmHg)，黄色区域表示的压强为 8 ～ 9 kPa（60 ～ 67.5 mmHg），绿色区域表示的压强为 6 ～ 7 kPa（45 ～ 52.5 mmHg），淡蓝色区域表示的压强为 4 ～ 5 kPa(30 ～ 37.5 mmHg)，深蓝色区域表示的压强最小，也是最理想状态的压强，通常为 1 ～ 3 kPa(7.5 ～ 22.5 mmHg)[14]。如果以毛细血管关闭压（16 ～ 32 mmHg）为临界点进行预警，当压强图显示淡蓝色和深蓝色，表示压强在正常范围，可维持现有体位。当压力图显示黄色和橙色时，表示压强已经超过毛细血管关闭压，需要 2 h 内持续改变体位，否则极易造成不可逆性组织损害。当压力图显示红色时，表示压强极大，或表示减压效果不佳，需要立即改变受压体位。据此，2019 年国际指南首次提出了"考虑采用持续的床边压力图监测，以指导体位改变"。证据强度 C 级，表明证据来源于 5 级水平研究提供的间接证据，如研究对象为正常人、其他慢性伤口患者或动物模型。证据主体存在不能被解释的不一致性，反映了围绕该主题的证据存在不确定性（表 6-8）[4]。无推荐意见，表明受益和风险可能对等（表 6-9）[4]。分析资源的可获得性，电子压力毯目前主要靠进口（日本、加拿大和美国产），价格昂贵，每条 10 万～ 30 万元，国外也未在临床推广应用，仅用于实验研究中极少部分特殊患者的临床检测。国内短期内无法获得资源在临床推广应用，

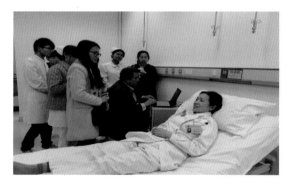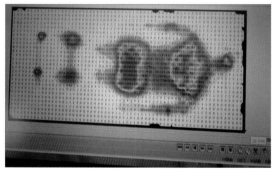

图6-4　半卧位时压力图监测结果

根据证据的 FAME 属性[13]，此建议临床可暂缓执行，在资源可获得的情况下可酌情用于极高危的特殊患者，使用中应密切观察压力电子毯监测的利弊。

（四）体位护理监测与管理的循证分析

如何落实体位护理计划是临床每日面临的护理问题，也是管理问题。2019 年指南首次提出了对体位护理的监测与管理建议："实施体位改变提醒策略以促进体位改变计划的落实"。证据强度 B1 级，表明证据来源于中、低等质量的 1 级水平研究提供的直接证据，或者中、高质量的 2 级水平研究提供的直接证据，或大多数结果有一致性，不一致的结果能够被解释（表 6-8）[4]。一项 1 级水平的研究报道，在 10 个长期护理机构中纳入 1 928 例研究对象，设计一个每 2 h 翻身一次的提醒系统去鼓励个体每 2 h 改变体位一次，同时也提高了健康保健人员执行体位护理计划的依从性。另一项 1 级水平 RCT 报道，2 个 ICU 共纳入 1 312 例处于压力性损伤高度危险状态的患者作为研究对象，干预组给予佩戴电子探头以促进体位改变计划的落实，具体方法：在患者胸部放置一个电子探头，能够实时、动态传输个体的体位数据，分析频次和强度，对照组接受常规护理。结果发现，干预组翻身的依从性（67%）明显高于对照组（54%）（$P < 0.001$），压力性损伤发生率（0.7%）明显低于对照组（2.3%）（$P = 0.031$）。两项 2 级水平的研究报道，采用放在患者床边的视觉翻身钟和彩色便条作为提醒定时翻身的警示手段，提高了患者和医务人员执行体位改变计划的依从性和落实率。一项 5 级水平的研究报道，采用护士站的定时闹钟提醒护士每 2 h 为患者翻身一次，提高了体位改变计划的落实率，降低了压力性损伤的发生率。临床到底采用哪种提醒策略较好？指南中未做明确推荐，推荐强度正向弱推荐，表明受益可能大于风险（表 6-9）[4]。建议临床在执行中进一步研究探讨适合国情、便于护士和患者接受、有良好成本效益的方式，重要的是提高护士和患者及其照顾者定时翻身或改变体位的落实率。目前能够推广应用的是护士站闹钟或床边提醒牌，未来需要研发的是智能化体位管理提醒系统，

如与压力图监测一体化的智能化翻身提醒系统，当压力图显示红色高压区出现时，智能化提醒系统能够自动发出翻身报警提醒，督促护士、患者或照顾者及时翻身和改变体位。

特别提醒：摆放体位时，尽量避免使红斑区域受压。这是 2014 年国际指南推荐，证据强度虽然是 C 级，偏低，但推荐强度为正向强推荐，请临床务必执行。在实践环境中存在这样的现象：为卧床或坐轮椅者定时翻身或改变体位时，可能会注意避免皮肤破损区域再次受压，但未关注皮肤完整的红斑区同样也不能再次受压，因为已有研究证明指压不变白红斑是压力性损伤的早期表现。若摆放体位时直接将已有指压不变白红斑（Ⅰ期压力性损伤）作为着力点，压力和 / 或剪切力将继续进一步阻塞皮肤血供，使损伤进一步恶化，并导致更为严重的压力性损伤，所以请临床护士务必注意！对患者及其照顾者要进行教育和指导。要建立记录体位变换的方案，明确记录所采用的频次和体位，评估体位变换方案的结果。

第三节 减压装置选择使用的证据汇总和循证分析

一、相关概念

支持面 / 减压垫（support surface）：一种设计用于压力再分布，旨在处理组织受压、微环境和 / 或发挥其他治疗性作用的特殊装置，包括但不限于床垫、整体床系统、床垫替代物或坐垫和坐垫覆盖物[2,4]。

特殊减压垫 / 支持面（specialty support surface）：指那些有额外技术特征设计以进一步再分布压力、降低剪切力和影响皮肤微环境的减压垫 / 支持面（如交替充气或低气流散失）[2,4]。

反应性支持面 / 减压垫（reactive support surface）：一种电动或非电动支持面 / 减压垫，仅仅在身体组织受压时才具有改变压力分布特性的能力[2,4]（图 6-5）。

作用性支持面 / 减压垫（active support surface）：一种电动减压垫，无论身体有无受压，均有改变压力分布特性的能力[2,4]（图 6-6）。

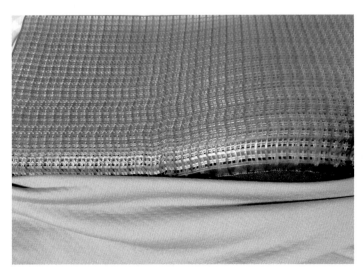 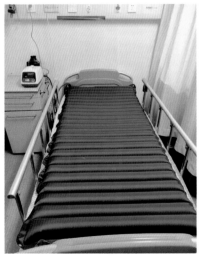

图 6-5 非电动（静态）反应性凝胶减压垫　　　　图 6-6 电动充气床垫

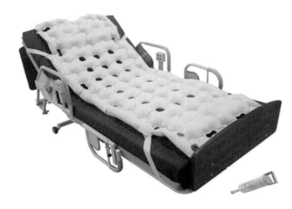

图 6-7 用于床垫上的静态充气覆盖物

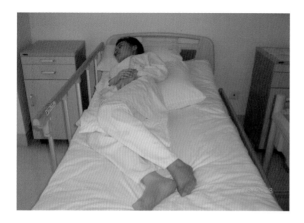

图 6-8 医院标准床垫

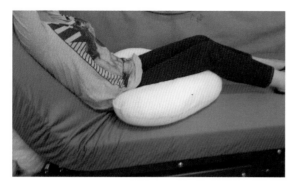

图 6-9 黏弹性海绵床垫（凝胶海绵床垫）

覆盖物（overlay）：指专门设计用于直接放在床垫上的附加支持面／减压垫，不能单独作为床垫使用，必须与床垫联合使用[2,4]（图 6-7）。

标准医院床垫（standard hospital mattress）：一种用于描述医疗机构提供的标准床垫的术语。通常用于调查压力再分布作用的比较性干预研究中。由于依据历史对照和临床对照，标准医院床垫质量差异很大，在临床研究中也罕见报告，因此，大多数情况下，标准医院床垫被认为是一种非电动驱使的海绵床垫或弹簧床垫[2,4]（图 6-8）。

黏弹性海绵（viscoelastic foam）：又称记忆海绵（memory foam），是一种以符合分散体重比例合成的多孔聚合物，当受压时此材料呈现出黏弹性特征，属于高品质海绵（图 6-9）。

整合床系统（integrated bed system）：一个床的框架结合一个支持面或减压垫形成一个一体化单元，其支持面或减压垫不能独立发挥作用（图 6-10，图 6-11）。

2016 年 RNAO 指南对各种支持面／减压装置进了分类和定义[2]，见表 6-10。

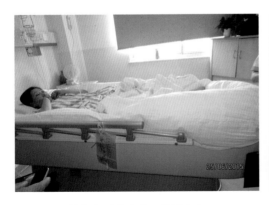
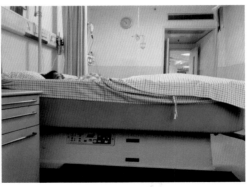

图6-10　整合床系统（进口悬浮床）　　　图6-11　整合床系统（国产悬浮床）

表6-10　支持表面或减压装置的分类与定义

术　语	定　义
反应性支持面/减压装置(reactive support surface)	一种电动或非电动的支持面或减压装置，仅仅在受到压力负荷时才有反应性改变压力分布特性的能力。例如根据患者体重和受压部位压力值动态调整充气量的智能化充气垫，这种减压装置均带有压力感受器和传输系统，电脑通过软件分析自动报警，将受压部位根据压力值标注为红色（高压）、橙色和黄色（压力预警）、蓝色（压力正常）。通过压力图监测自动调节充气量，更精准地发挥减压作用
作用性支持面或减压装置(active support surface)	一种电动支持面或减压装置，无论身体是否受压，都具有改变压力分布特性的能力。例如电动持续充气垫和电动交替充气垫
整合床系统(integrated bed system)	床框架结合一个支持面或减压垫，并且支持面或减压垫不能独立发挥作用，需与床架一体化共同作用。例如悬浮床、水床
非电动减压装置（non-powered）	任何不需要或不使用外部能源驱动的支持面或减压装置。例如凝胶垫、凝胶海绵垫、海绵覆盖物、静态充气垫等等
电动减压装置（powered）	任何需要或使用外部能源驱动的支持面或减压装置，例如电动持续充气垫和电动交替充气垫、悬浮床
减压覆盖物（overlay）	专门设计直接放在床垫上的减压支持面或垫
床垫（mattress）	专门设计直接放在床架上的支持面或垫，如凝胶海绵床垫、海绵床垫

二、证据汇总

（一）为压力性损伤危险者选择使用减压装置[1,3-4]

1. 对压力性损伤危险患者选择使用足跟悬吊装置，该装置可以使足跟抬高（悬浮），使其得到完全减压，并沿着小腿重新分配腿部的重量，而不会对跟腱施加压力（证据强度B级，推荐强度Ⅰ类推荐，2016年WOCN指南）。

2. 考虑将压力性损伤高度危险患者放置于压力再分配装置上，分散和重新分布体表压力（证据强度C级，推荐强度Ⅰ类推荐，2016年WOCN指南）。

3. 在手术室中使用特殊作用或交替改变压力的减压垫，以预防高危人群发生压力性损伤（证据强度C级，推荐强度Ⅰ类推荐，2016年WOCN指南）。

4. 对于所有经评估存在压力性损伤形成风险的患者，使用高品质记忆性泡沫（海绵）床垫，其效果优于非高品质记忆性泡沫（海绵）床垫（证据强度A级，推荐强度正向弱推荐，2014年EPUAP/NPUAP/PPPIA指南）。

5. 对于压力性损伤形成风险更高的患者，若频繁人工更换体位无法实现，则应使用有效的减压床垫（证据强度B级，推荐强度正向弱推荐，2014年EPUAP/NPUAP/PPPIA指南）。

6. 为处于压力性损伤危险状态的个体优先选择高品质的反应性单层泡沫床垫或泡沫层，而不是普通泡沫床垫（证据强度B1级，推荐强度正向弱推荐，2019年EPUAP/NPIAP/PPPIA指南）。

7. 为有压力性损伤发生危险的个体使用反应性充气床垫（证据强度C级，推荐强度正向弱推荐，2019年EPUAP/NPIAP/PPPIA指南）。

8. 评估有压力性损伤发生危险的个体使用交替充气床垫或覆盖物的相对益处（证据强度B1级，推荐强度正向弱推荐，2019年EPUAP/NPIAP/PPPIA指南）。

9. 为有压力性损伤发生危险的所有个体在实施手术期间使用减压垫（证据强度B1级，推荐强度正向弱推荐，2019年EPUAP/NPIAP/PPPIA指南）。

10. 为处于高度危险状态的个体在长期坐椅子或轮椅期间使用减压垫以预防压力性损伤（证据强度B1级，推荐强度正向弱推荐，2019年EPUAP/NPIAP/PPPIA指南）。

11. 考虑为处于压力性损伤危险状态的个体在转运期间使用减压垫（GPS，2019年EPUAP/NPIAP/PPPIA指南）。

12. 为肥胖个体选择一个能够改善压力再分布、降低剪切力和适宜微环境的减压装置（GPS，2019年EPUAP/NPIAP/PPPIA指南）。

（二）为压力性损伤患者选择和使用减压装置[1-2]

1. 对于可疑深部组织损伤的患者，若通过体位变换无法缓解局部压力，则选择一种可提供强化式压力再分布、降低剪切力、控制微环境的减压垫。注意勿使用小气室压力可交替变化气垫或床罩，因为带有小气室（直径＜10 cm）的压力可交替充气气垫不足以充入足够多的空气，因气室漏气所以无法确保压力能够被解除（证据强度 B 级，推荐强度正向弱推荐，2014 年 EPUAP/NPUAP/PPPIA 指南）。

2. 压力性损伤患者任何体位、任何时间都要使用减压装置（证据等级 V 级，2016 年 RNAO 指南）。

3. 对压力性损伤患者或处于压力性损伤危险的患者，考虑使用低摩擦系数的床上织物，以减轻摩擦力和剪切力（证据强度 B1 级，推荐强度正向弱推荐，2019 年 EPUAP/NPIAP/PPPIA 指南）。

（三）足跟减压装置[1,4]

1. 使用足跟托起装置来抬高足跟，完全解除足跟部压力，操作中要沿小腿分散整个腿部的重量，不可将压力作用在跟腱上（证据强度 B 级，推荐强度正向强推荐，2014 年 EPUAP/NPUAP/PPPIA 指南）。

2. 使用泡沫垫沿小腿全长将足跟抬起。将腿部放在枕头上，以此将足跟"抬离"床面，或使用足跟托起装置，使存在 1 ～ 2 期压力性损伤的足跟能够解除压力（证据强度 B 级，推荐强度正向弱推荐，2014 年 EPUAP/NPUAP/PPPIA 指南）。

3. 对足跟处于压力性损伤危险状态和 / 或已患有 1 或 2 期压力性损伤的个体，应使用特殊设计的悬浮足跟装置或枕头 / 泡沫垫去抬高足跟。采用一种足跟完全不受压的方法，如沿着腓肠肌放置枕头或泡沫垫，重新分布小腿压力而使跟腱和腘静脉免受压力（证据强度 B1 级，推荐强度正向强推荐，2019 年 EPUAP/NPIAP/PPPIA 指南）。

4. 不应使用静脉输液袋或充水的手套放在足跟处减压（证据强度 C 级，推荐强度正向强推荐，2014 年 EPUAP/NPUAP/PPPIA 指南）。

（四）坐位减压装置的选择与使用[1,4]

1. 对与坐姿和压力再分布有关的座位垫和相关设备做个体化选择和定期再评估，要考虑到体型和体态，姿势和畸形对压力再分布的影响，活动与生活模式的需要。评估坐垫和坐垫罩的散热性能。选择一种允许热量散发的坐垫和支撑面，以尽可能降低臀部接触面的温度和湿度。选择一种可拉伸式 / 透气式、蓬松地覆盖于坐垫顶部且能够贴合身体轮廓的支撑面（证据强度 C 级，推荐强度正向弱推荐，2014 年 EPUAP/NPUAP/PPPIA 指南）。

2. 对座位减压垫的各个表面进行检查维护，以确保其功能正常，并满足患者需要。每天检查坐垫有无破损。应根据厂商的推荐意见来检查减压垫。对患者使用的座位减压垫（包括轮椅）及坐垫的使用与维护提供完整而准确的培训（证据强度 C 级，推荐强度正向强推荐，

2014 年 EPUAP/NPUAP/PPPIA 指南）。

3. 对于坐在椅子上、行动受限的患者，使用减压坐垫（证据强度 B 级，推荐强度正向强推荐，2014 年 EPUAP/NPUAP/PPPIA 指南）。

4. 为肥胖者使用专门设计的专用减压坐垫（证据强度 C 级，推荐强度正向弱推荐，2019 年 EPUAP/NPIAP/PPPIA 指南）。

5. 选择能够满足个体减压需要的坐位和坐垫，需要考虑下列因素：体型和体重、姿势在压力再分布中的作用、移动能力和生活方式需要（GPS，2019 年 EPUAP/NPIAP/PPPIA 指南）。

（五）选择和使用减压装置需要考虑的因素 [1,3-4]

1. 选择满足个体减压需求的加压装置 / 支持面需要考虑下列因素：个体失去移动和活动能力的状况，影响微环境控制和降低剪切力的需求，个体的身高体重，已经发生的压力性损伤的数量、严重程度和部位，发生新压力性损伤的危险程度（GPS，2019 年 EPUAP/NPIAP/PPPIA 指南）。

2. 选择减压垫时，考虑是否有附加特征的需求，如控制温湿度的能力。选择减压垫或覆盖物时，考虑是否需要温湿度控制（证据强度 C 级，推荐强度正向弱推荐，2014 年 EPUAP/NPUAP/PPPIA 指南）。

3. 减压垫每次接触患者时，检查其适合程度及功能（证据强度 C 级，推荐强度正向强推荐，2014 年 EPUAP/NPUAP/PPPIA 指南）。

4. 要审核所使用的预防压力性损伤的泡沫（海绵）床垫性质，以确保这些床垫是高品质的（证据强度 C 级，推荐强度正向强推荐，2014 年 EPUAP/NPUAP/PPPIA 指南）。

5. 选择宽度足够的减压床垫，以确保个体能够在减压床垫上自如翻身（证据强度 C 级，推荐强度正向弱推荐，2019 年 EPUAP/NPIAP/PPPIA 指南）。

6. 注意：勿使用环形或圈形器械作为减压装置，这些装置的边缘产生的高压区域会损害组织（证据强度 C 级，推荐强度正向强推荐，2014 年 EPUAP/NPUAP/PPPIA 指南）。

7. 注意：避免使用泡沫环或"甜甜圈"式环形装置进行压力重新分配，因为它们会将压力集中在周围组织上（证据强度 C 级，推荐强度 I 类推荐，2016 年 WOCN 指南）。

8. 注意避免将热装置（如热水瓶、热垫、电褥子）直接放于皮肤表面或压力性损伤处（证据强度 C 级，推荐强度正向弱推荐，2014 年 EPUAP/NPUAP/PPPIA 指南）。

9. 考虑使用 WOCN 学会基于证据和共识的减压装置计算方法（http：//algorithm. wocn. org）来确定适合于年龄 ≥ 16 岁患者和肥胖患者（住院时间 ≥ 24 h）的减压垫（即覆盖层、床垫和综合床）（C 级证据，推荐强度 I 类推荐，2016 年 WOCN 指南）。

10. 利用减压装置重新分配压力，必须考虑压力再分配装置是辅助工具，不能替代翻身（证据强度 C 级，推荐强度 I 类推荐，2016 年 WOCN 指南）。

三、循证分析

减压垫应用在临床一直是研究热点，讨论的焦点是何种减压垫能够有效减压和降低压力性损伤的发生率，使用方便且使患者舒适。历年指南对不同体位的减压垫选择与使用有不同或相近的推荐建议。

（一）卧位时减压垫的选择与使用

1. 卧床患者选择使用的减压垫：卧位是大多数年老体弱或活动能力受限和危重患者选择的体位。卧床、不能移动身体改变体位或翻身是发生压力性损伤的关键危险因素，卧位时减压垫的选择与使用是预防压力性损伤非常重要的一项措施。受个体差异和减压垫类型的影响，选择满足个体减压需求的减压装置或减压垫时需要考虑下列因素：个体失去移动和活动能力的状况，影响微环境控制和降低剪切力的需求，个体的体重和体型，已经发生的压力性损伤的数量、严重程度和部位，发生新压力性损伤的危险程度（GPS，2019 年 EPUAP/NPIAP/PPPIA 指南）表明建议并不被现有证据主体所支持，但对临床实践有明显的意义 [4]。2014 年 EPUAP/NPUAP/PPPIA 指南建议：选择减压垫或减压覆盖物时，需要考虑是否有附加特征的需求，如减压装置控制温湿度的能力，个体是否需要控制温湿度。证据强度 C 级，表明证据来源于间接科学证据的支持（如以正常人为研究对象的研究、针对其他慢性伤口患者的研究、动物模型研究）和 / 或专家意见（表 6-6）[1]，证据强度偏低，虽然使用经特别设计的、与皮肤接触的减压装置可能能够通过改变水分蒸发率和皮肤散热率来改变微环境，但是不同减压装置如何影响皮肤微环境的证据尚不充足，总体效应取决于减压垫的性质及覆盖物的类型。2016 年 RNAO 指南提出了减压垫的分类及定义（表 6-10）。2019 年 EPUAP/NPIAP/PPPIA 指南进一步明确定义了反应性和作用性减压垫的定义及其分类（见本节相关概念部分）。

目前有关于哪种减压垫更能预防压力性损伤的研究证据尚不充足，一项 5 级水平的研究报道，使用低气流散失床垫和高品质海绵床垫者比较尾骶部的峰压力，前者明显高于后者 [4]。七项 1 级水平的研究显示，对处于压力性损伤危险状态的个体使用高品质海绵床垫与标准医院床垫比较，前者能够明显降低压力性损伤的发生率。但也有三项 1 级水平的研究报道，高品质海绵床垫与标准海绵床垫比较，无明显差异。有两项 1 级水平的研究报道，患者评价高品质海绵床垫较标准医院床垫更舒适 [4]。国内一项多中心 RCT 纳入 12 所三甲医院外科大手术患者 1 074 例，随机分为干预组（$n=562$）和对照组（$n=512$），干预组采用静态充气床垫结合每 2 h 翻身一次，对照组采用电动充气床垫结合每 2 h 翻身一次，两组均从手术当日连续干预 6 d，结果两组压力性损伤发生率分别为 1.07% 和 0.98%，差异无统计学意义 [17-18]。患者评价两种减压垫舒适度接近 [17,19]，护士评价两种减压垫操作便利性接近[17, 19]。研究认为，两种减压床垫对 SICU 和普通病房的手术患者均适用，考虑电源的可得性，静态充气床垫无须电源，更适用于救灾现场、战地救护和复杂条件下伤员运送途中的压力性损伤的预防。一项减压床垫预防危重患者压力性损伤的系统评价报告[20]，共纳入 5 篇干预性研究文献、2 篇观察性研究文献，所有研究文献的质量评价均为 B 级，因存在研究设计不同（2 篇 RCT、3 篇非 RCT、2 篇队列研究），使用的减压床垫不同（静态海绵垫与充气垫比较，交替充气床垫与交替充气覆盖物比较，交替充气床垫与反应性床垫比较，脉冲式充气床垫与 ICU 标准床垫比较，低气流散失床垫与多功能充气床垫比较，空气悬浮治疗床与 ICU 标准床垫比较，仿丝织物与标准医院床垫比较），研究质量偏低的问题，在一定程度上削弱了证据强度，其中一篇 RCT 报告，脉冲式充气床垫组（$n = 27$）与 ICU 标准床垫组（$n = 26$）比较，两组压力性损伤发生率差异无统计学意义。另一篇 RCT 报告，使用交替充气减压床垫（alternating pressure air mattresses, APAM）（$n = 105$），和交替充气减压覆盖物（$n = 116$）对 221 例 ICU 机械通气患者进行随机分组对照试验，连续干预 15 d 后发现 APAM 组压力性损伤发生率为 16.2% 明显低于对照组 21.6%。该项系统评价从循证医学的角度提供了能用于 ICU 患者压疮预防的减压床垫，根据各文献的研究质量、研究设计以及方法学做出合理的证据推荐，但是由于减压床垫种类太多，现有的研究质量偏低，无法得出一致性的结论，因此临床应根据资源获得情况、患者主观愿望及循证证据做出合理的选择[20]。目前，国内外减压床垫预防 ICU 患者压疮效果的随机对照研究仍较少，未来特别需要严格设计的前瞻性多中心随机对照研究，为临床选择和使用减压床垫提供高证据强度和推荐等级的循证依据。这也是历年指南对减压垫选择与使用的推荐意见等级较低、证据强度较弱的一个重要原因[21]。建议临床执行指南建议时，进一步研究、观察不同减压床垫的效果，提高证据强度。

2. **手术过程中选择使用的减压垫**：手术患者，特别是全身麻醉、时长大于 3 h 的大手术患者在手术期间获得压力性损伤成为近年关注的热点，如何预防手术获得性压力性损伤也成为热议的研究主题。2016 年美国 WOCN 更新指南首次提出：在手术室中使用特殊作用或交替充气减压垫，以预防高危人群发生压力性损伤。证据强度 C 级，表明证据来源于两项以上至少 10 例压力性损伤的病例系列研究（Ⅳ级或Ⅴ级证据），或专家意见（表 6-2）[3]，证据强度偏低，有待于提高。推荐强度Ⅰ类推荐，表明受益大于风险，应该执行（表 6-3）[3]。2019 年国际指南也提出了相关推荐建议：所有处于压力性损伤危险的手术患者需要在手术台上使用减压垫。证据强度 B1 级，表明证据来源于中、低等质量的 1 级水平研究提供的直接证据，或者中、高质量的 2 级水平研究提供的直接证据，或大多数结果有一致性，不一致的结果能够被解释（表 6-8）[4]。证据强度明显高于 2016 年 WOCN 指南，说明近 3 年有大量新的研究证据增加了支持强度。推荐强度正向弱推荐，表明受益可能大于风险（表 6-9）[4]，临床可选择使用。而与手术相关的压力性损伤危险因素主要有全身麻醉、手术时间 2～3 h 以上[22]。综上分析认为，对于全麻大手术患者需要使用适宜的减压垫，临床应用中需要进一步探讨哪些减压垫适于手术期间使用。

3. 特殊人群选择使用的减压垫：对于肥胖人群这个特殊群体，随着全球肥胖率日益增高，2019 年国际指南新增了对这部分特殊人群的特殊推荐，如：为肥胖个体选择一个能够改善压力再分布、降低剪切力和适宜微环境的减压装置（GPS，表明推荐建议缺乏证据支持，但对临床实践有明显的意义）。确保床垫足够宽以允许个体翻身（证据强度 C 级，表明证据来源于 5 级水平研究提供的间接证据，如研究对象为正常人、其他慢性伤口患者或动物模型。证据主体存在不能被解释的不一致性，反映了围绕该主题证据的不确定性）（表6-8）[4]。医院标准床垫宽度是 81～91 cm，如果个体太胖就会限制翻身的幅度而使尾骶部受压。一项 5 级水平研究发现，体重指数（BMI）> 40 kg/cm² 的肥胖者需要选择 127 cm 宽的床垫才足以翻身；91 cm 宽的减压垫适用于 BMI < 35 kg/cm² 的个体。也可采用测量臀部宽度的方法选择适宜的减压垫。一项 4 级水平的观察性研究（$n = 21$）发现，对肥胖者（BMI > 35 kg/cm²）使用低气流散失减压垫 2～8 d，未发生新的压力性损伤，已有的压力性损伤面积缩小 50% 左右，患者报告舒适度 3.9 分（满分 4 分）。由于证据强度偏低，因此推荐强度正向弱推荐，表明受益可能大于风险，临床可以选择使用（表 6-9）[4]。2016 年WOCN 更新指南则建议：考虑使用 WOCN 学会基于证据和共识的减压装置计算方法（http：//algorithm.wocn.org）来确定适合于年龄 ≥ 16 岁患者和肥胖患者（住院时间 ≥ 24 h）的减压装置（即覆盖层、床垫和整合床系统）。证据强度 C 级，表明证据来源于不符合 B级标准（一项以上至少有 10 例压力性损伤患者的 RCT，或者两项以上至少有 10 例压力性损伤患者的非随机对照试验）的其他研究，或两项以上至少 10 例压力性损伤的病例系列研究（Ⅳ级或 Ⅴ级证据），或专家意见（表 6-2，表 6-3）[3]，证据强度偏低。推荐强度 Ⅰ 类推荐，表明效益大于有害，应该去做（表 6-4）[3]。综上分析，结合我国肥胖或超重人群也在增加，建议综合历年指南推荐意见，结合患者主观意愿和资源的可获得性，为肥胖特殊人群选择适宜的减压垫，并进一步开展临床研究，获得更多、质量更好的研究证据。

4. 压力性损伤危险状态患者选择使用的减压垫：对于已经处于压力性损伤危险状态的患者，2014 年国际指南推荐：使用高品质记忆性泡沫（海绵）床垫优于普通海绵床垫。证据强度 A 级，表明证据来源于设计恰当和在压力性损伤患者中实施对比研究的结果，并获得统计学分析的支持，即从 1 级证据的研究中获得，证据强度高（表 6-5，表 6-6）[1]。推荐强度正向弱推荐，表明受益可能大于风险，临床可选择使用（表 6-7）。2016 年美国WOCN 指南推荐：要为压力性损伤危险个体选择减压装置。证据强度 C 级，表明证据来源于2 项以上至少 10 例压力性损伤的病例系列研究［Ⅳ级或 Ⅴ级证据，或专家意见（表 6-2，表 6-3）］，证据强度偏低。推荐强度 Ⅰ 类推荐，表明受益大于风险（或危害），建议应该去做（表 6-4）[3]。2019 年国际指南推荐：为处于压力性损伤危险状态的个体优先选择高品质的反应性单层泡沫（海绵）床垫，而不是普通泡沫床垫。并且需要评估选择和使用交替充气床垫对压力性损伤危险个体的相对益处。证据强度B1级，表明证据来源于中、低等质量的1级水平研究提供的直接证据，或者中、高质量的2级水平研究提供的直接证据，或大多数结果有一致性，不一致的结果能够被解释（表6-8）[4]，证据强度与2014年的A级证据类似，推荐强度正向弱推荐，表明受益可能大于风险，临床可选择使用（表6-9）[4]。2019年国际指南首次提出：考虑为处于压力性损伤危险状态的个体在转运期间使用减压垫（GPS），表明缺乏证据支持，但对临床有意义，还需要进一步研究，获得证据支持（表6-8）[4]。国内一项多中心RCT报告，纳入7所医院1 194例ICU处于压力性损伤危险状态的患者进行电动充气床垫（$n=596$）和凝胶海绵床垫（$n=598$）（黏弹性海绵床垫，也称高品质海绵床垫）连续干预7 d的对比，结果海绵床垫组组压疮发生率0.34%低于充气床垫组1.84%[8-9, 12]，患者评价舒适度海绵床垫组优于充气床垫组，护士评价操作便利性海绵床垫优于充气床垫[10]，并且使用凝胶海绵床垫能够延长翻身间隔时间至4 h一次，对患者来说能够增加休息时间，特别是增加夜间睡眠时间。对护士来说能够减轻不必要的工作量。执行中需要考虑资源的可获得性和患者的可接受度，目前凝胶海绵床垫大多是进口或进口原材料，在国内生产，价格相对较贵，但是目前全球所有研究均未进行费用分析，因此指南中未见对减压垫费用的推荐意见，未来需要进行成本效益分析。

2016年RNAO指南推荐了一个根据压力性损伤危险程度和活动能力选择减压装置的工具[2]，见表6-11，可供临床参考使用。

表6-11　减压装置选择工具[2]

移动或活动能力	轻度危险	中度危险	高度危险	极度危险
个体完全需要协助才能在床上改变体位	选择非电动驱使的反应性减压装置，如静态充气垫、凝胶垫、海绵（泡沫）垫	选择反应性支持面/减压垫，如充气垫（动态或静态）、凝胶垫、泡沫层	选择作用性支持面/减压垫（如交替充气床垫、旋转床垫），或者电动驱使的反应性支持面/减压垫（如低气流散失床垫）	选择作用性支持面/减压垫（如交替充气床垫、旋转床垫）
个体需要中度协助才能在床上移动	选择非电动驱使的反应性减压装置，如静态充气垫、凝胶垫、海绵（泡沫）垫或高密度海绵垫	选择反应性支持面/减压垫，如透气的泡沫垫	选择非电动驱使的反应性支持面/减压垫，如透气的泡沫垫	选择作用性支持面/减压垫（如交替充气床垫、旋转床垫）
个体完全能够独立在床上改变体位	选择非电动驱使的反应性减压装置，如高密度海绵垫	选择反应性支持面/减压垫，如透气的泡沫垫	选择非电动驱使的反应性减压装置，如静态充气垫、凝胶垫、海绵（泡沫）垫	选择作用性支持面/减压垫

（二）坐位时选择与使用的减压垫

脊髓损伤患者或截瘫者、老年或活动能力受限者会采用轮椅或椅子为主的坐位。既往临床对卧位时的减压垫研究关注较多，而对坐位时的减压垫研究较少。坐位时如何选择减压坐垫？何种减压坐垫能够有效减压、预防坐位引起的压力性损伤？针对这些临床问题，通过检索、分析和评价指南和文献，循证分析如下：

1. 选择坐姿和坐垫：2014年EPUAP/NPUAP/PPPIA指南中关于如何选择坐垫有4条建议。① 对坐姿和减压坐垫需要进行个体化选择和定期再评估，要考虑到下列因素：体型和体态。姿势和畸形对压力再分布的影响。活动与生活模式的需要。② 评估减压坐垫和坐垫覆盖物的散热性能。选择一种允许热量流通的坐垫和坐垫覆盖物，以尽可能降低臀部接触面的温度和湿度。③ 选择一种可拉伸式／透气式、蓬松地覆盖于坐垫顶部、且能够贴合身体轮廓的坐垫覆盖物。④ 明智而审慎地为已有压力性损伤的患者使用压力交替变化的坐位设备。根据坐垫的结构和功能，评估和衡量减压所得益处与减压垫不稳定、存在剪切力的潜在风险。选择一种能够将压力从压力性损伤处有效再分散的坐垫。上述4条建议的证据强度C级，表明证据来源于间接科学证据的支持（如以正常人为研究对象的研究、针对其他慢性伤口患者的研究、动物模型研究）和／或专家意见（表6-5，表6-6）[1]，证据强度偏低，有待提升。推荐强度正向弱推荐，表明受益可能大于风险，临床可以选择使用（表6-7）[1]。

2019年EPUAP/NPIAP/PPPIA更新指南对坐姿和坐垫有3条推荐建议。① 选择能够满足个体减压需要的坐姿和坐垫，需要考虑下列因素：体型和体重、姿势在压力再分布中的作用、移动能力和生活方式需要。GPS，表明证据尚缺乏证据支持，但对临床实践有明显的意义（表6-8）[4]。② 为肥胖者使用专为肥胖人群设计的专用减压坐垫。证据强度C级，表明证据来源于5级水平研究提供的间接证据，如研究对象为正常人、其他慢性伤口患者或动物模型。证据主体存在不能被解释的不一致性，反映了围绕该主题证据的不确定性（表6-8）[4]。推荐强度正向弱推荐，表明受益可能大于风险，临床可以选择使用（表6-9）[4]。③ 处于高度危险状态的个体，长期坐椅子或轮椅期间需要使用减压坐垫以预防压力性损伤，特别是个体不能进行减压活动时。证据强度B1级，表明来源于中、低等质量的1级水平研究提供的直接证据，或者中、高质量的2级水平研究提供的直接证据，或大多数结果有一致性，不一致的结果能够被解释（表6-8）[4]。推荐强度正向弱推荐，表明受益可能大于风险，临床可以选择使用（表6-9）[4]。

2. 使用坐垫：2014年EPUAP/NPUAP/PPPIA指南中如何使用坐垫有3条建议。① 对于坐椅子（包括轮椅）且行动受限的患者，需要使用减压坐垫。证据强度B级，表明证据来源于直接科学证据的支持，这些证据来源于设计恰当和在压力性损伤患者中实施临床系列研究的结果，并获得统计学分析的支持（从2、3、4、5级证据的研究中获得）（表6-5，

表 6-6）[1]。推荐强度正向强推荐，表明受益大于风险，临床应该去做（表 6-7）[1]。由于此项建议没有明确使用哪种减压坐垫，因此实施中需要进一步研究明确减压坐垫的类型和如何正确使用的方法。② 对减压坐垫的各个表面进行检查维护，每天检查坐垫有无破损，应根据厂商的推荐意见来检查减压垫，以确保其功能正常，并满足患者需要。③ 对患者使用的座椅（包括轮椅）及坐垫的使用与维护方法需要提供完整而准确的培训。后 2 条建议证据强度均为 C 级，证据强度偏低，推荐强度正向强推荐，表明受益大于风险，临床应该去做，鉴于证据来源与间接证据和专家意见，需要在临床应用中根据不同的坐位患者，设计良好的对比研究或观察研究进一步研究，获得直接证据和提高证据等级。

综上所述，只有 2014 年和 2019 年的国际指南对坐姿和坐垫有相关推荐，相比较而言，2014 年的指南推荐建议更多、更详细，但证据强度均偏低，推荐强度不一致，有高有低，说明有关减压坐垫的临床研究并不多，未来执行中，建议进一步开展临床研究，以提高证据强度和推荐强度。

（三）足跟减压装置的选择与应用

足跟是人体解剖特殊的部位，缺乏脂肪，远离心脏，且只有胫后动脉的分支供应血液，血液供应相对不足，容易受到压力、摩擦力或剪切力损害。国内外研究报告，足跟是仅次于尾骶部的第二大压力性损伤高发部位，发生率为 21%～46%[23-25]，对足跟预防压力性损伤的研究近年逐渐受到关注[26-27]，因此，历年指南也有明确推荐意见。2016 年 WOCN 指南提出 1 条建议：对有压力性损伤风险患者使用足跟悬吊装置，该装置可以使足跟抬高（悬浮），使其得到完全减压，并沿着小腿重新分配腿部的重量，而不会对跟腱施加压力。证据强度 B 级，表明证据来源于一项以上至少有 10 例压力性损伤患者的 RCT（Ⅱ级证据），或者两项以上至少有 10 例压力性损伤患者的非随机对照试验（Ⅲ级证据）（表 6-2，表 6-3）[3]。推荐强度 Ⅰ 类推荐，表明受益大于危害，应该去做（表 6-4）[3]。2014 年 EPUAP/NPUAP/PPPIA 指南提出 1 条建议：使用足跟托起装置来抬高足跟，完全解除足跟部压力，操作中要沿小腿分散整个腿部的重量，不可将压力作用在跟腱上。证据强度 B 级，表明获证据来源于设计恰当和在压力性损伤患者中实施临床系列研究的结果，并获得统计学分析的支持（从 2、3、4、5 级证据的研究中获得）（表 6-5，表 6-6）。推荐强度正向强推荐，表明受益大于风险，临床应该去做（表 6-7）[1]。2019 年更新的国际指南建议：对足跟处于压力性损伤危险状态和／或已患有 1 期或 2 期压力性损伤的个体，应使用特殊设计的悬浮足跟装置或枕头／泡沫垫去抬高足跟。采用一种使足跟完全不受压的方法，如沿着腓肠肌放置枕头或泡沫垫，重新分布小腿压力而使跟腱和腘静脉免受压力。证据强度 B1 级，表明证据来源于中、低等质量的 1 级水平研究提供的直接证据，或者中、高质量的 2 级水平研究提供的直接证据，或大多数结果有一致性，不一致的结果能够被解释（表 6-8）[4]，如：

有两项中等质量、一项低质量的 1 级水平研究证明，使用泡沫坐垫和足跟泡沫悬浮靴抬高足跟，能降低压力性损伤危险和发生率；一项高质量的 1 级水平研究报告足跟泡沫悬浮靴能更有效降低足跟压力性损伤发生率；两项 2 级水平的研究报告，足跟泡沫悬浮靴能更有效改善已经发红足跟的情况[4]。基于上述证据分析，推荐强度为正向强推荐，表明受益大于风险，建议临床应该去做（表 6-9）[4]。

四、小结

综上分析，随着研究增加了新的直接证据，历年指南对足跟压力性损伤预防措施的证据强度和推荐强度均有所提高，临床必须重视足跟压力性损伤的预防，采取有效的减压装置和措施。根据证据的 FAME 属性[13]和资源可得性分析，目前国内尚无足跟泡沫悬浮靴，但可以购买到高品质泡沫坐垫（凝胶海绵坐垫），建议临床选择此产品替代。选择足跟悬浮装置时需要考虑以下因素：个体病情和腿部活动能力（包括肌力和肌张力）、皮肤完整性和水肿表现、有无足下垂、个体对装置的耐受性、厂商说明书、护理计划。

使用减压垫需要注意：一是减压垫不能替代翻身，不能使用环形垫（如气圈）。2014年国际指南和 2016 年 WOCN 指南均特别强调减压垫是辅助工具，不能替代翻身；避免使用环形装置去减压，其结局将是增压。证据强度 C 级，表明证据来源于 II 级证据，或者 III 级证据研究以外的其他研究，或两项以上至少 10 例压力性损伤的病例系列研究（IV 级或 V 级证据，或专家意见（表 6-2，表 6-3）[3]，证据强度偏低。推荐强度 I 类推荐，表明受益大于风险，临床应该去做（表 6-4）[3]。二是注意患者的可接受度和安全性。2019 年 EPUAP/NPIAP/PPPIA 更新的国际压力性损伤预防和治疗指南建议，选择减压装置时应考虑减压装置的重量、门的宽度及构造、电源的可获得性、泵或动力系统放置位置的安全性，包括对机械通气的安全性。由于电动减压垫会产生热、噪音和移动，有些病例还会出现皮肤干燥脱水，因此要考虑患者对减压垫的适应性和可接受度。使用中注意减压泵或电动机不能被枕头、毛毯或衣服覆盖、阻碍，否则极易引起电机过热而停止工作。使用电动减压垫的安全建议包括以下四条。第一，避免使用电热毯；第二，确保床垫周围远离产热装置，如吹风机、取暖器、香烟、蜡烛等；第三，不要使电源超负荷使用；第四，安装烟雾探测系统，以确保安全使用电动减压垫。

第四节　预防性皮肤护理和保护的证据汇总

预防性皮肤护理不仅可以保护皮肤、提高患者舒适度，而且还可降低压力性损伤的风险。历年的指南都提出了预防性皮肤护理的循证建议。

一、相关概念

皮肤微环境（microclimate of skin）：指皮肤温度、潮湿度和皮肤表面的气流[1,3-4]。

反应性充血（reactive hyperemia）：指减压后血流快速回冲入缺氧组织所引起的皮肤反应性发红。需要与1期压力性损伤相鉴别（1期压力性损伤是压之不褪色或不变白的红斑，即使减压也不能改变发红的状态。而反应性充血压之能褪色或变白）[1,3-4]

皮肤保护剂（skin protectant）：指外用于皮肤，保护皮肤免受伤害的物质或产品[1,3-4]。

皮肤完整性（skin integrity）：指皮肤形态和功能处于完好的一种状态，被作为一种质量指标。且保持皮肤完整性被广泛认为比伤口治疗成本效益更优[1,3-4]。

基础皮肤护理（basic skin care）：被定义为皮肤清洁和使用外用产品，以保持和改善皮肤的屏障功能和完整性[1,3-4]。常见的护理实践包括指使用或不使用皮肤清洁剂对皮肤进行清洗、淋浴或盆浴。清洗后皮肤涂抹乳液、面霜或软膏补水和润肤[1,3-4]。

二、证据汇总

（一）皮肤清洗[1,4]

1. 使用 pH 值合适的皮肤清洗剂，保持皮肤清洁干燥（证据强度 C 级，推荐强度正向强推荐，2014 年 EPUAP/NPUAP/PPPIA 指南）。

2. 失禁患者排便后及时清洗皮肤，制定并执行个体化失禁管理计划（证据强度 C 级，推荐强度正向强推荐，2014 年 EPUAP/NPUAP/PPPIA 指南）。

3. 不可按摩或用力擦洗有压力性损伤风险的皮肤。按摩不仅会带来不适，而且可导致轻微组织损伤，或引发炎性反应，对体弱年老者尤其如此（证据强度 C 级，推荐强度正向弱推荐，2014 年 EPUAP/NPUAP/PPPIA 指南）。

4. 使用 pH 值合适的清洁剂；避免用力摩擦皮肤，擦干水分保护皮肤，使用含水基质的皮肤润肤剂（证据等级Ⅴ级，2016 年 RNAO 指南）。

5. 仅仅清洁污染的皮肤，避免使用热水和刺激性清洗剂如肥皂之类的清洁剂，避免用力摩擦皮肤（证据强度 C 级，推荐强度Ⅰ类推荐，2016 年 WOCN 指南）。

6. 实施一个皮肤护理方案，包括保持皮肤清洁并适当补充水分；每次失禁后立即清洁皮肤；避免使用碱性肥皂或清洁剂；使用保护性产品保护皮肤免受潮湿相关性损害（证据强度 B2 级，推荐强度正向强推荐，2019 年 EPUAP/NPIAP/PPPIA 指南）。

7. 避免用力擦拭处于压力性损伤危险状态患者的皮肤（良好实践申明 GPS，2019 年 EPUAP/NPIAP/PPPIA 指南）。

（二）皮肤保护 [1,3-4]

1. 根据需要使用失禁皮肤保护产品，如乳膏、软膏、膏和成膜皮肤保护剂维护皮肤屏障，以保护和维持大小便失禁和有压力性损伤风险人群的完整皮肤（证据强度 C 级，推荐强度Ⅰ类推荐，2016 年 WOCN 指南）。

2. 在干燥的皮肤上使用润肤剂，使用护肤屏障产品，如沐浴后使用乳液（证据强度 C 级，推荐强度Ⅰ类推荐，2016 年 WOCN 指南）。

3. 所有用于皮肤的产品都应以润肤剂为基础，每日使用数次润肤剂。含保湿剂的产品能更好地修复皮肤屏障（证据强度 C 级，推荐强度Ⅰ类推荐，2016 年 WOCN 指南）。

4. 使用皮肤屏障保护产品，避免皮肤暴露于过度潮湿环境中；干燥皮肤使用润肤剂保护，从而降低压力性损伤风险（证据强度 C 级，推荐强度正向弱推荐，2014 年 EPUAP/NPUAP/PPPIA 指南）。注意：潮湿所致皮损并非压疮，但潮湿所致皮损的存在可增加压力性损伤风险。

5. 使用高吸收性失禁皮肤保护产品去保护处于压力性损伤危险状态或已有压力性损伤的尿失禁患者的皮肤（证据强度 B1 级，推荐强度正向弱推荐，2019 年 EPUAP/NPIAP/PPPIA 指南）。

6. 应在医疗器械下方预防性使用观察方便的皮肤保护剂，可以根据皮肤保护剂的使用说明尝试使用（GPS，2019 年 EPUAP/NPIAP/PPPIA 指南）。

7. 使用柔软的多层硅胶泡沫敷料保护处于压力性损伤危险状态者的皮肤（证据强度 B1 级，推荐强度正向弱推荐，2019 年 EPUAP/NPUAP/PPPIA 指南）。

8. 勿使用二甲基亚砜（DMSO）软膏来预防压力性损伤（证据强度 B 级，推荐强度正向弱推荐，2014 年 EPUAP/NPUAP/PPPIA 指南）。

三、循证分析

（一）皮肤清洗

不洗或不使用清洁剂时，皮肤表面的 pH 值在 4.0 ～ 7.0（微酸到中性）。清洁皮肤可以去除皮肤表面的污垢、皮脂和其他不需要的物质。清洁频率应因人而异，过度清洁因会损害皮肤的自然保湿因子和屏障功能而导致皮肤干燥。指南推荐：清洗皮肤时要特别注意皮肤褶皱，选择柔软的织物或毛巾轻柔擦洗、擦干皮肤，以防止清洗和擦干过程中摩擦力损伤皮肤。需要鉴别诊断潮湿损害所致的皮肤损伤不是压力性损伤，但潮湿对皮肤的损害可能会增加压力性损伤的风险。皮肤角质层的力学性质会因潮湿的存在和皮肤温度变化而改变。角质层的柔韧度很大程度上取决于角质层的水化。在湿度为 100% 时，角质层破裂的风险大约是干燥皮肤的四倍。湿度也会增加皮肤和支撑表面之间的摩擦系数，从而增加剪切力损伤的风险。

两项研究探讨了结构化皮肤护理方案在预防压力性损伤方面的有效性，提供了实施结构化皮肤护理方案的证据。在第一项研究中，大便失禁的危重患者（$n = 76$）接受了结构化皮肤护理，包括轻柔、温和地清洗，使用湿纸巾定期清洗会阴，先用泡沫洁面乳、再用隔离霜和保湿霜或标准护理。结果干预 7 d 内，接受结构化皮肤护理方案组与标准护理组相比，压力性损伤发生率显著降低（13.2% 对 50%，$P = 0.001$）。另外一项病例系列研究针对Braden 量表评估结果为中度（12 ～ 14 分）或高度危险（＜ 12 分）压力性损伤患者（$n = 20$）。在评估纳入患者皮肤状况（红斑、水疱和混合性损伤）后，实施结构化皮肤护理方案，包括使用泡沫清洁喷雾皮肤、使用屏障产品保护皮肤和采用粪便失禁管理系统隔绝刺激源，有潮湿相关性皮肤损伤者使用预防性敷料保护和促进修复。结果干预 3 ～ 28 d，所有患者的皮肤损伤 80% 愈合，20% 正在愈合过程中。

避免使用碱性肥皂或清洁剂可减少潜在的皮肤干燥、红斑和高 pH 值肥皂产品与皮肤表面的蛋白质和脂质相互作用而引起的刺激。2015 年全球失禁相关性皮炎专家咨询组提出的最佳实践原则认为：与标准的医院肥皂相比，使用 pH 值合适（pH 值 5.5）的泡沫清洁乳液清洗皮肤后可显著减少红斑和皮肤破损，压力性损伤发生率显著下降。建议使用泡沫清洁剂代替肥皂。

（二）皮肤按摩

过去，皮肤按摩被用来预防压力性损伤。现在研究发现，按摩会损害皮肤和组织，除了疼痛之外，它还可能导致轻微的组织破坏或引发炎症反应，特别是对于体弱的老年人。Dyson 等人的早期研究发现，在死后进行的皮肤活组织检查中，与未进行皮肤按摩个体的活检相比，皮肤受到按摩的区域出现了细胞损伤。在一项随机交叉试验中，老年人（$n = 79$）被分为 3 个研究组。一组用安慰剂霜按摩，另一组用 5% 二甲基亚砜霜（DMSO）按摩，对照组不做按摩或涂抹面霜。按摩的方法是用戴着手套的手轻柔地循环按摩（轻抚）尾骨、足跟和足踝关节，结果显示三种治疗方案的总压力性损伤发生率无显著性差异。研究人员发现使用皮肤按摩没有任何好处。在接受 5% 二甲基亚砜按摩组中，足跟和踝关节压力性损伤的发生率增高具有统计学意义 [优势比（OR）= 8.80，95%CI = 2.61 ～ 29.6]。

（三）高吸收性产品的皮肤保护作用

失禁会导致皮肤长期暴露在过多的水分、尿液以及粪便等化学刺激物中，此外，由于使用失禁辅助用品会改变皮肤微环境，综合作用的结果可能是皮肤炎症、红斑、糜烂和剥蚀，组织耐受性降低，在长时间压力或剪切力作用下容易发生压力性损伤。失禁引起的皮肤湿度改变和暴露于尿液和粪便中引起的皮肤 pH 值改变增加了压力性损伤的危险程度。两项研究提供的证据表明，使用高吸收性皮肤保护产品可减少皮肤接触刺激物的时间，从而降低压力性损伤的发生率。在一项大型试验中，在内科和外科病房（$n = 462$）中，患有大便失禁和／或尿失禁的个体被随机分为使用一次性防水高吸收性尿失禁产品或由适度吸收织物和防水材料制成的可重复使用的吸收垫。参与者为老年人（平均年龄约为79 岁），所有患者在研究开始时都有失禁相关性皮炎。使用高吸收性一次性尿失禁产品组的压力性损伤发生率在统计学上显著降低（4.8% 对 11.5%，$P = 0.02$）。平均住院时间6 d 内，使用一次性排便器组的压力性损伤发生率与未使用排便器组相比，明显降低（33%对 44%，$P = 0.03$）。Teerawattananon 等人 2015 年对康复环境中的失禁成年人进行了一项小型队列研究（$n = 71$）。高吸收一次性尿失禁产品使用了 10 周。随着时间的推移，与基线相比，到第 6 周（风险降低 58%，95%CI=8% ～ 75%）和第 10 周（风险降低 67%，95%CI=16% ～ 78%）时出现压力损伤的风险显著降低[5]。

（四）皮肤保湿和保护

对行动不便的住院患者（$n = 286$）进行的流行病学研究表明，皮肤干燥是压力性损伤发生的一个重要因素。多变量分析中，皮肤干燥是压力性损伤的独立危险因素。因此指南建议，结构化皮肤护理应该常规使用保湿霜，以促进皮肤水合作用，防止皮肤干燥和皮肤撕裂。

小样本的证据主要是比较不同产品对皮肤的保湿和保护作用。一项随机对照试验（RCT）发现，高氧脂肪酸保湿霜在减轻压力性损伤方面并不比安慰剂更有效。三个随机对照试验表明，不同的润肤霜或润肤产品在预防中高风险个人压力性损伤方面的效果（发生率）也没有统计学上的显著差异。然而，将滋润皮肤与不滋润皮肤作为预防压力性损伤策略的证据是相互矛盾的。一项针对住院患者的研究发现，与不使用润肤剂或保湿剂相比，使用硅酮皮肤滋养润肤霜能更有效地降低压力性损伤的发生率（7%对31%，$P=0.008$）。第二项研究是在社区医院进行的，研究对象是压力性损伤高危（Braden评分≤15分）人群，比较了高氧脂肪酸保湿剂和安慰剂预防压力性损伤的效果，结果显示高氧脂肪酸保湿霜和安慰剂预防压力性损伤的效果之间没有统计学意义的差异（6.1%对7.4%，$P=0.94$）。然而，这项研究由于所使用的产品不同以及研究方法具有局限性，因此研究证据难以解释皮肤保湿与降低压力性损伤发生率之间的关系。

四、小结

清洁皮肤可以去除皮肤表面的污垢、皮脂和其他不需要的物质。清洁皮肤的频率要因人而异，过度清洗会因为破坏皮肤的天然保湿因子和屏障而导致皮肤干燥、瘙痒，更容易发生皮肤损伤。清洗皮肤后要特别注意皮肤褶皱，选择柔软的织物和毛巾轻轻擦拭，以防止擦干皮肤过程中摩擦力造成损伤。需要注意的是，潮湿造成的皮肤损伤不是压力性损伤，但是潮湿造成的皮肤损伤可能会增加压力性损伤的风险，受损角质层的力学性质会因湿度和温度的变化而改变。角质层的柔韧度很大程度上取决于角质层的水化程度。在100%湿度下，角质层断裂的应变力大约是干燥时皮肤的四倍。湿度也增加了皮肤和支撑面之间的摩擦系数，从而增加了剪切损伤的风险[4]。据此，适度而有效的预防性皮肤护理对预防压力性损伤十分重要。

基于上述研究证据均来源于质量偏低的研究，指南推荐建议的证据等级和推荐强度均偏低，在临床应用中需要严密观察。未来需要严格设计的大样本、多中心随机对照研究，以获得高证据等级的研究结果，支持提升推荐强度。

第五节　预防性敷料选择与使用的证据汇总和循证分析

一、相关概念

2014 年和 2019 年更新的压力性损伤预防和治疗国际指南将预防性敷料（prophylactic dressing）定义为：是一种在皮肤发生任何损害之前放于皮肤上的敷料，其目的是预防由于压力、剪切力和个皮肤微环境改变所致的皮肤损害。或指那些用于受压的完整皮肤、旨在预防压力性损伤发生的敷料[1,3,4]。其特征如一种弹性自黏性（如硅酮）多层敷料，可依据其保护皮肤的能力选择敷料的结构和大小[1,4]。

二、证据汇总

（一）预防性敷料的选择要素[1]

1. 选择预防性敷料时要考虑以下因素：敷料控制微环境的能力；敷料贴敷及去除的容易程度；敷料可定期反复打开，以评估检查皮肤的特性；敷料形态需符合贴敷的解剖部位；合适的敷料尺寸（证据强度 C 级，推荐强度正向弱推荐，2014 年 EPUAP/NPUAP/PPPIA 指南）。

2. 选择预防性敷料时应考虑到：敷料控制潮湿和微环境的能力，特别是敷料与可能接触到体液／引流液的医疗器械一同使用时；贴敷及去除的容易程度；可定期反复打开，对皮肤状态进行评估检查；适合紧密适配型器械下敷料的厚度；符合医疗器械所在解剖部位的需求和医疗器械的类型／目的。重要的一点是要选择适合于患者和临床用途的敷料（证据强度 C 级，推荐强度正向强推荐，2014 年 EPUAP/NPUAP/PPPIA 指南）。

3. 使用预防性敷料时，仍需要对皮肤进行定期的全面评估：因此敷料的设计要有利于定期皮肤评估（即软硅酮有边型敷料，容易揭开进行常规皮肤检查，而不会造成粘胶损伤或其他皮肤损伤）（证据强度 C 级，推荐强度正向强推荐，2014 年 EPUAP/NPUAP/PPPIA 指南）。

（二）预防性敷料的使用部位[1,4]

1. 尾骶部、足后跟：对压力性损伤高危患者考虑采用预防性敷料保护骶尾部、足后跟（证据等级 A 级，推荐强度 I 类推荐，2016 年 WOCN 指南）。

2. 骨隆突处：考虑在经常受到摩擦力与剪切力影响的骨隆突处（如足跟、骶尾部）使用聚氨酯泡沫敷料预防压力性损伤（证据强度 B 级，推荐强度正向弱推荐，2014 年 EPUAP/NPUAP/PPPIA 指南）。

3. 足跟：使用预防性敷料作为足跟减压的辅助措施，结合其他策略预防足跟压力性损伤（证据强度 B1 级，推荐强度正向弱推荐，2019 年 EPUAP/NPIAP/PPPIA 指南）。

4. 医疗器械下方：① 考虑在医疗器械下方使用预防性敷料来预防医疗器械相关性压力性损伤（证据强度 B 级，推荐强度正向弱推荐，2014 年 EPUAP/NPUAP/PPPIA 指南）。② 在医疗器械下方使用预防性敷料，以降低医疗器械相关性压力性损伤的风险（证据强度 B1 级，建议强度正向弱推荐，2019 年 EPUAP/NPIAP/PPPIA 指南）。

（三）敷料类型[1]

使用柔软的多层硅酮泡沫敷料保护有压力性损伤风险者的皮肤（证据强度 B1 级，推荐强度正向弱推荐，2019 年 EPUAP/NPIAP/PPPIA 指南）。

（四）敷料更换[1,4]

1. 使用预防性敷料时，继续使用其他所有预防措施；每次更换敷料时或至少每天一次，评估皮肤有无压力性损伤形成迹象，并证实目前的预防性敷料应用策略是合适的（证据强度 C 级，推荐强度正向弱推荐，2014 年 EPUAP/NPUAP/PPPIA 指南）。

2. 若预防性敷料破损、移位、松动或过湿，则予以更换（证据强度 C 级，推荐强度正向强推荐，2014 年 EPUAP/NPUAP/PPPIA 指南）。

三、循证分析[4]

经分析，历年指南对预防性敷料从以下方面进行了推荐：

（一）是否使用预防性敷料分析

临床证据表明，在使用适当支撑面和体位改变的压力性损伤预防方案中，增加使用预防性敷料可提高预防效果的有效性。大多数研究探索比较了多层硅泡沫敷料和无预防性敷料应用于足跟、尾骶部的研究效果。研究最多的人群是重症监护室中不能移动的危重病人，其中六项研究表明，预防性敷料与较低的压力性损伤发生率之间存在关联。2016 年报道，在 ICU 患者骨突部位添加多层硅泡沫敷料后，发生压力性损伤的风险降低了 88%［危险比（HR）= 0.12，95%CI = 0.02 ～ 0.98，$P = 0.048$］。在一项重症患者的对比研究中，预防性敷料组（$n = 220$）在急诊科入院时将预防性敷料敷用于患者足跟和尾骶部，转入重症监护室后继续使用，与常规护理（不使用敷料）组（$n = 220$）相比，预防性敷料组的总体压力性损伤发生率显著降低（4.3%对17.8%，$P=0.002$）。2014年Park等研究显示，多层泡沫敷料组的压力性损伤发生率明显低于不使用敷料组（6%对46%，$P<0.001$）。2015年一项队列研究（$n=302$）发现，多层硅酮泡沫敷料可完全预防危重患者的足跟压力性损伤（0对9.2%）。在另一项研究中，应用预防性敷料后相关的尾骶部压力性损伤有所减少，但差异无统计学意义（2%对11.7%，$P>0.05$）。2017年一项研究报告显示，与无敷料组相比，多层硅泡沫敷料组的Ⅲ、Ⅳ期或难以分期的压力性损伤显著减少（1.2 ± 0.045对1.5 ± 0.125，$P=0.0063$）。一组创伤手术患者使用预防性敷料组与未使用敷料组比较，Ⅲ或Ⅳ期压力性损伤的发生率降低50%（2.5%对5%）。2017年另一项研究报告，在Braden量表得分≤12的高度风险者中使用多层泡沫敷料与不使用敷料相比，压力性损伤发生率有显著差异（0对4.8%，$P=0.048$）。一组老年人（$n=1888$）使用预防性敷料与不用敷料比较，尾骶部或足跟Ⅰ期或以上的压力性损伤发生率显著降低（2.1%对10.6%，$P=0.004$）。2018年Cochrane一项系统评价报告[28]，六项有明显偏倚的研究（$n=1247$）比较了用硅酮敷料与不用敷料的效果，发现硅酮敷料能明显降低压力性损伤的发生率。另一项小样本研究（$n=77$）显示，与安慰剂对照，硅酮敷料并不能明显降低压力性损伤的发生率。四项质量较低的研究（$n=160$）比较了聚氨酯薄膜敷料和水胶体敷料预防压力性损伤的效果，结果发现两组发生率差异无统计学意义。系统评价认为，关于预防性敷料研究证据尚不充分，根据已有证据综合分析，硅酮敷料对压力性损伤的预防效果可能优于其他类型的敷料[28]。

（二）使用预防性敷料的部位

1.2014年EPUAP/NPUAP/PPPIA指南提出了2条建议：① 考虑在经常受到摩擦力与剪切力影响的骨隆突处（如足跟、骶尾部）使用聚氨酯泡沫敷料预防压力性损伤。② 考虑在医疗器械与皮肤接触部位使用预防性敷料来预防医疗器械相关性压力性损伤。2条建议的证据强度均为B级，表明证据来源于设计恰当和在压力性损伤患者中实施临床系列研究的结果（从2、3、4、5级证据的研究中获得），并获得统计学分析的支持（表6-5，表6-6）[1]。推荐强度均为正向弱推荐，表明受益可能大于风险，临床可选择使用（表6-7）[1]。临床应用中特别需要注意避免层叠过多预防性敷料，过多敷料会增加皮肤-器械接触面的压力。

2.2016年WOCN指南推荐：对压力性损伤高危患者考虑采用预防性敷料保护骶尾部、足跟。此证据等级A级，表明证据来源于两项以上至少有10例压力性损伤患者的RCT（Ⅰ级或Ⅱ级证据）（表6-2）[3]，一项RCT的Mata分析或一项RCT的系统评价，是2016年WOCN指南引用的最高等级证据，主要依据是流行病学研究证明尾骶部和足跟是压力性损伤最常见的部位[23-25]。推荐强度Ⅰ类推荐，表明受益大于危害，建议临床应该去做（表6-4）[3]。此建议与2014年国际指南推荐有相似之处，即明确了预防性敷料使用的主要部位，证据强度和推荐强度又较高，建议临床应该按照指南推荐执行。不同之处是2016年美国WOCN指南未推荐预防性敷料的类型，因此需要根据证据和推荐强度、患者的个体危险程度和主观意愿、敷料的可得性综合考虑后，选择使用适当的预防性敷料。

3. 2019 年 EPUAP/NPIAP/PPPIA 指南 2 条建议：① 使用预防性敷料作为足跟减压的辅助措施，结合其他策略预防足跟压力性损伤。② 在医疗设备下方使用预防性敷料，以减少与医疗设备相关的压力性损伤风险。2 条建议证据强度均为 B1 级，表明证据来源于中、低等质量的 1 级水平研究提供的直接证据，或者中、高质量的 2 级水平研究提供的直接证据，或大多数结果有一致性，不一致的结果能够被解释（表 6-8）[4]。与 2014 和 2016 年相关指南推荐建议的证据强度比较，2019 年采用的新标准证据强度更高，说明近年有新的研究证据支持。推荐强度均为正向弱推荐，表明受益可能大于风险，临床可选择使用（表 6-9）[4]。

（三）选择适合的预防性敷料类型

目前指南中均未明确阐述预防性敷料的类型，根据 2018 年 Chochrane 系统评价报告[28] 全球用于预防压力性损伤研究的敷料包括硅酮泡沫敷料、水胶体敷料和聚氨酯半透膜敷料，分析指南中有关选择敷料推荐的建议如下：

1. 2014 年 EPUAP/NPUAP/PPPIA 指南提出 2 条建议。① 选择预防性敷料时要考虑以下因素包括敷料控制微环境的能力；敷料贴敷及去除的容易程度；敷料可定期反复打开，以评估检查皮肤；敷料形态需符合贴敷的解剖部位；合适的敷料尺寸。② 在选择预防性敷料预防医疗器械相关性压力性损伤时应考虑到：敷料与可能接触到体液 / 引流液的医疗器械一同使用时，敷料控制潮湿和微环境的能力；贴敷及去除的容易程度；可定期反复打开，对皮肤状态进行评估检查；位于紧密适配型器械下敷料的厚度；符合医疗器械所在解剖部位的需求；医疗器械的类型 / 目的。2 条建议的证据强度均为 C 级，表明证据来源于间接科学证据的支持（如以正常人为研究对象的研究、针对其他慢性伤口患者的研究、动物模型研究）和 / 或专家意见（表 6-5，表 6-6）[1]，是 2014 年所引用证据强度标准中最低强度，尚缺乏直接证据。前一条建议推荐强度正向弱推荐，表明受益可能大于风险，临床可选择使用。后一条建议推荐强度为正向强推荐，表明受益大于风险，临床应该去做（表 6-7）[1]。

2. 2019 年 EPUAP/NPIAP/PPPIA 指南明确推荐：使用柔软的多层硅酮泡沫敷料保护有压力性损伤风险者的皮肤。证据强度 B1 级，表明证据来源于中、低等质量的 1 级水平研究提供的直接证据，或者中、高质量的 2 级水平研究提供的直接证据，或大多数结果有一致性，不一致的结果能够被解释（表 6-8）[4]。推荐强度正向弱推荐，表明受益可能大于风险，临床可选择使用（表 6-9）[4]。为了指导临床选择适合的预防性敷料，2019 年指南也提出了专家意见。选择敷料时应考虑以下因素：使用敷料的潜在益处，敷料尺寸大小及其构造，管理微环境的能力，使用和揭除的便利性，敷料保持在位不移动的能力。其他类型预防性敷料的证据表明，水胶体敷料或薄膜敷料更适用于医疗器械（特别是薄膜敷料，它更薄，更容易在器械下使用）。一项单中心对比研究显示，多层硅泡沫敷料比薄膜敷料更有效地降低了手术患者（$n = 100$）的Ⅰ期压力性损伤发生率（3%对11%，$P = 0.027$）[28]。

（四）使用预防性敷料的方法

如何正确使用预防性敷料是临床应用中一个非常重要的问题，直接关系到预防效果。分析历年指南，仅2014年EPUAP/NPUAP/PPPIA指南有具体推荐意见，包括：

1.敷料与其他措施联合使用：使用预防性敷料时，继续使用其他所有预防措施。

2.需要定期评估敷料下皮肤：每次更换敷料时或至少每天一次，评估皮肤有无压力性损伤形成迹象，并评价目前的预防性敷料应用策略是否合适。

3.敷料更换指征：若预防性敷料破损、移位、松动或过湿，则予以更换。

3条建议证据强度均为C级，偏低。前一条建议推荐强度为正向弱推荐，表明受益可能大于风险，临床可选择使用，后一条建议推荐强度为正向强推荐，表明受益大于风险，临床应该去做（表6-7）[1]。2016年WOCN指南建议：避免使用环状泡沫或将泡沫修剪后用于皮肤减压，因为此种方法会将压力集中于敷料周围的皮肤上，形成新的受压区。证据强度C级，证据强度虽然偏低，但推荐强度为Ⅰ类推荐，表明受益大于风险，临床应该去做（表6-4）[3]。2019年EPUAP/NPIAP/PPPIA指南提出了正确使用的专家意见：应该尽早为处于危险状态的个体使用预防性敷料，并定期评估敷料下皮肤，观察个体表现、舒适度和有无过敏，评估敷料的可接受度及成本效益。如果预防性敷料移位、松动或过湿，或者被污染，应按照说明书及时更换[4]。

四、小结

综上分析，对于选择适合的预防性敷料，除了2019年指南提出了建议选择多层软聚硅酮敷料预防压力性损伤外，其他指南均无明确的推荐意见，2014年指南仅提出了选择敷料是需要考虑的因素，这需要临床人员了解不同预防性敷料的性质、原理，并结合个体压力性损伤解剖部位特征、移动能力和活动能力等临床情况判断，以及患者意愿综合考虑。重要原则是要选择适合于患者个体的预防性敷料及正确应用合理的预防性敷料。未来的研究方向是：一需要进一步研究将预防性敷料应用于不同人群和解剖部位，以确定最有效的结果。二需要在压力性损伤高发部位（包括但不限于尾骶部、足跟）和医疗器械使用部位使用不同类型的预防性敷料，以确定最适合的敷料类型。

第六节 营养护理的证据汇总和循证分析

一、证据汇总

（一）营养筛查和评估

1. **营养筛查**：① 营养筛查的目的是找出那些由于自身特征而存在可能发生潜在营养风险的个体，进而对他们做全面营养学评估（证据强度 C 级，推荐强度正向弱推荐，2014 年 EPUAP/NPUAP/PPPIA 指南）。② 在每个有压力性损伤风险的患者或有压力性损伤的患者收入院、病情发生改变时进行营养状态的筛查（证据强度 C 级，推荐强度正向弱推荐，2014 年 EPUAP/NPUAP/PPPIA 指南）。③ 使用有效而可靠的筛查工具来判断营养不良危险（证据强度 C 级，推荐强度正向弱推荐，2014 年 EPUAP/NPUAP/PPPIA 指南）。④ 对压力性损伤危险患者进行营养筛查（证据强度 B1 级，推荐强度正向强推荐，2019 年 EPUAP/NPIAP/PPPIA 指南）。⑤ 为处于压力性损伤危险状态的新生儿和儿童实施适合其年龄的营养筛查（GPS，2019 年 EPUAP/NPIAP/PPPIA 指南）。

2. **营养受损评估**：评估营养状态受损对压力性损伤危险和压力性损伤发生的影响（证据强度 C 级，推荐强度正向弱推荐，2019 年 EPUAP/NPIAP/PPPIA 指南）。

3. **综合性营养评估**：① 应为所有处于压力性损伤危险状态并筛查发现有营养不良危险的成人、所有患有压力性损伤患者进行一次综合营养评估（证据强度 B2 级，推荐强度正向强推荐，2019 年 EPUAP/NPIAP/PPPIA 指南）。② 将经筛查有营养不良危险并有压力性损伤的患者转诊给注册营养师或跨学科营养团队，进行全面营养评估（证据强度 C 级，推荐强度正向弱推荐，2014 年 EPUAP/NPUAP/PPPIA 指南）。③ 评估体重变化：评估每位患者的体重状况，以判断体重变化过程，并判断有无显著体重降低（30 d 内 ≥ 5%，或 180 d 内 ≥ 10%）（证据强度 C 级，推荐强度正向弱推荐，2014 年 EPUAP/NPUAP/PPPIA 指南）。④ 评估患者独立进食的能力（证据强度 C 级，推荐强度正向强推荐，2014 年 EPUAP/NPUAP/PPPIA 指南）。⑤ 评估营养摄取（即食物、液体、口服补充营养、肠内 / 肠外营养）是否充足（证据强度 C 级，推荐强度正向强推荐，2014 年 EPUAP/NPUAP/PPPIA 指南）。⑥ 评估肾功能以确保高蛋白饮食对个体是否合适。需要进行临床判断来判定每个患者合适的蛋白水平，判断要依据现有压力性损伤数量、总体营养状况、合并症及对营养治疗的耐受情况（证据强度 C 级，推荐强度正向强推荐，2014 年 EPUAP/NPUAP/PPPIA 指南）。

⑦ 使用实验室指标作为营养评估的一部分，但不应该将指标独立分析（证据强度 C 级，推荐强度 I 类推荐，2016 年 WOCN 指南）。

4. 评估时机：在患者新入院和有病情变化时要进行一次营养评估（证据强度 C 级，推荐强度 I 类推荐，2016 年 WOCN 指南）

（二）制定营养治疗计划

1. 团队合作制定和实施个体化营养治疗计划：评估营养需求，与患者及其治疗团队合作制定和实施个体化营养治疗计划，提供充足的蛋白质、热量、水分、维生素和矿物质，以促进压力性损伤愈合（证据强度 C 级，推荐强度 I 类推荐，2016 年 WOCN 指南）。

2. 基于评估制定和实施个体化营养治疗计划：基于营养需求评估结果，实施个体化营养治疗计划，提供充足的蛋白质、热量和水分，适当的维生素、矿物质以促进压力性损伤愈合（证据等级 V 级，2016 年 RNAO 指南）。

3. 为有压力性损伤或存在压力性损伤风险的患者制定个体化营养治疗计划：对于表现出营养风险的患者及有压力性损伤风险的患者，或已有压力性损伤的患者，遵照执行营养及补液方面的相关循证指南。根据营养学评估，判断出患者的营养需求、进食途径和护理目标，据此由注册营养师咨询跨学科团队（包括但不限于医师、护士、语言病理学家、职业治疗师、物理治疗师和牙科医师）制定并记录个体化营养干预计划（证据强度 C 级，推荐强度正向弱推荐，2014 年 EPUAP/NPUAP/PPPIA 指南）。

4. 为处于压力性损伤危险状态者制定并实施个体化营养治疗计划：对处于压力性损伤危险状态者，无论是否存在营养不良或营养不良危险状态，都应该制定并实施个体化的营养治疗计划（证据强度 B2 级，推荐强度正向强推荐，2019 年 EPUAP/NPIAP/PPPIA 指南）。

（三）营养成分补充

1. 热量补充

（1）热量补充原则：① 根据基础医学状况和活动能力给予个体化能量摄入（证据强度 B 级，推荐强度正向弱推荐，2014 年 EPUAP/NPUAP/PPPIA 指南）。② 根据体重变化或肥胖水平调整热量摄取水平。体重偏轻或有显著的非意愿性体重降低的成年患者可能需要额外热量摄入（证据强度 C 级，推荐强度正向强推荐，2014 年 EPUAP/NPUAP/PPPIA 指南）。③ 若膳食摄取的热量无法满足营养需求，则应在两餐之间提供强化食品和 / 或高热量、高蛋白口服营养补充食品（证据强度 B 级，推荐强度正向弱推荐，2014 年 EPUAP/NPUAP/PPPIA 指南）。口服营养补充食品（ONS）即富含营养素的食品和食品强化剂，可用来纠正非自主性体重下降和营养不良。

（2）压力性损伤危险者的热量摄入：① 为有压力性损伤风险患者每天提供至少

30～35 kcal/（kg·d）热量（证据强度 C 级，推荐强度 I 类推荐，2016 年 WOCN 指南）。② 经评估有营养不良危险且有压力性损伤危险的成人，提供 30～35 kcal/（kg·d）的热量（证据强度 C 级，推荐强度正向弱推荐，2014 年 EPUAP/NPUAP/PPPIA 指南）。③ 为处于压力性损伤危险状态的营养不良者或有营养不良危险者，提供每日 30～35 kcal/（kg·d）的热量（证据强度 B1 级，推荐强度正向弱推荐，2019 年 EPUAP/NPIAP/PPPIA 指南）。④ 对处于压力性损伤危险状态且有营养不良或有营养不良危险者，给予高热量摄入（证据强度 B2 级，推荐强度正向弱推荐，2019 年 EPUAP/NPIAP/PPPIA 指南）。⑤ 对有压力性损伤危险并伴有营养不良危险的成年患者，若通过膳食无法满足营养需要，则除提供常规膳食外，还提供高热量、高蛋白的营养补充剂（证据强度 A 级，推荐强度正向弱推荐，2014 年 EPUAP/NPUAP/PPPIA 指南）。

（3）压力性损伤患者的热量摄入：① 经评估有营养不良危险且存在压力性损伤的成年患者，提供 30～35 kcal/（kg·d）的热量（证据强度 C 级，推荐强度正向强推荐，2014 年 EPUAP/NPUAP/PPPIA 指南）。② 为压力性损伤且伴有营养不良或有营养不良危险患者，提供每日 30～35 kcal/（kg·d）的热量（证据强度 B1 级，推荐强度正向弱推荐，2019 年 EPUAP/NPIAP/PPPIA 指南）。③ 对 II 期及以上压力性损伤且伴有营养不良或有营养不良危险的患者，提供高热量、高蛋白、富含谷氨酸和锌及抗氧化剂的口入营养补充剂或肠内营养配方（证据强度 B1 级，推荐强度正向强推荐，2019 年 EPUAP/NPIAP/PPPIA 指南）。④ 对压力性损伤且伴有营养不良或有营养不良危险的成年患者，如果营养需求不能从日常饮食中满足，需要额外补充高热量、高蛋白的营养补充剂（证据强度 B1 级，推荐强度正向强推荐，2019 年 EPUAP/NPIAP/PPPIA 指南）。

2. 蛋白质补充

（1）蛋白质补充原则：① 为压力性损伤的成年患者提供足够的蛋白，达到正氮平衡（证据强度 B 级，推荐强度正向弱推荐，2014 年 EPUAP/NPUAP/PPPIA 指南）。② 为处于压力性损伤危险状态伴有营养不良或有营养不良危险者调整蛋白质摄入量（GPS，2019 年 EPUAP/NPIAP/PPPIA 指南）。

（2）压力性损伤危险者的蛋白质补充：① 为有压力性损伤危险患者每天提供 1.25～1.5 g/kg 体重的蛋白质（证据强度 C 级，推荐强度 I 类推荐，2016 年 WOCN 指南）。② 经评估有压力性损伤危险伴有营养不良危险的成年患者，若护理目标允许，则按照每天 1.25～1.5 g/kg 体重的标准补充蛋白质，当情况变化时再次评估（证据强度 C 级，推荐强度正向弱推荐，2014 年 EPUAP/NPUAP/PPPIA 指南）。

（3）压力性损伤患者的蛋白质补充：① 已有压力性损伤伴有营养不良危险的成年患者，若护理目标允许，向其提供每天 1.25～1.5 g/kg 体重的蛋白质，并在情况变化时再次评估（证据强度 B 级，推荐强度正向弱推荐，2014 年 EPUAP/NPUAP/PPPIA 指南）。② 为压力性损伤伴有营养不良或有营养不良危险的患者每日提供 1.2～1.5 g/kg 体重的蛋白质（证据强度 B1 级，推荐强度正向强推荐，2019 年 EPUAP/NPIAP/PPPIA 指南）。

3. 矿物质和维生素补充

（1）压力性损伤危险者：① 经评估有压力性损伤危险的患者，若膳食较差或证实／怀疑膳食不足时，向其提供／鼓励其摄入维生素及矿物质补充膳食（证据强度 C 级，推荐强度正向弱推荐，2014 年 EPUAP/NPUAP/PPPIA 指南）。② 对经评估有压力性损伤危险的患者提供／鼓励其摄入富含维生素与矿物质的平衡膳食（证据强度 C 级，推荐强度正向强推荐，2014 年 EPUAP/NPUAP/PPPIA 指南）。

（2）压力性损伤患者：① 对于有压力性损伤的患者，若膳食摄入量较少或证实／怀疑膳食不足时，提供／鼓励其摄入维生素及矿物质补充膳食（证据强度 C 级，推荐强度正向弱推荐，2014 年 EPUAP/NPUAP/PPPIA 指南）。② 为有压力性损伤的患者提供／鼓励其摄入富含维生素与矿物质的平衡膳食（证据强度 B 级，推荐强度正向强推荐，2014 年 EPUAP/NPUAP/PPPIA 指南）。

4. 水分补充

（1）补液原则：① 为脱水、体温升高、呕吐、大汗、腹泻或伤口重度渗出的患者额外提供液体（证据强度 C 级，推荐强度正向强推荐，2014 年 EPUAP/NPUAP/PPPIA 指南）。② 膳食限制措施引起食物、水分摄入减少时，应咨询医学专家，由注册营养师修订调整饮食、补水计划（证据强度 C 级，推荐强度正向弱推荐，2014 年 EPUAP/NPUAP/PPPIA 指南）。

（2）有压力性损伤危险者：① 经评估有压力性损伤危险者，每日提供并鼓励其摄入足够的液体，或进行补液（证据强度 C 级，推荐强度正向强推荐，2014 年 EPUAP/NPUAP/PPPIA 指南）。② 为有压力性损伤危险患者每天提供 1 mL/kcal 液体供摄入（证据强度 C 级，推荐强度 I 类推荐，2016 年 WOCN 指南）。③ 对处于压力性损伤危险状态者，提供并鼓励其摄入充足的水分／液体，以满足水化的需求（GPS，2019 年 EPUAP/NPIAP/PPPIA 指南）。

（3）压力性损伤患者：① 经评估已有压力性损伤的患者，每日提供和鼓励其摄入足够的液体，或进行补液（证据强度 C 级，推荐强度正向强推荐，2014 年 EPUAP/NPUAP/PPPIA 指南）。② 为压力性损伤患者，根据治疗目标和病情提供并鼓励摄入充足的水分／液体，以满足水化的需求（GPS，2019 年 EPUAP/NPIAP/PPPIA 指南）。

5. 肠内或肠外营养

（1）原则：① 若经口摄取不足，则推荐肠内或肠外营养，前提是要符合患者的意愿。若胃肠道仍有功能，则首选肠道管饲进食。应首先与患者和照顾者探讨营养支持手段的风险和益处，并满足患者的倾向性和护理目标（证据强度 C 级，推荐强度正向弱推荐，2014年 EPUAP/NPUAP/PPPIA 指南）。② 当经口摄入食物不足时，考虑经肠内或肠外营养支持，这必须与患者的治疗目标一致（证据强度 C 级，推荐强度正向弱推荐，2014 年 EPUAP/NPUAP/PPPIA 指南）。

（2）有压力性损伤危险者：① 为处于压力性损伤危险状态并且经口摄入不足的新生儿和儿童提供适合年龄的营养食谱和营养补充剂，或者肠内或肠外营养支持（GPS，2019年 EPUAP/NPIAP/PPPIA 指南）。② 为通过口入营养无法满足需求的有压力性损伤危险者评估肠内或肠外营养的益处和危害（GPS，2019 年 EPUAP/NPIAP/PPPIA 指南）。

（3）压力性损伤患者：已经发生压力性损伤但不能经口摄入充足营养患者，依据其营养治疗目标，讨论肠内或肠外营养对支持整体健康的益处和危害（证据强度 B1 级，推荐强度正向弱推荐，2019 年 EPUAP/NPIAP/PPPIA 指南）。

二、营养护理的循证分析

营养在压力性损伤的发生发展中发挥重要作用，营养不良使压力性损伤发生危险增加，患有压力性损伤的患者营养需求增加、消耗增加，又会加重原有的营养不良问题。因此，改善患者营养状况是预防压力性损伤中十分重要的措施[29]。经分析，历年指南对营养护理从以下两方面进行了推荐：

（一）营养评估

分两部分评估：一是营养筛查。针对特定人群进行经济简便的营养测试，通过简单测试确认筛查对象是否存在营养风险，一般由执业护士进行。二是营养评估。在筛查的基础上针对有营养风险的对象进行系统的评估，以便制定进一步的干预措施，需由注册营养师、注册营养护士等专业人员进行[29]。

1. 营养筛查：2014 年 EPUAP/NPUAP/PPPIA 指南推荐 2 条筛查建议：① 对每个有压力性损伤风险的患者或有压力性损伤的患者在收入院、病情发生改变时进行营养状态的筛查。② 使用有效而可靠的筛查工具来判断营养风险。证据强度均为 C 级，表明证据来源于间接科学证据的支持（如以正常人为研究对象的研究、针对其他慢性伤口患者的研究、动物模型研究）和 / 或专家意见（表 6-5，表 6-6），推荐强度正向弱推荐，表明受益可能大于风险，临床可选择使用（表 6-7）[1]。2019 年 EPUAP/NPIAP/PPPIA 更新指南提出 2 条营养筛查建议：① 要为处于压力性损伤危险状态者进行营养筛查。证据强度 B1 级，推荐强度正向强推荐。根据 2019 年应用的证据强度等级标准和推荐强度等级标准分析，B1 级证据表明证据来源于中、低等质量的 1 级水平研究提供的直接证据，或者中、高质量的 2 级水平研究提供的直接证据，或大多数结果有一致性，不一致的结果能够被解释（表 6-8），正向强推荐表明受益大于风险，临床应该去做（表 6-9）[4]。② 为处于压力性损伤危险状态的新生儿和儿童实施适合年龄的营养筛查。GPS，表明推荐尚缺乏证据主体支持，但有临床实践有明显的意义（表6-8）[4]。文献研究表明[4]：一项中等质量的1级水平预测研究和两项3级水平预测研究报道，通过营养筛查识别的营养不良或处于营养不良风险个体与压力性损伤危险高度相关，与压力性损伤的发生也高度相关；一项3级水平的研究建议，应该通过营养筛查识别处于营养不良的个体，实施营养干预，可降低50%的压力性损伤发生率，缩短住院时间和降低医疗费用。对于营养筛查工具的推荐，指南通过分析原始文献和专家意见认为[4]，应该使用一个简单、有信效度的营养筛查工具在个体入院时进行筛查，当病情变化或压力性损伤愈合受阻时进行反复筛查。营养筛查应由有资质的健康保健专业人员来完成。微型营养评估量表（Mini Nutritional Assessment，MNA）和营养不良通用筛查工具（Mulnutrition Universal Screening Tool，MUST）在筛查压力性损伤患者或处于压力性损伤危险状态的个体时有良好的心理测量特征。营养危险筛查工具（Nutrition Risk Screening，NRS）2002可快速筛查营养问题，而营养评估问卷简表（Short Nutrition Assessement Questionaire，SNAQ）在筛查老年人营养状态时有良好的心理测量特征。加拿大营养筛查工具（Canadian Hutrition Screening Tool，CNST）在筛查治疗性医院成人的营养状态时有良好的心理测量特征[4]。

2. **营养评估**：2016年WOCN指南有2条推荐：① 在患者新入院和有病情变化时要进行一次营养评估。② 使用实验室指标作为营养评估的一部分，但不应该将指标独立分析。两条建议明确了何时评估和评估什么，证据强度均为C级，推荐强度Ⅰ类推荐。根据2016年WOCN引用的证据强度和推荐强度标准分析，表明证据来源于两项以上至少10例压力性损伤的病例系列研究（Ⅳ级或Ⅴ级证据），或专家意见（表6-2，表6-3）[3]，推荐强度表明受益大于危害，临床应该去做（表6-4）[3]。2014年EPUAP/NPUAP/PPPIA指南也推荐了4条建议：① 将经筛查有营养不良风险者及存在压力性损伤者转诊给注册营养师或跨学科营养团队，进行全面营养评估。② 评估每位患者的体重状况，以判断体重变化过程，并判断有无显著体重降低（30 d内≥5%，或180 d内≥10%）。③ 评估患者独立进食的能力。④ 评估总营养摄取（即食物、液体、口服补充营养、肠内/肠外营养）是否充足。4条建议证据强度均为C级，根据2014年指南应用的证据等级标准，表明推荐意见获得间接科学证据的支持（如以正常人为研究对象的研究、针对其他慢性伤口患者的研究、动物模型研究）和/或专家意见（表6-5，表6-6），证据强度偏低。推荐强度前2条为正向弱推荐，后2条均为正向强推荐，根据2014年应用的推荐意见分级标准，正向弱推荐表明收益可能大于危害，临床可选择应用，正向强推荐表明受益大于危害，临床应该去做（表6-9）[1]。分析该指南，全面营养评估的重点为：① 能量摄入的评估，包括摄入能量的种类、数量。② 非意愿性体重变化，主要是近1个月或6个月的体重变化。③ 心理压力或神经心理问题所致效应，如有无偏食、厌食，或摄入减少等。④ 评估过程中还要判定患者对热量、蛋白和液体的需求量。2019 年 EPUAP/NPIAP/PPPIA 更新指南推荐建议：应为所有处于压力性损伤危险并筛查发现有营养不良危险的成人、所有患有压力性损伤患者进行一次综合营养评估。证据强度 B2 级，推荐强度正向强推荐，表明证据来源于低质量的 2 级水平研究提供的直接证据，或 3、4 级水平研究提供的直接证据，或大多数结果有一致性，不一致的结果能够被解释（表 6-8），执行此建议的受益大于风险，临床应该去做（表 6-9）[4]。指南建议营养评估应由注册营养治疗师与跨专业营养团队合作完成。综合性营养评估应包括：① 询问饮食史和营养摄入是否充足；② 进行人体测量，如测量身高、体重指数（BMI）；③ 询问体重变化史；④ 血液检查资料（基于患者诊断和病情）；⑤ 以营养为重点的生理评估，如肌肉废用情况、水肿、微营养缺乏和器官功能状态。特别提出，血清白蛋白和前蛋白以及其他实验室检查结果可能有助于对病情进行预测，但是不能准确反应营养状态，因为血清蛋白水平可能受到炎症反应、肾功能、脱水和其他因素影响，所以不能作为营养状态的监测指标[4]。

（二）营养补充计划

1. **个体化营养补充计划**：2014 年 EPUAP/NPUAP/PPPIA 指南提出 2 条建议：① 对有压力性损伤或存在压力性损伤风险的患者制定个体化营养治疗计划。② 根据患者基础医学状况和活动能力提供个体化能量摄入。前一条证据强度 C 级，后一条证据强度 B 级，推荐强度均为正向弱推荐。根据 2014 年指南引用的证据强度分级标准和推荐强度标准分，C 级证据表明证据来源于间接科学证据，如以正常人为研究对象的研究、针对其他慢性伤口患者的研究、动物模型研究和 / 或专家意见。B 级证据表明证据来源于直接科学证据的支持，这些证据来源于设计恰当和在压力性损伤患者中实施临床系列研究的结果（从 2、3、4、5 级证据的研究中获得），并获得统计学分析的支持（表 6-5，表 6-6）。正向弱推荐表明受益可能大于风险，建议临床可选择去做（表 6-7）[1]。根据营养学评估，判断出患者的营养需求、进食途径和护理目标，据此由注册营养师咨询跨学科团队（包括但不限于医师、护士、语言病理学家、职业治疗师、物理治疗师和牙科医师）制定并记录个体化营养干预计划。2019 年 EPUAP/NPIAP/PPPIA 指南建议：为处于压力性损伤危险状态的营养不良或有营养不良危险的个体制定并实施个体化的营养治疗计划。证据强度 B2 级，推荐强度正向强推荐。根据 2019 年指南引用的证据强度分级标准和推荐强度标准分，B2 级证据表明证据来源于低质量的 2 级水平研究提供的直接证据，或 3、4 级水平研究提供的直接证据，或大多数结果有一致性，不一致的结果能够被解释（表 6-8），较 2014 年的证据强度有所提升，正向强推荐表明受益大于风险，与 2014 年推荐强度相同，建议临床应该去做（表 6-9）[4]。可见个体化营养护理计划越来越受到临床关注，体现了"以患者为中心"的精准医疗和精准护理的积极内涵。总结归纳上述指南推荐建议和证据，建议临床制定和实施个体化营养治疗计划时，要做到以下几点：① 遵从循证指南关于已处于营养不良危险状态和压力性损伤危险状态的个体的营养和水分需求指导建议；② 监测和评价营养状态作为营养护理的开始，此后每周监测一次；③ 个体化处理计划应根据个人病情变化随时调整。

2. 营养补充内容。有三个指南对营养补充内容做了不同推荐。2014 年 EPUAP/NPUAP/PPPIA 指南推荐了 8 条相关建议：① 对于表现出营养风险的患者及有压力性损伤风险的患者，遵照执行营养及补液方面的相关循证指南。有营养不良风险并处于压力性损伤危险状态的成年人，若通过膳食无法满足营养需要，则除提供常规膳食外，还需提供高能量、高蛋白的营养补充剂。② 经评估有营养不良风险且有压力性损伤风险的成年人，每日提供 30～35 kcal/kg 体重的热量。③ 若膳食摄取的热量无法满足营养需求，则应在两餐之间提供强化食品和/或高热量、高蛋白口服营养补充食品。④ 经评估有营养不良风险的成年患者若护理目标允许，则每天提供 1.25～1.5 g/kg 体重的蛋白。当病情变化时再次评估蛋白需求量。⑤ 经评估有压力性损伤风险的患者，若膳食较差或证实/怀疑膳食不足时，向其提供/鼓励其摄入维生素及矿物质补充膳食。⑥ 对经评估有压力性损伤风险的患者提供/鼓励其摄入富含维生素与矿物质的平衡膳食。根据体重变化或肥胖水平调整热量摄取水平。体重偏轻或有显著的非意愿性体重降低的成年患者可能需要额外热量摄入。⑦ 经评估有压力性损伤风险的患者，每日提供和鼓励其摄入足够的液体，进行补液。该操作须与患者的合并疾病治疗目标一致。⑧ 评估肾功能以判断高蛋白饮食对个体是否合适。为脱水、体温升高、呕吐、大汗、腹泻或伤口重度渗出的患者额外提供液体。第 1～3 条建议为能量摄入建议，证据强度分别为 A、C、B 级，推荐强度均为正向弱推荐。根据 2014 年 EPUAP/NPUAP/PPPIA 指南引用的证据强度和推荐强度标准分析，A 级证据获得直接科学证据的支持（从 1 级证据的研究中获得），这些证据来源于设计恰当和在压力性损伤患者中实施对比研究的结果，并获得统计学分析的支持。C 级证据获得间接科学证据的支持，如以正常人为研究对象的研究、针对其他慢性伤口患者的研究、动物模型研究和/或专家意见。B 级证据获得直接科学证据的支持（从 2、3、4、5 级证据的研究中获得），这些证据来源于设计恰当和在压力性损伤患者中实施临床系列研究的结果，并获得统计学分析的支持。正向弱推荐表明受益可能大于风险，临床可选择使用。富含营养素的食品和食品强化剂可用来纠正非自主意愿性（即非减肥、节食引起的）体重下降和营养不良。第 4～8 条建议的证据强度均为 C 级，表明证据仅仅间接科学证据的支持或专家意见，推荐强度第 4～5 条建议为正向弱推荐，表明受益可能大于风险，临床可选择去做；第 6～8 条为正向强推荐，表明受益大于风险，临床应该去做[1]。

2016 年 WOCN 指南推荐：为有压力性损伤风险患者每天至少按照 30～35 kcal/kg 体重标准提供热量，每天摄入蛋白质按照 1.25～1.5 g/kg 体重标准补充，以及每天摄入 1 mL/kcal 液体。证据强度 C 级，推荐强度 I 类推荐，根据 2016 年 WOCN 指南引用的证据强度和推荐强度标准分析，C 级证据表明证据来源于两项以上至少 10 例压力性损伤的病例系列研究（Ⅳ级或Ⅴ级证据），或专家意见（表 6-2，表 6-3），Ⅰ类推荐表明效益大于有害，临床应该去做（表 6-4）[3]。

2019 年 EPUAP/NPIAP/PPPIA 指南推荐 6 条建议：① 为处于营养不良状态或有营养不良危险的压力性损伤危险个体提供充足的能量摄入。② 为处于营养不良状态或有营养不良危险的压力性损伤危险个体每日提供 1.2 ～ 1.5 g/kg 体重的蛋白质。③ 为处于营养不良状态或有营养不良危险的压力性损伤危险个体提供每日 30 ～ 35 kcal/kg 体重的热量。④ 处于营养不良状态或有营养不良危险的压力性损伤危险的成人，如果日常饮食不能满足营养需求，需要额外补充高热量、高蛋白饮食或营养补充剂。⑤ 为处于压力性损伤危险状态的个体提供充足的水分／液体并鼓励其摄入，以满足水化的需求。⑥ 为处于压力性损伤危险状态并有经口摄入不足的新生儿和儿童提供适合其年龄的营养食谱和营养补充剂，或者行肠内或肠外营养支持。第 2 ～ 3 条建议证据强度为 B1 级，第 4 条建议证据强度为 C 级，推荐强度除第 2 条为正向强推荐外，第 1、3 ～ 4 条建议均为正向弱推荐。按照 2019 年 EPUAP/NPIAP/PPPIA 指南引用的标准，B2 级证据来源于低质量的 2 级水平研究提供的直接证据，或 3、4 级水平研究提供的直接证据，或大多数结果有一致性，不一致的结果能够被解释（表 6-8）；B1 级证据来源于中、低等质量的 1 级水平研究提供的直接证据，或者中、高质量的 2 级水平研究提供的直接证据，或大多数结果有一致性，不一致的结果能够被解释（表 6-8）；C 级证据来源于 5 级水平研究提供的间接证据，如研究对象为正常人、其他慢性伤口患者或动物模型。证据主体存在不能被解释的不一致性（表 6-8）[4]。由此可见，B1 级证据强于 B2 级和 C 级证据，与 2014 年指南比较，B1 级证据强度高于 2014 年指南的 B 级证据强度，B2 级证据强度与 B 级相近，C 级证据强度与 2014 年一致。推荐强度标准与 2014 年国际指南一致。第 5 ～ 6 条建议为良好实践声明（GPS），无明确推荐强度，表明尚无明确证据支持，但对临床实践有明显的意义（表 6-8）[4]，这是 2019 年指南首次提出的证据强度的特殊形式，临床可根据实践意义的大小决定是否参照执行。

三、小结

（一）营养筛查小结

1. 筛查对象：处于压力性损伤危险状态的成年人、新生儿和儿童，已经发生压力性损伤患者。

2. 筛查时机：入院进行首次筛查，病情发生变化时进行再次筛查。

3. 筛查方法：使用有效的筛查工具。临床执行时需要因人而异，选择适宜的筛查工具，由经过训练和有资质的人进行筛查。

（二）营养评估小结

1. **评估对象**：处于压力性损伤危险者、经营养筛查发现有营养不良或有营养不良风险者。

2. **评估时机**：新入院和有病情变化时。

3. **评估方法**：询问、人体测量、血液检查。

4. **营养评估内容**：体重和 BMI、能量摄入种类及量、营养摄入是否充足等。

（三）营养补充小结

1. **补充内容**：对处于压力性损伤危险状态成年个体进行营养补充的内容包括：每日 $30 \sim 35\,kcal/kg$ 体重能量、$1.2 \sim 1.5\,g/kg$ 体重蛋白质、$1\,mL/kcal$ 水分，出汗多、发热者需要额外补充水分。

2. **实施中需要考虑以下因素**：① 患者的病情和活动能力水平；② 口入营养补充剂应作为达到个体热量摄入目标的一种策略；③ 能量摄入应基于肥胖程度或个体诊断与病情；④ 成人低于标准体重或非自愿性体重下降时，需要考虑额外补充高热量、高蛋白饮食或营养补充剂；⑤ 需要进行临床判断来判定每个患者合适的蛋白质补充水平，判断时要依据总体营养状况、合并症及对营养治疗的耐受情况。

第七节　器械相关性压力性损伤预防的证据汇总和循证分析

一、相关概念

2014 年 EPUAP/NPUAP/PPPIA 指南定义"医疗器械相关性压力性损伤"（medical device related pressure injuries, MDRPI），是指使用用于诊断或治疗目的的器械所导致的压力性损伤，其形状和部位与所使用的器械密切有关[1]。

2019 年 EPUAP/NPIAP/PPPIA 指南简化为"器械相关性压力性损伤"（device related pressure injuries, DRPI），是指用于诊断或治疗目的的器械所导致的压力性损伤，非医疗器械（例如杂乱的病床、家具或设备）持续接触皮肤和组织时也能够引起压力性损伤，其形状和部位与所使用的器械密切有关[4]。

可引起压力性损伤的器械包括但不限于：呼吸器械，如气管切开导管、正压辅助呼吸面罩、经口气管内插管、经鼻气管内插管、脉氧探头、吸氧气管或吸氧鼻塞；矫形器械，如颈围、环形固定圈、头盔、外固定装置、限制移动装置、石膏托；尿或粪收集器械，如导尿管、粪便收集器、便盆等；体位改变装置，如足跟提升器、翻身板；胃肠减压管和鼻饲管；中心静脉导管和血液透析管；胸腔引流管和外科引流管；减张缝线和血压袖带；弹力袜和弹力绷带，等等。这些器械的使用增加了器械相关性压力性损伤的风险[4]。

二、证据汇总

（一）器械选择与使用

1. 避免将患者直接放置在医疗器械上，如管路、引流设备或其他异物上。不要让患者留在便盆上过久（证据强度 C 级，推荐强度正向强推荐，2014 年 EPUAP/NPUAP/PPPIA 指南）。

2. 根据器械功能对机构现有的医疗器械做审查，并加以选择，以尽可能避免压力和 / 或剪切力所致损伤（证据强度 B 级，推荐强度正向强推荐，2014 年 EPUAP/NPUAP/PPPIA 指南）。

3. 确保医疗器械型号正确且佩戴合适，以避免过度受压。所有医疗器械的使用都要遵照厂商意见。若不遵照厂商的使用说明，会伤害患者（如皮肤损伤），并被追究责任。确保医疗器械足够安全，在不造成额外压力的情前提下防止脱落（证据强度 C 级，推荐强度正向强推荐，2014 年 EPUAP/NPUAP/PPPIA 指南）。

4. 医疗人员使用的任何医疗器械时都应意识到这种器械有造成组织扩张和水肿加重的风险。根据医疗器械的类型／目的，可建议对其进行松动、重置或去除（如压力袜）（证据强度 C 级，推荐强度正向强推荐，2014 年 EPUAP/NPUAP/PPPIA 指南）。

5. 只要临床治疗允许，就去掉可能引起压力性损伤的医疗器械。保持医疗器械下方的皮肤清洁干燥。医疗器械下方潮湿所造成的环境会使皮肤完整性发生改变，包括出现刺激性皮炎和溃疡（证据强度 C 级，推荐强度正向强推荐，2014 年 EPUAP/NPUAP/PPPIA 指南）。

6. 为患者调整体位和／或重新放置医疗器械，以使医疗器械所致压力和剪切力得到再分布，并减小剪切力。若可能，交替使用或重新摆放医疗器械（证据强度 C 级，推荐强度正向强推荐，2014 年 EPUAP/NPUAP/PPPIA 指南）。

7. 为减少医疗器械相关压力性损伤的风险，审查并选择医疗器械时请考虑以下因素：该器械能够最大程度减少组织损伤，器械的大小和形状适合于个体使用，能够根据制造商的说明正确使用器械，能够正确监测器械的应用（证据强度 B2 级，推荐强度正向强推荐，2019 年 EPUAP/NPIAP/PPPIA 指南）。

8. 在合适且安全的情况下，应在正确安装的面罩和鼻塞之间更换氧气输送装置，以减轻接受氧气治疗的新生儿鼻部和面部压力性损伤的严重性（证据强度 B1 级，推荐强度正向弱推荐，2019 年 EPUAP/NPIAP/PPPIA 指南）。

9. 经与有资格的医疗保健专业人士沟通，根据临床情况所示，在可行时尽快将急救颈托更换为急症护理硬质颈托并尽可能快地移除颈托（证据强度 C 级，推荐强度正向弱推荐，2019 年 EPUAP/NPIAP/PPPIA 指南）。

（二）评估与定期检查

1. 对于容易发生体液转移和／或表现出局限性或全身性皮肤水肿的患者，对皮肤－器械交界处进行更为频繁（每日 2 次以上）的皮肤评估（证据强度 C 级，推荐强度正向强推荐，2014 年 EPUAP/NPUAP/PPPIA 指南）。

2. 对使用医疗器械的患者及其医疗服务提供者进行教育，以进行常规皮肤检查（证据强度 C 级，推荐强度正向强推荐，2014 年 EPUAP/NPUAP/PPPIA 指南）。

3. 检查医疗器械下方和周围的皮肤每日至少 2 次，查看周围组织有无压力相关损伤的迹象。按需要为医疗器械提供支撑，以减小压力和剪切力（证据强度 C 级，推荐强度正向弱推荐，2014 年 EPUAP/NPUAP/PPPIA 指南）。

4. 对于使用医疗器械患者的皮肤每天至少评估两次（证据强度 C 级，推荐强度 I 类推荐，2016 年 WOCN 指南）。

5. 定期监测医疗器械带来的压力，并尽可能使个体感到舒适（证据强度 C 级，推荐强度正向弱推荐，2019 年 EPUAP/NPIAP/PPPIA 指南）。

6. 定期评估医疗器械下方和周围皮肤是否存在压力相关损伤的体征，应作为常规皮肤评估的一部分（GPS，2019 年 EPUAP/NPIAP/PPPIA 指南）。

（三）减压措施

1. 通过以下方式降低和/或再分布皮肤-器械接触面的压力：定期轮换或重新定位医疗器械和/或患者，为医疗器械提供物理支持以便降低压力和剪切力，在病情允许的情况下尽快移除医疗器械（GPS，2019 年 EPUAP/NPIAP/PPPIA 指南）。

2. 在合适且安全的情况下，交替放置面罩和鼻翼管氧气输送装置，以减轻接受氧气治疗的大龄儿童和成人鼻部和面部压力性损伤的严重程度（GPS，2019 年 EPUAP/NPIAP/PPPIA 指南）。

3. 在器械下方使用预防性敷料，以降低压力性损伤危险（证据强度 B1 级，推荐强度正向弱推荐，2019 年 EPUAP/NPIAP/PPPIA 指南）。

4. 减少/消除医疗器械（如鼻氧管、导尿管、颈托、石膏、约束装置）相关压力（证据强度 C 级，推荐强度 I 类推荐，2016 年 WOCN 指南）。

（四）损伤分类

使用国际 NPUAP/EPUAP 压力性损伤分类系统对器械相关性皮肤压力性损伤进行分类，但黏膜压力性损伤除外。与医疗器械相关的压力性损伤并不是一种新类型，应根据组织损伤程度使用该指南"压力性损伤分类"一节列出的"国际 NPUAP/EPUAP 压力性损伤分类系统"加以分类。不可使用皮肤压力性损伤的分类系统对黏膜压力性损伤进行分类（证据强度 C 级，推荐强度正向弱推荐，2014 年 EPUAP/NPUAP/PPPIA 指南）。

使用压力性损伤分类系统对器械相关性皮肤压力性损伤组织缺失的程度进行分类和记录，黏膜压力性损伤不能分类（GPS，2019 年 EPUAP/NPIAP/PPPIA 指南）。

三、器械相关性压力性损伤评估与预防的循证分析

国外研究报告，器械相关性压力性损伤现患率为 0.6%，鼻氧管的使用是最常见的原因，占 32%。美国一项涉及 10 万患者住院日的报告，器械相关性压力性损伤现患率占压力性损伤现患率的 30%～50%，最常发生的部位是耳廓（71%）[4]。而 2020 年 4 306 例中国医护人员穿戴个人防护装备（personal protection equipment，PPE）所致的器械相关性压力性损伤现患率高达 30.03%($95\%CI = 28.69\% \sim 31.41\%$），男性高于女性（42.25%，$95\%CI = 37.99\% \sim 46.51\%$ 对 26.36%，$95\%CI = 26.93\% \sim 29.80\%$，$P < 0.001$），以 I 期和 II 期为主，主要位于鼻梁、面颊、耳朵和前额。主要危险因素是出汗（$OR = 43.99$，95%CI

34.46% ~ 56.17)、男性（OR = 1.50，95%CI = 1.12 ~ 1.99）、穿戴 3 级 PPE（OR = 1.44，95%CI = 1.14 ~ 1.83）和穿戴时间大于 4 h(OR = 1.28，95%CI = 0.97 ~ 1.68)[30]。因此，器械相关性压力性损伤日益引起临床的重视。2014 年以来的相关指南中对于预防此类损伤有三方面的推荐意见。

（一）器械的选择与使用

2014 年 EPUAP/NPUAP/PPPIA 指南推荐 8 条建议：① 根据器械功能，对机构现有的医疗器械做审查，并加以选择，以尽可能避免压力和 / 或剪切力所致损伤。② 确保医疗器械型号正确且佩戴合适，以避免皮肤过度受压。③ 所有医疗器械的使用都要遵照厂商意见。④ 确保医疗器械足够安全，在不造成额外压力的前提下防止其脱落。⑤ 避免将患者直接放置在医疗器械上，如管路、引流设备或其他异物上。不要让患者留在便盆上过久。⑥ 根据医疗器械的类型 / 目的，对其进行松动、重置或去除（如压力袜）。⑦ 为患者调整体位和 / 或重新放置医疗器械，以使医疗器械所致压力和剪切力得到再分布，并减小剪切力。⑧ 保持医疗器械下方的皮肤清洁干燥。分析 8 条建议，第 1 条建议证据强度为 B 级，其余 7 条建议证据强度均为 C 级，第 1 ~ 8 条推荐强度均为正向强推荐。根据 2014 年证据强度和推荐强度标准分析，B 级证据获得直接科学证据的支持（从 2、3、4、5 级证据的研究中获得），这些证据来源于设计恰当和在压力性损伤患者中实施临床系列研究的结果，并获得统计学分析的支持，而 C 级证据仅获得间接科学证据和 / 或专家意见的支持（表 6-5，表 6-6）[3]，分析这些建议明确了在实施中的以下要点：① 要对医疗器械进行审查后选择使用；② 要选择正确的、适合患者的器械型号；③ 要按照厂商说明书正确佩戴，安全使用；④ 要合理固定医疗器械，使其松紧适宜，既要防止过紧造成压迫，又要预防过松导致脱落；⑤ 在确保安全的前提下，要定时调整患者体位，包括定时重置医疗器械的位置（轮流更替位置）；⑥ 要每日清洗医疗器械下方皮肤，保持皮肤清洁；⑦ 避免以医疗器械直接接触患者皮肤或长时间接触患者皮肤，特别提出不能将患者长时间置于便盆上，据临床观察，最长时间不宜超过 30 min。结合推荐强度，建议临床执行中针对不同的医疗器械和患者研究适宜的使用时机与方法，以提高证据强度。

2016 年 WOCN 指南建议：减少 / 消除医疗器械（如鼻氧管、导尿管、颈托、石膏、约束器）相关压力。证据强度 C 级，推荐强度 I 类推荐，根据 2016 年 WOCN 指南引用的证据强度和推荐强度标准分析，C 级证据来源于两项以上至少 10 例压力性损伤的病例系列研究（IV 级或 V 级证据），或专家意见（表 6-2，表 6-3），I 类推荐表明受益大于风险，建议临床应该去做（表 6-4）[3]。分析该建议未明确采用什么方法减少或消除。基于证据强度偏低，建议在临床实施中设计高质量、大样本的临床研究，进一步明确减少或消除医疗器械压力的方法，包括使用预防性敷料。

2019 年 EPUAP/NPIAP/PPPIA 指南推荐了 5 条建议。① 为减少医疗器械相关压力性损伤的风险，审查并选择医疗器械时请考虑以下方面：该器械最大程度地减少组织损伤的能力，针对个人进行设备的尺寸 / 形状修正，根据制造商的说明正确使用设备的能力，正确保护设备的能力。② 定期监测医疗设备固定装置的压力，并尽可能寻求个人感觉舒适的固定方法。③ 在合适且安全的情况下，在正确安装的面罩和鼻塞之间更换氧气输送装置，以减轻接受氧气治疗的新生儿鼻部和面部压力损伤的严重性。④ 经与有资格的医疗保健专业人士沟通，根据临床情况所示，在可行时尽快将急救颈托更换为急症护理硬质颈托并尽可能快地移除颈托。⑤ 通过以下方式降低和 / 或再分布皮肤 - 器械接触面处的压力：定期轮换或重新定位医疗器械和 / 或患者，为医疗器械提供物理支持以便降低压力和剪切力，在医学允许的情况下尽快移除医疗器械。分析上述推荐意见，第 1～2 和第 4 条建议证据强度均为 C 级，第 3 条证据强度为 B1 级，推荐强度第 1 条为正向强推荐，第 2～4 条均为正向弱推荐，第 5 条建议为良好实践声明（GPS）。根据 2019 年 EPUAP/NPIAP/PPPIA 指南引用的证据强度和推荐强度标准，C 级证据来源于 5 级水平研究提供的间接证据，如研究对象为正常人、其他慢性伤口患者或动物模型。证据主体存在不能被解释的不一致性。B1 级证据来源于中、低等质量的 1 级水平研究提供的直接证据，或者中、高质量的 2 级水平研究提供的直接证据，或大多数结果有一致性，不一致的结果能够被解释。GPS，表明尚缺乏证据支持，但对临床实践有明显的意义（表 6-8）[4]。分析上述建议，进一步明确了在临床实践中可操作的几个细节：① 要根据患者个体特征和器械特点，选择适合患者医疗器械；② 要妥善固定，并要定时监测固定带来的压力，以患者感到舒适为目标调整固定方法，减少受压；③ 根据新生儿鼻部、面部特点，在确保安全的前提下，在正确安装的面罩和鼻塞之间更换氧气输送装置，避免受压；④ 正确使用器械，经常改变器械放置位置，减少受压和摩擦力；⑤ 经常性评估，在病情允许情况下尽快移除医疗器械，去除压力源。结合推荐强度分析，建议临床实施中进一步研究、观察，选择适宜医疗器械和合理使用器械的方法，提高证据和推荐强度。

（二）器械使用期间预防性敷料的选择与使用

2014 年 EPUAP/NPUAP/PPPIA 指南推荐 2 条建议。① 考虑使用预防性敷料预防医疗器械相关性压力性损伤。② 选择预防性敷料时应考虑：敷料控制潮湿和微环境的能力，特别是敷料与可能接触到体液 / 引流液的医疗器械一同使用时；贴敷及去除的容易程度；可定期反复打开，对皮肤状态进行评估检查；位于紧密适配型器械下敷料的厚度；符合医疗器械所在解剖部位的需求；医疗器械的类型 / 目的。证据强度前一条建议为 B 级，后一条为 C 级，推荐强度前一条为正向弱推荐，后一条为正向强推荐，建议临床使用时需要思考：① 基于预防性敷料很多，研究结果各异[28]，目前证据强度偏低，根据医疗器械类型和敷料特性，结合患者个体意愿选择和使用合适的预防性敷料在临床实施中尤为重要。② 如何合理使用预防性敷料是另一个实践问题，建议进一步研究，提供证据。

2019 年 EPUAP/NPIAP/PPPIA 指南建议：在医疗器械下方使用预防性敷料，以降低与医疗器械相关的压力性损伤风险。证据强度 B1 级，表明证据来源于中、低等质量的 1 级水平研究提供的直接证据，或者中、高质量的 2 级水平研究提供的直接证据，或大多数结果有一致性，不一致的结果能够被解释（表6-8）[4]。现有的临床研究表明，各种敷料如水胶体、泡沫、硅凝胶和透明薄膜应用于气管切开套管、呼吸机延长管及呼吸面罩、支具下方都能够不同程度降低压力性损伤的发生率，但是尚未进行成本效益研究，无法确定哪类敷料预防效果更优[4, 28]。结合正向弱推荐的推荐强度，建议临床实施中需要进一步优化敷料选择，观察、比较不同敷料的预防效果及其成本效益。

（三）医疗器械下皮肤检查的循证分析

2014 年 EPUAP/NPUAP/PPPIA 指南推荐 2 条建议：① 检查医疗器械下面和周围的皮肤至少每天 2 次，查看周围组织有无压力相关损伤的迹象。② 对于局限性或全身性水肿的患者，对皮肤 - 器械交界处进行更为频繁（每日 2 次以上）的皮肤检查。两条建议的证据强度均为 C 级，推荐强度分别为正向弱推荐和正向强推荐，根据 2014 年指南引用的证据强度和推荐强度标准分析，C 级证据主要来源间接证据和 / 或专家意见（表6-2，表6-3）[1]，强度偏低，结合推荐强度和临床实践的意义，建议临床需要去执行，在执行中需要进一步探讨有益的皮肤检查的频次和方法。

2019 年 EPUAP/NPIAP/PPPIA 更新指南建议：检查医疗器械下方和周围皮肤是否存在压力相关损伤的体征应作为每日常规皮肤检查的一部分。GPS，表明目前尚缺乏证据支持，但有明显的临床实践意义（表6-8)[4]，分析此建议未明确皮肤检查的频次，只是宽泛地表明"每日皮肤常规检查"，因此，建议临床实施中针对不同医疗器械、不同使用部位、不同预防措施，展开研究以探明可操作的检查频次。根据现有的指南推荐和证据，建议目前临床至少每日检查 2 次医疗器械下皮肤的完整性，水肿患者至少每班检查一次，班班交接皮肤。

四、小结

分析上述指南建议[1, 4]，结合相关系统评价[28]建议选择和使用预防性敷料预防医疗器械相关性压力性损伤的临床实践中需要关注以下要点：① 评价个体皮肤的脆弱程度和使用敷料的潜在益处，如要考虑新生儿和老年人这些特殊群体的皮肤脆性增加，选择敷料以含硅敷料为宜，研究表明硅凝胶或硅酮敷料可保护脆性增加的皮肤免受伤害[4, 28]；② 避免在医疗器械下使用过厚的敷料，因为敷料过厚有可能增加器械与皮肤接触面的压力；③ 敷料移位或污染需要及时更换；④ 选择敷料时要考虑其管理潮湿和微环境的能力，特别是接触到体液、引流液的医疗器械，如经皮内窥镜胃造口、十二指肠造口管、气管切开管等处使用预防性敷料，既要考虑敷料的吸收性，也要考虑减压效果；⑤ 在需要紧密固定的医疗器械下方选择厚度适宜的敷料；⑥ 根据医疗器械所使用的解剖部位选择适合的敷料；⑦ 选择容易使用和去除的敷料，观察个体使用后的表现、舒适度及过敏反应；⑧确保预防性敷料不会影响医疗器械的作用。

第八节　压力性损伤预防规范

一、相关术语

与 2014 年以来历年的指南比较，2019 年 EPUAP/NPIAP/PPPIA 更新的国际压力性损伤预防和治疗指南定义或更新了很多术语或词汇[4]，与预防措施相关的术语或词汇筛选如下：

压力性损伤点现患率（point pressure injury prevalence）：某一特定时间点（例如某一天）所测量到的压力性损伤患者所占特定人群（例如某医院）的百分比。

压力性损伤阶段现患率（period pressure injury prevalence）：在一段时间（例如一周或一月）内所测量到的压力性损伤患者所占特定人群（例如某医院）的百分比。

压力性损伤点发生率（point pressure injury incidence）：某一特定时间点（例如某一天）所测量到的新发压力性损伤患者所占特定人群（例如某医院）的百分比。

压力性损伤阶段发生率（period pressure injury incidence）：在一段时间（例如一周或一月）内所测量到的新发压力性损伤患者所占特定人群（例如某医院）的百分比。

现患率反映了压力性损伤的流行趋势，发生率则反映压力性损伤的预防效果。定期监测现患率和发生率已成为压力性损伤管理中必不可少的关键措施。压力性损伤是多因素作用的结果，其作用因素和影响因素众多，因此预防也是复杂的系统工程，需要一系列干预措施。

二、纽卡斯尔预防策略（SAKSSE）

英国国家健康保健服务信托基金医院 - 泰恩河畔纽卡斯尔医院护理顾问 Pagnamenta 认为[21]，在错综复杂的预防压力性损伤中，最重要的是确保两方面措施落实到位，一是确保体位护理计划落实到位，包括坐轮椅每 1 h 更换体位一次，卧床每 2 h 翻身一次，建议使用非电动减压垫，因为与电动减压垫比较，更节约经费，也节省工作人员时间。二是确保持续做好皮肤护理，包括用温水清洗（洁肤）、使用润肤剂涂抹全身皮肤（润肤）、使用皮肤保护剂喷涂（护肤）。并针对处于压力性损伤危险状态患者提出了方便临床使用的"六步纽卡斯尔方法"（SAKSSE）：第一，检查皮肤（skin inspection, S）：在入院时、转入或转出时、出院时以及每次改变体位时进行全面皮肤检查。第二，评估风险（assessment risk，A）：每日使用 Braden 量表评估一次压力性损伤发生的风险。第三，定时翻身（keep moving 或 repositioning regularly，K）：卧位时每 2 h 翻身一次。坐位时每 1 h 改变体位一次。每次坐位限时 2～3 h。第四，减压装置（support surface，S）：坐位时使用减压坐垫，卧位时使用非电动减压床垫，并使用软枕或海绵垫抬高足跟。第五，皮肤护理（skin care，S）：每次改变体位时进行皮肤护理，特别要做好失禁患者的皮肤护理。第六，健康教育（education，E）：尽早给患者和照顾者提供压力性损伤预防知识手册。

三、集束化预防策略

分析纽卡斯尔预防策略，包含了压力性损伤的集束化预防策略，初期为"SKIN"原则：使用减压垫减压（support surface，S）；保持持续移动（keep moving，K），即鼓励患者移动身体和帮助体位改变，包括翻身；做好失禁护理（incontinence，I），保持皮肤清洁和干爽，保护皮肤；做好营养护理（nutrition，N），评估营养状态，确保充足的营养和水分摄入[5]。在更新的压力性损伤集束化预防原则"SSKIN"中，在"SKIN"之前增加了"S"为皮肤检查（skin inspection），首先要进行一次全面的皮肤检查和评估，再给予减压垫 S、实施体位护理 K、失禁护理 I 和营养护理 N，使集束化预防更符合临床，符合患者情况和符合持续质量改进要求[6]。SSKIN 策略，即皮肤检查（skin inspection，S），减压床垫（support surface，S），体位护理（keep moving，K），失禁护理（incontinence care，I），营养护理（nutrition，N）。美国健康保健促进研究所（institute for Healthcare Improvement，IHI）2012 年已将 SSKIN 集束化护理作为压力性损伤预防的最佳循证实践执行方案（blueprint）[31]。英国国家健康保健服务署（National Health Service，NHS）2012 年也将 SSKIN 集束化预防推荐为最佳实践方案[32]。英国 NHS 基金项目—压力性损伤预防项目负责人 McCoulough 报告将 SSKIN 作为社区预防压力性损伤的标准化方案有助于识别社区中的压力性损伤危险人群，提高预防效果[33]。据此，综合循证分析，结合我国国情和临床现况，提出以下 SSKIN 循证预防规范。

（一）皮肤检查规范（skin inspection，S）

1. 检查时机

（1）卧床，特别是行动不便、意识不清的患者入院时必须从头到脚检查一次皮肤，此后至少每日检查一次，每次翻身和每班交接时重点检查骨突部位皮肤。

（2）坐位，特别是截瘫、坐轮椅者入院时从头到脚检查一次皮肤，此后每日至少检查一次坐骨和臀部皮肤，每次从轮椅向床面改变体位时检查一次。

（3）使用医疗器械者，在确保安全使用前提下，每日至少移除医疗器械 2 次，检查器械下皮肤有无压痕、发红、水疱或破溃。局部水肿和全身水肿者至少每班检查一次。

（4）对有尿粪失禁的患者，每次清洗会阴部皮肤时需要检查一次被尿或粪污染区域的皮肤。完整性，有无红疹、红斑或破溃，有无瘙痒或刺痛等，并做好记录。

2. 检查方法和内容

（1）采用视诊、触诊和问诊从头到脚检查卧床患者全身皮肤的完整性，有无压痕、发红、硬结或瘀伤、疼痛等（皮肤检查流程见图2-5）。

（2）采用视诊、触诊和问诊重点检查卧床患者的骨隆突部位皮肤，如尾骶部、足跟、左右股骨大转子处皮肤的完整性，有无压痕、发红、硬结或瘀伤、疼痛等。

（3）采用视诊、触诊在入院时检查新生儿和幼儿全身皮肤，此后每次重点检查枕部、肩背部、臀部和足跟皮肤的完整性，有无压痕、发红、硬结或瘀伤等。

（4）采用视诊、触诊检查截瘫、坐轮椅者坐骨、臀部皮肤的完整性，有无发红、硬结或瘀伤等。

（5）每日皮肤检查应作为压力性损伤危险评估的一部分内容。

3. 检查记录

（1）采用文字或设计专用表格及时记录皮肤检查的结果，作为护理记录的一部分。

（2）采用规范的一致性语言记录皮肤检查的内容，包括是否完整，有无压痕、发红、硬结或瘀伤、疼痛等。如有压力性损伤，采用2019年国际压力性损伤预防和治疗指南更新的分期标准和术语记录，解剖部位＋损伤严重程度＋面积，如尾骶部2期压力性损伤2 cm×3 cm；右足跟深部组织损伤（皮肤完整，但有瘀伤或紫色血疱）3 cm×3 cm，以此类推。

（3）每次皮肤检查记录需要注明检查时间、记录时间、检查者和记录者。

（二）减压装置选择和使用规范（support surface，S）

1. 选择规范

（1）对卧床，特别是失去活动能力、意识不清者或躁动患者，可根据资源的可得性选择以下装置抬高或保护足跟：① 选择足跟悬吊装置抬高足跟，② 或选择海绵软枕抬高小腿中段来"悬浮"足跟，③ 或选择足跟护套保护足跟，④ 或选择凝胶海绵坐垫分散局部压力和摩擦力与剪切力。注意：勿使用圈状物或充水手套垫足跟。研究证明此方法不能减压，反而增压40%。

（2）对于病情危重、活动受限或处于压力性损伤状态（Braden计分≤16分）的卧床患者，根据资源的可得性，选择以下减压床垫分散体表压力：① 凝胶海绵（记忆海绵）床垫；② 静态充气床垫；③ 电动充气床垫。注意：勿将医院标准床垫如普通海绵床垫当做减压床垫，勿使用圈状物如气圈局部减压。

（3）对全麻大手术超过2h的手术患者，根据手术体位及其主要受压部位选择符合解剖特征的凝胶垫或凝胶海绵垫减压。

（4）对于截瘫或坐轮椅的老年人，建议根据资源的可得性，选择凝胶海绵或充气减压坐垫分散体表压力。

2. 使用规范

（1）正确使用各类减压床垫：① 静态或电动充气床垫、凝胶海绵或高密度海绵床垫上最多使用全棉床单覆盖或包裹。注意勿在充气床垫或海绵床垫上覆盖棉垫，这将影响减压效果。② 根据患者体重状态调整充气床垫的软硬度。超重［体重指数（BMI）≥ 24 kg/m²］或肥胖者，电动充气床垫可调节至高硬度；正常体重（BMI 为 19～23 kg/m²）者，电动充气床垫可调节至中硬度；低体重指数（BMI < 19 kg/m²）或极度消瘦者，电动充气床垫可调节至低硬度。静态充气床垫需要手检，以检查者双手顺利通过患者臀部下方床垫并且检查者感受不到患者臀部的压力为宜。③ 使用减压床垫不能替代定时翻身，需要根据患者病情及活动能力帮助或协助患者定时翻身。④ 使用减压床垫时注意管理好患者的出汗和排泄物、分泌物，一旦污染需要即刻更换衣裤和床单，尽可能避免液体直接接触床垫，以免影响使用寿命和功效。⑤ 需要定期评估减压床垫的减压功效，受减压床垫材质、日常使用方法以及患者出汗、排泄物等影响，减压床垫可能出现材质老化、破损等问题，直接影响减压床垫的减压功效。对于充气床垫，除了每日检查充气是否适合患者外，一般情况下需每季度评估一次，对于高密度海绵床垫或凝胶海绵床垫需要每半年评估一次。评估方法为患者平卧于床垫上，主要观察和检查患者臀部、背部减压床垫的下陷程度，如果海绵床垫下陷的厚度超过床垫厚度的1/2，表明减压功效降低，需要更换。如果充气床垫在充入充足气体情况下，检查者依然能够在床垫下触摸到患者的臀部，或清醒患者主诉"无漂浮感"，则需要检查是否有接头（或接口）漏气现象，排除漏气，则判断为充气床垫低效或失效，需要更换。

（2）正确使用各类减压体位垫：减压体位垫包括各种坐垫、足跟垫、维持30°斜侧卧位的R型垫、抬高下肢、"悬浮"足跟的软垫等，使用时需要注意摆放位置正确，如：R型垫主要摆放于患者肩胛和背部之间；软垫放于腓肠肌下、接触面积大且能悬空足跟；坐垫一般置于轮椅或座椅上，使个体坐位时双膝与地面（或踏板）保持90°。

（三）体位护理规范（keep moving，K）

1. 评估需求，制定个体化体位护理计划：制定体位护理计划前，护士需要评估患者个体体位改变的需求（主观意愿）、能力（移动能力和活动能力），综合考虑个体的病情、认知、心理状况及所用减压垫的类型，与医生、患者、家属或照顾者共同讨论制定适合患者的个体化体位改变（翻身）计划及时间表。时间表用于提醒各班次护士落实定时翻身计划，根据国内外护理报告，翻身计划的时间安排需要得到患者的同意和配合，书写建议"每2 h～4 h一次"或者"每日6～12次"。

2. 落实个体化体位护理计划

（1）护士应鼓励和指导有能力翻身的患者自己在床上和椅子上定时、准确改变各种体位，坐椅子（包括轮椅）每1 h更换一次体位，卧床时根据所用减压床垫每2～4 h更换一次体位。对于脊髓损伤患者在康复初始阶段就要开始教育和指导患者定时改变体位的方法。

（2）护士应培训和指导护理人员及照顾者帮助失去活动能力的患者定时、准确变换各种体位的方法，避免体位护理中的可能风险，如拖拉患者或者未达到预期的体位护理要求，定时提醒坐椅子（包括轮椅）每1 h更换一次体位，卧床时根据所用减压床垫每2～4 h更换一次体位。

（3）建立个体化的体位护理时间记录表：按照医院或国家规定建立体位护理记录表，可记录于特别护理记录单、一般护理记录单或其他能够反映患者护理计划落实的护理记录单上。

（4）如果预期体位改变计划未落实，需要重新评估，确定体位改变的频度和方法，并需要备注说明原因并得到医生、患者或家属的确认，否则有可能成为法律纠纷的依据。

（5）评价结果：记录所使用的体位变换频度和效果，包括皮肤完整性，有无发红、破溃，如果出现压力性损伤需要记录发现时间和分期以及处理方法，24 h内需要上报医院护理管理部门，并准备好该患者所有相关预防护理资料，等待医院组织的专家组或审查组鉴定是否为可免性压力性损伤。

（四）失禁护理规范（incontinence care，I）

对于失禁患者，护士需要尽快评估和记录失禁类型（尿失禁、粪失禁、双失禁）、失禁持续时间、是否出现失禁相关性皮炎，如果已发生需要评估发生时间、严重程度（按照国际失禁相关性皮肤预防和护理指南标准），然后制定个体化的结构化皮肤护理方案，包括隔离刺激源、清洁皮肤、保护皮肤和滋养皮肤，具体内容详见本书相关章节。

（五）营养护理规范（nutrition，N）

1. 评估需求，制定个体化营养护理计划：护士在制定个体化营养护理计划前需要评估患者当前的营养状况（采用经过信效度检验的简易量表）、所处压力性损伤的危险（采用信效度检验的量表，如Braden量表等）和营养需求（根据年龄、病情需要）、摄取食物的能力（牙齿咀嚼和吞咽能力）、消化和吸收能力（每日摄入量和排泄状况）以及特殊的宗教信仰对食物的禁忌（如回族）等，根据指南与医生、患者、家属或照顾者共同讨论制定符合个体特征和需求的个体化营养护理计划。

2. **落实个体化营养护理计划**：在实施营养计划过程中，护士需要每日评估患者的摄入和排泄情况，并记录。如果未按预期计划实施，或者出现明显的腹泻、腹胀等问题，需要重新评估，分析原因，调整计划，并得到医生、患者或家属的确认。

总之，压力性损伤预防是一项长期的系统工程，在政策层面、人力资源和预防工具等方面都需要关注、投入，还需要得到医生的支持和患者、家属及其照顾者的大力配合，只有加强培训和沟通、团队合作、综合干预才能有效预防。

四、压力性损伤预防流程和循证预防方案

（一）压力性损伤预防流程

基于循证研究、指南和系列研究结果，构建形成了评估、判断、危险分级、按指南推荐意见制定和实施个体化预防护理计划（包括个体化翻身时间表和减压计划、个体化营养护理计划、个体化失禁护理和皮肤护理计划）、定期复评和修正计划、出院前再评估和制

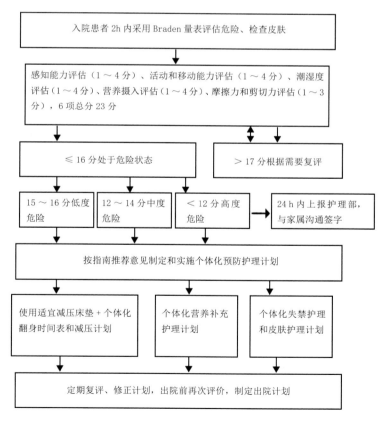

图6-12　压力性损伤预防流程

定出院计划的压力性损伤预防流程（图6-12）。此流程包含了压力性损伤预防全过程，也涵盖了美国压力性损伤专家咨询组确认的可免和难免压力性损伤四项鉴定标准：入院后评估了患者的病情和压力性损伤的发生危险，制定并实施了符合患者情况和与公认标准一致的预防措施，定期评价了措施的效果，动态修正了计划使之更合理。该流程增加了出院前评估和制定出院计划，突显了压力性损伤预防是一个长期性、系统化的工程，需要从医院延续到家庭或社区。

（二）压力性损伤预防循证方案

基于对指南的循证分析，制定了从入院8h内完成结构化风险评估、识别压力性损伤风险、制定和执行预防方案、定期评价、修正计划到出院指导的全程循证方案，共包含14个环节，每一环节的方法均有循证证据等级和推荐强度，大部分证据为A级和B级，说明了推荐方法的循证性和重要性。循证方案是预防流程图的细化和量化，结合使用，便于临床护士掌握，提高应用的准确性（图6-13）。

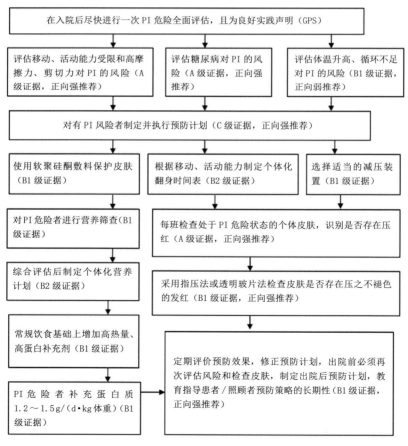

图6-13　压力性损伤预防循证方案

（三）预防个人防护装备所致压力性损伤的循证策略

1. **皮肤评估**：美国压力性损伤专家组 2016 年修订压力性损伤预防与治疗指南推荐的建议：对于使用医疗器械患者的皮肤至少每天评估两次（证据强度 C 级，推荐强度 I 类推荐）[3]。Schallom 等[34-35]纳入来自 5 个 ICU 的 100 个病例进行非随机对照研究，分别观察使用口鼻面罩和全脸面罩的重症患者，每 12 h 移除面罩评估患者皮肤的结果，并评价患者佩戴面罩的舒适度和依从性，认为皮肤评估应该从器械直接接触的部位开始评估，这些部位至少每 12 h 评估一次。2014 年压力性损伤预防和治疗国际指南推荐至少每天 2 次检查医疗器械下方和周围的皮肤，查看周围组织有无压力相关损伤的迹象。按需要为医疗器械提供支撑，以降低压力和剪切力（证据强度 C 级，推荐强度正向弱推荐）[1]。2019 年 EPUAP/NPIAP/PPPIA 更新指南推荐 2 条建议：① 评估医疗器械下方和周围皮肤是否存在压力相关损伤的体征应作为常规皮肤评估的一部分（GPS，表明建议尚缺乏证据支持，但对临床实践有明显的意义）。② 定期监测医疗器械带来的压力，并尽可能使个体感到舒适（证据强度 C 级，推荐强度正向弱推荐）[4]。综上分析，结合目前抗疫一线医护人员皮肤损伤现状[30,36]，建议所有穿戴二级、三级防护装置的医护人员每日在下班解除防护装置时自我检查皮肤（白天 4 h 一次，晚上 8 h 一次），重点检查鼻梁、面颊、耳廓等受压部位，也要检查腋下、腹股沟、双手、双足，男性增加检查阴囊、阴茎等部位皮肤的潮湿度和浸渍情况，及早发现皮肤损伤，及早采取措施。

2. **减压策略**：目前有关于医疗器械相关性压力性损伤的减压策略主要有器械调整和使用预防性敷料。分析调整器械使用的指南推荐：为患者调整体位和 / 或重新放置医疗器械，以使医疗器械所致压力和剪切力得到再分布，并减小剪切力。若可能，交替使用或重新摆放医疗器械（证据强度 C 级，推荐强度正向强推荐，2014 年 EPUAP/NPUAP/PPPIA 指南）[1]。减少 / 消除医疗器械带来的相关压力（证据强度 C 级，推荐强度 I 类推荐，2016 年 WOCN 指南）[3]。通过以下方式降低皮肤 - 器械接触面的压力，定期轮换使用医疗器械的部位，为医疗器械提供物理支持以便降低压力和剪切力，在医学上可行的情况下尽快移除医疗器械（GPS，2019 年 EPUAP/NPIAP/PPPIA 指南）[4]。上述建议仅适用于患者，不适用于抗新冠病毒必须使用防护装置的医护人员。降低医疗器械对皮肤的压力、摩擦力和潮湿性损害，只能从使用预防性敷料着手[28]，包括以下两个方面。① 是否需要使用预防性敷料和选择哪些敷料预防？一项系统评价纳入 21 项研究，总结了透明敷料、水胶体敷料以及泡沫敷料 3 种敷料预防鼻部器械相关性压力性损伤研究的效果，认为预防性应用敷料比不用敷料能更好预防器械相关性压力性损伤的发生[28]。一指南推荐如下：考虑在经常受到摩擦力与剪切力影响的骨隆突处使用聚氨酯泡沫敷料预防压力性损伤（证据强度 B 级，推荐强度正向弱推荐，2014 年 EPUAP/NPUAP/PPPIA 指南）[1]。考虑使用预防性敷料来预防医疗器械相关性压力性损伤（证据强度 B 级，推荐强度正向弱推荐，2014 年 EPUAP/NPUAP/PPPIA 指南）[1]。选择预防性敷料时应考虑到：敷料控制潮湿和微环境的能力，特别是敷料与可能接触到体液/引流液的医疗器械一同使用时；贴敷及去除的容易程度；可定期反复打开，对皮肤状态进行评估检查；位于紧密适配型器械下敷料的厚度；符合医疗器械所在解剖部位的需求；医疗器械的类型/目的（证据强度 C 级，推荐强度正向强推荐，2014 年 EPUAP/NPUAP/PPPIA 指南）[1]。使用柔软的多层硅酮泡沫敷料保护有压力性损伤风险者的皮肤（证据强度 B1 级，推荐强度正向弱推荐，2019 年 EPUAP/NPIAP/PPPIA 指南）。在医疗器械下方使用预防性敷料，以降低医疗器械相关性压力性损伤的风险（证据强度 B1 级，推荐强度正向弱推荐，2019 年 EPUAP/NPIAP/PPPIA 指南）[4]。② 如何使用敷料预防？指南推荐如下：使用预防性敷料时，每次更换敷料时或至少每天一次评估皮肤有无压力性损伤形成迹象，并证实目前的预防性敷料应用策略是合适的（证据强度 C 级，推荐强度正向弱推荐，2014 年 EPUAP/NPUAP/PPPIA 指南）[1]。

综上所述，使用预防性敷料能够有效预防医疗器械相关性压力性损伤，敷料类型首选软聚硅酮多层泡沫敷料，其次是水胶体敷料，每日更换一次为宜，或按照抗新冠病毒一线工作时间，白班 4 h 更换一次，夜班 8 h 更换一次。

3. 预防性皮肤保护：预防性使用皮肤保护剂是否可以降低医疗器械相关性压力性损伤的发生率？Otero 等[37]将急性呼衰接受无创机械通气的 152 名患者随机分为 4 组，分别在面罩处使用高氧合脂肪酸溶液（hyperoxygenated fatty acids，HOFA）、薄膜敷料、泡沫敷料和不用敷料直接使用面罩。结果发现鼻面部压力性损伤总发生率为 51.32%（78/152），其中 92.31% 发生于鼻梁（72/78）。HOFA 组患者的鼻面部 PI 发生率明显低于直接应用面罩组（$P = 0.055$）、薄膜敷料组（$P = 0.03$）以及泡沫敷料组（$P < 0.001$）。研究发现在应用口鼻面罩时常规使用 HOFA 皮肤保护剂能够预防鼻面部压力性损伤。指南推荐：① 使用皮肤保护产品，避免皮肤暴露于过度潮湿环境中；干燥皮肤使用润肤剂保护，从而降低压力性损伤风险（证据强度 C 级，推荐强度正向弱推荐，2014 年 EPUAP/NPUAP/PPPIA 指南）[1]。② 根据需要使用皮肤保护产品，如乳膏、软膏、膏和成膜皮肤保护剂，以保护和维持大小便失禁和有压力性损伤风险人群的完整皮肤（证据强度 C 级，推荐强度 I 类推荐，2016 年 WOCN 指南）[3]。③ 实施一个结构性皮肤护理方案，包括保持皮肤清洁并适当补充水分，避免使用碱性肥皂或清洁产品，使用保护性产品保护皮肤免受潮湿相关性损害（证据强度 B2 级，推荐强度正向强推荐，2019 年 EPUAP/NPIAP/PPPIA 指南）。轻柔清洗皮肤，避免用力擦拭处于压力性损伤危险患者的皮肤（良好实践申明，2019 年 EPUAP/NPIAP/PPPIA 指南）[4]。

综上所述，做好预防性皮肤保护有益于预防压力性损伤和潮湿相关性皮肤损伤，建议采用结构性皮肤护理方案[38-39]：① 洁肤。上班前和下班后使用温水轻柔清洗全身皮肤，对于皮肤多皱褶区域，如腋下、腹股沟、颈部等可使用中性或弱酸性皮肤清洗剂清洗，避免用力擦拭。② 润肤。使用含脂肪酸（特别是多不饱和脂肪酸如亚油酸、亚麻酸和油酸）成分的护肤霜、乳膏滋润全身皮肤，对面部、腋下、双足、双手等部位做重点润肤，必要时涂抹两次。③ 护肤。使用保护性产品，在每次穿防护服前，可使用经研究证实或指南推荐的含多聚化合物的皮肤保护膜[40] 以及复合氧化锌软膏[41] 涂抹容易发生潮湿相关性损伤的皮肤区域，特别是复合氧化锌软膏可以涂抹在身体任何区域，对皮肤温和，含有多种修复皮肤损伤的成分，且不影响泡沫敷料和水胶体敷料的粘贴[36]，可在粘贴敷料前先涂抹皮肤保护剂，再粘贴敷料，实施对皮肤的双重保护[41]。

4. 预防浸渍策略：除了可使用皮肤保护膜或复合氧化锌软膏保护皮肤，预防浸渍和潮湿性相关性皮肤损伤外[38]，还可采取吸湿策略，2019 年 EPUAP/NPIAP/PPPIA 指南推荐使用高吸收性失禁皮肤防护产品去保护处于压力性损伤危险状态或已有压力性损伤的尿失禁患者的皮肤（证据强度 B1 级，推荐强度正向弱推荐）[4]。据此建议，穿防护服前，在腋下、腹股沟、足底等部位可使用吸湿垫加强汗液的吸收，每 4 ～ 8 h 更换一次，预防浸渍皮肤和潮湿相关性皮肤损伤。

小结：综上所述，针对抗击新型冠状病毒一线人员因穿戴防护装置引起的皮肤损伤，预防应重点按照结构性皮肤护理方案做好皮肤清洁、保护，在面部脆弱区域加用泡沫或水胶体敷料预防性保护，在腋下、腹股沟等皮肤多皱褶区使用皮肤保护性产品和吸湿垫，预防浸渍，每日评估检查，及早发现，及早处理[36]。

参考文献

[1] National Pressure Ulcer Advisory Panel, European Pressure Ulcer Advisory Panel, Pan Pacific Pressure Injury Alliance. Prevention and treatment of pressure ulcers:the clinical practice guideline[A]. Osborne Park:Cambridge Media, 2014.

[2] RNAO. Clinical best practice guidelines:assessment and management of pressure injuries for the interprofessional team[A/OL]. 3rd ed(2016-05-01)[2019-12-26]. https://rnao.ca/sites/rnao-ca/files/bpg/Assessment and Management of Pressure Injuries for the Interprofessional Team Edition3.pdf.

[3] Wound, Ostomy and Continence Nurses Society-Wound Guidelines Task Force. WOCN 2016 guideline for prevention and management of pressure injuries (ulcers)[J]. J Wound Ostomy Continence Nurs, 2017, 44(3):241-246.

[4] European Pressure Ulcer Advisory Panel, National Pressure Injury Advisory Panel, Pan Pacific Pressure Injury Alliance. Prevention and treatment of pressure ulcers/injuries:clinical practice guideline[A]. EPUAP/NPIAP/PPPIA, 2019.

[5] Harrison T, Kindred J, Marks-Maran D.Reducing avoidable harm caused by pressure ulcers[J]. British J Nurs, 2013, 22(6):S4-S14.

[6] McCoulough S. Adapting a SSKIN bundle for caregivers to aid identification of pressure damage and ulcer risks in the community[J].Community Wound Care, 2016, 6:S19-S26.

[7] 张玉红, 蒋琪霞, 郭艳侠, 等. 使用减压床垫的压疮危险者翻身频次的meta分析[J]. 中华护理杂志, 2015, 50（9）:1029-1036.

[8] 蒋琪霞, 李国宏, 刘海英, 等. 减压床垫结合不同翻身频率用于重症患者预防压疮的多中心对照研究[J]. 医学研究生学报, 2017, 30（1）:77-82.

[9] 蒋琪霞, 李国宏, 刘海英, 等. 凝胶海绵垫结合翻身预防重症患者压疮的效果观察[J]. 护理学报, 2017, 24（14）:62-65.

[10] 张玉红, 蒋琪霞. 两种减压床垫结合不同翻身频度预防压疮效果比较[J]. 护理学杂志, 2015, 30（17）:36-38.

[11] Manzano F, Colmenero M, Pérez-Pérez AM, et al. Comparison of two repositioning schedules for the prevention of pressure ulcers in patients on mechanical ventilation with alternating pressure air mattresses[J].Intensive Care Med, 2014, 40（11）:1679-1687.

[12] Jiang, Q X, Liu Y X, Yu H, et al. A multicenter, comparative study of two pressure-redistribution mattresses with repositioning intervals for critical care patients[J].Adv Skin Wound Care, 2020, 33(3):1-9.

[13] 胡雁, 郝玉芳. 循证护理学[M]. 2版. 北京：人民卫生出版社，2018:3-20.

[14] Chugo D, Muramatsu S, Yokota S, et al. Robotic Seating Assisstance to prevent pressure sores on wheelchair patients[J].J Med Imaging Health Inf, 2015, 5(8):1610-1621.

[15] 蒋琪霞, 刘娟, 刘玉秀. 两种角度的半卧位在预防机械通气患者误吸和压疮中的应用[J]. 中华护理杂志, 2016, 51（8）:1021-1027.

[16] 蒋琪霞, 刘娟, 刘玉秀. 半卧位不同角度对机械通气患者通气效果和并发症预防效果的临床观察[J]. 医学研究生学报, 2016, 29(10):1083-1088.

[17] Jiang Q X, Li X H, Zhang A Q, et al. Multicenter comparison of the efficacy on prevention of pressure ulcer in postoperative patients between two types of pressure-relieving mattresses in China[J]. Int J Clin Exp Med, 2014, 7(9):2820-2827.

[18] 蒋琪霞,朱亚君,贾静,等. 两种减压床垫对手术后患者压疮预防效果比较的随机对照试验[J]. 解放军护理杂志, 2015, 32(5):20-24, 57.

[19] 蒋琪霞,苏纯音,管晓萍,等. 两种减压床垫用于手术患者的便利性和舒适度评价[J]. 护理管理杂志, 2013, 13(7):512-514.

[20] 蒋琪霞,瞿小龙,王建东,等. 减压装置用于重症患者压疮预防效果的系统评价[J]. 中国护理管理, 2015, 15(6):695-699.

[21] Pagnamenta F. The provision of therapy mattresses for pressure ulcer prevention[J].BJN, 2017, 26(6):S29-S33.

[22] 蒋琪霞,瞿小龙,郭秀君,等. 手术患者压疮发生率及发生时间和影响因素研究[J]. 中国护理管理, 2013, 13(9):25-28.

[23] Alderden J, Rondinelli J, Pepper G, et al. Risk factors for pressure injuries among critical-care patients:a systematic review[J]. Int J Nurs Stud, 2017, 71(6):97-114.

[24] Tubaishat A, Papanikolaou P, Anthony D, et al.Pressure ulcers prevalence in the acute care setting:a systematic review, 2000-2015[J].Clin Nurs Res, 2018, 27(6):643-659.

[25] Jiang Q X, Li X H, Qu X L, et al.The incidence, risk factors and characteristics of pressure ulcers in hospitalized patients in China[J]. Int J Clin Exp Pathol 2014, 7(5):2587-2594.

[26] Bucki M, Liboz V, Perrie A, et al. Clinical workflow for personalized foot pressure ulcer prevention[J].Med Eng Phys, 2016, 39(9):845-853.

[27] Meyers T. Prevention of heel pressure injuries and plantar flexion contractures with use of a heel protector in high-risk neurotrauma, medical, and surgical intensive care units:a randomized controlled trial[J].J Wound Ostomy Continence Nurs, 2017, 44(5):429-433.

[28] Moore Z E H, Webster J.Dressings and topical agents for preventing pressure ulcers[J].Cochrane Database of Systematic Reviews, 2018, 12:CD009362.

[29] 蒋琪霞. 压疮护理学[M]. 北京:人民卫生出版社, 2015.

[30] Jiang Q, Liu Y, Wei W, et al. The prevalence, characteristics, and related factors of pressure injury in medical staff wearing personal protective equipment against COVID-19 in China:A multicentre cross-sectional survey[J].Int Wound J, 2020, (5):1-10.

[31] Whitlock J.SSKIN bundle:preventing pressure damage across the health-care community[J]. Wound Care, 2013, 9:S32-S39.

[32] Harrison T, Kindred J, Marks-Maran D. Reducing avoidable harm caused by pressure ulcers[J]BJN, 2013, 22(6):6-13.

[33] McCoulough S.Adapting a SSKIN bundle for carers to aid identification of pressure damage and ulcer risks in the community[J].Community Wound Care, 2016, 6:S19-S26.

[34] Schallom M, Cracchiolo L, Falker A, et al. Pressure ulcer incidence in patients wearing nasal-oral versus full-face noninvasive ventilation masks[J]. Am J Crit Care, 2015, 24:349-356.

[35] Schallom M, Prentice D, Sona C, et al.Comparison of nasal and forehead oximetry accuracy andpressure injury in critically ill patients[J].Heart & Lung, 2018, 47 (1):93-99.

[36] 蒋琪霞. 抗击新型冠状病毒防护设备引起医护人员皮肤损伤的防治策略 [J]. 中华现代护理杂志，2020，26 （8）:981-985.

[37] OteroD P, Domínguez D V, Fernández L H, et al.Preventing facial pressure ulcers in patients under non-invasive mechanical ventilation:A randomised control trial[J].J Wound Care, 2017, 26(3):128-136.

[38] Lichterfeld A, Hauss A, Christian Surber C, et al.Evidence-based skin care:a systematic literature review and the development of a basic skin care algorithm[J]. J Wound Ostomy Continence Nurs, 2015, 42(5):501-524.

[39] Hahnel E, Blume-Peytavi U, Carina Trojahn C, et al. Associations between skin barrier characteristics, skin conditions and health of aged nursing home residents:a multicenter prevalence and correlational study[J]. BMC Geriatrics, 2017, 17:263-275.

[40] 杨婷. 不同皮肤保护方案预防失禁相关性皮炎的效果及成本研究 [D]. 南京：南京中医药大学，2019.

[41] 蒋琪霞，王建东，董珊，等. 两种皮肤保护方法在负压治疗慢性伤口中的比较研究 [J]. 中华护理杂志，2020，55 （1）:39-45.

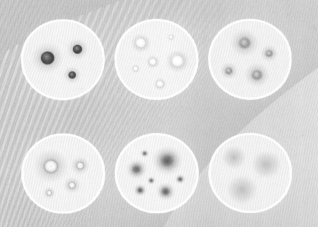

第七章　压力性损伤处理循证规范

压力性损伤是全球常见的慢性伤口之一，也是全球突出的健康问题。欧洲七国调研发现 II 期以上压力性损伤现患率为 10.5%，美国治疗性医院和长期护理机构 II 期以上压力性损伤现患率为分别为 9.0% 和 29.3%，英国一项全国性调研发现压力性损伤现患率为 5%～6%[1]。2019 年一项国际性调研报道[2]，总体压力性损伤现患率为 7.2%（$n = 7\,189$），医院获得性压力性损伤现患率为 3.1%（$n = 3\,113$）。器械相关性压力性损伤现患率为 0.60%（$n = 601$），包括黏膜和皮肤压力性损伤。其中，75% 的压力性损伤伤口多重耐药感染是医院获得的，而非多重耐药感染者最多，通常在入院时出现。医院获得的器械相关性压力性损伤比医院获得的非器械相关性压力性损伤快 3 d（12 d 对 15 d）。58% 为 I 期或 II 期压力性损伤，15% 为深部组织损伤（DTI），22% 为全层压力性损伤（III 期、IV 期或难以分期）。器械相关性压力性损伤最常见的解剖位置是耳朵（29%）和足部（12%）。最常见的造成损伤的器械是鼻氧管，占 26%；其他占 19%；石膏/夹板占 12%；持续气道正压通气/双层气道正压通气面罩占 9%[2]。我国多中心调研发现压力性损伤现患率尽管只有 1.58%，但是 ICU 患者中现患率高达 11.88%，70 岁以上老年人随年龄增加压力性损伤现患率直线上升，由 3% 攀升至 80 岁以上的 7%[3]。压力性损伤多发生于骨隆突处，受局部和全身多因素影响，常常经久难愈，难以处理和愈合，治疗费用昂贵，大量消耗医疗资源。其治疗费用难以预测，而且增加照顾负担和家庭负担，严重影响患者的生活质量，甚至威胁患者生命。特别是医疗获得性压力性损伤的发生率在 4.7%～31% 之间，将会直接影响手术后康复并加重原发病，延长住院时间和增加医疗费用。据统计，美国每年医院内获得性压力性损伤相关的治疗费用为 7 500 万～1.5 亿美元，单个压力性损伤的治疗费用预计 1.4 万～4 万美元，平均增加住院时间 10 d[1]。本章从压力性损伤处理的证据检索、局部评估证据汇总、循证分析和护理规范方面分述如下。

第一节　压力性损伤处理的证据检索

一、提出临床问题

1. 如何评估判断压力性损伤的严重程度分期？
2. 如何进行治疗和护理？
3. 如何评价处理效果？

二、检索策略

英文采用"pressure ulcer or bedsore or pressure injury and staging or classification and treatment or management and effect or role"为查询内容，在 NPUAP（National Pressure Ulcer Advisory Panel）、NPIAP（National Pressure Injury Advisory Panel）、EPUAP（European Pressure Ulcer Advisory Panel）、RNAO（Registered Nurses' Association of Ontrio）、WOCN（Wound, Ostomy and Continence Nurses Society）官网指南数据库，CINAHL，Cochrane 图书馆数据库中进行检索；中文采用"压疮或褥疮或压力性损伤和分期或分类和治疗或处理和效果或作用"为查询内容，在万方数据库、维普数据库和中文文献数据库中进行检索，检索文献类型为相关指南、随机对照试验、前瞻性临床试验、回顾性研究、Meta 分析和系统评价。内容为 2014 年 1 月至 2019 年 12 月发表的相关中英文文献。

三、文献提取方法

阅读获取文献的标题和摘要，筛选出与压力性损伤临床问题有关的文献，并且根据纳排标准进行选择。再详细阅读原文，提取要点内容，评价质量。

四、文献质量评价

指南采用 AGREE II 清单进行质量评价，包括 6 个领域（范围和目的、参与人员、严谨性、清晰性、应用性和独立性）23 个条目，以及 2 个总体评估条目，每个条目均按 7 分划分等级。领域最大可能分值 = 7 分（很同意）× 条目数 × 评价者数，最小可能分值 = 1 分（很不同意）× 条目数 × 评价者数，各领域的标准化百分比 =（所有评论者评估分数总和 - 最小可能分值）/（最大可能分值 - 最小可能分值）×100%，得分越高说明越符合各项目的要求。指南的等级化分为 3 级。A 级：指南 6 个领域得分均 ≥ 60%；B 级：得分 ≥ 30% 的领域数 ≥ 3 个；C 级：得分 < 30% 的领域数 ≥ 3 个。排除质量评价为 C 级的指南，A 级和 B 级的指南纳入分析。Meta 分析和系统评价的评价采用 AMSTAR 评价清单 11 个条目进行质量评价（表 7-1）[2]。A 级低偏倚风险表明系统评价质量高，结果可信，B 级偏倚风险中等，结果较可信，C 级偏倚风险高，结果可信度低。排除质量 C 级的系统评价[4]。

表 7-1　AMSTAR 评价清单

评价指标	是	否	不清楚	不适用
1. 是否提供了前期方案？				
2. 纳入研究的选择和资料提取是否可重复？				
3. 是否进行了全面的文献检索？				
4. 发表状态是否已考虑在纳入标准中，如灰色文献？				
5. 是否提供了纳入和排除清单？				
6. 是否描述了纳入研究的基本特征？				
7. 是否评价了纳入研究的科学性？				
8. 是否恰当应用了纳入研究的科学性推导结论？				
9. 是否采用合适工具评估每个纳入研究的偏倚风险？				
10. 是否采用了合适的统计方法合并研究结果？				
11. 是否报告了利益冲突？				

五、检索结果

（一）指南

获得 5 年内 4 个相关指南，包括 2014 欧洲压疮专家咨询组（European Pressure Ulcer Advisory Panel，EPUAP）、美国国家压疮专家咨询组（National Pressure Ulcer Advisory Panel，NPUAP）和泛太平洋地区压力性损伤工作联盟（Pan Pacific Pressure Injury Alliancelian，PPPIA）联合颁布的压力性损伤预防和处理国际指南[5]，2016 年加拿大注册护士协会（Registered Nurses'Association of Ontrio，RNAO）更新的压力性损伤预防和处理指南[6]，2016 年美国伤口造口失禁护理协会（Wound，Ostomy and Continence Nurses Society，WOCN）更新的压力性损伤预防和治疗指南[7]和 2019 年 EPUAP/NPIAP/PPPIA 联合颁布的最新压力性损伤预防和治疗国际指南[8]。4 个指南评价质量：2014 年和 2019 年两个国际指南为 A 级，2016 年 2 个国家指南为 B 级，均纳入分析。对 4 个指南的证据等级标准、证据强度和推荐意见强度标准进行翻译、回译，确保语义准确，详见第六章表 6-1～表 6-9。

（二）系统评价

获得 5 年内相关系统评价 13 项[1, 9-18]，来源于 Cochrane 数据库的英文文献 9 篇，来源于中文数据库的 2 篇，并根据 AMSTAR 清单评价偏倚风险为中、低等，纳入分析。以下内容均来源于纳入分析的指南和系统评价。

第二节　压力性损伤患者局部评估的证据汇总和循证分析

一、局部评估的证据汇总

（一）压力性损伤特征

评估和记录压力性损伤特征，包括部位、分期、大小、组织类型、颜色、伤口周围情况、伤口边缘、窦道、潜行、渗出、气味等；每次更换敷料时，观察压力性损伤是否出现需要改变治疗方案的迹象，如伤口改善、伤口恶化、渗液增多或减少、感染迹象等（证据强度 C 级，推荐强度正向强推荐，2014 年 EPUAP/NPUAP/PPPIA 指南）。

对压力性损伤患者进行综合性的初始评估（方法包括患者面谈、重点体检和实验室检查。内容包括询问完整的健康 / 医学、心理和社会史，重点体检，营养状况评估，与压力损伤相关的疼痛评估，相关生活质量评估，自我护理技能和知识评估，其他合并症，个人和康复环境可用的资源和支持，坚持预防和管理的能力）（GPS，2019 年 EPUAP/NPIAP/PPPIA 指南）。

（二）分期评估

1.分类系统

（1）使用国际 NPUAP/EPUAP 分类系统（Ⅰ～Ⅳ期，可疑深度组织损伤和难以分期两种特殊情况）评估和记录组织缺失程度，并需要将压力性损伤与其他类别的损伤相鉴别（证据强度 C 级，推荐强度正向强推荐，2014 年 EPUAP/NPUAP/PPPIA 指南）。

（2）使用国际 NPUAP/EPUAP 分类系统（Ⅰ～Ⅳ期，可疑深度组织损伤和难以分期两种特殊情况）评估和记录医疗器械相关性压力性损伤的组织缺失程度。纳入黏膜压力性损伤，但不对其进行分类 / 分期（证据强度 C 级，推荐强度正向弱推荐，2014 年 EPUAP/NPUAP/PPPIA 指南）。

（3）使用压力性损伤分期系统（国际 NPUAP/EPUAP 分类系统：Ⅰ～Ⅳ期，可疑深度组织损伤和难以分期两种特殊情况）去评估和记录组织缺失的程度，区分压力性损伤与其他伤口的不同（鉴别诊断），验证临床专业人员对压力性损伤分期评估的结果是否一致（GPS，2019 年 EPUAP/NPIAP/PPPIA 指南）。

2.评估方法

（1）患者取平卧位，便于伤口评估，并采用统一的方法测量伤口长度、宽度和深度（证据强度 C 级，推荐强度正向弱推荐，2014 年 EPUAP/NPUAP/PPPIA 指南）。

（2）选择一种统一、一致的方法来测量压力性损伤的大小和表面积，以便于不同时间伤口测量值的比较（证据强度 B2 级，推荐强度正向强推荐，2019 年 EPUAP/NPIAP/PPPIA 指南）。

（3）使用同一个经过信效度检验的评估工具从初始开始，定期评估压力性损伤的严重程度（证据强度 V 级，2016 年 RANO 指南）。

（4）按分期表示压力性损伤的严重程度结果，需要清楚表明计算现患率或发生率时是否将 I 期压力性损伤纳入（证据强度 C 级，推荐强度正向弱推荐，2014 年 EPUAP/NPUAP/PPPIA 指南）。

（5）对于肤色较深者，进行 I 期和可疑深部组织损伤分类时，需要依靠皮肤温度、组织硬度和疼痛程度的评估结果综合判断。对肤色较深者 II～IV 期及难以分期压力性损伤，优先评估皮肤温度、硬度改变、压痛和疼痛。对皮肤温度、组织硬度改变及疼痛的评估有助于判断肤色较深者 II～IV 期及难以分期压力性损伤的严重程度（证据强度 C 级，推荐强度正向弱推荐，2014 年 EPUAP/NPUAP/PPPIA 指南）。

（三）相关性疼痛评估

1.疼痛评估的要素：选择疼痛评估工具时要考虑患者的认知能力。进行疼痛评估时要考虑患者的肢体语言和非语言表现。要评估引起疼痛频次加快或加强的因素，若患者反映随时间推移压力性损伤疼痛加重，则需要评估压力性损伤是否存在恶化或感染（证据强度 C 级，推荐强度正向强推荐，2014 年 EPUAP/NPUAP/PPPIA 指南）。

2.疼痛评估要求：对压力性损伤患者进行全面的疼痛评估（证据强度 B1 级，推荐强度正向强推荐，2019 年 EPUAP/NPIAP/PPPIA 指南）。

（四）感染评估

1.评估感染特征：存在以下情况时，应高度怀疑压力性损伤存在局部感染：延迟愈合；尽管进行了适当治疗 2 周，但没有愈合的迹象；面积和 / 或深度扩大；伤口破溃 / 裂开；有坏死组织；肉芽组织脆性增加；伤口床有囊袋，引流不畅；渗出物增多，或渗出物性质改变；周围组织的温度升高；疼痛加剧；伴有恶臭（证据强度 B1 级，推荐强度无特殊推荐，2019 年 EPUAP/NPIAP/PPPIA 指南）。通过组织活检或半定量拭子技术和显微镜检查确定压力性损伤中是否存在微生物繁殖（GPS，2019 年 EPUAP/NPIAP/PPPIA 指南）。

2. 评估生物膜感染

（1）存在以下情况时，应高度怀疑压力性损伤存在生物膜感染：尽管进行了适当的抗生素治疗，但未能愈合；适当的抗菌素治疗无效；尽管积极治疗，但仍延迟愈合；渗出物增多；肉芽组织增殖不良或有过度增殖的脆性肉芽；轻度发红和／或轻度慢性炎症；继发感染症状（GPS，2019 年 EPUAP/NPIAP/PPPIA 指南）。

（2）通过组织活检和高分辨率显微镜检查压力性损伤中是否存在生物膜（GPS，2019年 EPUAP/NPIAP/PPPIA 指南）。

（3）每次更换敷料时，使用标准化的检测方法评估压力性损伤感染的症状和体征。如当压力性损伤≥4周未愈合时，或最近2周未显示出任何愈合的迹象，或有炎症的临床表现，或采用抗菌治疗无效时，要考虑可能存在生物膜感染，需要取伤口组织或分泌物进行定量和定性培养（证据等级Ⅴ级，2016 年 RNAO 压力性损伤预防和治疗指南）。

3. 评估感染扩散：如果压力性损伤患者有局部和／或全身性感染，应考虑诊断为播散性感染。急性感染症状包括但不限于：愈合延迟；从伤口边缘延伸的红斑；伤口破裂溃裂开；组织硬结；周围皮肤水肿或变色；淋巴管炎；不适／嗜睡；精神错乱／谵妄和食欲不振，尤其是老年人（GPS，2019 年 EPUAP/NPIAP/PPPIA 指南）。

4. 评估骨髓炎：如果压力性损伤有暴露的骨骼和／或感觉骨头粗糙或柔软，或者压力性损伤经过适当治疗无法愈合，需要评估是否存在骨髓炎（证据强度 B2 级，推荐强度正向弱推荐，2019 年 EPUAP/NPIAP/PPPIA 指南）。

（五）定期再评估

1. 更换敷料时评估：每次更换敷料时使用标准化方法评估局部感染的症状和体征（证据强度Ⅴ级，2016 年 RANO 指南）。

2. 每周定期评估

（1）对压力性损伤进行初始评估后至少每周再评估一次，并记录评估结果（证据强度 C 级，推荐强度正向强推荐，2014 年 EPUAP/NPUAP/PPPIA 指南）。

（2）对压力性损伤患者实施全面的初诊评估。初诊评估后，至少每周重新评估一次，以监测愈合的进展情况，直至愈合（GPS，2019 年 EPUAP/NPIAP/PPPIA 指南）。

二、循证分析

（一）局部评估内容

压力性损伤局部评估的主要目的之一是为了明确损伤严重程度，为判断预后和制定局部护理方案提供依据。2019 年国际指南指出评估和区分分期的目的：为制定一个预防计划提供依据，选择压力性损伤治疗措施，促进专业人员之间的交流，便于在不同医疗机构中进行比较，改善压力性损伤研究的方法学质量。压力性损伤特征、严重程度以及相关性疼痛和感染评估共 15 条推荐建议，根据指南推荐建议，分期评估是公认的压力性损伤严重程度评估方法，2014—2019 年国际指南推荐分期评估判断标准基本保持一致。分析 2014—2016 年证据强度为 C 级和 V 级，均偏低，2019 年为 B1 和 B2 级以及 GPS，表明尚缺乏证据支持，但还是建议去做，因为利大于弊或有明显的临床意义。建议在执行中还需要进一步收集资料或进行原始研究，提高证据等级或提供证据支持，便于临床采取更有效措施处理压力性损伤，获得更好的结果。

评估皮肤上的压力性损伤需要与其他类别的皮肤损伤，如潮湿相关性皮肤损伤、胶带撕裂伤等相鉴别。此建议的证据强度 C 级，推荐强度正向强推荐（2014 年 EPUAP/NPUAP/PPPIA 指南），表明证据来源于间接科学证据的支持（如以正常人为研究对象的研究、针对其他慢性伤口患者的研究、动物模型研究）和 / 或专家意见，等级偏低。正向强推荐表明执行此建议受益大于风险，临床明确要去做。由于证据等级偏低，在执行中需要进一步观察、研究，提供更多的证据提高证据等级。

在评估医疗器械相关性压力性损伤时，要关注医疗器械所致的口、鼻黏膜压力性损伤，但只能用有或无描述，不能进行分期评估。此建议的证据强度 C 级，推荐强度正向弱推荐（2014 年 EPUAP/NPUAP/PPPIA 指南），表明证据来源于间接科学证据的支持（如以正常人为研究对象的研究、针对其他慢性伤口患者的研究、动物模型研究）和 / 或专家意见，等级偏低。正向弱推荐表明执行此建议受益可能大于风险，临床可能要去做。但尚需进一步研究，提高证据等级和推荐强度。

对于肤色较深者，需要依靠皮肤温度、组织硬度和疼痛程度的评估结果综合判断，优先评估皮肤温度、硬度改变、压痛和疼痛。对皮肤温度、组织硬度改变及疼痛的评估有助于判断肤色较深者压力性损伤的严重程度。此建议的证据强度 C 级，推荐强度正向弱推荐（2014 年 EPUAP/NPUAP/PPPIA 指南），表明证据来源于间接科学证据的支持（如以正常人为研究对象的研究、针对其他慢性伤口患者的研究、动物模型研究）和 / 或专家意见，等级偏低。正向弱推荐表明执行此建议受益可能大于风险，临床可能要去做。尽管我国居民主要是黄色皮肤，少有深色皮肤人种，但如果评估时采用免提式红外线测温仪测量受压皮肤部位的温度，不但有助于提高评估的精确度，而且能够早期发现皮肤温度改变的早期压力性损伤警讯信号，可能有助于早期预防和早期处理。但确切的证据尚需进一步研究，以提高证据等级和推荐强度。

对于压力性损伤的评估从初次评估开始，要采用相同的评估方法和分期标准进行定期评估，以评判严重程度的转归和护理效果，此建议的证据强度 V 级（2016 年 RANO 指南），表明证据来源于专家意见或专业委员报告，和 / 或临床经验中获得的证据，等级较低，虽无推荐等级，但从临床分析执行此建议是有积极意义的。但尚需要多中心、大样本研究定期评估的适宜时间、适宜方法，以提高可操作性和证据等级。

1. 严重程度分期标准解读

2014 年 EPUAP/NPUAP/PPPIA 分期具有国际代表性，2016 年 NPUAP、2016 年 WOCN 和 2016 年 RANO 以及 2019 年更新的国际指南所提出的分期均与 2014 年国际指南提出的分期一致，不同的是 2014 年采用罗马数字表达分期，2016 年 NPUAP 和 WOCN 以及 RANO 指南建议采用阿拉伯数字表达分期，2014 年国际指南和 2018 年 WHO 采用的压力性损伤分期用罗马数字（Ⅰ～Ⅳ期）表达，2016 年后美国和加拿大更新的指南改为用阿拉伯数字（1～4 期）表达，分期数字越大表明越严重。2014 年指南中使用"可疑深部组织损伤"（SDTI），2016 年 NPUAP 和 WOCN 以及 RANO 更新的指南将"可疑深部组织损伤"更改为"深部组织损伤"（DTI）。2019 年指南中用"器械相关性压力性损伤"（device related pressure injury, DRPI）替代了原来的"医疗器械相关压力性损伤"（medical device related pressure injury, MDRPI），因为一些非医疗器械也可引起 DRPI。2019 年 EPUAP/NPIAP/PPPIA 更新的国际指南对于分期的表达方式则未做明确推荐，只是将 2014—2018 年期间有影响力学术机构采用的分期做了客观陈述，给了读者自由选择的空间。以下将 2014—2019 年更新指南推荐的分期标准进行解读[5-8]，以指导临床实践。

（1）1 期或Ⅰ期压力性损伤：指压不变白的红斑。局部皮肤完好，出现压之不变白的红斑，常位于骨隆突处（图 7-1）。肤色深区域可能见不到指压变白现象；但其颜色可能与周围皮肤不同。与临近组织相比，这一区域可能会疼痛、发硬、柔软、发凉或发热。肤色较深的人可能难以识别Ⅰ期压力性损伤迹象，可以提示为风险人群（2019 年 EPUAP/NPIAP/PPPIA 指南）[8]。皮肤完整伴有局限性的压之不褪色的皮肤发红，可能伴有感觉、温度和硬度的变化，但颜色改变不包括紫色或紫褐色改变，出现这些颜色改变表明深部组织有压力性损伤。其在深色皮肤上表现可能不同（2016 年指南）[6-7]。皮肤完整但有局限性的压之不褪色发红是皮肤溃疡的前期表现，通常在骨隆突表面。与正常组织比较，涉及区域可能有疼痛、硬结、变软、发热或变凉。在深色皮肤的个体中难以检测这种皮肤颜色的变化。1 期或Ⅰ期压疮／压力性损伤表明个体正处于溃疡进展的风险中［2018 年世界卫生组织（WHO）慢性病编码 ICD-11 分期标准[4]］。

（2）2 期或Ⅱ期压力性损伤：部分皮层缺失，表现为浅表的开放性溃疡，创面呈粉红色，无腐肉。也可表现为完整的或开放／破损的浆液性水疱。外观呈透亮或干燥的浅表溃疡，无腐肉及瘀伤（图 7-2）。皮肤撕裂、医用胶布所致损伤、会阴部皮炎、浸渍糜烂或表皮脱落不应使用Ⅱ类／期来描述。瘀伤表明疑似有深部组织损伤（2019 年 EPUAP/NPIAP/PPPIA 指南）。肉眼可见伤口床粉色或红色，潮湿，可能存在完整或破裂的血清性水疱，脂肪或更深的组织未暴露，不存在肉芽组织、腐肉和焦痂，这些损伤通常在骨盆皮肤表面和足跟处，

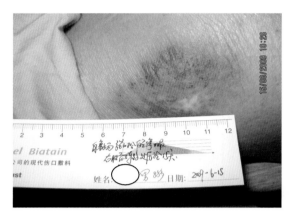

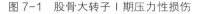

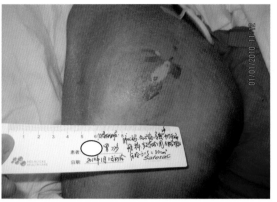

图 7-1　股骨大转子 I 期压力性损伤　　　　　　图 7-2　股骨大转子 II 期压力性损伤

由皮肤微环境、剪切力所造成。此分期应与潮湿相关性皮肤损伤（moist-associated skin damage，MASD），包括失禁相关性皮炎（IAD）、汗液刺激性皮炎（ITD）、医疗器械相关性皮肤损伤或创伤性伤口（皮肤撕裂伤、烧烫伤、擦伤）相鉴别（2016 年指南）。

部分皮层缺失，表现为一个浅表的开放性溃疡，伴有红色和粉色伤口基底，无腐肉或为血清性水疱，水疱有可能破裂。此期压疮／压力性损伤需要与皮肤撕裂伤、胶带灼伤、失禁相关性皮炎、浸渍或表皮剥脱相鉴别［2018 年世界卫生组织（WHO）慢性病编码 ICD-11 分期标准[8]。

（3）3 期或Ⅲ期压力性损伤：全皮层缺失，见皮下脂肪，但骨、肌腱、肌肉并未外露。可有腐肉，但并未掩盖组织缺失的深度，可出现窦道和潜行（图 7-3）。3 期压力性损伤的深度依解剖学位置而不同。鼻梁、耳朵、枕骨部和踝骨部没有皮下组织，这些部位发生 3 期压力性损伤可呈浅表状。相反，脂肪多的区域可以发展成非常深的 3 期或Ⅲ期压疮／压力性损伤。骨骼和肌腱不可见或无法直接触及（2019 年 EPUAP/NPIAP/PPPIA 指南）。全层皮肤缺失，常可见肉芽组织和伤口边缘翻卷，可出现腐肉或焦痂，脂肪丰厚的区域可能出现较深的伤口，存在潜行、皮下隧道，筋膜、肌肉、肌腱、韧带、软骨或骨未暴露（2016年指南）。全层皮肤缺失，可见皮下脂肪，但骨、肌腱或肌肉未暴露，可能存在腐肉，但不影响组织缺失深度的判断，可能存在潜行或皮下隧道，深度因解剖部位而不同。3 期压力性损伤在脂肪较少的部位，如鼻梁、耳朵、枕部等可能表现为一个浅表的伤口，反之，在脂肪丰富的部位可能表现为一个非常深的伤口［2018 年世界卫生组织（WHO）慢性病编码 ICD-11 分期标准[8]。

（4）4 期或Ⅳ期压力性损伤：全层组织缺失，并带有骨骼、肌腱或肌肉的暴露。在创面基底某些区域可有腐肉和焦痂覆盖。通常会有窦道和潜行（图 7-4）。4 期或Ⅳ期压疮／

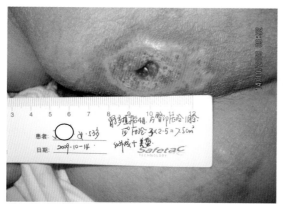
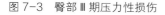
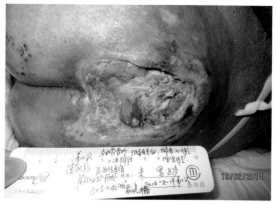

图7-3 臀部Ⅲ期压力性损伤　　　　　　图7-4 尾骶部Ⅳ期压力性损伤

压力性损伤的深度依解剖学位置而不同。鼻梁、耳朵、枕骨部和踝骨部没有皮下组织，这些部位发生的压力性损伤可为浅表型，在肌肉组织丰厚的部位也可扩展至肌肉和／或支撑结构（如筋膜、肌腱或关节囊），有可能引发骨髓炎。暴露的骨骼／肌腱肉眼可见或可直接触及（2019年EPUAP/NPIAP/PPPIA指南）。全层皮肤和组织缺失伴有筋膜、肌肉、肌腱、韧带、软骨或骨的直接暴露。可见腐肉和／或焦痂，常见边缘翻卷、潜行或皮下隧道，深度随解剖部位不同而异（2016年指南）。全层皮肤和皮下组织缺失伴有可见的或直接触及肌肉、肌腱或骨，可见腐肉或焦痂，深度因解剖部位而不同。4期压力性损伤在脂肪较少的部位，如鼻梁、耳朵、枕部等可能表现为一个浅表的伤口，反之，在脂肪丰富的部位可能表现为一个非常深的伤口[2018年世界卫生组织（WHO）慢性病编码ICD-11分期标准[8]]。

（5）难以分期压力性损伤：全层组织缺失，创面基底部覆盖有腐肉（呈黄色、棕褐色、灰色、绿色或者棕色）和／或焦痂（呈棕褐色、棕色或黑色）（图7-5a）。只有清创后去除足够多的腐肉和／或焦痂来暴露伤口基底部，才能判断实际损伤深度，进行确切分期（图7-5b）。足跟处的稳定型焦痂（干燥、紧密附着、完整而无红斑或波动感）可起到"机体天然（生物性）屏障"的作用，不应去除（2019年EPUAP/NPIAP/PPPIA指南）（图7-6a，图7-6b）。有阻碍物的全层皮肤和组织缺失，组织损害的程度不能确定，因为有腐肉或焦痂阻挡。如果腐肉和焦痂被去除，有可能确定为Ⅲ期或Ⅳ期压力性损伤。足跟或下肢稳定的焦痂（干燥、粘附紧密，无明显红肿），则不应该去软化或去除（2016年指南）。全层皮肤和皮下组织缺失，但其真实的深度被腐肉或焦痂完全遮挡，伤口床覆盖有黄色腐肉或黑色焦痂，清创去除腐肉或焦痂后才能准确分期3期或4期[2018年世界卫生组织（WHO）慢性病编码ICD-11分期标准[8]]。

（6）可疑深度组织损伤／深部组织损伤：在皮肤完整且褪色的局部区域出现紫色或栗

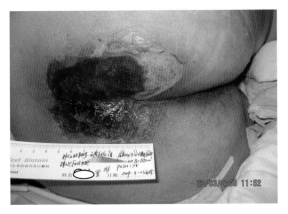

图 7-5a　难以分期压力性损伤清创前

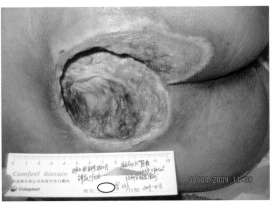

图 7-5b　清创后分期为Ⅳ期压力性损伤

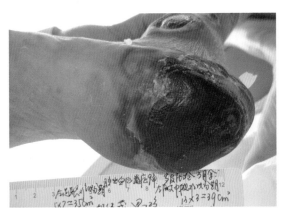

图 7-6a　足跟部难以分期压力性损伤稳定的焦痂

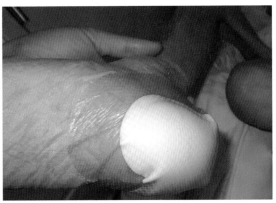

图 7-6b　足跟部稳定的焦痂使用泡沫敷料保护

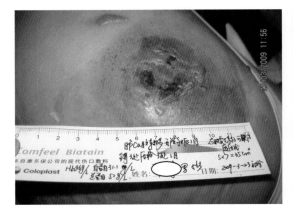

图 7-7a　深度组织损伤清创前

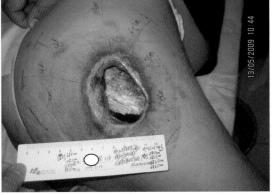

图 7-7b　清创后为Ⅳ期压力性损伤

色，或形成充血的水疱。此部位与邻近组织相比，先出现痛感、发硬、糜烂、松软、发热或发凉。在深肤色的个体身上，很难辨识出深层组织损伤。进一步发展可能会在深色创面上出现扁薄（细小）的水疱。该损伤可进一步演变，可覆有一薄层焦痂（图7-7a）。即便使用最佳的治疗方法，也会迅速出现深层组织的暴露（2019年指南）。持续不褪色的深红色、紫褐色或紫色，皮肤完整或不完整伴有持续不褪色的深红色、紫褐色或紫色，表皮从深色伤口床分离或伴有充血的水疱。皮肤颜色改变区域常常有疼痛和温度改变，颜色改变在深色皮肤上可能有所不同。此损伤由高强度或长时间压力和剪切力作用于骨－肌肉内部所致。注意：不能使用DTI去描述血管性、创伤性、神经病变性溃疡或皮肤状况（2016年指南）。压力或剪切力导致某一部位软组织深部损伤，受影响区域皮肤可出现典型的紫色或紫褐色或充血的水疱，可能有疼痛、水肿，也可能出现皮肤温度的升高或降低，即使采取了积极治疗也可能迅速演变成一个深度溃疡（图7-7b）[2018年世界卫生组织（WHO）慢性病编码ICD-11分期标准[8]]。注意：更新的分期为4期和2个特殊阶段或特殊类型，并非6期。

无论是使用2014年EPUAP/NPUAP/PPPIA指南推荐的分期系统还是WHO2018年或澳大利亚2019年推荐的分期系统，只需要符合国情需要、符合国情文化认同和当地所在机构的认同即可，国家、地区或医疗机构可参照表7-2中的分期系统选择一致性的分期系统使用。

2. 疼痛评估：压力性损伤是疼痛的，疼痛可以是持续和严重的，在7个欧洲国家（$n = 4\,156$）的长期老年护理机构进行的一项现患率研究发现，压力性损伤与疼痛体验有显著相关性［优势比（OR）= 2.03，95%CI = 1.51 ～ 2.72，$P < 0.01$］。大多数压力性损伤患者（68%）会经历伤口相关疼痛（wound-related pain，WRP），只有2%的患者报告疼痛后及时服用了止痛药[8]。

（1）疼痛评估目的。处理疼痛是压力性损伤疼痛患者护理的首要任务，定期的、持续的疼痛评估是为了了解疼痛特征及其原因，以有效干预疼痛。

（2）评估疼痛的原因。导致疼痛的原因可能与下列因素有关：① 压力、摩擦和 / 或剪切力；② 神经末梢受损；③ 炎症和 / 或感染；④ 伤口处理操作 / 治疗；⑤ 尿失禁刺激；⑥ 肌肉痉挛[8]。

（3）评估疼痛的影响因素。最近研究提出了一个描述这种WRP的生物－心理－社会概念框架，该框架指出，影响个人经历WRP的因素很多，包括：① 压力性损伤的严重程度（即分期）；② 社会文化因素（例如种族和社会支持）；③ 心理因素（如焦虑、抑郁、疲劳和应对策略）；④ 生物因素（如炎症、感染和共病）；⑤ 环境因素（如护士 / 患者比例和敷料更换频率）[8]。

3. 感染评估：所有皮肤表面都有微生物。当完整的皮肤所提供的主要防御能力丧失和受伤时，微生物会污染伤口并在伤口内定植。当微生物（毒力与宿主抵抗力有关）对机体造成损害，或者当压力性损伤有明显的微生物繁殖或宿主的免疫功能受损时，就会出现感

表 7-2 国际常用压力性损伤分期系统的比较 [4]

EPUAP/NPUAP 压疮分期系统（2009，2014）	WHO ICD-10 (2016)	WHO ICD-11 (2018)	澳大利亚修正 ICD-11-Australian Modified (AM) (2019)
Ⅰ类 / Ⅰ期压疮：压之不褪色的红斑 皮肤完整，局部有压之不褪色的红斑，通常在骨隆突处。受压部位可能有疼痛、硬结，与邻近组织比较，变软、发热或变冷。Ⅰ类 / Ⅰ期压疮在深色皮肤中很难检测到	L89.0 Ⅰ期褥疮 在浅色皮肤中，溃疡表现为受压区域的持续发红。而在深色皮肤中，溃疡可表现为持续发红、发蓝、发紫。褥疮仅限于红斑，无皮肤缺失	EH90.0 Ⅰ期压疮 1 期压疮是皮肤溃疡的前兆。皮肤完整，局部出现压之不褪色的红斑，通常在骨隆突处。该区域可能有疼痛、硬结、变软、发热或变冷。在深色皮肤中很难发现。出现 1 期压疮表明有进展为溃疡的危险	L89.0 Ⅰ期压疮 皮肤完整，局部有压之不褪色的红斑，通常在骨隆突处。深色皮肤可能无明显的变色；其颜色可能与周围区域不同。受压部位可能很痛、很硬，与邻近组织相比变软、发热或变冷
Ⅱ类 / Ⅱ期压疮：部分皮层缺失 真皮部分厚度丧失，表现为浅层开放性溃疡，伴有红色或粉色伤口床，无腐肉或瘀伤。也可能表现为完整或开放 / 破裂的血清性水疱。此类别 / 分期需与皮肤撕裂、胶带损伤、会阴皮炎、浸渍或剥脱鉴别	L89.1 Ⅱ期褥疮 褥疮（压疮）伴有擦伤、水疱，累及表皮和 / 或真皮的部分厚度皮肤缺失	EH90.1 2 期压疮 压力性损伤伴真皮部分厚度损伤。表现为浅层开放性溃疡，伤口呈红色或粉红色，无腐肉，或有血清或血性水疱，可能破裂。此分期应与皮肤撕裂、胶带损伤、尿失禁相关皮炎、浸渍或剥脱相鉴别	L89.1 Ⅱ期压疮 真皮部分厚度损失，表现为浅层开放性溃疡，伤口床呈红粉色，无腐肉。也可能是完整的或开放的 / 破裂的充满血清的水疱
Ⅲ类 / Ⅲ期压疮：全皮层缺失 全层组织缺失。皮下脂肪可见，但骨、肌腱或肌肉未暴露。可能存在腐肉，但并不掩盖组织损伤深度。可能包括皮下潜行和隧道。Ⅲ期压疮的深度因解剖位置而异。鼻梁、耳朵、枕骨和踝关节缺乏皮下组织，Ⅲ期压疮可能较浅。相反，脂肪丰厚的区域Ⅲ期压疮可能较深。骨 / 肌腱不可见或无法直接触及	L89.2 Ⅲ期褥疮 褥疮（压疮）伴有全层皮肤缺失的溃疡，包括皮下组织的损伤或坏死，延伸至皮下筋膜	EH90.2 3 期压疮 全层皮肤缺失。皮下脂肪可见，但骨、肌腱或肌肉未暴露。可能存在腐肉，但不能掩盖组织丢失的深度。可能存在皮下潜行和隧道。深度因解剖位置而异：3 期压疮在皮下脂肪很少或无皮下组织的区域，例如鼻梁、耳朵、枕骨可能很浅。而在脂肪丰厚区域则可非常深	L89.2 Ⅲ期压疮 全层组织缺失。皮下脂肪可见，但骨、肌腱或肌肉未暴露。可能存在腐肉，但不能掩盖组织缺失的深度

EPUAP/NPUAP 压疮分期系统（2009，2014）	WHO ICD-10 (2016)	WHO ICD-11 (2018)	澳大利亚修正 ICD-11-Australian Modified (AM) (2019)
IV 类 / IV 期压疮：全层组织缺失 全层组织丢失，骨、肌腱或肌肉外露。伤口床的某些部位可能会有腐肉或焦痂。通常包括皮下潜行和隧道。IV 期压疮的深度因解剖位置而异。鼻梁、耳朵、枕骨和踝关节因缺乏皮下组织而表现为很浅的溃疡。IV 期压疮可延伸至肌肉和 / 或支撑结构（如筋膜、肌腱或关节囊），可能出现骨髓炎，可见或可直接触及裸露的骨骼 / 肌腱	L89.2 IV 期褥疮 褥疮（压疮）伴有肌肉、骨骼或支撑结构（即肌腱或关节囊）坏死	EH90.3 4 期压疮 可见或直接可触及的肌肉、肌腱或骨骼。皮肤和皮下组织全层缺失。可能有坏死组织或焦痂。深度因解剖位置而异：4 期压疮在皮下脂肪很少或皮下脂肪缺乏的区域（例如鼻梁、耳朵、枕骨和踝关节）可能较浅。但通常很深，常常破坏或穿透邻近结构	L89.3 IV 期压疮 全层组织缺失，骨、肌腱或肌肉外露。伤口床的某些部位可能会有腐肉或焦痂。通常有皮下潜行和隧道。IV 期压力损伤的深度取决于解剖位置
难以分期：深度不可知 全层组织缺失，伤口床覆盖有坏死组织（黄色、褐色、灰色、绿色或棕色）和 / 或焦痂（棕褐色、棕色或黑色），无法确定真正的深度。直到有足够的坏死组织和 / 或焦痂被清除，露出伤口的底部才能确定重新分期。足跟部稳定的焦痂（干燥、粘附、完好、无红斑或波动）不应清除	无可比分类 —	EH90.5 不可分期的压疮 压疮伴全层皮肤缺失，溃疡的实际深度被伤口床上的痂皮（黄色、棕褐色、灰色、绿色或棕色）和 / 或焦痂（棕褐色、棕色或黑色）完全遮住。直到清除足够的坏死组织和 / 或切痂露出伤口底部，才能判断溃疡是 3 期还是 4 期	L89.4 不可分期的压力性损伤 全层皮肤和组织缺失，伤口床被坏死组织（黄色、棕褐色、灰色、绿色或棕色）和 / 或焦痂（棕褐色、棕色或黑色）覆盖。直到清除足够的坏死组织或焦痂，露出伤口的底部，才能重新分类为 IV 期或 III 期压力性损伤
疑似深部组织损伤：深度未知 由压力和 / 或剪切造成的皮下软组织损伤，出现紫色或褐红色的变色，完整皮肤或充满血液的水疱。与邻近组织相比，该区域可能会出现疼痛、硬结、变软、温暖或变凉的组织。深部组织损伤可能在深色皮肤中很难检测到。可能进一步发展，并被薄焦痂覆盖。即使有最佳的治疗方法，也有可能快速进展，暴露出更多的组织层	无可比分类 —	EH90.4 疑似深层压力诱发的组织损伤，深度未知 由压力或剪切力造成的软组织损伤，预计会演变成深部压力溃疡，但尚未发生。受累的皮肤通常会变色为紫色或栗色，并可能出现出血性水疱。它可能会疼痛和水肿。它可以比邻近组织更热或更冷。即使采用最佳的治疗方法，发展为深部溃疡的速度也可能很快	L89.5 疑似深部组织损伤，深度未知 由压力和 / 或剪切造成的皮下软组织损伤，伴有紫色或栗色的完整皮肤或充满血液的水疱。与邻近组织相比，该区域可能会出现疼痛、硬结、变软、发热或变凉。深部组织损伤可能很难在深色肤色的个体中发现。即使采用最佳的治疗方法，也可能快速发展为深部溃疡。清创后重新分期

染导致伤口愈合延迟。压力性损伤由于存在缺血，缺血性组织不能获得足够的营养、氧气、免疫细胞和抗体，从而限制了对微生物污染的反应能力，因此极易发生感染。尤其是Ⅲ、Ⅳ期和难以分期的压力性损伤，坏死组织会增加感染的风险，因为含有大量的厌氧菌和需氧菌，更容易感染。西班牙9个长期护理机构报告了耐甲氧西林金黄色葡萄球菌（MRSA）的流行情况，其中压力性损伤（$n = 1\,377$）的定植率为59%，慢性伤口细菌定植可使促炎细胞因子，如白细胞介素 -1 和肿瘤坏死因子升高。这反过来增加了基质金属蛋白酶（MMP）的水平，抑制了生长因子的产生和成纤维细胞的活性，加重了压力性损伤感染的程度。

（1）评估病原微生物：压力性损伤的感染与组织缺血坏死程度（分期）、地理和临床环境、持续时间和既往接受的治疗有关。对受感染的压力性损伤提取手术样本进行回顾性研究，发现主要的微生物是肠杆菌（29%）、葡萄球菌（28%）和粪肠球菌（16%）。巴西医院环境中评估Ⅱ期及以上压力性损伤发现，74% 含有混合菌群，49% 定植有肠杆菌，49%有大肠杆菌，不到 10% 有金黄色葡萄球菌。在意大利医院环境中研究Ⅲ期和Ⅳ期压力性损伤（$n = 116$）发现，最常见的病原体是金黄色葡萄球菌、奇异变形杆菌和铜绿假单胞菌[8]。

（2）评估临床表现：一项前瞻性研究，探索了感染的典型症状（发热、红斑、水肿和脓性分泌物）与经皮抽吸渗出物培养确认的伤口感染之间的一致性。在 117 例慢性伤口中，78% 是压力性损伤，58% 至少表现出一种典型的感染症状。感染症状多发生于Ⅳ期压力性损伤，红斑（$P = 0.018$）和化脓性渗出物（$P = 0.024$）更容易发生在Ⅲ期和Ⅳ期压力性损伤中。其中，50.4% 的压力性损伤被证实为细菌培养阳性感染。典型感染征象对细菌培养阳性结果的敏感性为 0.36，特异性为 0.55，阳性似然比为 0.79，阴性似然比为 1.17。典型感染体征的阳性预测值为 0.45，阴性预测值为 0.45。研究结果表明，典型的体征和症状很难确定伤口感染的真阳性或真阴性诊断。典型体征和症状应结合次要体征和症状综合考虑。另一项研究在报告临床体征和症状的敏感性时也发现了类似的结果，慢性伤口感染中，53% 为压力性损伤（$n = 19$）。对感染的典型症状如水肿（0.64）、红斑（0.55）和疼痛（0.36）的敏感性中等至良好，对热（0.18）和脓性渗出物（0.18）的敏感性较低。对慢性伤口感染的次要症状，包括延迟愈合（0.81）、存在易碎肉芽（0.82）、变色（0.64）、伴有炎症的浆液性渗出物（0.55）、伤口破裂（0.46）和恶臭（0.36）具有更高的敏感性。特异性在 0.56 ~ 1.00 之间。所有（100%）病例显示疼痛加剧或伤口破裂／裂开的伤口均受到临床影响。皮桥（bridging）是一种架在伤口床上的上皮组织。当肉芽组织沉积不均匀，波状不平的囊袋样开放组织可能藏匿细菌时，就会出现囊袋（pocketing）。皮桥和囊袋被确认为慢性伤口潜在感染的迹象，伤口感染专家已就这些特征与伤口感染的关系达成共识。

（3）评估生物膜感染：生物膜也可能存在于感染的压力性损伤中。细菌生物膜在自然环境中极为常见。众所周知，生物膜会引起慢性炎症，从而导致许多疾病，包括牙周病、手术器械感染、导尿管感染、囊性纤维化、慢性中耳炎和角膜感染等。与浮游（自由漂浮）

细菌相比，生物膜中的细菌对内源性抗体和吞噬细胞以及外源性抗生素和某些抗菌剂具有更强的抵抗力。大约 60% 的慢性皮肤伤口含有细菌生物膜，这表明生物膜在慢性炎症中起着重要作用，而慢性炎症最终导致皮肤伤口无法愈合。

在最近的一项共识研究中，伤口感染专家一致认为，当出现下列表现时要怀疑有生物膜感染，应进一步检查确认：尽管接受了适当的抗生素治疗，但仍未能痊愈；尽管进行了最佳治疗，但愈合延迟；渗出物增多；肉芽增殖不良或脆性增加易碎和过度生长；轻度红斑和 / 或轻度慢性炎症；继发感染症状。慢性压力性损伤可发展为急性播散性感染，导致蜂窝织炎和感染增加。

（4）评估感染的影响因素：值得注意的是，有感染的老年人可能会出现精神错乱或谵妄，丧失一般功能，厌食、营养不良。在评估压力性损伤感染时，应考虑自身免疫疾病和免疫抑制治疗带来的感染高风险，Ⅲ期和Ⅳ期压力性损伤常发生在同时患有两种或两种以上疾病（合并症）的患者中，增加了压力性损伤感染的风险，同时阻碍愈合。合并症包括糖尿病、蛋白质营养不良和缺氧，都会导致伤口营养和氧气供应不足，增加伤口感染风险。另外环境污染物或粪便、尿液污染也会增加伤口感染的机会。

分析指南建议，证据强度均较低，推荐强度也偏低，而且建议多见于 2019 年更新的国际指南，说明随着研究深入，近年来对于压力性损伤感染特别是生物膜感染有了新的认识，但是证据尚不充分，需要在临床实践中进一步研究提供证据。

（二）评估方法 / 工具

1. **伤口测量**：来自两个中等质量和低质量的 4 级研究证据表明，采用伤口描记法与尺子法测量压力性损伤大小的结果相似。低质量 4 级研究的证据结果表明，两种不同的伤口周长和伤口表面积测量方法对伤口表面积的测量结果有显著差异；然而，两种方法在监测伤口大小随时间的变化时无统计学意义。这些研究表明，临床采用伤口测量方法存在差异，有可能影响结果，因此，使用相同的技术或工具重复测量获得准确结果是最为重要的。3 条循证建议的证据等级和推荐强度均偏低，建议在执行中进一步研究，提高证据强度和推荐强度。

2. **疼痛评估工具**：一项高质量的 1 级诊断研究表明，压力性损伤疼痛可以通过两个公认的疼痛评估工具——视觉模拟量表（VAS）和 Wong Baker FACES® 疼痛评定量表（FRS）来确定。使用这两种工具对Ⅰ期或Ⅱ期压力性损伤住院成人的疼痛进行研究，意识清楚者（$n = 44$）采用 VAS 量化评估压力性损伤疼痛。在 10 cm VAS 上，Ⅰ期和Ⅱ期压力性损伤患者的平均疼痛程度分别为 4 cm 和 3.5 cm。Ⅳ期压力性损伤患者的疼痛程度更大。三种疼痛评估工具已经在压力性损伤患者身上进行了测试。FRS 评分与Ⅱ～Ⅳ期压力性损伤患者（$n = 47$）的疼痛强度呈高度相关关系（Pearson's $r = 0.90$）。VAS 和压力性损伤分期之间也有中度相关性（$r = 0.37$），在同一研究中，VAS 评估的压力性损伤疼痛与 FRS 疼痛评估密切相关。McGill 疼痛问卷（MPQ）的疼痛评估对确定压力性损伤患者的疼痛强度也是有效的，严重程度越高、持续时间越长的压力性损伤患者其疼痛强度明显越大（$P < 0.05$）。研究发现，与休息时相比，压力性损伤疼痛患者在伤口敷料更换时疼痛强度增加，而压力性损伤严重的患者则存在持续疼痛。

3. 疼痛评估的其他方法：最可靠的疼痛评估是个人的疼痛报告。评估个人用来表达压力性损伤疼痛特征的词语。急性疼痛相关的疼痛术语如"快速的""锐痛的"和"短暂的"，而慢性疼痛通常与连续不断或持续性疼痛相关。神经性疼痛与"针刺样""刀刺样""枪击样""热灼伤"和"电脉冲样"等术语有关；相反，伤害性疼痛被描述为"难以摆脱的"、"跳痛"和"撕咬痛"。如果患者报告疼痛强度随着时间的推移而增加，则需要评估压力性损伤的恶化或可能的感染。疼痛的出现或加剧表明慢性伤口可能被感染，应进行压力性损伤的综合评估。系统的持续性疼痛评估为疼痛治疗计划提供指导，并根据患者的反应修正计划。美国医院组织认证联合委员会（Joint Commission on Accreditation of Hospital Organizations，JCA）要求对所有住院患者（包括新生儿和儿童）的疼痛进行定期和持续的评估。

分析指南建议，仅 2014 年和 2019 年国际指南提出了相关性疼痛评估的建议，且证据强度分别为 C 级和 B1 级，均偏低，推荐强度均为正向弱推荐，说明经过专家团队对证据分析后认为实施后的利益可能大于风险，建议临床在实施过程中加强观察和比较研究，在实践中提高证据强度。

（三）评估时机

评估时机从初诊开始，需要定期评估，但未提出明确的定期评估频度，伤口评估工具也未做明确推荐，结合证据强度偏低（V 级和 C 级，GPS 表明缺乏证据），推荐强度正向强推荐，明确要做，利益大于风险。GPS（良好实践声明）表明虽然缺乏证据支持，但有明确的实践意义。据此认为，应该在执行建议中进一步研究，进一步进行评估工具和频度的临床研究，以明确适宜工具、适宜评估时机，提高证据强度。

第三节　压力性损伤患者整体评估的证据汇总和循证分析

一、证据汇总

（一）评估影响愈合的因素

1. 评估是否存在灌注不足、全身感染、感觉缺失等影响愈合的因素（证据强度 C 级，推荐强度 I 类，2016 年 WOCN 压力性损伤预防与处理指南）。

2. 评估个人的合并症并促进疾病控制，尽可能减少患者的免疫抑制剂治疗（GPS，2019 年 EPUAP/NPIAP/PPPIA 指南）。

（二）评估营养状态

1. 当患者入院时、病情发生变化时及压力性损伤未愈合时，需要进行营养评估，筛查营养不良（证据强度 C 级，推荐强度 I 类，2016 年 WOCN 压力性损伤预防与处理指南）。

2. 评估个人的营养状况并解决营养不足问题（GPS，2019 年 EPUAP/NPIAP/PPPIA 指南）。

3. 经筛查有营养不良的压力性损伤患者，转诊给注册营养师或跨学科营养团队，进行全面营养评估（证据强度 C 级，推荐强度正向弱推荐，2014 年 EPUAP/NPUAP/PPPIA 指南）。

4. 评估肾功能以判断高蛋白饮食对个体是否合适。为脱水、体温升高、呕吐、大汗、腹泻或伤口重度渗出的患者额外提供液体。需要进行临床判断来判定每个患者合适的蛋白水平，判断时要依据现有压力性损伤数量、总体营养状况、合并症及对营养治疗的耐受情况（证据强度 C 级，推荐强度正向强推荐，2014 年 EPUAP/NPUAP/PPPIA 指南）。

5. 对营养筛查发现的处于营养不良危险状态并有压力性损伤的成年人进行一次综合性营养评估（证据强度 B2 级，推荐强度正向强推荐，2019 年 EPUAP/NPIAP/PPPIA 指南）。

（三）个体化整体评估

1. 评估对象：对所有压力性损伤患者需要实施个体化的整体评估（GPS，2019 年 EPUAP/NPIAP/PPPIA 指南）。

2. 评估时机：即使采取了适当的局部伤口护理、全身营养支持和减压措施 2 周后，压力性损伤仍未显示出愈合的征象，则应该实施一个综合性个体化评估（证据强度 B2 级，推荐强度正向强推荐，2019 年 EPUAP/NPIAP/PPPIA 指南）。

二、循证分析

全身评估又称综合性整体评估，对明确压力性损伤的最可能原因和判断压力性损伤的预后及其影响因素、制定针对性干预方案十分重要，包括影响愈合的因素 2 条推荐建议、评估营养状况 5 条推荐建议、个体化整体评估 2 条推荐建议。

对个人的综合性整体评估应该包括识别和评估共病和其他可能增强个人康复能力的内在因素，如评估使用药物情况、营养状况、血管状况、活动能力、体位改变能力、自理状态和心理社会状态。具体包括血管评估（包括灌注和感觉）、疼痛评估、营养状况评估、压力性损伤风险评估、移动和活动能力评估、健康相关的生活质量评估、心理社会状况和知识评估、自理技能评估等。心理社会因素、知识和信念影响压力性损伤患者依从治疗计划的依从性和自理技能的锻炼。压力性损伤风险评估、移动和活动能力评估、疼痛和营养评估的方法和工具详见本书相关章节。

分析指南推荐的 9 条建议，包括评估影响愈合因素 2 条建议，证据等级均偏低（C 级和 GPS）。评估营养状态 5 条建议，证据强度 C 级 3 条、B2 级 1 条、GPS 1 条。整体评估 2 条，证据强度 C 级和 GPS。分析证据强度总体偏低，说明证据不充分或缺乏。推荐强度 I 类和正向强推荐 4 条，表明推荐建议执行后，利益确定大于风险。正向弱推荐 1 条，表明推荐建议执行后，利益可能大于风险。GPS 3 条，表明虽然缺乏证据支持，但有明显的临床意义。因此，建议在临床中要根据临床环境、患者个体状况及主观意愿、家庭支持情况以及专业人员或专业团队的资质及技能综合考虑，实施安全、恰当的整体评估，确保专业评估的专业性与患者的个体性相结合的整体性，同时要将整体评估贯穿压力性损伤处理全过程，并做好记录，为合理处理压力性损伤提供依据。

第四节　压力性损伤治疗计划的证据汇总和循证分析

一、证据汇总

（一）设定合理的治疗目标

设定与患者目标、价值观和生活方式相符合的治疗目标，同时考虑患者亲属的意见（证据强度 C 级，推荐强度正向强推荐，2014 年 EPUAP/NPUAP/PPPIA 指南）。

即使压力性损伤无法愈合或者治疗难以使压力性损伤闭合／愈合，也应设定目标来提高患者生活质量（证据强度 C 级，推荐强度正向弱推荐，2014 年 EPUAP/NPUAP/PPPIA 指南）。

根据个人的价值观和目标，设定与个体和照顾者价值观相一致的治疗目标（GPS，2019 年 EPUAP/NPIAP/PPPIA 指南）。

（二）制定合理的治疗计划

制定与个体和照顾者价值观和目标相符合的治疗计划（GPS，2019 年 EPUAP/NPIAP/PPPIA 指南）。

与多学科团队合作，制定控制压力性损伤疼痛的整体计划（证据强度 C 级，推荐强度 I 类，2016 年 WOCN 压力性损伤预防与处理指南）。

由患者、照顾者和跨专业团队共同讨论制定压力性损伤合作处理目标和计划（证据强度 I a 级，2016 年 RNAO 指南）。

与患者、照顾者讨论制定和实施压力性损伤合作管理计划（证据强度 I b 级，2016 年 RANO 指南）。

实施一个药物和非药物干预的个体化压力性损伤疼痛管理计划（证据强度 V 级，2016 年 RANO 指南）。

二、循证分析

（一）制定合理的治疗目标

压力性损伤治疗计划应适合患者的临床情况及意愿并符合护理目标，需要因人而异，体现个体化和精细化。在制定国际指南的过程中，对 1 233 名受访者（383 例压力性损伤患者，

850名照顾者和护士）进行了护理目标调查，结果发现，大多数压力性损伤患者将减轻疼痛、缩小压力性损伤，而非实现压力性损伤的完全愈合视为目标。与照顾者相比，更多的患者将疼痛管理视为护理目标（$P < 0.0001$），这表明护理中可能忽视了患者压力性损伤相关的疼痛体验和疼痛管理[4]。调研结果强调了卫生专业人员与患者及其照顾者合作制定治疗和护理目标的重要性。

如果符合患者的意愿，即使在姑息治疗阶段，治愈压力性损伤也可以成为护理目标。如果压力性损伤无法治愈或治疗不能导致压力性损伤闭合/愈合，则应考虑其他护理目标，包括减少压力性损伤面积、提高生活质量和/或限制伤口和相关问题（如渗出物和气味）对患者生活的影响，增加舒适度。接受临终关怀的个体，其身体系统正在衰弱，通常缺乏完全治愈压力性损伤所需的生理资源。因此，护理目标可能是维持或改善压力性损伤的状态，而不是治愈。

（二）制定合理的治疗计划

压力性损伤治疗计划应与其严重程度和所设定的治疗目标相符合。局部治疗方案要符合循证指南，与压力性损伤的临床情况相适应，并与护理目标一致。对于终末期疾病患者或姑息护理患者，治疗目标以控制症状，包括疼痛、渗液量、气味、瘙痒等表现和增加舒适度为主。如果压力性损伤不能治愈，要考虑其他的护理目标，如缩小损伤面积，提高患者生活质量或控制伤口对患者生活的影响等。影响压疮或压力性损伤愈合的因素包括：严重程度分期、初始面积和深度、营养状态、合并症、是否存在伤口感染和生物膜、治疗计划实施是否充分。

1. 局部治疗方案：压力性损伤的局部治疗方案包括伤口护理、伤口敷料选择与使用、生长因子和生物制剂选择与使用、辅助治疗、疼痛管理等。具体的方法详见本书相关章节。

2. 姑息护理方案：对于处于临终或姑息护理的压力性损伤患者，以多学科合作的方法在姑息治疗环境中缓解症状，最大程度地减轻患者的痛苦。在一项晚期癌症患者因压力性损伤住进姑息治疗机构的研究中，42.3%的压力性损伤通过多学科治疗方法治愈，46%的压力性损伤面积缩小。另一项研究发现，对接受家庭护理的癌症患者（$n = 108$）提供伤口护理、营养补充和体位改变时，42.9%的压力性损伤愈合，23.8%的压力性损伤面积缩小。当个体接近死亡时，皮肤可能是最先受损的器官之一，最终可能与其他器官一起衰竭。在对晚期疾病参与者（$n = 282$）进行的前瞻性研究中发现，18.9%的Ⅰ期压力性损伤患者和10.4%的Ⅱ期压力性损伤患者在死亡前完全愈合，只有4%的Ⅲ期压力性损伤患者（1名参与者）完全愈合，而Ⅳ期或难以分期压力性损伤的参与者无一例愈合。另一项研究也得到了类似的结果，对接受临终护理的11 764例临终患者进行了随访，以评估其愈合情况和压力性损伤的进展，结果研究发现，46% 的 Ⅰ 期、29.8% 的 Ⅱ 期、20% 的 Ⅲ 期压力性损伤在死亡前愈合；而 Ⅳ 期和难以分期的压力性损伤患者在死亡前无一例治愈。因此，在姑息护理方案中监测压力性损伤是一个重要的步骤，提供舒适护理、减轻伤口疼痛和解决症状如臭味和渗出液是主要措施。在许多情况下，随着死亡的临近和个人病情的恶化，压力性损伤可能会恶化。

3. 全身治疗方案：采用多学科团队合作治疗原发病，使用抗生素控制播散性感染和全身感染，控制或稳定病情，采用肠内或肠外营养进行营养治疗等。全身治疗方案要在整体评估基础上针对治疗目标而定，制定治疗方案时需要多学科团队参与，并获得患者及其家属的同意和配合。

分析现有的指南建议，设定合理治疗目标的 3 条建议证据等级偏低（C 级），制定合理的治疗计划 5 条建议中 3 条证据等级偏低（C 级和 V 级），说明原始研究的支持证据质量偏低或证据尚不充分，需要进一步加强研究，并提高研究质量。推荐强度 1 条正向强推荐，1 条 Ⅰ 类推荐，1 条正向弱推荐，2 条 GPS，说明专家团队根据证据讨论后认为建议实施后利益明确（强推荐）或可能大于风险（弱推荐），或实践有明显的临床意义（GPS），需要在临床实践中进一步观察、评价利益和风险。值得注意的是，3 条 2016 年 RNAO 指南建议只有证据强度，无推荐强度，其中 2 条建议的证据强度为 Ⅰa 和 Ⅰb 级，均为与多学科团队和或患者、照顾者讨论制定合作处理和管理计划，说明了团队和合作处理压力性损伤的重要性。

第五节 压力性损伤局部治疗的证据汇总和循证分析

一、证据汇总

为压力性损伤患者提供适当的局部治疗方法，包括清洗和清创（证据强度Ⅴ级，2016年RANO指南）、湿度平衡或降低潮湿度（证据强度Ⅰa～Ⅰb，2016年RANO指南）、控制浅表和深部组织感染及周围组织感染（证据强度Ⅰa～Ⅰb，2016年RANO指南）。

（一）伤口清洗

1. 清洗溶液

（1）大多数压力性损伤可使用饮用水或生理盐水清洗（证据强度C级，推荐强度正向弱推荐，2014年EPUAP/NPUAP/PPPIA指南）。

（2）使用含有抗菌剂的清洗溶液清洗确诊感染、疑似感染或疑似严重细菌定植的压力性损伤（证据强度C级，推荐强度正向弱推荐，2014年EPUAP/NPUAP/PPPIA指南）。

（3）选择自来水、蒸馏水、冷却开水或盐水作为清洁压力性损伤的溶液（证据强度B级，推荐强度Ⅰ类，2016年WOCN压力性损伤预防与处理指南）。

（4）使用含有抗菌剂的清洁溶液清洗可疑或确认感染的压力性损伤（GPS，2019年EPUAP/NPIAP/PPPIA指南）。

2. 清洗范围

（1）每次更换敷料时需清洗伤口和周围皮肤，小心清洗带有潜行、窦道或瘘管的压力性损伤（证据强度C级，推荐强度正向弱推荐，2014年EPUAP/NPUAP/PPPIA指南）。

（2）每次更换敷料时清洁伤口和伤口周围，尽量减少创伤（证据强度C级，推荐强度Ⅰ类，2016年WOCN压力性损伤预防与处理指南）。

（3）清洗压力性损伤伤口床（证据强度B1级，推荐强度正向弱推荐，2019年EPUAP/NPIAP/PPPIA指南）。

（4）清洗压力性损伤周围皮肤（证据强度B2级，推荐强度正向弱推荐，2019年EPUAP/NPIAP/PPPIA指南）。

3. 清洗方法

（1）如果患者或伤口存在易感因素的不利影响，考虑使用无菌技术处理（证据强度C级，推荐强度正向弱推荐，2014年EPUAP/NPUAP/PPPIA指南）。

（2）使用足够压力的清洗液清洗伤口，避免损伤组织和将细菌冲入伤口内（证据强度 C 级，推荐强度正向弱推荐，2014 年 EPUAP/NPUAP/PPPIA 指南）。

（3）正确处理使用过的冲洗溶液容器，避免交叉感染（证据强度 C 级，推荐强度正向弱推荐，2014 年 EPUAP/NPUAP/PPPIA 指南）。

（4）通过定期清洗伤口来控制异味；对感染进行评估和控制；对失活组织进行清创，要考虑到患者意愿和护理目标（证据强度 C 级，推荐强度正向强推荐，2014 年 EPUAP/NPUAP/PPPIA 指南）。

（二）局部清创

1. 清创适应证

（1）在符合总体护理目标前提下，在患者病情许可时，清创去除压力性创伤基底和边缘的失活或坏死组织（证据强度 C 级，推荐强度正向强推荐，2014 年 EPUAP/NPUAP/PPPIA 指南）。

（2）疑似或证实存在细菌生物膜时（延迟愈合 4 周或以上，伤口护理或抗生素治疗无效，高度怀疑生物膜存在）需要进行清创（证据强度 C 级，推荐强度正向弱推荐，2014 年 EPUAP/NPUAP/PPPIA 指南）。如存在广泛坏死、持续进展的蜂窝织炎、捻发音、波动感和 / 或继发于压力性损伤相关感染的败血症，推荐使用外科 / 锐器清创（证据强度 C 级，推荐强度正向弱推荐，2014 年 EPUAP/NPUAP/PPPIA 指南）。

（3）当高度怀疑伤口形成细菌生物膜时（即正确伤口护理或者抗感染治疗仍不能愈合）或患者状况符合治疗目标时，则需要清除压力性损伤坏死组织（证据强度 C 级，推荐强度 I 类，2016 年 WOCN 压力性损伤预防与处理指南）。

（4）除非怀疑感染，否则避免干扰或清除肢体和足跟部位稳定、坚硬、干燥的缺血焦痂（证据强度 B2 级，推荐强度正向强推荐，2019 年 EPUAP/NPIAP/PPPIA 指南）。

（5）清除压力性损伤中的失活组织和可疑或确认的生物膜，并进行维持性清创，直到伤口床上无失活组织、覆盖有肉芽组织为止（证据强度 B2 级，推荐强度正向强推荐，2019 年 EPUAP/NPIAP/PPPIA 指南）。

2. 清创方法

（1）选择适合于患者、伤口和临床应用的清创方法，常用清创方法包括：外科 / 锐器清创、保守性锐器清创、自溶清创、酶促清创、生物清创、机械清创（包括超声和水刀）（证据强度 C 级，推荐强度正向强推荐，2014 年 EPUAP/NPUAP/PPPIA 指南）。

（2）如无引流或清除失活组织的紧急需要，可使用机械、自溶、酶促和 / 或生物清创常用清创方法，包括：外科 / 锐器清创、保守性锐器清创、自溶清创、酶促清创、生物清创、机械清创（证据强度 C 级，推荐强度正向弱推荐，2014 年 EPUAP/NPUAP/PPPIA 指南）。

（3）对组织中生物膜使用有活性的局部抗菌剂，并结合定期清创，以控制和消除（或确认）压力性损伤中的生物膜（证据强度C级，推荐强度正向弱推荐，2019年EPUAP/NPIAP/PPPIA指南）。

（三）敷料选择与使用

1. 根据分期和渗液量选择适宜的敷料

（1）选择水胶体敷料或水凝胶敷料治疗临床指标显示为非感染性的Ⅱ期压力性损伤（证据强度B1级，推荐强度正向弱推荐，2019年EPUAP/NPIAP/PPPIA指南）。

（2）使用聚合物膜敷料治疗临床指标显示为非感染性的Ⅱ期压力性损伤（证据强度B1级，推荐强度正向弱推荐，2019年EPUAP/NPIAP/PPPIA指南）

（3）使用水凝胶敷料治疗未感染且少量渗液的Ⅲ期和Ⅳ期压力性损伤（证据强度B1级，推荐强度正向弱推荐，2019年EPUAP/NPIAP/PPPIA指南）。

（4）使用藻酸钙敷料治疗有中度渗出物的Ⅲ期和Ⅳ期压力性损伤（证据强度B1级，推荐强度正向弱推荐，2019年EPUAP/NPIAP/PPPIA指南）。

（5）使用泡沫敷料（包括水聚合物）治疗有中度/重度渗出物的Ⅱ期及以上压力性损伤（证据强度B1级，推荐强度正向弱推荐，2019年EPUAP/NPIAP/PPPIA指南）。

（6）使用高吸收能力的高吸水性伤口敷料来处理大量渗出的压力性损伤（证据强度B2级，推荐强度正向弱推荐，2019年EPUAP/NPIAP/PPPIA指南）。

（7）考虑将胶原敷料应用于不愈合的压力性损伤，以提高愈合率并缓解伤口炎症症状和体征（证据强度B1级，建议强度正向弱推荐，2019年EPUAP/NPIAP/PPPIA指南）。

（8）考虑局部使用甲硝唑来有效控制与厌氧菌及原虫孢子感染相关的压力性损伤异味，考虑使用碳或活性炭敷料来帮助控制异味（证据强度C级，推荐强度正向弱推荐，2014年EPUAP/NPUAP/PPPIA指南）。

2. 敷料选择的注意事项

（1）当高级伤口敷料无法获得时，使用湿纱布敷料以保持适当湿润的伤口环境（证据强度B1级，建议强度无特殊推荐，2019年EPUAP/NPIAP/PPPIA指南）。

（2）当高级伤口敷料无法获得时，使用透明薄膜作为二层敷料（证据强度B1级，推荐强度无特殊推荐，2019年EPUAP/NPIAP/PPPIA指南）。

（3）根据伤口愈合过程或是否恶化，适当调整敷料种类。定期检测和评估伤口，每次更换敷料时都要确认敷料种类是否合适或者是否需要修改（证据强度C级，推荐强度Ⅰ类，2016年WOCN压力性损伤预防与处理指南）。

（4）应根据以下因素选择伤口敷料：保持湿性环境的特性，是否能够解决微生物数量问题，伤口渗出液的量及性质，伤口基底组织状况，压力性损伤周围情况，大小和深度，是否存在潜行或窦道，压力性损伤的治疗目标（证据强度 C 级，推荐强度正向强推荐，2014 年 EPUAP/NPUAP/PPPIA 指南）。

（5）对延迟愈合的压力性损伤使用适当强度的局部抗菌剂，以控制微生物负荷并促进愈合（证据强度 B1 级，推荐强度正向弱推荐，2019 年 EPUAP/NPIAP/PPPIA 指南）。

（6）对于所有的压力性损伤，根据临床评估结果、护理目标和自我护理能力选择最合适的伤口敷料，包括：压力性损伤的直径、形状和深度，需要解决细菌生物负荷问题，保持伤口床湿润的能力，伤口渗出物的性质和体积，伤口床组织状况，伤口周围皮肤的状况，存在隧道和／或潜行，疼痛（GPS，2019 年 EPUAP/NPIAP/PPPIA 指南）。

（7）评价局部使用伤口敷料的成本效益，考虑直接和间接医疗保健系统和压力性损伤个体的成本。高级伤口敷料促进湿润伤口愈合更有可能符合成本效益原则，因为愈合时间更快，而且更换敷料更少（GPS，2019 年 EPUAP/NPIAP/PPPIA 指南）。

（8）在资源有限的地理区域选择伤口敷料时，考虑使用当地可得敷料的现有证据和指南（GPS，2019 年 EPUAP/NPIAP/PPPIA 指南）。

3. 使用敷料的方法

（1）保护压力性损伤周围皮肤，每次更换敷料时评估压力性损伤当前状况，以判断敷料是否适宜、合理（证据强度 C 级，推荐强度正向强推荐，2014 年 EPUAP/NPUAP/PPPIA 指南）。

（2）如果伤口敷料被污染，特别是被排泄物污染，需要及时更换。制定护理计划时，需要对常规敷料的敷贴时间做出指导，必要时临时更换敷料（证据强度 C 级，推荐强度正向强推荐，2014 年 EPUAP/NPUAP/PPPIA 指南）。

（3）保持伤口部位覆盖敷料和保持湿润状态，使用非高黏性敷料预防压力性损伤疼痛。（证据强度 B 级，推荐强度正向强推荐，2014 年 EPUAP/NPUAP/PPPIA 指南）。

（4）使用更换频率较低、尽可能不引起伤口疼痛的敷料。使用充分控制疼痛的手段，包括药物控制，然后开始伤口护理操作（证据强度 C 级，推荐强度正向强推荐，2014 年 EPUAP/NPUAP/PPPIA 指南）。

（四）疼痛管理

采取药物性或非药物性措施消除或控制疼痛（证据强度 C 级，推荐强度 I 类，2016 年 WOCN 压力性损伤预防与处理指南）。

1. 非药物性镇痛措施

（1）使用非药物性疼痛管理策略作为一线策略和辅助治疗以减少与压力性损伤相关的疼痛（GPS，2019 年 EPUAP/NPIAP/PPPIA 指南）。

（2）使用体位改变技术和设备，以预防和管理压力性损伤相关的疼痛（GPS，2019 年 EPUAP/NPIAP/PPPIA 指南）。

（3）使用湿性伤口愈合的原则来减轻压力性损伤的疼痛（GPS，2019年EPUAP/NPIAP/PPPIA指南）。

2. 药物性镇痛措施

（1）如果需要并且无禁忌证，可考虑应用阿片类药物来处理与伤口相关性压力性损伤疼痛（证据强度B1级，推荐强度无明确推荐，2019年EPUAP/NPIAP/PPPIA指南）。

（2）定期进行镇痛，以减轻压力性损伤的疼痛（GPS，2019年EPUAP/NPIAP/PPPIA指南）。

（五）辅助治疗

辅助治疗包括血小板生长因子治疗、电刺激治疗、负压伤口治疗、超声治疗等。

1. 考虑是否需要辅助治疗的指征

（1）血小板生长因子（证据强度B级，推荐强度Ⅱ类，2016年WOCN压力性损伤预防与处理指南）。

（2）电刺激疗法（证据强度A级，推荐强度Ⅰ类，2016年WOCN压力性损伤预防与处理指南）。

（3）负压伤口治疗（证据强度B级，推荐强度Ⅰ类，2016年WOCN压力性损伤预防与处理指南）。

2. 选择适宜类型的辅助治疗

（1）当资源可得时提供电刺激治疗作为最佳辅助伤口治疗方法，以促进Ⅱ期及以上压力性损伤愈合（证据强度Ⅰa级，2016年RANO指南）。

（2）如果适当和资源可得，可采取下列替代治疗以促进可愈合的压力性损伤加速愈合：电磁波治疗（证据强度Ⅰb级）、超声波治疗（证据强度Ⅰb级）和紫外线治疗（证据强度Ⅰb级），但不建议采用激光治疗（证据强度Ⅰb级，2016年RANO指南）。

（3）根据患者和家属意愿，为Ⅲ或Ⅳ期压力性损伤提供负压伤口治疗，以改善治疗结果和生活质量（证据强度Ⅴ级，2016年RANO指南）。

（4）将负压伤口治疗作为一种早期的辅助治疗，以减少Ⅲ期和Ⅳ期压力性损伤的面积和深度（证据强度B1级，建议强度正向弱推荐，2019年EPUAP/NPIAP/PPPIA指南）。

（5）考虑将负压伤口治疗作为Ⅲ期和Ⅳ期压力性损伤的早期辅助治疗（证据强度A级，推荐强度正向弱推荐，2014年EPUAP/NPUAP/PPPIA指南）。

（6）应用脉冲电流电刺激促进难治性Ⅱ期压力性损伤和Ⅲ或Ⅳ期压力性损伤的愈合（证据强度A级，推荐强度正向弱推荐，2019年EPUAP/NPIAP/PPPIA指南）。

（7）考虑使用非接触低频超声治疗作为辅助治疗，以促进Ⅲ期和Ⅳ期压力性损伤和疑似深部组织损伤愈合（证据强度B2级，推荐强度无特殊推荐，2019年EPUAP/NPIAP/PPPIA指南）。

（8）考虑使用 1 MHz 的高频超声治疗作为辅助治疗，以促进Ⅲ期和Ⅳ期压力性损伤愈合（证据强度 B1 级，推荐强度无特殊推荐，2019 年 EPUAP/NPIAP/PPPIA 指南）。

3. 正确使用辅助治疗

（1）采用负压伤口治疗前首先要对坏死组织进行清创处理，使用或移除负压系统时需要遵循一定的安全规范。在社区内采用负压伤口治疗时，需要向患者及其相关照顾者进行负压治疗相关知识（证据强度 C 级，推荐强度正向强推荐，2014 年 EPUAP/NPUAP/PPPIA 指南）。

（2）负压治疗过程中如果患者报告伤口疼痛，应考虑在伤口基底放置非黏性敷料，再放置泡沫敷料或采用湿润纱布代替泡沫敷料，或降低压力值和 / 或改变吸引模式（持续或间歇模式）（证据强度 C 级，推荐强度正向弱推荐，2014 年 EPUAP/NPUAP/PPPIA 指南）。

（六）手术治疗

1. 评估手术适应证和手术风险

（1）对于经过保守治疗无法愈合的Ⅲ期或Ⅳ期压力性损伤，或希望尽快封闭的压力性损伤患者，请外科医生会诊以确定是否给予手术修复。为患者评估手术风险。手术前对影响愈合和复发的因素进行评估，并加以优化（证据强度 C 级，推荐强度正向强推荐，2014 年 EPUAP/NPUAP/PPPIA 指南）。

（2）评估影响术后伤口愈合的因素并加以优化，做好术前准备（证据强度 B 级，推荐强度正向强推荐，2014 年 EPUAP/NPUAP/PPPIA 指南）。

（3）评估压力性损伤手术适应证时，应考虑以下因素：保守治疗与手术干预相比治愈的可能性，个人的护理目标，个人的临床状况，个体遵守治疗方案的动机和能力，个人手术风险（GPS，2019 年 EPUAP/NPIAP/PPPIA 指南）。

（4）评估保守治疗无效的Ⅲ期和Ⅳ期压力性损伤患者进行手术治疗的必要性和适应证（证据强度 C 级，推荐强度Ⅱ类，2016 年 WOCN 压力性损伤预防与处理指南）。

（5）存在下列情况之一时需要手术治疗的适应证：当Ⅲ期或Ⅳ期压力性损伤通过保守治疗不能愈合时，进展性蜂窝织炎或疑似败血症，有潜行、隧道、窦道和 / 或广泛坏死组织引流不畅，需要实施锐器清创术（GPS，2019 年 EPUAP/NPIAP/PPPIA 指南）。

2. 手术前准备
评价和减轻可能损害压力性损伤手术伤口愈合或影响压力性损伤复发的生理和心理社会因素（证据强度 B2 级，推荐强度正向弱推荐，2019 年 EPUAP/NPIAP/PPPIA 指南）。

3. 手术方式
完全切除压力性损伤组织，包括异常皮肤、肉芽和坏死组织、窦道、潜行和可能累及的骨头（证据强度 B2 级，推荐强度正向弱推荐，2019 年 EPUAP/NPIAP/PPPIA 指南）。

4. 手术后护理

（1）为已接受压力性损伤手术的患者选择一个可提供强化型压力再分布，减轻剪切力，改善微环境的高性能支撑面；给患者穿合适的衣服，以避免使用平车时损伤皮瓣（证据强度 C 级，推荐强度正向弱推荐，2014 年 EPUAP/NPUAP/PPPIA 指南）。

（2）避免压力、剪切力和摩擦力，以保护流向皮瓣的血运；抬高床头之前要评估一下相关益处及风险；使用正确的人为操作技术和设备为患者更换体位（证据强度 C 级，推荐强度正向强推荐，2014 年 EPUAP/NPUAP/PPPIA 指南）。

（3）定期监测伤口，并立即报告皮瓣移植失败的迹象（GPS，2019 年 EPUAP/NPIAP/PPPIA 指南）。

（4）术后立即使用专业支撑面（减压垫）（证据强度 B1 级，推荐强度正向弱推荐，2019 年 EPUAP/NPIAP/PPPIA 指南）。

（5）手术后应采用避免手术部位受压和损伤的体位和姿势（GPS，2019 年 EPUAP/NPIAP/PPPIA 指南）。

（6）当手术部位完全愈合后，可采取渐进式坐位方案（证据强度 B1 级，推荐强度正向弱推荐，2019 年 EPUAP/NPIAP/PPPIA 指南）。

二、循证分析

（一）伤口床准备概念与方法

压力性损伤局部处理涉及伤口床准备的概念与方法。伤口床准备是一个临床概念，包括一个系统和整体的方法，用以进行伤口评估和治疗，目的是创造一个伤口环境，促进正常的伤口愈合。伤口床准备的总体目标是促进形成血管化良好的伤口床，没有不存活的组织和过多的渗出物，同时减少细菌数量和减轻水肿，这是健康肉芽组织发育的最佳条件。伤口床准备包括伤口护理的四个主要方面，以缩写"TIME"为代表：组织管理（tissue management）、感染和炎症控制（infection and inflammation control）、湿度平衡（moisture balance）、上皮边缘推进（epithelial edge advancement）。最近，"TIME"缩略语更新为"TIMERS"，增加了组织修复和再生（repair and regeneration）和社会因素及与个人有关的因素（social factors and factors related to the individual）。

1. 组织管理（tissue management）：包括清洗和清创，去除失活或坏死组织及其相关的细菌负荷，提供促进健康组织生长的环境，以促进伤口组织修复。

（1）伤口清洁。① 清洗的目的和作用：伤口清洗是使用液体清除伤口和伤口周围表面的污染物（组织碎片）、敷料残余物和微生物的过程，是伤口床准备和创造伤口愈合环境的重要措施。有大量的证据表明，伤口清洗是治疗不同原因慢性伤口的必要措施之一。

大多数关于清洁的临床文章都提到了各类伤口床准备的一般清洁原则。清洁是压力性损伤局部治疗的重要第一步，通过清除表面碎片和敷料残留物，有助于更好地观察和评估伤口。② 清洗溶液和方法：清洁伤口不是消毒伤口，所以不用消毒剂，而是使用饮用水、生理盐水等清洗伤口及其周围皮肤。研究已经证明了使用低压脉冲灌洗Ⅲ期和Ⅳ期压力性损伤（$n=28$）的有效性。与非灌洗相比，生理盐水低压清洗隔日一次，每次 $10\sim20$ min，连续三周，可显著降低压力性损伤深度、宽度、长度和体积（均 $P<0.01$）。另一项研究（$n=50$）比较了伤口清洗方案和伤口不清洗方案的愈合效果，以压力性损伤愈合量表（PUSH）评价面积和伤口床状况的改善。与不清洗、保持干燥组比较，接受定期清洁的Ⅱ期和Ⅲ期压力性损伤在 28 d 后表面积明显缩小（$P<0.05$），清洗组的 PUSH 总分降低了 92%（$P<0.01$）。在成人或儿童慢性伤口清洁中，饮用水和生理盐水之间的感染率和愈合率差异无统计学意义。一项研究比较了使用含次氯酸过氧化溶液（HOCl）（$n=17$）和生理盐水（$n=12$）冲洗慢性伤口，两组均在超声清创的同时进行灌洗，然后使用银敷料 7 d。结果伤口感染率 HOCl 组（35%）较生理盐水组减少（80%）。一些伤口清洁剂在高浓度下使用会对成纤维细胞产生细胞毒性，需要慎用，宜选择无毒或低毒性溶液清洗（表 7-3）。用于去除粪便的清洁剂（皮肤清洁剂）具有细胞毒性，不应用于伤口清洗。③ 清洗温度：室温下的清洗溶液清洗伤口有助于减少刺激、减轻疼痛。④ 清洗周围皮肤：支持清洁压力性损伤周围皮肤建议的研究来自一项低质量的 2 级研究，该研究发现，对于Ⅱ期及以上压力性损伤，伤口周围清洗能够促进愈合。此外，一项低质量的 4 级研究表明，伤口周围清洁可减少皮肤微生物长达 24 h。一项针对老年人（$n=189$）压力性损伤的非随机临床试验比较了用生理盐水清洗伤口周围皮肤和用 pH 平衡（pH 值未指定）的皮肤清洁剂清洗伤口周围皮肤后的愈合时间。结果显示，对于所有类型 / 阶段的压力性损伤，用 pH 平衡的皮肤清洁剂和生理盐水清洁所有分期压力性损伤伤口周围皮肤后，愈合时间缩短，但仅Ⅱ期压力性损伤的愈合时间缩短有统计学意义（pH 平衡的皮肤清洁剂组平均愈合时间为 15 d，生理盐水清洁组为 20 d，$P=0.002$）。在一项针对老年人压力性损伤（$n=5$）的观察研究中，伤口周围皮肤清洁后微生物数量立即显著减少（$P<0.05$），但微生物水平在 24 h 内恢复到基线水平，这表明，每天或更经常地清洁伤口周围的皮肤，有助于减少可能在伤口上定植的微生物[4]。

（2）清创。① 清创目的和作用。失活组织是无活性或坏死的。它通常是潮湿的，黄色、绿色、棕褐色或灰色，可能会伴随干燥而变厚和呈皮革样黑色或棕色焦痂。清除失活组织是伤口床准备的重要组成部分。在伤口床血管充足的情况下清创术被认为在伤口床准备中起着关键作用，它不仅解决了慢性伤口愈合的障碍，而且提供了潜在的刺激作用。② 清创方法。压力性损伤最常用的清创方法有锐器（例如外科 / 锐器或保守性锐器）清创、自溶清创、酶促清创、生物清创和机械清创。锐器清创包括外科 / 锐器清创术和保守性锐器清创术。

外科手术／锐器清创术是一种快速的伤口清创术，在全身或局部麻醉下使用剪刀或手术刀从伤口中去除灭活组织，手术清创延伸到活性组织中，由此产生的出血刺激血源性内源性生长因子的产生，诱导炎症细胞和有丝分裂原的成纤维细胞。操作场所和操作者要求：只限于具有麻醉能力和严格无菌控制出血能力的住院诊所、手术室，由外科医生、其他有资格的医生、足病医生或高级开业者执行。手术／锐器和保守性锐器清创术只能在具有足够血管的解剖位置进行，以支持愈合。当存在血供不充分且无法纠正时，考虑到风险和益处，应由个人、家属和血管或伤口专家决定是否清创。自溶清创是一种高度选择性的缓慢清创术，适用于所有类型的伤口。巨噬细胞吞噬细菌和内源性蛋白水解酶，如胶原酶、弹性蛋白酶、髓过氧化物酶、酸性水解酶和溶菌酶选择性地液化和从健康组织分离失活组织和焦痂，目的是调节伤口环境，以达到优化 pH 值和潮湿度，以便产生自溶清创作用。保湿伤口敷料，如水胶体、透明膜和水凝胶，可使干燥的失活组织恢复水分，为人体自身的蛋白水解酶和吞噬细胞提供一个湿润的环境。严重渗出的坏死组织伤口中，选择吸收性敷料（如海藻酸钙、纤维素钠）管理渗液，上述敷料均可参与自溶清创。酶促清创是通过应用外源性蛋白水解酶或纤维蛋白溶解酶来完成的。酶促清创剂可能因国家而异，其在清创中的性质和益处也各不相同。纤溶酶／脱氧核糖核酸酶（DNAse）分解血凝块中的纤维蛋白成分，灭活纤维蛋白原和其他凝血因子使血管扩张，使巨噬细胞清除失活组织。细菌胶原酶以高度特异性降解天然胶原蛋白，但对角蛋白、脂肪或纤维蛋白不起作用。木瓜蛋白酶对胶原蛋白不起作用，通过纤维蛋白碎片的液化作用消化失活组织。木瓜蛋白酶需要一种激活剂才能发挥作用。尿素作为一种激活剂，有助于使非活性蛋白质变性。机械清创术通常是一种非选择性清创方式，可清除失活和活性组织。机械清创方法包括：湿至干敷料、单丝清创垫／超细纤维清创垫、低频超声（接触式和非接触式）、水外科技术等。湿到干纱布敷料可能会引起疼痛，并可能会去除健康组织而延缓伤口愈合，需要经常更换伤口敷料，因而慎用。低频超声（LFUS）清创术越来越多地被用于去除失活组织，结合了机械和水化清创直接作用于伤口床，无创无痛。外科水刀是实现外科清创的一种替代工具。它可以调节到通过压力定标精确控制清创深度。烧伤创面的临床证据表明，外科水刀清创比其他方法能更快地清创。生物清创（幼虫治疗）包括将无菌苍蝇幼虫封闭在失活的溃疡床上，幼虫产生蛋白水解酶混合物，包括胶原酶、尿囊素和其他具有广谱抗菌活性的药物。生物清创禁忌证如下：在有暴露血管的地方、急性危及肢体或生命的感染、需要经常检查的溃疡、坏死的骨或肌腱组织、严重的循环损伤损害愈合能力。维持性清创是持续地清创，以帮助伤口床保持愈合模式。可采用多种清创方式清除伤口床上多余的渗出物，并分解或分离细菌菌落（生物膜）和衰老的成纤维细胞。清创的需要取决于临床参数和达到最佳伤口床准备的需要。对于看起来健康但没有闭合迹象的压力性损伤，应进行维持性清创。③清创效果。由于科研伦理的限制，很少有针对压力性损伤的临床研究为清创术的应用提供证据。尽管如此，对于清创术在伤口床准备中的

表 7-3　局部清洗溶液特征

溶液名称	类型	细胞毒性	抗生物膜作用	特点
灭菌生理盐水	等渗溶液	无	无	非抗菌溶液
灭菌水	低渗溶液	无	无	非抗菌溶液
饮用自来水	各种类型	未知	无	非灭菌溶液
聚六亚甲基双胍（polyhexamethylene biguanide, PHMB）	表面活性抗菌剂	低—无	裂解生物膜	降低表面张力；促进失活组织分离；无耐药性
盐酸辛烯啶（octenidine dihydrochloride, OCT）	表面活性抗菌剂	体外实验有高毒性，建议勿全身使用	防止形成新的生物膜至少3 h；抑制浮游生物和细菌生物膜生长长达72 h	有凝胶和冲洗制剂，可以一起使用或分开使用；降低表面张力，允许液体扩散，并促进失活组织分离
过氧化溶液含次氯酸过氧化溶液（HOCL）次氯酸盐钠（NaOCL）	抗菌剂	浓度不同，毒性不同	迅速穿透生物膜，从内部杀灭细菌；不促进耐药菌株	提供抗菌活性；凝胶和冲洗制剂可一起使用或单独使用
聚维酮碘	抗菌剂	浓度不同，毒性不同	抑制新生物膜的形成；消灭初期的生物膜菌落；显著减少成熟的生物膜菌落	调节氧化还原电位，增强血管生成从而促进愈合；可抑制慢性伤口中过量的蛋白酶水平

作用仍有很强的临床共识，大量的临床实践指南、护理标准和其他伤口类型的研究支持清创作为有效伤口床准备的必要组成部分。一项研究提供了间接证据，即锐器清创术有效地增加了短期抗生素对伤口细菌治疗的效果（最长72 h）。一项高质量研究显示清创后采用Bates-Jensen伤口评估工具评价报告伤口状况改善。不同类型清创术之间的比较通常表明不同方法之间没有统计学上的显著差异。一项低质量1级研究和一项低质量3级研究表明，酶促清创与自溶清创和锐器清创在改善创面面积方面同样有效。两项高质量的3级研究也表明酶促清创能增加肉芽组织，改善Bates-Jensen评分。三项低水平的1级研究提供的证据表明，使用不同敷料的自溶清创和其他形式的清创在改善压力性损伤状况方面同样有效。一些高、中、低质量的小型经济分析表明，酶促清创可能是一种更具成本效益的清创方法，但这一发现受到地理位置、临床环境和使用时间的影响。一项针对不同病因的伤口进行的研究提供了间接证据，表明每周或更频繁地清创与少于每周清创一次相比，愈合可能性增

加（HR = 4.26，95%CI = 4.20 ~ 4.31）。其他间接证据表明，伤口细菌在抗生素使用 48 h 内明显减少，并在 72 h 内恢复到清创前水平，这表明治疗生物膜感染需要维持性清创。

2. 感染和炎症控制（infection and inflammation control）：细菌负荷的治疗是一个重要的考虑因素，慢性伤口往往有细菌的大量定植，生物膜在延缓愈合方面的作用也值得关注。治疗感染可减少细菌数量，降低炎症细胞因子和蛋白酶活性；增加伤口床的生长因子活性，促进组织健康和愈合。一项前瞻性研究探讨了典型感染症状（发热、红斑、水肿和化脓性分泌物）与通过伤口培养证实的伤口感染之间的一致性。在 3 ~ 4 期压力性损伤中，58% 至少表现出一种典型的感染症状。50.4% 的压力性损伤被细菌培养证实为阳性。典型感染征象对培养阳性的敏感性为 0.36，特异性为 0.55，阳性似然比为 0.79，阴性似然比为 1.17。典型感染征象的阳性预测值为 0.45，阴性预测值为 0.45。这些结果表明，典型的感染体征和症状对判断伤口感染的真阳性或真阴性的参照性不大。因此，感染的体征和症状应与次要体征和症状综合考虑。

3. 湿度平衡（moisture balance）：促进一个温暖而潮湿的伤口床，防止干燥，刺激生长因子活性和促进再上皮化，但不会增加感染。控制过多的水分可以防止周围组织的浸渍。选择合适的保湿敷料和在严重渗出的伤口上使用吸收性敷料，对促进湿度平衡起着关键作用。

4. 上皮边缘推进（epithelial edge advancement）：上皮细胞未能进展表明愈合障碍尚未完全清除，需要进一步准备伤口床。伤口边缘不前移或破坏可能是由细胞基质、伤口床缺氧或蛋白酶活性异常所致。控制感染和炎症，通过清创减少细菌数量，控制伤口湿度，这些都是促进上皮生长的重要因素。连续监测伤口边缘上皮细胞的进展有助于健康专业人员评估伤口床准备的充分性。

5. 修复和再生：通过支持和刺激伤口愈合过程来支持伤口愈合。在没有感染/生物膜或未解决的共病（如血管疾病）的情况下，可选择先进的治疗方法以促进细胞外基质的发育和刺激参与愈合过程的细胞活动。使用生物敷料和生长因子，例如胶原蛋白疗法、局部生长因子和生物工程真皮替代品，旨在支持组织和皮肤的修复和再生。在某些全厚度压力性损伤的个体中，可能需要手术修复伤口。

（二）敷料选择与使用

一项低质量的 1 级水平研究表明，在 II 期压力性损伤治疗中，应用透明薄膜敷料与水胶体敷料比较，治愈率差异无统计学意义。透明薄膜敷料被认为是治疗 II 期压力性损伤的一种低成本选择。一项中等质量的 4 级水平研究的证据表明，高吸水性敷料用于大量渗出的压力性损伤，有利于促进愈合，并且可改善压力性损伤患者的生活质量和疼痛，未见不良事件。一项低质量的 1 级研究和许多低质量的 4 级研究证据表明，泡沫敷料可以改善压力性损伤的愈合、有效处理伤口周围皮肤浸渍，在有效管理压力性损伤中的大量渗出液中，副作用似乎很小。一项低质量和中等质量的 1 级研究证据加上其他低水平证据表明，使用藻酸盐敷料治疗全层压力性损伤 8 周后的表面积，与水胶体敷料比较，缩小更明显，而且去除敷料时疼痛更少。一项低质量的 1 级研究证据表明，水凝胶治疗Ⅲ期或Ⅳ期压力性损伤 12 周以上深度减少明显优于生理盐水纱布敷料[12,14-15]。

选择伤口敷料中伤口护理目标是重要的考虑因素，因为不同的伤口敷料有不同的作用。为特殊的压力性损伤选择合适的伤口敷料，对压力性损伤、个体和环境进行综合评价。压力性损伤的伤口敷料应发挥以下作用：缩短伤口愈合时间；吸收血液和组织渗出物；最大限度地减少疼痛，包括与应用和移除相关的疼痛；尽量减少剪切力；保护伤口及周围皮肤和组织；吸收和控制臭味；减少对伤口周围皮肤的伤害；促进自溶性清创；解决微生物负载问题。

伤口敷料的选择应因人而异，并应根据伤口情况和个人情况考虑以下因素：敷料多久更换一次？压力性损伤的位置是否容易使敷料经常受到污染？个人的活动能力是否容易导致敷料随活动移位？患者或照顾者是否具备更换伤口敷料所需的技能和知识？患者使用的伤口敷料是否舒服？有无不良反应？不同伤口敷料是否可得？

分析指南提出的敷料选择与使用建议有 20 条，证据强度为 C 级至 B1 级，缺乏 A 级证据，说明原始研究的质量还有待于提高。推荐强度，2014 年国际指南大部分为正向强推荐，而 2019 年更新的国际指南为正向弱推荐和 GPS，说明随着临床研究深入，有新的证据发现。尽管研究质量还需要进一步提高，但是根据敷料在压力性损伤治疗中所发挥的作用，建议按照推荐意见实施护理并设计高质量的对比研究进一步明确不同敷料在不同压力性损伤分期中的作用。

（三）伤口疼痛管理

分析历年指南提出的伤口疼痛管理主要采用药物和非药物管理措施，6 条建议中 1 条为 C 级，1 条为 B1 级，其他均为 GPS，证据强度偏低，说明原始研究质量偏低，证据不够充分或缺乏。推荐强度除了 2016 年 WOCN 指南 1 条建议为强推荐（利益明确大于风险）外，1 条无特殊推荐（表明利益和风险不明），其余均为 GPS，表明虽然缺乏证据支持，但有明显的临床意义。因此，临床实践中要谨慎选择使用，特别是要加强非药物疼痛管理策略，如敷料、辅助治疗、心理治疗、音乐疗法、放松治疗等研究，为伤口无痛管理提供新的证据。

（四）辅助治疗

辅助治疗包括血小板生长因子治疗、电刺激治疗、负压伤口治疗、超声治疗等。分析指南推荐的 13 条建议，其中 A 级证据 3 条，分别是电刺激疗法（2016 年 WOCN 指南）、考虑将负压伤口治疗作为Ⅲ期和Ⅳ期压力性损伤的早期辅助治疗（2014 年 EPUAP/NPUAP/

PPPIA 指南）和应用脉冲电流电刺激促进难治性 II 期压力性损伤和III或IV期压力性损伤的愈合（2019 年 EPUAP/NPIAP/PPPIA 指南）；Ⅰa～Ⅰb 级证据强度建议 5 条，分别为提供电刺激治疗作为最佳辅助伤口治疗，以促进 II 期及以上压力性损伤愈合（证据强度Ⅰa，2016 年 RANO 指南）。采取下列替代治疗以促进可愈合的压力性损伤加速愈合：电磁波治疗（证据强度Ⅰb）、超声波治疗（证据强度Ⅰb）和紫外线治疗（证据强度Ⅰb）。但不建议采用激光治疗（证据强度Ⅰb，2016 年 RANO 指南）。说明原始研究质量高，证据支持充分。B 级证据强度建议 5 条，C 级证据 2 条，大部分建议的证据强度较高，说明获得了大量临床研究证据支持。但推荐强度并不高，除了电刺激疗法、负压伤口治疗和安全使用负压伤口治疗 3 条建议为正向强推荐外（明确利益大于风险），5 条建议为正向弱推荐，表明利益可能大于风险，2 条件无特殊推荐，表明利益和风险不明，其余的无推荐意见。而各项辅助治疗近年在临床开展较多，研究较多，虽有证据支持，但是缺少利益和风险的评价研究，今后需要增加此方面研究，为临床安全、有效使用辅助治疗技术提供进一步的支持依据。

（五）手术治疗

手术治疗是大多数无法愈合的III期或IV期压力性损伤的一个可选方法，但由于手术风险大，所以需要评估手术适应证和手术风险，并做好手术前后的护理。

分析指南推荐的 13 条相关建议，证据强度大部分为 C 级和 B 级，缺乏 A 级证据，说明原始研究质量需要提高。推荐强度正向强推荐（明确利益大于风险）建议只有 2 条：评估影响术后伤口愈合的因素并加以优化，做好术前准备（证据强度 B 级，推荐强度正向强推荐，2014 年 EPUAP/NPUAP/PPPIA 指南）；对于经过保守治疗无法愈合的III期或IV期压力性损伤，或希望尽快封闭的压力性损伤患者，请外科医生外诊，以确定是否给予手术修复。为患者评估手术风险。手术前对那些影响愈合和复发的因素进行评估，并加以优化（证据强度 C 级，推荐强度正向强推荐，2014 年 EPUAP/NPUAP/PPPIA 指南），均与术前准备有关，说明术前准备对压力性损伤手术成功十分重要。其他建议为正向弱推荐（利益可能大于风险），还有 4 条建议为 GPS：评估压力性损伤手术适应证时，应考虑保守治疗与手术干预相比治愈的可能性，个人的护理目标，个人的临床状况，个体遵守治疗方案的动机和能力，个人手术风险（2019 年 EPUAP/NPIAP/PPPIA 指南）。当III期或IV期压力性损伤通过保守治疗不能愈合，进展性蜂窝织炎或疑似败血症，有潜行、隧道、窦道和 / 或广泛坏死组织引流不畅时，需要实施锐器清创术（GPS，2019 年 EPUAP/NPIAP/PPPIA 指南）。定期监测伤口，并立即报告皮瓣移植失败的迹象（GPS，2019 年 EPUAP/NPIAP/PPPIA 指南）。手术后应采用避免手术部位受压和损伤的体位和姿势（GPS，2019 年 EPUAP/NPIAP/PPPIA 指南）。说明尚缺乏临床证据支持，但实施后有明显的临床意义，同时也说明今后在这些方面需要进一步研究，提供明确的证据。

第六节　压力性损伤患者体位护理的证据汇总和循证分析

一、证据汇总

（一）制定体位护理计划

1. 为压力性损伤患者制定个体化翻身时间表，除非有禁忌（证据强度 B1 级，推荐强度正向强推荐，2019 年 EPUAP/NPIAP/PPPIA 指南）。

2. 根据患者耐受程度和压力性损伤护理效果制定一个循序渐进的坐位计划，只要能够耐受就可加速、加大肢体活动（证据强度 C 级，推荐强度正向弱推荐，2014 年 EPUAP/NPUAP/PPPIA 指南）。

3. 对于病情不稳定的危重患者可采取缓慢、逐步翻身方法去稳定血流动力学和氧合状态（GPS，2019 年 EPUAP/NPIAP/PPPIA 指南）。

（二）体位护理频度

1. 定期为压力性损伤患者翻身（证据强度 C 级，推荐强度 I 类，2016 年 WOCN 压力性损伤预防与处理指南）。

2. 根据个体活动能力和独立改变体位的能力去决定翻身的频度（证据强度 B2 级，推荐强度正向强推荐，2019 年 EPUAP/NPIAP/PPPIA 指南）。

3. 若尾骶部或坐骨部位压力性损伤患者有必要取坐位，要把坐位次数限制于每日 3 次，每次最多不超过 60 min（证据强度 C 级，推荐强度正向弱推荐，2014 年 EPUAP/NPUAP/PPPIA 指南）。

（三）体位护理效果评价

1. 若压力性损伤加重或无改善，则调整坐位时间安排，重新评估坐垫和患者坐姿（证据强度 C 级，推荐强度正向强推荐，2014 年 EPUAP/NPUAP/PPPIA 指南）。

2. 记录体位护理的方案和所采用的频度与体位，评估体位变换的结果（证据强度 C 级，推荐强度正向弱推荐，2014 年 EPUAP/NPUAP/PPPIA 指南）。

3. 应尽可能调整体位，避免压力性损伤部位受压。如果患者愿意，将调整体位作为减轻压力性损伤疼痛的措施（证据强度 C 级，推荐强度正向强推荐，2014 年 EPUAP/NPUAP/PPPIA 指南）。

二、循证分析

基于对压力性损伤发生机制的认识，体位护理已成为全球公认的预防和治疗压力性损伤的有效措施，也是临床研究的热点之一，与减压垫共同构成"减压方案"。一项关于危重患者使用不同减压床垫结合不同翻身频度预防压力性损伤的 Meta 分析共纳入 9 个 RCT，8 项研究结果显示，卧床患者在使用有效减压床垫条件下翻身频度可延长至 4 h 翻身一次。一项研究表明已发生 I 期压疮的患者使用凝胶弹性床垫后 4 h 翻身一次，能够治疗压力性损伤和预防更严重的压力性损伤，一项研究结果显示使用气垫床配合 4 h 翻身一次没有使压疮发生率提高，且可以提高患者舒适度。减轻疼痛感。一项研究显示 2 h 翻身一次比 4 h 翻身一次带来更多的器械相关性不良事件和更多的护理工作量。研究认为，卧床患者使用减压床垫基础上可 4 h 翻身一次，减少翻身带来的不舒适感且有利于压力性损伤的预防和治疗[17]。

分析历年指南提出的体位护理 9 条建议，主要包括了制定体位护理计划、体位护理频度、体位护理效果评价三方面，证据强度 C 级 6 条，B1 和 B2 级各 1 条，GPS 1 条，总体评价证据强度偏低，说明原始研究质量偏低，证据不够充分或缺乏。推荐强度：2014 年 EPUAP/NPUAP/PPPIA 指南 3 条建议为正向弱推荐，表明"利益可能大于风险，可能要去实施"。2014 年、2016 年和 2019 年指南的 6 条建议为正向强推荐〔若压力性损伤加重或无改善，则调整坐位时间安排，重新评估坐垫和患者坐姿（2014 年）；应尽可能调整体位，避免压力性损伤部位受压，如果患者愿意，将调整体位作为减轻压力性损伤疼痛的措施（2014 年）；定期为压力性损伤患者翻身（2016 年）；根据个体活动能力和独立改变体位的能力去决定翻身的频度（2019 年）；为压力性损伤患者制定个体化翻身时间表，除非有禁忌（2019 年）〕，表明"利益明确大于风险，明确要实施"，2019 年 EPUAP/NPIAP/PPPIA 指南新提出 1 条 GPS 建议（对于病情不稳定的危重患者可采取缓慢、逐步翻身方法去稳定血流动力学和氧合状态），表明虽然缺乏证据支持，但有明显的临床意义。总体评价推荐强度较高，建议临床实践中根据患者病情状况和主观愿望以及所使用的减压床垫特性，结合证据强度和推荐强度，综合分析，制定个体化体位护理计划和翻身时间表，每次改变体位时检查受压部位皮肤，动态调整体位，以确保效果。

第七节　压力性损伤患者减压垫选择与使用的证据汇总和循证分析

一、证据汇总

（一）减压垫选择与使用需要考虑的因素

1. 当压力性损伤患者出现下列情况时，考虑使用特殊的减压垫（GPS，2019 年 EPUAP/NPIAP/PPPIA 指南）：

（1）因为现有的压力性损伤而不能摆放适宜的体位；

（2）存在 2 个以上的压力性损伤（如尾骶部、股骨大转子）限制了体位改变；

（3）存在额外的压力性损伤高风险；

（4）实施了皮瓣转移或植皮手术；

（5）患者感到非常不舒适；

（6）需要在现有的支撑面上采取俯卧位。

2. 根据个体身高、体重、局部已有压力性损伤的数量和严重程度、发生新压力性损伤的风险、移动和活动能力状态，选择一个符合个体减压需求的支撑面（减压垫）（GPS，2019 年 EPUAP/NPIAP/PPPIA 指南）。

3. 手术期间为所有压力性损伤患者在手术台上使用减压支撑面（证据强度 B1 级，推荐强度正向弱推荐，2019 年 EPUAP/NPIAP/PPPIA 指南）。

4. 为压力性损伤患者使用各种减压垫，如静态或动态充气床垫、凝胶海绵床垫或高密度高规格海绵床垫、床垫覆盖物、悬浮床系统、减压坐垫或坐垫覆盖层等（见第六章"压力性损伤预防循证护理规范"第三节的减压垫类型），以满足个人需求。同时要给予人文关怀（证据强度 C 级，推荐强度 I 类，2016 年 WOCN 压力性损伤预防与处理指南）。

5. 为压力性损伤患者选择使用座椅减压垫（证据强度 C 级，推荐强度 I 类，2016 年 WOCN 压力性损伤预防与处理指南）。

6. 需要在所有时间为所有压力性损伤患者提供减压垫（证据强度 V 级，2016 年 RANO 指南）。

7. 在转运途中为压力性损伤患者使用减压垫（GPS，2019 年 EPUAP/NPIAP/PPPIA 指南）。

（二）为不同分期压力性损伤患者选择与使用适宜的减压垫

1. Ⅰ期、Ⅱ期压力性损伤患者

（1）Ⅰ期、Ⅱ期压力性损伤患者可使用凝胶海绵床垫或静态充气床垫减压（证据强度C级，推荐强度正向弱推荐，2014年EPUAP/NPUAP/PPPIA指南）。

（2）Ⅰ期、Ⅱ期压力性损伤患者可使用枕头或足跟悬挂装置使足后跟完全脱离接触面（证据强度C级，推荐强度Ⅰ类，2016年WOCN压力性损伤预防与处理指南）。

（3）为Ⅰ期、Ⅱ期足跟压力性损伤患者使用定制的悬浮装置或枕头或海绵垫抬高足跟（证据强度B1级，推荐强度正向强推荐，2019年EPUAP/NPIAP/PPPIA指南）。

（4）使用枕头放在小腿下方抬高足跟，或使用足跟抬起装置，为Ⅰ期、Ⅱ期足跟压力性损伤患者解除局部压力（证据强度B级，推荐强度正向弱推荐，2014年EPUAP/NPUAP/PPPIA指南）。

2. Ⅲ、Ⅳ期和难以分期压力性损伤患者

（1）为Ⅲ、Ⅳ期和难以分期压力性损伤患者选择能够提供强化减压的装置，以降低剪切力和控制微环境（证据强度B级，推荐强度正向弱推荐，2014年EPUAP/NPUAP/PPPIA指南）。

（2）对于Ⅲ、Ⅳ期和难以分期足跟压力性损伤患者建议选择减压装置，将足跟完全抬离床面（证据强度C级，推荐强度正向强推荐，2014年EPUAP/NPUAP/PPPIA指南）。

（3）可疑深度组织损伤患者如果通过体位改变无法缓解，则需选择强化减压装置，以降低剪切力和控制微环境（证据强度B级，推荐强度正向弱推荐，2014年EPUAP/NPUAP/PPPIA指南）。

（4）对于Ⅲ、Ⅳ期压力性损伤，使用足跟悬挂装置使足跟悬空（证据强度C级，推荐强度Ⅰ类，2016年WOCN压力性损伤预防与处理指南）。

（5）为Ⅲ、Ⅳ期足跟压力性损伤患者使用特殊装置使足跟完全悬空（GPS，2019年EPUAP/NPIAP/PPPIA指南）。

二、循证分析

减压垫（support surface）：一种设计用于压力再分布，旨在处理组织受压、微环境和/或发挥其他治疗性作用的特殊装置，包括但不限于床垫、整体床系统、床垫替代物、坐垫和坐垫覆盖物[6,8]。按照作用原理和特性，分为以下两类。①反应性支持面/减压垫（reactive support surface）：一种电动或非电动支持面/减压垫，仅仅在身体组织受压时才具有改变压力分布特性的能力。常见类型有黏弹性海绵床垫（viscoelastic foam），又称记忆海绵（memory foam），是一种以符合分散体重比例合成的多孔聚合物，当受压时此材料呈现出黏弹性特征，属于高品质海绵、静态充气垫。②作用性支持面／减压垫（active support surface）：一种电动减压垫，无论身体有无受压，均有改变压力分布特性的能力[2,4]。常见类型有电动持续充气垫和电动交替充气垫。还有发挥局部减压作用的各种体位垫等。2016年RNAO指南对各种支持面／减压装置进了分类和定义，相见本书第六章相关内容。

2018年一项关于减压垫治疗压力性损伤的系统评价纳入了19项RCT共计3 241例压力性损伤患者，大多数研究样本量偏小，样本量为20～1 971例，普遍存在偏倚高风险或不确定的偏倚风险。由于证据的确定性非常低（RR = 3.96，95%CI = 1.28～12.24），且存在严重偏倚和不精确等问题，因此静态减压床垫与标准医院床垫比较，尚不能断定前者是否能明显提高压力性损伤愈合的比例。充水减压垫和泡沫替代床垫在压力性损伤愈合方面没有明显差异（RR = 0.93，95% = 0.63～1.37）。聚酯减压垫与凝胶减压垫（1项研究，n = 72）、静态充气床垫与动态充气床垫（1项研究，n = 20）对压力性损伤的治疗作用尚不明确，有待于进行进一步分析。高科技减压垫（如电动充气床垫、空气悬浮床和交替充气床垫）是否能改善压力性损伤的愈合效果（14项研究，n = 2 923）也无法确定[9]。因此该系统评价的结论是：根据目前的证据，尚不清楚任何一种特殊类型的减压垫在有效促进压力性损伤愈合方面是否有效果[9]。由此可知，未来研究的重点是通过严格设计和大样本随机对照研究来提高研究质量，降低偏倚风险，提高证据的确定性，以提高证据强度。

分析历年指南提出的压力性损伤患者选择和使用减压垫的16条建议，主要包括了减压垫选择与使用需要考虑的因素、为不同分期压力性损伤患者选择与使用适宜的减压垫两方面。证据强度C级7条，B级、B1和B2级5条，GPS 4条，总体评价证据强度偏低，说明原始研究质量偏低，证据不够充分或缺乏。分析推荐强度：2016年WOCN压力性损伤预防与处理指南的4条建议为Ⅰ类推荐（对于Ⅲ、Ⅳ期压力性损伤，使用足跟悬挂装置使足跟悬空；Ⅰ期、Ⅱ期压力性损伤患者可使用枕头或足跟悬挂装置使足后跟完全脱离接触面；为压力性损伤患者选择使用座椅减压垫；为压力性损伤患者使用各种减压垫）；2014年EPUAP/NPUAP/PPPIA指南的1条建议为正向强推荐（对于Ⅲ、Ⅳ期和难以分期足跟压力性损伤患者建议选择减压装置，将足跟完全抬离床面）；2019年EPUAP/NPIAP/PPPIA指南的1条建议为正向强推荐（为Ⅰ期、Ⅱ期足跟压力性损伤患者使用定制的悬浮装置或枕头或海绵垫抬高足跟）。表明这些建议执行后的利益明确大于风险，确定需要去做[5-8]。4条建议为正向弱推荐，表明利益可能大于风险，可能要去实施。4条为GPS，表明虽然缺乏证据支持，但有明显的临床意义。总体评价推荐强度以2016年WOCN指南建议较高，2014和2019年国际指南建议较低。结合2018年的系统评价结果分析认为，对于压力性损伤患者需要按照指南推荐选择使用有效的减压垫，以避免局部再次受压而加重，但促进愈合的效果尚难评定，因为压力性损伤的愈合受多因素影响，建议临床实践中根据患者压力性损伤部位、分期、病情状况和主观愿望以及减压床垫特性，结合指南推荐建议的证据强度和推荐强度，综合分析，选择适宜的减压床垫。足跟部位因局部缺乏皮下脂肪、容易受压的特殊解剖结构而成为压力性损伤高发部位之一，发生压力性损伤后更容易受到压力、剪切力影响而难以愈合，因此如何使足跟部位免受机械力影响既是临床难题，也是研究热点，历年指南几乎均推荐了足跟悬空或漂浮的建议与方法，且推荐强度大多为正向强推荐，需要临床特别重视。

第八节　压力性损伤患者营养护理的证据汇总和循证分析

一、证据汇总

（一）制定个体化营养治疗计划

1. 与患者及其治疗团队合作实施个体化营养治疗计划，提供充足的蛋白质、热量、水分、维生素和矿物质，以促进压力性损伤愈合（证据强度 B 级，推荐强度 Ⅰ 类推荐，2016 年 WOCN 指南）。

2. 基于营养需求评估结果，实施个体化营养治疗计划（证据等级 Ⅴ 级，2016 年 RNAO 指南）。

3. 对有压力性损伤患者制定个体化营养治疗计划。对于表现出营养风险的压力性损伤患者，遵照执行营养及补液方面的相关循证指南。根据营养学评估，判断出患者的营养需求、进食途径和护理目标，据此由注册营养师咨询跨学科团队（包括但不限于医师、护士、语言病理学家、职业治疗师、物理治疗师和牙科医师）制定并记录个体化营养干预计划（证据强度 C 级，推荐强度正向弱推荐，2014 年 EPUAP/NPUAP/PPPIA 指南）。

4. 根据基础医学状况和活动能力提供个体化能量摄入计划（证据强度 B 级，推荐强度正向弱推荐，2014 年 EPUAP/NPUAP/PPPIA 指南）。

5. 为处于营养不良或有营养不良危险的压力性损伤患者制定并实施个体化的营养治疗计划（证据强度 B2 级，推荐强度正向强推荐，2019 年 EPUAP/NPIAP/PPPIA 指南）

（二）热量和蛋白质摄入

1. 为有压力性损伤患者每天至少提供 30 ～ 35 kcal/kg 体重营养，每天摄入 1.25 ～ 1.5 g/kg 体重的蛋白质，以及每天摄入 1 mL/kcal 液体（证据强度 B 级，推荐强度 Ⅰ 类推荐，2016 年 WOCN 指南）。

2. 有营养风险的压力性损伤的成年患者，若通过膳食无法满足营养需要，则除提供常规膳食外，还向其提供高热量、高蛋白的营养补充剂（证据强度 A 级，推荐强度正向弱推荐，2014 年 EPUAP/NPUAP/PPPIA 指南）

3. 为有压力性损伤的成年患者提供足够的蛋白质，达到正氮平衡。若护理目标允许，每天向其提供 1.25 ～ 1.5 g/kg 体重的蛋白质，并在情况变化时再次评估（证据强度 B 级，推荐强度正向弱推荐，2014 年 EPUAP/NPUAP/PPPIA 指南）。

4. 为经评估有营养不良风险且存在压力性损伤的成人提供每日 30 ～ 35 kcal/kg 体重的热量。根据体重变化或肥胖水平调整热量摄取水平。体重偏轻或有显著的非意愿性体重降低的成年患者可能需要额外热量摄入（证据强度 C 级，推荐强度正向强推荐，2014 年 EPUAP/NPUAP/PPPIA 指南）。

5. 为处于营养不良状态或有营养不良危险的压力性损伤成年患者提供每日 30 ～ 35 kcal/kg 体重的热量（证据强度 B1 级，推荐强度正向弱推荐，2019 年 EPUAP/NPIAP/PPPIA 指南）。

6. 为处于营养不良状态或有营养不良危险的压力性损伤成年患者每日提供 1.2 ～ 1.5 g/kg 体重的蛋白质（证据强度 B1 级，推荐强度正向强推荐，2019 年 EPUAP/NPIAP/PPPIA 指南）。

7. 对处于营养不良或有营养不良危险的压力性损伤成年患者，除提供常规饮食外，同时提供高热量、高蛋白营养补充剂（证据强度 B1 级，推荐强度正向强推荐，2019 年 EPUAP/NPIAP/PPPIA 指南）。

8. 为患有压力性损伤并有经口摄入不足的新生儿和儿童提供适合其年龄的营养食谱和营养补充剂，或者肠内或肠外营养支持（GPS，2019 年 EPUAP/NPIAP/PPPIA 指南）。

9. 为促进压力性损伤愈合，给予营养支持性蛋白补充治疗（证据强度 C 级，推荐强度正向强推荐，2014 年 EPUAP/NPUAP/PPPIA 指南）。

（三）维生素及微量元素摄入

1. 向有压力性损伤的患者提供 / 鼓励其摄入富含维生素与矿物质的平衡膳食（证据强度 B 级，推荐强度正向强推荐，2014 年 EPUAP/NPUAP/PPPIA 指南）。

2. 对于有压力性损伤的患者，若膳食摄入量较少或证实 / 可疑膳食不足时，提供 / 鼓励其摄入维生素及矿物质补充膳食（证据强度 C 级，推荐强度正向弱推荐，2014 年 EPUAP/NPUAP/PPPIA 指南）。

3. 基于营养需求评估结果，提供充足的蛋白质、热量和水分，适当的维生素、矿物质，以促进压力性损伤愈合（证据等级 V 级，2016 年 RNAO 指南）。

4. 为处于营养不良状态或有营养不良危险的 II 期及以上压力性损伤成年患者提供高能量、高蛋白、富含氨基酸、锌元素和抗氧化剂的口入营养补充剂（证据强度 B2 级，推荐强度正向弱推荐，2019 年 EPUAP/NPIAP/PPPIA 指南）。

5. 为压力性损伤患者提供或鼓励其摄入足够的水或液体（GPS，2019 年 EPUAP/NPIAP/PPPIA 指南）。

（四）营养补充方法

1. 若口入摄取不足，在符合患者意愿的前提下，推荐肠内或肠外营养。若胃肠道仍有功能，则首选肠道管饲进食。应首先与患者和照顾者探讨营养支持手段的风险和益处（证据强度 C 级，推荐强度正向弱推荐，2014 年 EPUAP/NPUAP/PPPIA 指南）。

2. 参考已经发生压力性损伤但不能经口摄入充足营养患者的营养治疗目标，讨论肠内或肠外营养对支持整体健康的益处和危害（证据强度 B1 级，推荐强度正向弱推荐，2019 年 EPUAP/NPIAP/PPPIA 指南）。

二、循证分析

营养与压力性损伤的发生发展密切有关。2015 年一项关于肠内营养预防和辅助治疗压力性损伤效果的系统评价纳入 14 篇随机对照试验共计 1 851 例患者，6 篇涉及肠内营养预防压力性损伤的研究，11 篇涉及肠内营养辅助治疗压力性损伤的研究，其中 3 篇随机对照试验均涉及压力性损伤的预防和治疗。Meta 分析结果显示，肠内营养可明显降低压力性损伤发生率（RR = 0.84，P = 0.006），缩小压力性损伤的面积（SMD = -1.23，P = 0.000），不提高患者的不良反应发生率（RR = 0.82，P = 0.69）。压力性损伤治愈率纳入 3 篇随机对照试验，1 篇文献质量为 A 级，2 篇文献质量为 B 级。用固定效应合并效应无统计学意义（RR = 1.46，95%CI = 1 ～ 2.12，P = 0.05）。并且因纳入研究的样本量较少，不能确定提高压力性损伤治愈率（RR = 1.46，P = 0.05）及降低压力性损伤患者病死率（RR = 1.57，P = 0.06）的效果。临床还需增大样本量进一步验证肠内营养对压力性损伤治愈率的影响[17]。

分析历年指南提出的压力性损伤患者营养护理循证建议，主要包括了制定个体化营养治疗计划、热量和蛋白质摄入、维生素及微量元素摄入、营养补充方法四方面 21 条建议。分析证据强度 A 级 1 条（有营养风险的压力性损伤成年患者，若通过膳食无法满足营养需要，则除提供常规膳食外，还向其提供高热量、高蛋白的营养补充剂，2014 年 EPUAP/NPUAP/PPPIA 指南）。B 级和 B1、B2 级 11 条，C 级和 V 级 7 条，GPS 2 条，总体评价证据强度半数中、高级，半数偏低，说明原始研究质量有待于进一步提高，特别是 2019 年 EPUAP/NPIAP/PPPIA 指南提出的 2 条 GPS 建议（为患有压力性损伤并有经口摄入不足的新生儿和儿童提供适合其年龄的营养食谱和营养补充剂，或者肠内或肠外营养支持；为压力性损伤患者提供或鼓励摄入足够的水或液体），证据尚不充分。分析推荐强度：2016 年 WOCN 压力性损伤（压疮）预防与处理指南的 2 条建议为 I 类推荐（与患者及其治疗团队合作实施个体化营养治疗计划，提供充足的蛋白质、热量、水分、维生素和矿物质，以促进压力性损伤愈合；为有压力性损伤的患者每天至少提供 30 ～ 35 kcal/kg 体重的营养，每天摄入

1.25～1.5g/kg体重的蛋白质，以及每天摄入1 mL/kcal液体）；2014年EPUAP/NPUAP/PPPIA指南的3条建议为正向强推荐（经评估有营养不良风险且存在压力性损伤的成人，每日提供30～35 kcal/kg体重的热量。根据体重变化或肥胖水平调整热量摄取水平。体重偏轻或有显著的非意愿性体重降低的成年患者可能需要额外热量摄入；为促进压力性损伤愈合，给予营养支持性蛋白补充治疗；向有压力性损伤的患者提供/鼓励其摄入富含维生素与矿物质的平衡膳食）。2019年EPUAP/NPIAP/PPPIA指南的3条建议为正向强推荐（为处于营养不良状态或有营养不良危险的压力性损伤患者制定并实施个体化的营养治疗计划；为处于营养不良状态或有营养不良危险的压力性损伤成年患者每日提供1.2～1.5 g/kg体重的蛋白质；对处于营养不良状态或有营养不良危险的压力性损伤成年患者，除提供常规饮食外，同时提供高热量、高蛋白营养补充剂）。表明这些建议执行后的利益明确大于风险，确定需要去做[5-8]。9条建议为正向弱推荐，表明利益可能大于风险，可能要去实施，2条为GPS，表明虽然缺乏证据支持，但有明显的临床意义。结合2015年的系统评价结果分析认为，对于压力性损伤患者，需要参考指南推荐意见制定符合患者个体需要和状况的个体化营养补充计划，采取适当途径补充压力性损伤修复所需的热量、蛋白质、维生素及微量元素、水分等营养成分。同时进一步研究肠内营养支持对压力性损伤治愈率的作用和影响因素，为临床合理营养、提高治愈率提供依据。

第九节　专业指导与教育的证据汇总和循证分析

一、证据汇总

（一）制定教育计划

1. 卫生专业人员：在组织层面，评估卫生专业人员对压力性损伤的知识，以促进教育计划和质量改进计划的实施（证据强度 B1 级，推荐强度正向强推荐，2019 年 EPUAP/NPUIP/PPPIA 指南）。

2. 患者：评估压力性损伤或有压力性损伤风险者的健康相关生活质量、知识和自我护理技能，以促进压力性损伤护理计划和教育计划的制定（GPS，2019 年 EPUAP/NPUIP/PPPIA 指南）。

（二）教育内容

1. 对患者、照顾者及医护人员进行有关压力性损伤疼痛病因、评估及管理方面的教育（证据强度 C 级，推荐强度正向强推荐，2014 年 EPUAP/NPUAP/PPPIA 指南）。

2. 教育患者 / 护理人员预防压力性损伤、促进愈合和预防复发的策略，强调这些是终身干预（证据强度 C 级，推荐强度 I 类，2016 年 WOCN 压力性损伤预防与处理指南）。

3. 为压力性损伤患者或有压力性损伤风险者提供压力性损伤教育、技能培训和心理社会支持（证据强度 C 级，推荐强度正向弱推荐，2019 年 EPUAP/NPUIP/PPPIA 指南）。

4. 患者出院前，为患者及其照顾者提供压力性损伤预防教育，或帮助其获得接受此教育的途径（证据强度 C 级，推荐强度正向强推荐，2014 年 EPUAP/NPUAP/PPPIA 指南）。

二、循证分析

2018 年一项关于专业人员预防压力性损伤教育的系统评价纳入了 4 项随机对照试验和 1 项丛集性随机对照试验。由于各项研究的异质性很大，无法合并分析，仅仅进行描述性分析。丛集性 RCT 和两项 RCT 探讨了居家或疗养院环境中，或在疗养院和医院病房环境中，无干预或常规做法与教育干预进行比较，作为质量改进方法。另外两项随机对照试验探讨了教育干预对压力性损伤发生率和改变患者及照顾者护理行为、医护人员专业行为的影响。

结果显示，由于研究质量偏低，所获证据不能确定教育干预能够降低压力性损伤发生率，或者能够明显改变患者及照顾者的护理行为和医护人员的专业行为[18]。未来还需要严格设计和精确实施的高质量研究，为健康教育提供有力依据。

分析指南推荐的6条建议，包含了制定教育计划和教育内容两个方面。证据强度分析：B1级1条（2019年EPUAP/NPUIP/PPPIA指南），C级4条（2014年EPUAP/NPUIP/PPPIA指南2条，2016年和2019年指南各1条），2019年新提出的GPS 1条（评估压力性损伤或有压力性损伤风险者的健康相关生活质量、知识和自我护理技能，以促进压力性损伤护理计划和教育计划的制定）。总体评价：证据强度偏低，表明关于压力性损伤专业指导和教育研究数量不足，研究质量偏低。2019年指南较2014年指南有新的证据发现，说明教育的作用和研究正在引起临床关注。推荐强度分析：正向强推荐建议3条〔对患者、照顾者及医护人员进行有关压力性损伤疼痛病因、评估及管理方面的教育（2014年EPUAP/NPUIP/PPPIA指南）；患者出院前，为患者及其照顾者提供压力性损伤预防教育，或帮助其获得接受此教育的途径（2014年EPUAP/NPUIP/PPPIA指南）；在组织层面，评估卫生专业人员对压力性损伤的知识，以促进教育计划和质量改进计划的实施（2019年EPUAP/NPUIP/PPPIA指南）〕、Ⅰ类建议1条（教育患者/护理人员预防压力性损伤、促进愈合和预防复发的策略，强调这些是终身干预，2016年WOCN指南），表明利益明确大于风险，临床应该执行。正向弱推荐建议1条（为压力性损伤患者或有压力性损伤风险者提供压力性损伤教育、技能培训和心理社会支持，2019年EPUAP/NPUIP/PPPIA指南），表明利益可能大于风险，临床可以执行。综上分析，虽然证据强度偏低，但大部分建议为正向强推荐，建议临床机构或专业人员执行中，需要评估患者、照顾者及医护人员的知识、技能现状及其教育需求，制定个体化教育计划，开展线上线下多种形式的知识教育和技能培训，并且要作为持续质量改进计划，跟踪观察教育计划对改变患者、照顾者护理行为和医护人员专业行为的作用，以及对压力性损伤预防和治疗的效果。

第十节　压力性损伤护理效果评价证据汇总

一、证据汇总

（一）效果评价内容

1. 对压力性损伤进行监测，解决异味及渗出等影响到生活质量的伤口症状问题，趋于满足"保持舒适，减轻伤口疼痛"这一目标（证据强度 C 级，推荐强度正向强推荐，2014年 EPUAP/NPUAP/PPPIA 指南）。

2. 监测压力性损伤的愈合过程。每次评估压力性损伤时，应评估伤口床和周围皮肤及软组织的生理特征（如颜色、渗液、气味、面积大小、组织类型等）（GPS，2019年 EPUAP/NPIAP/PPPIA 指南）。

3. 利用临床表现评估判断愈合迹象，如渗出量减少、面积缩小、组织好转等（证据强度 C 级，推荐强度正向弱推荐，2014年 EPUAP/NPUAP/PPPIA 指南）。

4. 对于坐骨或尾骶部压力性损伤的患者需要评价卧床对愈合的益处，以及增加新压力性损伤或原有压力性损伤恶化的风险。在每次压力损伤评估时，评估伤口床和周围皮肤及软组织的物理特性（GPS，2019年 EPUAP/NPIAP/PPPIA 指南）。

5. 评估使用微气流散失床通过降低皮肤温度和过度潮湿而促进Ⅲ或Ⅳ期压力性损伤愈合的相对益处（证据强度 B1 级，推荐强度正向弱推荐，2019年 EPUAP/NPIAP/PPPIA 指南）。

6. 对长期坐椅子或轮椅、特别是不能采取减压行为的压力性损伤者，评估使用交替充气坐垫以支持压力性损伤愈合的相对益处（证据强度 B1 级，推荐强度正向弱推荐，2019年 EPUAP/NPIAP/PPPIA 指南）。

7. 选择一种统一、一致的方法来测量压力性损伤的大小和表面积，以便于对不同时间的伤口测量值进行有意义的比较，监测干预效果（证据强度 B2 级，推荐强度正向强推荐，2019年 EPUAP/NPIAP/PPPIA 指南）。

（二）效果评价时机

1. 使用压力性损伤评估结果制定临床干预措施，并记录干预结果。如果 2 周内未见愈合迹象，需要重新评估压力性损伤治疗护理方案（证据强度 C 级，推荐强度正向强推荐，2014年 EPUAP/NPUAP/PPPIA 指南）。

2. 治疗开始时及患者情况出现变化时都要进行压力性损伤评估，从而对护理计划做出重新评价。治疗开始及每次更换敷料时都进行患者压力性损伤情况评估，至少每周评估（除非临近死亡），并记录结果（证据强度 C 级，推荐强度正向强推荐，2014 年 EPUAP/NPUAP/PPPIA 指南）。

3. 尽管实施了适当的局部伤口护理、减压方案和营养补充计划，如果压力性损伤在两周内没有表现出愈合的迹象，需对患者进行全面的重新评估（证据强度 B2 级，推荐强度正向强推荐，2019 年 EPUAP/NPIAP/PPPIA 指南）。

4. 初始评估后，至少每周复评一次，监测压力性损伤愈合进展（GPS，2019 年 EPUAP/NPIAP/PPPIA 指南）

（三）效果评价工具与方法

1. 使用有效而可靠的压力性损伤评估量表进行愈合进展评估（证据强度 B 级，推荐强度正向弱推荐，2014 年 EPUAP/NPUAP/PPPIA 指南）。

2. 可以使用最初和随后一系列伤口照片来监测、判断压力性损伤随时间推移的愈合过程（证据强度 C 级，推荐强度正向弱推荐，2014 年 EPUAP/NPUAP/PPPIA 指南）。

3. 使用压力性损伤评估工具监测压力性损伤愈合进展为定期更换敷料提供依据（证据强度 V 级，2016 年 RANO 指南）。

4. 考虑使用经过验证的工具来监测压力性损伤的愈合情况（证据强度 B2 级，推荐强度正向弱推荐，2019 年 EPUAP/NPIAP/PPPIA 指南）。

5. 选择一种统一、一致的方法来测量压力损伤的大小和表面积，以便于对不同时间的伤口测量值进行有意义的比较（证据强度 B2 级，推荐强度正向强推荐，2019 年 EPUAP/NPIAP/PPPIA 指南）。

二、循证分析

定期评价压力性损伤护理效果，为动态调整措施提供依据，是压力性损伤治疗中不可或缺的一部分。每周评估进展，尽早发现并发症，并相应调整治疗方案。

（一）评价愈合效果及其影响因素

1. **评价时机与内容**：3 项研究证明，压力性损伤在适当治疗 2 周内应该出现愈合的迹象，1 项研究证明，Ⅲ或Ⅳ期压力性损伤在最初治疗 2 周内 45% 的患者会出现面积缩小。一项纵向研究（$n = 119$ 人，153 处压力性损伤）发现，压力性损伤在 15 个月的研究期间，如果两周内没有显示出至少 45% 的体积缩小或在四周内没有显示出 77% 的体积缩小，则预示压力性损伤愈合的可能性较小。另一项研究包括Ⅲ期和Ⅳ期压力性损伤（$n = 48$，56 处压力性损伤）治疗两周时压力性损伤面积缩小率为26.7%～42.2%，有达到完全愈合的可能性［危险比（HR）= 7.67，95%CI = 2.271～25.96，$P = 0.01$］。研究表明，压力性损伤愈合的最大增量发生在头三个月，因此，3 个月内的连续定期评估面积很重要。由于证据强度偏低，建议在执行中进一步研究，提高证据强度。

2. 评价愈合时间及其影响因素：影响压力性损伤愈合时间的变量包括：压力性损伤的分期、初始面积、营养状况、合并症、存在伤口感染和生物膜、治疗计划的合理性和充分性等[12-16]。总结文献中报道的愈合时间，指出不同分期压力性损伤的愈合时间差异，发现护理院老年人Ⅱ期压力性损伤几乎均在几周内愈合。另一项研究发现，在 12 周研究期间内，61% 的Ⅱ期压力性损伤和 36% 的Ⅲ期和Ⅳ期压力性损伤完全愈合，分期之间差异有统计学意义（$P < 0.001$）。压力性损伤的初始面积大小也会影响愈合所需的时间，1 项 774 例老年人Ⅱ期压力性损伤的回顾性研究报告中位愈合时间为 46 d（95%CI = 42～50），小面积（< 1 cm²）的Ⅱ期压力性损伤中位愈合时间为 33 d（95%CI = 27～36），中等面积（1～4 cm²）的Ⅱ期压力性损伤中位愈合时间为 53 d（95%CI = 41～66），大面积（> 4 cm²）的Ⅱ期压力性损伤中位愈合时间为 73 d（95%CI 未报告）。另一项相关研究报道，< 3.1 cm² 的Ⅱ期压力性损伤平均愈合时间为 19.2 d（95%CI = 1.6～21.8），≥ 3.1 cm² 的Ⅱ期压力性损伤平均愈合时间为 31.0 d（95%CI = 26.4～35.6）（$P < 0.001$），差异明显。不同人群、不同研究环境所报告的愈合时间也不同，如在老年护理院中，Ⅱ期压力性损伤愈合时间为 51～52 d，Ⅲ和Ⅳ期压力性损伤的愈合时间 140～150 d。一项预测伤口愈合时间的纵向调查研究对Ⅲ和Ⅳ期压力性损伤每周评估一次，直到研究结束（42 d）。结果发现，基线压性力损伤面积大小是愈合时间的显著预测因子（$P = 0.023$），较小的压力性损伤愈合时间更短。共病和营养状况对愈合时间影响的研究报道，双变量生存分析显示，共病和营养状况与Ⅱ期及以上压力性损伤愈合时间呈显著相关。其中水肿（$P = 0.006$），体温高于37.7℃（$P < 0.001$），烦躁（$P < 0.001$），经口进食不足（$P < 0.001$），肥胖（$P = 0.03$），其他共病包括认知障碍、日常生活活动能力（ADLs）、肌酐和白蛋白水平、糖尿病或心力衰竭与愈合时间有统计学意义（P 均 > 0.05）。

3. 评价愈合率及其影响因素：平均每日面积缩小率与初始压力性损伤面积大小（$P = 0.3537$）显著相关。基线压力性损伤的面积大小和Ⅳ期压力性损伤治愈率之间有很强的相关性（相关系数 = 0.806），但因病例数较少（$n = 10$），因此，尚无法得出结论。一项纳入 56 例Ⅲ期和Ⅳ期压力性损伤患者进行预后分析的结果显示，基线时营养状况不佳与较低愈合率显著相关（HR = 0.21，95%CI = 0.052～0.85，$P = 0.02$）。在老年护理环境中发现，生活自理能力与Ⅱ～Ⅳ期压力性损伤与愈合的可能性较低显著相关（$n = 10\,861$）。此外，个体种族／种族群体被认为与愈合有显著的关联，深色皮肤患者的治愈率低于肤色较浅患者。一项包括270例II级压力性损伤的双变量分析发现，治愈时间与糖尿病、类固醇治疗的相关关系无统计学意义。

4.评价和诊断不愈合的原因：压力性损伤评估包括对压力损伤大小和物理特性的评估，在更复杂的压力性损伤或长期未能愈合的情况下，可能需要额外的诊断调查。如果怀疑有恶性肿瘤，组织活检有助于鉴别诊断，并且可以增进对愈合过程和愈合潜力的了解。通过质谱和多重微量分析检测伤口特异蛋白的差异表达水平可以预测伤口的愈合。在一项纵向研究中，确定了愈合和未愈合的压力性损伤之间伤口中心和边缘组织中蛋白质水平的显著差异，例如，丙酮酸激酶同工酶M1/M2在压力性损伤伤口床周围的水平低于伤口床中心。角蛋白II型细胞骨架6A（KRT6A）、角蛋白I型细胞骨架14、S100钙结合蛋白A7、α1抗胰蛋白酶前体、血红蛋白亚单位α和血红蛋白亚单位在伤口床边缘组织中的水平高于伤口床中心。同样，有人证明了IV期压力性损伤组织中存在不同的钙调节蛋白谱，例如，在未愈合的压力性损伤中更易检测到钙化肉芽（calgranulina），但在愈合伤口中则检测不到。

5.评价愈合迹象：压力性损伤状态会迅速变化。压力性损伤大小、组织质量或伤口渗出物水平、感染迹象的变化能反映当前治疗方案的有效性。应立即处理恶化迹象。愈合的一般迹象包括长度、宽度和深度减少，逐渐减少渗出物，组织类型从失活较少的组织（如焦痂和腐肉）转变为健康再生组织（如肉芽组织和上皮化）。卫生专业人员应该特别注意，当对压力性损伤的愈合过程做出临床判断时要注意这些迹象。

6.**评价技术和方法**：来自两个中等质量和低质量的4级研究的证据表明，伤口追踪法与尺子法计算压性力损伤大小的结果相似。一项低质量4级研究的证据结果表明，两种不同评价伤口面积的方法——追踪伤口周长和测量伤口长度和宽度方法所获得的结果有显著差异。尚无法证明哪种方法更准确。这些研究表明，不同的伤口测量方法所获结果有差异，重要的是同一伤口需要使用相同的技术或方法重复测量，以使前后测量结果有可比性。比较不同伤口测量技术的证据表明，不同方法测量伤口的面积和深度之间存在良好到极好的相关性。在研究中测量采用相同方法测量伤口面积随时间的变化，结果一致。因此，使用统一、一致的方法来测量压力损伤比选择不同的测量技术更重要。根据不同的位置，可以使软组织变形，从而产生更大或更小的测量值，因此根据压力性损伤的解剖位置选择中立位，能够提高测量精度。使用相同的位置重复测量可以提高一致性。值得注意的是，测量尾骶骨压力性损伤时，患者双腿屈曲外展，腿部弯曲和旋转角度的变化会扭曲组织，导致获得不同的测量结果。

常用的压力性损伤测量技术包括：① 直尺测量法。使用直尺法，伤口表面积通过长度乘以伤口宽度来估算，使用一致的方法手动测量伤口的长度和宽度，其中，与头部平行的最长径为长度，与头部平行垂直的最长径为宽度。② 伤口周长追踪法。在透明醋酸薄膜上追踪伤口周长、拍摄伤口数码照片并追踪伤口周长、计算机辅助平面测量，使用数字照片和计算机软件跟踪或测量伤口周长。无论是直尺法还是追踪法测量都是用手工或数字化的面积测量法来计算的。直尺法假设伤口是标准形状，而很多时候伤口是不规则形状，因此，直尺法通常会高估 10% ～ 44% 的表面积。有研究比较了直尺法、醋酸薄膜追踪法、计算机辅助平面测量法和数字化伤口照片的计算机辅助平面测量法，每周测量一次 17 例Ⅲ期和Ⅳ期压力性损伤的面积变化。结果发现，测量伤口表面积的方法之间有很强的相关性（相关系数 > 0.94，$P = 0.01$）。表面积的平均差仅为 $1.5\ cm^2$，直尺法略高估面积。另一项研究发现，所有伤口测量技术都有一定的精确度，尤其是在测量不规则形状的伤口时，这表明不同的测量方法适合不同的伤口形状。一项研究中，压力性损伤被分为较大的不规则形状或较小的圆形／椭圆形。所有压力性损伤均采用直尺法测量、醋酸膜伤口追踪手工计算伤口面积，以及数字化平面仪醋酸纤维伤口追踪法。当测量形状规则的伤口时，三种方法之间有很强的相关性（ICC = 0.95）。当测量不规则形状的压力性损伤时，伤口追踪和面积测量提供了更精确的表面积估计结果。

第十一节 压力性损伤患者评估的护理规范

一、局部评估的护理规范

评估和确定压力性损伤特征、严重程度及其相关症状和最可能的病因，对提高诊断准确性和整体干预十分重要。

（一）局部评估方法和测量技术的护理规范

压力性损伤的定量测量是评估伤口大小最准确的方法，包括面积和体积定量测量。使用相同的测量方法进行定期的重新评估可以客观评估治疗的进展。在临床实践中，采用适宜的方法和技术，准确、定期重复评估、测量压力性损伤的变化是压力性损伤治疗中的重要内容，宜遵循以下规范：

1. 初始评估：首诊初始评估和测量压力性损伤面积、深度、潜行或隧道、渗液量和组织类型，作为基线数据并记录。

2. 定期复评：初始评估后，至少每周重复测量一次面积、深度、潜行或隧道变化，与基线数据比较。

3. 方法和工具选择：自始至终采用同一种有效、可靠的方法评估，选择以下一种方法重复评估、测量：① 使用一致的方法手动测量伤口的长度和宽度（直尺法）。② 在透明薄膜上描记伤口周长。③ 拍摄伤口数码照片并追踪伤口周长。④ 使用数字照片和计算机软件对伤口进行计算机辅助平面测量，以跟踪或测量伤口周长。⑤ 压力性损伤深度、隧道和潜行测量技术。包括轻轻插入用生理盐水或无菌水预先湿润的棉签至压力性损伤垂直最深处或隧道和潜行的最深处，遇到阻力即停止。然后在与皮肤水平的位置标记棉签进入的深度，取出棉签并放在尺子旁边测量深度。⑥ 其他测量深度和潜行的方法，包括用可塑形注模材料或无菌液体填充伤口腔以确定其容积。

4. 局部评估方法的注意事项：① 在测量面积或探测深度、潜行或隧道之前先要清洁伤口。② 使用标准无菌技术／清洁技术（而不是外科无菌技术）测量压力性损伤。③ 接触伤口表面的尺子应清洁，一次性使用，以避免微生物交叉污染。④ 探测深度、潜行或隧道应使用无菌器械或棉签。⑤ 如果压力性损伤形状不规则，应优先使用伤口追踪法而不是使用尺子测量。⑥ 伤口测量时，应将患者置于便于测量和前后比较的一致体位。⑦ 记录患者在压力性损伤测量过程中的位置，以便重复测量时采用的方法一致。⑧ 当探测伤口床的深度或确定潜行或隧道的范围时，应注意避免造成组织损伤。⑨ 为评估和监测愈合情况，应对专业人员进行数字化测量伤口和摄取伤口照片的专业培训，以确保方法和设备使用的一致性。⑩ 记录伤口测量结果，以便进行持续比较，以确定伤口的进展情况。应使用有效和可靠的工具来监测压力性损伤大小的变化。

（二）分期评估规范

分期评估目的是明确压力性损伤的严重程度和病因，便于制定整体干预计划；告知患者及家属压力性损伤治疗的选择；改善卫生专业人员之间的沟通；提高卫生专业人员压力性损伤分期技能；动态观察和评价压力性损伤的转归；提高压力性损伤治疗的方法学质量。宜遵循以下规范：

1. **使用相同的分期系统评估压力性损伤**：为了使处理前后结果有可比性，在压力性损伤处理过程中要使用相同的分期系统来评估压力性损伤的变化。

2. **器械相关压力性损伤分期**：使用压力性损伤的分期系统，但黏膜压力性损伤不分期，只能采用有、无描述。临床应用中务必注意此种改变，建议在今后的护理文书、论文描述或护理教学中采用最新的描述名称和方式，以便于与国际命名一致。

3. **其他类型伤口的分期**：不能使用压力性损伤分期系统来描述其他类型伤口的严重程度。

4. **识别皮肤完整的压力性损伤**：在对深色皮肤患者的 1 期／Ⅰ 期压力性损伤和疑似深部组织损伤进行评估时，除了识别红斑的范围，还应评估局部皮肤温度、表皮下潮湿度、组织密实度变化（如水肿硬结）和是否存在疼痛。

5. **注意事项**：压力性损伤分期评估中需要注意以下问题。

（1）压力性损伤分期不能逆行评估：例如初始评估为Ⅳ期压力性损伤，治疗一段时间后肉芽增殖覆盖了外露肌腱、肌肉或骨，此时不能逆行评估为Ⅲ期压力性损伤，以此类推。

（2）压力性损伤分期在治疗过程中可能出现由浅变深、扩大加重现象，如Ⅰ期演变为Ⅱ期，Ⅱ期演变为Ⅲ期或Ⅳ期，应该详细记录分期加重的时间，并评估、分析原因，制定干预对策。

（3）2019 年更新的国际指南将全球不同地区的常用压力性损伤分期系统做了比较（表7-2 所示），并提出使用原则是每例压力性损伤从开始到最终应该使用同一种分期系统进行评估，旨在全球各国和地区根据国情、文化认同和当地医疗机构的需求选择和使用适宜的分期系统，重在全球的认同性和一致性。

（三）伤口相关性疼痛评估规范

为了提供更有效的个体化治疗，准确评估疼痛及其相关因素很重要。评估和处理压力性损伤患者的疼痛应作为首要任务。然而，单一的疼痛评估工具可能无法提供足够的信息来指导干预。

1. **疼痛评估时机及内容**：应在伤口处理之前和期间进行疼痛评估，如清洗、更换敷料或清创前后、期间，以及在没有进行任何操作的情况下评估疼痛，包括以下内容：压力性损伤疼痛的性质、强度和持续时间，随时间变化的压力性损伤疼痛的严重程度或强度，疼痛严重程度或疼痛程度随时间变化的规律；适当的诊断检查以确定疼痛的类型和原因；压力性损伤的严重程度分期和持续时间；心理社会因素评估，与压力性损伤疼痛相关的活动能力改变；与发生压力性损伤疼痛相关的活动；与减轻压力性损伤疼痛相关的活动。

2. **疼痛评估工具**：单一的疼痛评估工具可能无法提供足够的信息来指导疼痛管理干预措施的选择。选择在相关人群中设计并验证显示有效、可靠且适合个人的量表或工具评估压力性损伤相关疼痛，如视觉模拟量表（visual analog scale，VAS）适用于成年人和住院成年患者；麦吉尔疼痛问卷（McGill pain questionnaire，MPQ）适用于老年人和成年人；Wong Baker FACES® 疼痛评定量表适用于意识受损的成年人和儿童；面部、腿部、活动能力、哭闹和可安慰性量表FLACC（face，leg，activity，cry，and consolability）适用于2个月至7岁的儿童。

3. **疼痛评估方法**：评估疼痛的六个常用问题：你疼痛吗？你哪里疼痛？你能指出疼痛的区域吗？你每天都有伤口疼痛吗？伤口疼痛会让你无法入睡吗？伤口疼痛是否会妨碍你从事你喜欢的活动？

4. **注意事项**：① 注意非语言和身体暗示，尤其对于那些不能口头表达疼痛感受的人。② 受压区域疼痛可能是早期压力性损伤的一个指标，应早期发现并进行更全面的评估。③ 疼痛应作为压力性损伤的一个危险因素进行评估。④ 如果压力性损伤疼痛随时间推移而增加，应重新评估压力性损伤的特征。

（四）局部感染评估规范

1. **全程评估**：所有 II 期及以上压力性损伤都是污染的，而且极容易继发感染，因此局部感染评估应贯穿压力性损伤治疗的全过程。

2. **局部感染风险评估**：如果个体患有与组织灌注不良相关的共病和 / 或接受了免疫抑制剂治疗，则认为该个体存在发生压力性损伤感染的高风险。如果压力性损伤位于重复污染风险增加的解剖部位（如尾骶部），则认为压力性损伤具有较高的感染风险。

3. **感染相关因素评估**：评估环境增加伤口感染风险的因素，包括不干净的环境和物体表面、洗澡设施、手部卫生不良和延迟处理、失禁类型和频繁污染等。

4. **识别沉默感染**：警惕老年人感染的间接指标（如昏睡 / 谵妄和厌食），他们可能不具有典型的播散性感染迹象，容易出现"沉默感染"，需要及早识别。

5. **识别感染症状和体征**：每次更换敷料都要观察伤口变化，如面积、渗液量、有无感染迹象等等，判断伤口是改善了还是恶化了，识别局部和全身感染的症状与体征。

6. **教育、指导**：在健康专业教育中，增设识别压力性损伤感染或生物膜感染的典型和次要体征和症状的专业教育内容。教育指导压力性损伤患者及其照顾者识别局部和播散感染的迹象和症状，并及时通知他们的治疗护理人员和调整治疗方案。

（五）愈合效果评价规范

1. 选择经过信效度检验的伤口评估工具，如 PUSH 量表较为简便，且经过信效度检验，适用于中文文化背景。采用 PUSH 量表评价效果，面积、渗液量和组织类型三项计分，最高 17 分为严重，分值升高代表伤口扩大、恶化，分值保持不变表明增殖停止或治疗无效，分值下降表明正在愈合中，0 分为愈合。

2. 伤口照片也是一种客观评估工具，拍摄伤口照片时需要关注同一角度、同一方向、相同的距离和光线及像素等要素，分辨率不能低于 100 万像素[19]。

3. 使用评估结果去修订干预措施，从初始开始，文字记录每次评估结果，直至愈合，以便监测压力性损伤愈合进展，比较护理效果。

4. 定期评估的频度可依据压力性损伤的严重程度而定。部分皮层损伤的压力性损伤，每周评估 1～2 次，全皮层损伤的压力性损伤每周评估 2～3 次较为适宜。姑息治疗、病情稳定的维持性压力性损伤，至少每周评估 1 次。每次评估均应有文字和照片的记录。

5. 设计医疗机构或地区或国家统一使用的评估记录表，也可采用电子版本的记录。将文字记录和伤口照片建立专人伤口护理档案。

二、压力性损伤全身评估的护理规范

通常需要整体评估患者的基础疾病、营养状态、活动能力和被照顾情况等，进行全面分析、整理才能明确最可能的病因，对常见与压力性损伤混淆的伤口病因和临床表现进行鉴别诊断。对个人、压力性损伤和愈合环境进行全面评估，以便识别可能对伤口愈合产生负面影响并增加感染风险的共病。重点评估以下内容（表 7-4）。

社会和个人相关因素：社会因素和个人因素被认为对伤口愈合能力有重要作用。与个人有关的各种因素（例如，皮肤状况、营养状况、活动能力、血液学状况等）被认为影响了压力性损伤的风险，也会影响愈合能力。

第五章概述了影响压力性损伤风险的内源性因素，这些因素也必须加以排除，以使现有的压力性损伤得以治愈并防止再次发生。压力性损伤风险因素以外的共病也会影响患者对压力性损伤治疗计划依从性和 / 或伤口愈合的能力。与个体环境、心理状态、睡眠、知

表 7-4　全身评估时机和内容

评估内容	评估时机	评估者
1. 询问患者健康史、治疗史、心理和社会史	首诊初始评估	首诊护士
2. 实施重点体格检查，评估营养状态	首诊初始评估，复诊再评估	首诊护士、营养治疗师或营养医生
3. 评估压力性损伤相关性疼痛的全身影响因素和药物治疗史	首诊初始评估	首诊护士
4. 评估影响压力性损伤愈合的其他全身因素及其动态变化	首诊初始评估，复诊再评估	首诊护士
5. 评估患者的共病和全身功能状态	首诊初始评估，复诊再评估	首诊护士、相关专科医生
6. 评估能够影响个体和愈合环境的因素及支持条件	首诊初始评估，复诊再评估	首诊护士、个案管理师
7. 评估压力性损伤患者的生活质量、自我护理技巧和知识	首诊初始评估，复诊再评估	首诊护士、个案管理师
8. 实施必要的实验室检查，如病理学监测、影像学检测、超声检查等	首诊初始评估，复诊再评估	首诊护士、相关检查科室医生
9. 社会和个人相关因素	首诊初始评估，复诊再评估	首诊护士、心理咨询师或心理医生

识和教育有关的复杂因素，以及社会支持对压力性损伤的预防和治疗也有影响，排除社会和个人的相关因素可以影响压力性损伤的预防和治疗。因此，上述因素在全身评估中均要关注，特别是初始评估中要全面评估，跟踪再评估中有所侧重地评估。

第十二节　压力性损伤局部处理的护理规范

一、局部清洗的护理规范

伤口清洗是使用液体清除表面污染物（碎屑）和先前敷料残留物以及来自伤口和伤口周围皮肤表面的微生物的过程。清洗不是"消毒"伤口，而是"清洗"伤口。如果纤维蛋白类物质和组织碎片/碎屑不能用液体轻轻清除，则评估清创（即去除失活组织）的必要性。对压力性损伤的清洗研究很少。大多数关于清洗的临床文章都提到了任何类型的伤口床准备的一般清洗原则。清洗是通过清除表面碎片和敷料残留物准备压力性损伤伤口床的重要第一步。已有少量低质量的研究证明，清洗比保持伤口床干燥更能有效地促进压力性损伤愈合。

（一）局部清洗剂选择规范

用于伤口床的表面活性剂和抗菌清洗溶液包括聚六亚甲基双胍（PHMB）和盐酸辛烯啶（OCT）。用于伤口床的清洁溶液包括生理盐水、直饮水或灭菌用水。选择一种缓慢释放的抗菌剂，浓度足够低至减少毒性，并短期使用，以减少生物负荷。具有抗菌特性的清洁剂有助于控制生物负荷。一些清洁剂结合了抗菌剂和表面活性剂，可使表面张力降低，促进液体在伤口床的扩散，促进松散、不能存活的组织和微生物负载的分离。局部使用抗菌剂时，需要参考当地的抗生素使用政策。根据局部评估结果，结合治疗目标和计划，参考表7-3所列溶液的特点，选择适宜的伤口清洗溶液。

（二）局部清洗方法护理规范

研究发现，清洗II期压力性损伤周围皮肤，能更快地促进愈合。一项低质量的4级水平研究表明，清洗伤口周围皮肤可减少皮肤上的微生物，此清洁效果可持续24 h。这表明每天或更经常地清洁伤口周围的皮肤有助于减少可能在伤口上定植的微生物。清洗的方法和频率应基于伤口大小、分期和伤口床特征（例如渗出物）而定。在清洗压力性损伤前应先处理疼痛、评估压力性损伤周围的皮肤，确定周围皮肤的损伤风险。宜遵循以下护理规范：

1. 制定适宜的清洗方案：应根据当地标准和政策、清洗设施、压力性损伤的解剖位置和个人意愿制定适宜的清洗方案。如在有些国家和医院中，可以使用非共享的、适当清洁的沐浴设施，慢性伤口患者可以采用盆浴或淋浴来清洁伤口和周围皮肤。有些国家或机构则规定使用灭菌水或清洁溶液清洗伤口。

2.清洗范围：应包括压力性损伤及其周围 10 cm 左右的皮肤，每日清洗一次，确保周围皮肤清洁。如果伤口周围皮肤脆弱，考虑采用温水，轻柔清洗后，使用皮肤保护产品保护皮肤免受医用黏合剂引起的相关皮肤损伤。

3.清洗方法：清洗方法应该因人而异。一般选择饮用水（即适合饮用的自来水、矿泉水、冷开水等）或生理盐水清洗大多数压力性损伤和伤口周围皮肤。当个体免疫功能受损或个体伤口进入无菌体腔或伤口愈合环境受到损害时，应考虑使用无菌产品和无菌技术清洗伤口。应非常小心地清洗压力性损伤的窦道／隧道／潜行。对于无碎屑或确认的已有细菌感染的压力性损伤，应采用清洁伤口管理技术，采用饮用自来水或生理盐水清洗，尽管有些组织要求使用无菌溶液和无菌技术清洗压力性损伤，但如果缺乏饮用水或生理盐水，煮沸和冷却水也是有效的伤口清洁溶液。对于污染的压力性损伤（带有碎屑和／或确认的严重细菌定植），应考虑使用适合伤口的表面活性剂和／或抗菌剂的清洁溶液，并考虑当前的毒性／功效建议，直到伤口床干净。当由于窦道／隧道／破坏而无法看到伤口床时，清洗需要确保溶液无残存，引流通畅。压力性损伤的清洗可用液体冲洗伤口床完成。清洗必须非常温和，以防止破坏新生的上皮。然而，为了清除伤口床上的碎屑，冲洗水流的压力必须大于将碎屑固定在伤口表面的黏附力。一般来说，冲洗压强在 $4 \sim 15\,\mathrm{psi}$（$1\,\mathrm{psi} = 6.895\,\mathrm{kPa}$）之间，足以清洁压力性损伤表面，而不会对伤口组织造成创伤。可选择不同大小的注射器和针头来实现不同的冲洗压强：35 mL 注射器配 19 号针头能产生 8 psi 的冲洗水流压强；20 mL 注射器配 28 号带导管针头能产生 12 psi 的冲洗水流压强；12 mL 注射器配 22 号针头能产生 13 psi 的冲洗水流压强。清洁频率：应根据清除渗出物／碎片／伤口敷料残留物或松散黏附坏死组织的需要。组织失活或疑似有生物膜的压力性损伤通常需要更积极地使用冲洗液或清创。尚无直接证据证明有特殊的伤口清洗液或清洗技术能够全面清洁伤口。

二、伤口相关性疼痛管理规范

在进行伤口局部处理前首先要处理伤口相关性疼痛，作为护士主要采用非药物干预，与医生合作，可采用非药物干预和药物干预相结合的方法。

（一）非药物干预

在疼痛管理中使用了大量非药物疼痛管理策略，包括体位改变、分散注意力和谈话，治疗性触摸，音乐治疗，保暖措施，渐进式放松，冥想和自我催眠，引导性想象，电疗法（例如经皮神经电刺激［TENS］），虚拟现实／计算机模拟沉浸。关于这些非药物治疗压力性损伤疼痛策略的有效性的研究很少；然而，在成人和儿童中，这些方法在治疗急性伤口疼痛和慢性神经病理性疼痛方面的益处已有报道。

体位管理：改变个体体位以便尽可能避免压迫已经出现的压力性损伤。压力性损伤持续受压会导致损伤和疼痛加重。在对压力性损伤患者进行体位改变之前，考虑是否需要镇痛。改变体位时，可使用升降设备或滑板将摩擦和／或剪切力减到最小。在选择适当的体位改变技巧时，应考虑个体的生长水平、意识状态和认知能力。改变体位（翻身操作）应由至少两名专业人员进行，当将失去知觉的人转为俯卧姿势时，应至少有四名专业人员同时进行。

伤口护理操作：包括伤口处理、伤口清洁、清创和敷料更换会引起操作相关性疼痛，因此制定伤口护理方案时应考虑局部镇痛方法，例如，在应用局部镇痛后至少等待20～30 min（最多60 min），然后开始伤口治疗。使用敷料覆盖伤口床和保持其湿润。选择一种不黏附并有良好的吸收性和管理渗液能力的伤口敷料，以减少更换次数和保持适度湿润。将外用产品加热至室温，然后再将其敷在伤口床上，减少刺激。特别注意：避免使用干性敷料，移除敷料时注意避免强行撕揭与伤口黏附紧密的敷料，应使用生理盐水先浸泡，再缓慢移除敷料，以免引起二次损伤和疼痛。

（二）药物性干预

有严重持续疼痛的个体可能需要疼痛专家会诊后使用药物镇痛。局部应用阿片类药物能减少其对全身的作用。全身使用（例如口服）阿片类药物的副作用有局部瘙痒和刺激等。局部阿片类药物和其他局部镇痛在伤口护理前20～30 min和60 min内使用更有效。在进行伤口护理（尤其是当压力性损伤需要清创）或其他与压力性损伤疼痛相关的活动之前，可局部使用阿片类药物和其他镇痛方式。定期给予适当剂量的镇痛以控制疼痛。为了保持镇痛效果，根据患者的需要，每隔3～6 h经非侵入路径给药。有计划地实施镇痛方案，确保其与疼痛药物管理相协调，并尽量减少中断。确定治疗的优先次序。世界卫生组织（WHO）疼痛剂量阶梯是缓解癌症疼痛、临终疼痛和急性疼痛的有效方法。然而，世卫组织疼痛剂量阶梯式治疗用药可能不适用于压力性损伤的慢性（即超过12周）疼痛患者。可参考慢性疼痛患者疼痛和／或伤口专家和／或诊所的压力性损伤疼痛管理方法。考虑让疼痛专家参与制定持续性压力性损伤疼痛个人的疼痛管理计划。

三、伤口细菌培养护理规范

伤口细菌培养是评估局部感染的直接客观证据，准确取样十分重要。以往在取样中存在误区，如采用棉签擦拭伤口表面获取的样本只能说明伤口有细菌污染，不能代表感染，只有获取组织标本内的细菌才能证明伤口感染。Levine 技术被认为是获取组织细菌标本的标准操作。

Levine 技术用于伤口拭子取样的操作流程（十步法操作流程）。

第一步：用温生理盐水清洗压力性损伤。

第二步：清除失活组织。

第三步：再次清洗压力性损伤。

第四步：等待 2～5 min。

第五步：如果伤口床干燥，用无菌生理盐水湿润伤口拭子尖端。

第六步：在伤口床上培养需要取最健康的组织培养，注意不要取渗出物、脓液、焦痂或纤维组织培养。

第七步：将伤口拭子放入伤口，用力按压并旋转 $1\,cm^2$ 以上伤口组织。

第八步：对拭子施加足够的压力，挤出组织液。

第九步：使用无菌技术，将拭子尖端收集组织渗液，装入专为定量培养设计的装置。

第十步：在样本上贴上标签，在取样后 4 h 内将样本送至实验室进行处理。

四、清创护理规范

有强烈的临床共识支持清创术在伤口床准备中的作用，直接清创的证据主要是比较不同类型的清创术，而不是去证明清创比不清创能更有效清除失活组织。一项研究提供了间接证据，即快速清创可有效增加慢性伤口细菌对抗生素治疗的敏感性（长达 72 h）。一项 1 级水平的低质量研究和一项 3 级水平的低质量研究表明，酶促清创与自溶清创和锐器清创在改善伤口表面积方面同样有效。两项高质量的 3 级水平研究也表明酶促清创与肉芽组织的增加和伤口愈合计分的改善有关。三项低质量的 1 级水平研究提供了证据，表明使用不同敷料的自溶清创术和其他形式的清创术在改善压力性损伤愈合方面同样有效。一些高、中、低质量的小型经济分析表明，酶促清创可能是一种更具成本效益的清创方法。一项针对不同致伤原因的伤口研究提供了间接证据，表明每周一次或更频繁的清创与少于每周一次的清创相比，愈合可能性增加（HR = 4.26，95%CI = 4.20～4.31）。其他间接证据表明，清创后伤口细菌对抗生素敏感性在 48 h 内降至非显著水平，在 72 h 内恢复到清创前水平，这表明需要维持清创来治疗伤口感染和生物膜感染。为达到上述目的，宜遵循以下规范：

（一）选择适宜的清创方法

压力性损伤清创最常用的方法是：锐器（例如外科／锐器或保守锐器）清创、自溶清创、酶促清创、生物学清创和机械清创。清创术只能在伤口有足够灌注的情况下进行。下肢压力性损伤清创术前需进行血管评估，以确定动脉状态／供应是否足以支持清创伤口的愈合。要根据伤口清创指征和每种清创技术的适应证和禁忌证，结合治疗目标和治疗计划综合考虑，选择适宜的清创方法。

（二）掌握锐器清创的适应证和禁忌证

锐器清创包括外科／锐器清创术和保守性锐器清创术。外科手术／锐器清创术是一种快速的伤口清创术，在全身或局部麻醉下使用剪刀或手术刀从伤口上清除失活组织。手术清创通常仅限于有麻醉能力和严格无菌操作及控制出血能力的医疗机构。当有迫切需要去除广泛的失活组织时，外科清创术是最合适的。手术清创的相关禁忌证包括正在接受抗凝治疗和患有出血性疾病。

（三）安全使用保守性锐器清创术

使用手术刀、刮匙、剪刀、镊子和咬骨钳清除失活组织，不加重疼痛或出血。这种清创方法可减少伤口表面细菌，清除衰老细胞，将慢性伤口转化为急性伤口。保守性锐器清创术必须由经过专门培训，有能力、有资格且有执照的健康专业人员执行，并符合当地法律法规。在某些护理环境下，保守性锐器清创术可能受到限制。某些地区可能要求具备执行保守性锐器清创术的能力和／或资格认证。是否清创应该由患者及家属、血管或伤口专家综合考虑患者情况、操作风险和利益后作出决定。

（四）推广应用维持性清创

维持性清创是一种持续的清创，以一种愈合的方式维持伤口床清创，清除肉眼可见的失活组织，如水流持续清创、负压伤口治疗特别是滴注式负压伤口治疗均能发挥维持性清创的作用。近年来维持性清创较多应用于慢性伤口、生物膜感染伤口等。对于看起来健康但没有闭合迹象的压力性损伤，应进行维持性清创。

（五）实施建议

1. 选择最适合个人、伤口床和临床环境的清创方法。在无紧急清创需求的临床情况下，尽量使用机械、自溶、酶促和／或生物清创方法。患有Ⅲ期或Ⅳ期压力性损伤并伴有潜行、隧道／窦道和／或广泛坏死组织的患者，不容易用其他清创方法清创时，需要评估外科清创的适应证和风险。

2. 保守性锐器清创术、外科／锐器清创术和超声清创术必须由经过专门培训，有能力、有资格和持证的卫生专业人员进行，并符合当地法律法规。

3. 在开始伤口清创之前处理疼痛，"疼痛评估和治疗相关的信息"详见本书相关章节。

4. 使用无菌器械进行保守锐器、外科／锐器清创和超声波清创。

5. 在出现广泛坏死、进展性蜂窝组织炎、波动感和／或继发于溃疡相关感染的败血症时进行手术／锐器清创。

6. 如果患者免疫功能不全、血管供应受损，或全身败血症尚未有效应用抗菌药物，应谨慎进行保守性锐器清创。

7. 血管供应受损，或全身败血症缺乏抗菌药物治疗，或存在相对禁忌证包括抗凝治疗和凝血障碍时，应谨慎进行保守性锐器清创术。

8. 在每次更换敷料时评估稳定、坚硬、干燥的焦痂。如果伤口敷料周围区域出现红斑、压痛、水肿、化脓、波动感、捻发音和／或恶臭（即感染迹象），立即咨询医生／血管外科医生，紧急采用外科锐器清创术或保守性锐器清创术，这是最快的清创方法。

五、敷料选择与使用的护理规范

敷料种类很多，不同种类的敷料在压力性损伤的治疗中发挥了重要作用，包括：吸收血液和组织渗出物，最大程度地减少疼痛，尽量减少剪切应变，保护伤口及周围皮肤和组织，吸收和控制臭味，减少对伤口周围皮肤的伤害，促进自溶性清创，控制伤口感染及提高治愈率和缩短伤口愈合时间。在选择与使用中宜遵循以下护理规范：

（一）掌握各种伤口敷料作用

1. **常用的清创敷料**：水凝胶敷料、水解酶凝胶敷料、水胶体敷料、藻酸盐敷料、亲水纤维敷料等能够保持伤口湿润。软化坏死组织。松解坏死组织，使之容易被清除。这些敷料常被用于参与自溶清创、酶促清创过程，也被联合用于保守性锐器清创、机械清创过程。

2. **伤口常用的抗菌敷料**：用于清洁或感染治疗或两者兼用的敷料，包括：碘（如聚维酮碘和缓释卡蒂姆碘）、银（例如：银盐敷料如藻酸盐银敷料，金属银如纳米银敷料，离子银如亲水纤维银敷料、泡沫银敷料、银离子凝胶等与抗生物膜剂结合）、藻酸盐敷料（凝胶或纤维状）、聚六亚甲基双胍（PHMB）、医用级蜂蜜、超氧化溶液、表面活性剂。银有各种不同的类型（如盐、金属和离子制剂）和配方（如浸膏敷料和糊剂）。离子银与抗生物膜结合具有抗生物膜和抗菌作用，破坏生物膜，使微生物暴露在银的广谱作用下。据报道，它可以迅速清除成熟的生物膜，防止新的生物膜菌落。研究显示，银盐、金属银和银离子膏体敷料对生物膜也有活性。

3. **常用的吸收性敷料**：泡沫或泡沫银敷料、亲水纤维或亲水纤维银敷料、藻酸盐或藻酸盐银敷料等是目前临床常用的吸收性敷料，用于抗感染和管理渗液，泡沫敷料同时还能发挥局部减压功效。

（二）了解不同敷料的特性和适用性

1. **水胶体敷料**：水胶体敷料适用于渗液量较少的压力性损伤，如Ⅱ期压力性损伤或进入上皮化期的Ⅲ、Ⅳ期压力性损伤。使用注意事项：

（1）在敷料不易卷边或融化的解剖部位使用水胶体敷料。

（2）对于皮肤老化导致皮肤创伤风险较高的老年人，应谨慎使用水胶体敷料。考虑使用皮肤保护产品来保护伤口周围的皮肤。

（3）小心地从脆弱的皮肤上去除水胶体敷料，以减少皮肤创伤和移除过程中的不适。

（4）水胶体伤口敷料可能在伤口床和／或伤口周围皮肤上沉积残留物，清除会造成二次创伤。

（5）为伤口周围皮肤提供一个"水胶体窗口"，以防止对皮肤造成进一步的创伤。

2. **水凝胶敷料**：水凝胶敷料适用于治疗无深度和无渗液或少量渗液的压力性损伤，可用于有自溶性清创需求的压力性损伤。使用注意事项：

（1）使用非晶态水凝胶治疗非临床感染且正在形成肉芽的压力性损伤。

（2）当护理目标是水合作用或自溶清创术时使用水凝胶敷料。

（3）水凝胶敷料不宜用于存在大量渗出物的压力性损伤，因水凝胶敷料可能会增加皮肤浸渍。水凝胶敷料的使用会增加浸渍的风险，需要保护伤口周围皮肤（例如，使用皮肤保护膜和护肤粉、防漏膏等产品），以防止浸渍。

3. **透明薄膜敷料**：透明薄膜敷料透气不透水，可集聚渗液在局部，软化、水解坏死组织，因而可用于自溶性清创，使用注意事项：

（1）透明薄膜敷料不应用于中度或重度渗出物的压力性损伤。

（2）透明薄膜敷料可用作辅助敷料，以固定伤口填充物。

（3）小心去除皮肤上的透明薄膜敷料，以减少皮肤创伤。

（4）透明薄膜敷料无吸收性，不应用于酶清创剂、凝胶或软膏。

4. **高吸水性敷料**：包括亲水纤维和藻酸盐敷料，有吸收自身重量 20～22 倍渗液的特性，因而被用于管理大量渗液的伤口。注意事项：

（1）不要使用高吸水性敷料处理有轻度到中度渗出物的伤口，因为有可能造成伤口床过于干燥。

（2）定期评估高吸水性敷料的结构完整性，以确保敷料适合渗出物的体积。

（3）当不能完整取出使用过的亲水纤维或藻酸盐敷料时，使用生理盐水冲洗，以便于完全清除敷料。因为亲水纤维或藻酸盐敷料如果残留在伤口床上，可能会造成潜在伤害。

（4）低拉伸强度的亲水纤维或藻酸盐敷料（未经编织过的敷料）遇水后会溶解，不能完整取出，也不能发挥引流作用，因而不适合用于狭窄的窦道。

5. 泡沫敷料：可用于处理中量至大量渗出的 II 期压力性损伤或III、IV期压力性损伤（图7-8～图7-10）。注意：泡沫敷料不能用于填充压力性损伤的腔道。有潜行的压力性损伤伴有大量渗出时，应在腔道内填充亲水纤维银或藻酸盐银敷料，再敷贴泡沫敷料（图7-11～图7-14）。

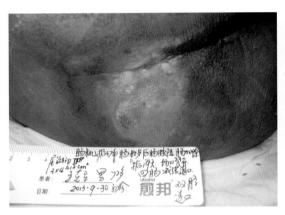

图 7-8　尾骶部 2 期压力性损伤伴有中量渗液

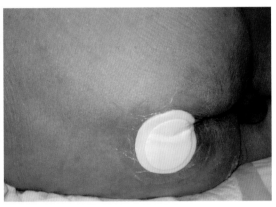

图 7-9　尾骶部 2 期压力性损伤使用泡沫敷料

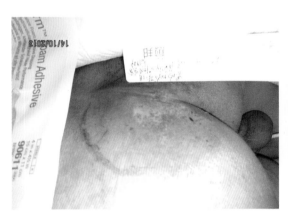

图 7-10　尾骶部 2 期压力性损伤使用泡沫敷料治愈

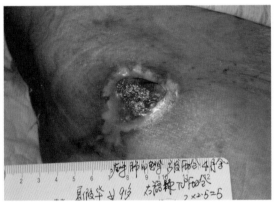

图 7-11　右髂棘 3 期压力性损伤

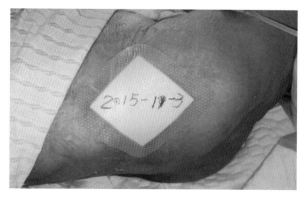

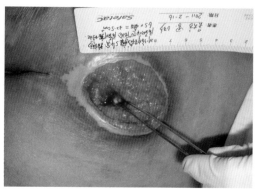

图 7-12　右髂棘 3 期压力性损伤填充藻酸盐辅料后再敷贴泡沫敷料

图 7-13　尾骶部 4 期压力性损伤（骨外露）

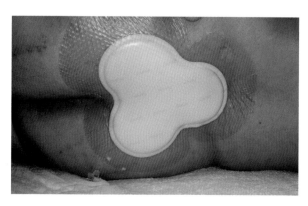

图 7-14　尾骶部 4 期压力性损伤填充亲水纤维银敷料后敷贴硅酮泡沫敷料

（三）选择和使用敷料的注意事项

对于老年人，选择伤口敷料时要考虑到对脆弱皮肤的潜在影响，尤其是与去除敷料有关的皮肤创伤。每次更换伤口敷料时评估压力性损伤，并确认其使用方法的有效性和适当性。更换敷料应遵循生产商的建议和产品说明书。护理计划应指导伤口敷料的正常敷贴时间，并包含伤口敷料的临时计划，根据需要改变敷贴方式。如果伤口敷料泄漏或明显污染，需要随时更换。确保所有伤口敷料产品都被完全移除、无遗留，并在伤口处理时评估和更换敷料。

六、局部辅助治疗的护理规范

（一）电刺激局部辅助治疗规范

1.适应证：八项 1 级水平（高质量研究三项、中等质量研究三项、低质量研究两项）

研究一致证明，电刺激治疗应用于Ⅱ～Ⅳ期压力性损伤，为期两周与标准疗法相比，能明显缩小压力性损伤面积，8周后伤口表面积减少更多，对压力性损伤的愈合有积极作用。一项高质量的1级研究显示，6周后电刺激组愈合的压力性损伤明显多于标准伤口治疗组。两项小的、低质量的1级研究证明，Ⅱ～Ⅳ期压力性损伤经高压电刺激治疗后20 d后，于7周和15周内完全愈合。一项低质量的3级研究报告了电刺激2～4周，23%的Ⅱ～Ⅳ期压力性损伤完全治愈。据此认为，电刺激治疗适用于Ⅱ～Ⅳ期压力性损伤的局部治疗。

2.**方法与疗程**：针对电刺激的特点，一般采用单相高压电电流，每天治疗30 min～2 h（一般每天1 h），一般每周5 d，治疗疗程可长达8周。

3.**操作者条件**：电刺激治疗通常由物理治疗师或经过培训的专业人员在住院病房或门诊进行。

4.**安全使用**：电刺激治疗是辅助治疗，安全使用很重要，应由经过培训的持有适当执照的健康专业人员指导并在其监督／管理下使用。

（二）低频超声治疗规范

1.**适应证**：现有的证据来自于高偏倚风险的小型研究。一项低质量3级研究和一项低质量4级研究证明非接触式低频超声治疗可使18%～23%的深部组织损伤完全缓解。三项低质量的3级和4级研究表明非接触式低频超声治疗明显减小了伤口表面积。两项低质量的4级研究报道，两周的非接触式低频超声治疗使深部组织损伤或Ⅲ期压力性损伤表面积平均减少26%～41.4%。一项高质量的3级研究还表明，与标准治疗相比，非接触式低频超声治疗深部组织损伤表面积明显减少，无不良事件报告。据此认为，低频超声治疗适用于深度（Ⅲ期及以上）压力性损伤治疗。

2.**禁忌证**：非接触式低频超声不建议在假体或电子植入装置（例如，心脏起搏器）附近使用。孕妇的下背部或子宫、恶性肿瘤区域或面部／头部压力性损伤禁忌使用。

3.**操作者**：非接触式低频超声治疗应由经过培训的持有适当执照的健康专业人员指导并在其监督／管理下使用，确保安全有效使用。

4.**疗程**：使用2～4周评价效果后，再调整使用时间。

（三）高频超声治疗

1.**适应证**：两项高质量的1级研究提供了证据支持高频超声（HFUS）治疗在1 MHz频率减少伤口表面积，与单独标准治疗相比，平均伤口表面积减少增加30%。在一项研究中，大约46%的Ⅱ～Ⅳ期压力性损伤经HFUS治疗（1 MHz）6周完全愈合。一项1级水平的高质量研究报道，高频超声治疗Ⅱ期或Ⅲ期压力性损伤后38%完全愈合，但与标准治疗相比，这些结果均无统计学意义。来自三项低质量1级研究的证据表明，3 MHz高频超声治疗与伤口表面积的统计学显著减少相关，与1 MHz的超声波相比，3 MHz的超声波具有较浅的组织穿透力，并且可能无法在组织的足够深度处治疗压力性损伤。据此认为，高频超声治疗适用于Ⅱ期或Ⅲ期压力性损伤。

2. **禁忌证**：高频超声治疗不建议用于假体或电子植入装置（如心脏起搏器）附近，或用于治疗枕部或颅骨其他部位的压力性损伤。

3. **安全使用**：高频超声治疗应由经过培训的持有适当执照的健康专业人员指导并在其监督/管理下使用。对于直接位于骨骼上方（高达1 cm）的压力性损伤，使用3 MHz频率的高频超声治疗，其他情况下使用1 MHz频率。确保安全有效使用。使用6周评价效果后，再调整使用时间。

（四）负压伤口治疗（NPWT）

1. **适应证**：大多数关于NPWT的证据集中在减少伤口面积的有效性上，因为这是应用NPWT的主要目的。只有低质量的4级研究提供了伤口完全愈合的证据。两项低质量的4级研究在NPWT与伤口表面积减少之间的关系上有矛盾的发现。然而，一项高质量和一项低质量的1级研究表明，NPWT与压力性损伤深度和体积的降低有关，与标准伤口护理相比，NPWT治疗6～9周后，伤口深度减少22%～48%。更多的证据表明在NPWT治疗2～3周内，伤口特征（如组织类型和渗出物水平）的改善很明显。一项中等质量1级研究证明，当实施NPWT时，Ⅱ期或Ⅲ期压力性损伤的愈合速度显著加快，而一项低质量的1级研究表明，NPWT与炎症标志物的显著降低有关。文献报道了不良事件，包括泡沫敷料的滞留、骨髓炎、跟骨骨折、动脉出血和临床感染。一些不良事件可能是由于不正确使用NPWT设备造成的。然而，在高质量和中等质量1级研究中，与标准伤口护理的不良事件发生率相比，NPWT与不良事件风险的增加无关。据此认为，负压伤口治疗适用于Ⅲ期和Ⅳ期压力性损伤（图7-15，图7-16）。

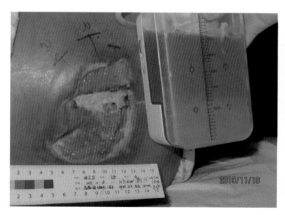

图7-15　尾骶部4期压力性损伤

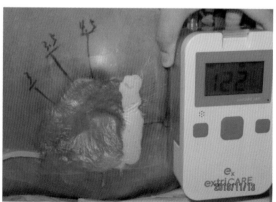

图7-16　尾骶部4期压力性损伤使用NPWT治疗

2.**禁忌证**：负压伤口治疗不建议用于以下状况。恶性伤口，有重要器官或大血管结构暴露时，无渗出物的伤口，未经治疗的骨髓炎、局部或全身性临床感染。对于接受抗凝治疗的个人、出血严重的伤口或伤口靠近主要血管的患者，建议谨慎使用。应用 NPWT 前应清除坏死组织。

3.**操作和监测**：由经过培训的持有适当执照的健康专业人员指导并在其监督／管理下使用，确保安全有效使用。如果在 NPWT 过程中突然或大量出现活动性出血，或者在管道或容器中发现鲜红色血液，应停止 NPWT，采取措施止血并寻求专家建议。如果压力损伤位于足跟或足部，在开始 NPWT 之前，需确定下肢有足够的血管供血。使用 NPWT 时，应考虑解剖结构及其位置。应严格按照制造商指南使用纱布接口，并使用设计用于纱布接口的设备。注意 NPWT 管道的固定，采用"高举平台法"固定管道，预防医疗器械相关性压力性损伤。NPWT 压强值设定在 75 ～ 125 mmHg 之间。观察并记录渗液收集系统中渗出物的量和性状。NPWT 过程中如果出现疼痛，降低压力值和／或改变吸引模式（连续或间歇）。评估每次更换敷料时的压力性损伤，以确定伤口的反应以及更换敷料的适当间隔时间。

4.**疗程**：NPWT 适用于深度压力性损伤，根据面积大小治疗 2 ～ 3 周，必要时延长至 6 ～ 9 周。

5.**教育指导**：向患者及其照顾者，特别是对于居住在社区环境中实施 NPWT 的患者提供管理 NPWT 的指导。

（五）局部氧疗（TOT）

1.**适应证**：局部氧气疗法被认为是通过促进血管生成来促进缺氧伤口愈合的一种新方法。局部氧气疗法是一种将 100% 氧气直接施加到伤口上的疗法，通常使用的压强在 22 ～ 50 mmHg 之间。目前尚缺乏足够的证据来建议使用局部氧气疗法治疗压力性损伤。一项中等质量的 1 级研究表明，直接用氧气导管在伤口床上进行 60 min 的局部氧气治疗与盐水浸泡纱布相比，伤口表面积明显减少，完全愈合率更高。无不良事件报告。据此，局部氧治疗适用于 II ～ IV 期的肉芽增殖期压力性损伤。

2.**操作要求**：TOT 要求训练有素的卫生专业人员使用专业设备进行每天 60 min 的治疗。注意观察伤口局部和患者的反应。

参考文献

[1] Joyce P, Moore Z E H, Christie J. Organisation of health services for preventing and treating pressure ulcers[J].Cochrane Database of Systematic Reviews, 2018(12):CD012132.

[2] Kayser S A, VanGilder C A, Ayello E A, et al. Prevalence and analysis of medical device-related pressure injuries:results from the international pressure ulcer prevalence survey[J]. Adv Skin Wound Care, 2018, 31(6):276-285.

[3] Jiang Q X, Li X H, Qu X L, et al. The incidence, risk factors and characteristics of pressure ulcers in hospitalized patients in China[J]. Int J Clin Exp Pathol, 2014, 7(5):2587-2594.

[4] 胡雁，郝玉芳. 循证护理学[M]. 2版. 北京：人民卫生出版社，2018:3-20.

[5] Teerawattananon Y, Anothaisintawee T, Tantivess S, et al. Effectiveness of diapers among people with chronic incontinence in Thailand[J]. Int J Technol Assess Health Care, 2015, 31(4):249-255.

[6] National Pressure Ulcer Advisory Panel, European Pressure Ulcer Advisory Panel, Pan Pacific Pressure Injury Alliance. Prevention and treatment of pressure ulcers:the clinical practice guideline[A]. Osborne Park:Cambridge Media, 2014.

[7] RNAO. Clinical best practice guidelines:assessment and management of pressure injuries for the interprofessional team[A/OL]. 3rd Ed. (2016-05-01)[2019-12-26]. https://rnao.ca/sites/rnao-ca/files/bpg/ Assessment and Management of Pressure Injuries for the Interprofessional Team Edition3.pdf.

[8] Wound, Ostomy and Continence Nurses Society-Wound Guidelines Task Force. WOCN 2016 guideline for prevention and management of pressure injuries (ulcers)[J]. J Wound Ostomy Continence Nurs, 2017, 44(3):241-246.

[9] European Pressure Ulcer Advisory Panel, National Pressure Injury Advisory Panel, Pan Pacific Pressure Injury Alliance. Prevention and treatment of pressure ulcers/injuries:clinical practice guideline[A]. EPUAP/NPIAP/PPPIA, 2019.

[10] McInnes E, Jammali-Blasi A, Bell-Syer SEM, et al.Support surfaces for treating pressure ulcers[J].Cochrane Database of Systematic Reviews, 2018(10):CD009490.

[11] Aziz Z, Bell-Syer S E M. Electromagnetic therapy for treating pressure ulcers[J].Cochrane Database of Systematic Reviews, 2015(9):CD002930.

[12] Norman G, Dumville J C, Moore Z E H, et al. Antibiotics and antiseptics for pressure ulcers[J]. Cochrane Database of Systematic Reviews, 2016(4):CD011586.

[13] Westby M J, Dumville J C, Soares M O, et al.Dressings and topical agents for treating pressure ulcers[J].Cochrane Database of Systematic Reviews, 2017(6):CD011947.

[14] Hao X Y, Li H L, Su H, et al.Topical phenytoin for treating pressure ulcers[J].Cochrane Database of Systematic Reviews, 2017(2):CD008251.

[15] Walker R M, Gillespie B M, Thalib L, et al. Foam dressings for treating pressure ulcers[J]. Cochrane Database of Systematic Reviews, 2017(10):CD011332.

[16] Keogh S J, Nelson A, Webster J, et al.Hydrocolloid dressings for treating pressure ulcers[J]. Cochrane Database of Systematic Reviews, 2018(4):CD010364.

[17] 张玉红，蒋琪霞，郭艳侠，等．使用减压床垫的压疮危险者翻身频次的 meta 分析 [J]．中华护理杂志，2015，50（9）：1029-1036．

[18] 郭艳侠，蒋琪霞，马茜，等． 肠内营养预防和治疗压疮效果的 Meta 分析 [J]．护理管理杂志，2015，15（4）：253-256．

[19] Porter-Armstrong A P, Moore Z E H, Bradbury I, et al. Education of healthcare professionals for preventing pressure ulcers[J]. Cochrane Database of Systematic Reviews, 2018(5):CD011620.

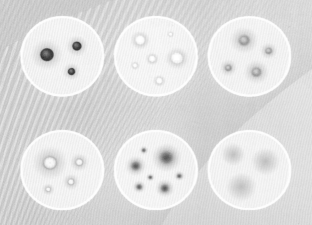

第八章 潮湿相关性皮肤损伤循证护理规范

随着近年全球对皮肤健康的关注和对皮肤问题认识的加深，越来越多研究报告了不同类型的潮湿相关性皮肤损伤（moist-associated skin damage，MASD），认为MASD会提高压力性损伤和皮肤撕裂伤的发生率[1-2]，伤口周围的MASD更是将延迟伤口愈合[1,3-4]，影响伤口愈合将会延长住院时间和增加医疗费用，还有可能增加纠纷风险[1,2,5]。因此，美国医疗保险补偿服务中心（CMS）已将MASD与压力性损伤、皮肤撕裂伤共同列入医疗保险的皮肤问题收费系统，旨在引起临床关注，加强管理[5]。美国质量数据库已将MASD的4种类型与压力性损伤和皮肤撕裂伤共同作为皮肤护理质量指标纳入监控系统，并提出加强预防和患者的自我管理策略[6]。本节重点概述定义、分类、流行病学特征。

第一节　潮湿相关性皮肤损伤定义和分类

一、潮湿相关性皮肤损伤（moist-associated skin damage，MASD）的定义

2017年国际皮肤护理专家定义潮湿相关性皮肤损伤（moist-associated skin damage，MASD）为长时间暴露于各种不同的潮湿来源所致的皮肤炎症和侵蚀，其主要表现为不同程度皮肤浸渍、发红、水肿、炎症、表皮剥脱和侵蚀，瘙痒或疼痛，或者烧灼感，当皮肤破溃时疼痛更加剧烈[1-2]。潮湿有不同的来源，包括渗液、失禁、汗液、其他分泌液以及频繁使用肥皂和清水清洗。不同的潮湿来源所致的MASD表现和严重程度可能有所不同。长时间暴露于潮湿损害了皮肤表层，使皮肤更容易受到摩擦力或剪切力和病原菌的伤害，导致炎症或皮炎，MASD通常不存在坏死组织，最常见的病原菌为念珠菌属和葡萄球菌属[2]。MASD是一种复杂的皮肤损伤，与内部和外部因素有关，大量出汗、皮肤代谢率增高、皮肤酸碱度异常、有很深的皮赘、皮肤萎缩、低白蛋白血症是MASD发生的内部因素。而外部化学性/生物性刺激物、机械力（压力、摩擦力、剪切力）作用于皮肤、真菌/念珠菌增殖、季节性或环境因素（如空气潮湿）、失禁（粪、尿失禁或粪尿双失禁）及个人卫生习惯（如洗浴过长时间）等是MASD的外部因素[1]。

二、潮湿相关性皮肤损伤（moist-associated skin damage，MASD）的分类

MASD包括由尿和/或粪所致的失禁相关性皮炎（incontinence-associated dermatitis，

IAD），汗液所致的擦损伤皮炎（intertriginous dermatitis, ITD），伤口周围由渗液、黏液或唾液所致的 MASD 和造口周围 MASD 四种类型[1]。

（一）失禁相关性皮炎（incontinence-associated dermatitis，IAD）

1. 失禁（incontinence）：是指在无意识或无法控制的情况下，在不适当的场所有尿液或粪便排出，可分为粪失禁（fecal incontinence，FI）、尿失禁（urinary incontinence，UI）和粪尿双失禁（dural incontinence，DI）三类。粪失禁属于肛门失禁（anal incontinence），是指个体失去对液态或固态粪便的控制能力，分为完全性失禁和不完全性失禁，完全性失禁是指不能随意控制粪便及气体的排出，不完全性失禁是指能控制干便排出，但不能控制稀便和气体排出[1]。尿失禁是指"主诉尿液不自主流出、失去控制能力"[7]。加拿大泌尿协会首个尿失禁指南[8]中将尿失禁定义为"尿液不自主漏出"，而将"睡眠期间尿液失去控制"定义为遗尿，并根据不同的失禁原因和表现分为压力性尿失禁（与用力、打呼和咳嗽等腹部压力增高有关的尿失禁）四类、急迫性尿失禁（与膀胱、尿道敏感、受到刺激就排尿有关的尿失禁，又称过度活动性膀胱）、混合性尿失禁（压力和急迫性混合存在）和持续性尿失禁（持续性漏尿，可见于功能性泌尿生殖道瘘）四类。粪尿双失禁目前虽无明确定义，但综合归纳尿和粪失禁定义可以认为粪尿双失禁是指个体失去对粪便和尿液的控制能力，即粪尿同时失禁[7]。

2. 失禁相关性皮炎（incontinence association dermatitis，IAD）：任何一种失禁都可能刺激皮肤或造成伤害，粪失禁对皮肤的刺激性更大，常见的皮肤相关并发症有 IAD，描述的是皮肤暴露于尿液 / 粪便所引起的损伤，表现为皮肤发红、肿胀、痒或刺痛，有时伴有水疱，治疗不及时会导致表皮的脱落、损伤，可伴有真菌感染（图 8-1，图 8-2 所示）。严重程度分级为轻度、中度和重度，继发真菌感染。IAD 增加了压力性损伤和导管相关尿路感染等并发症的风险，增加患者痛苦和经济负担，已成为全球亟待解决的健康问题[8]。

2007 年，Gray 等发表的 IAD 共识性文件中首次提出 IAD 的概念，指因尿便失禁所引起的局部皮肤炎症，可表现为皮肤表面的红斑、浸渍、水肿，可伴有严重渗出所引起的大疱、糜烂或皮肤的二次感染。发生的部位多集中在会阴部、骶尾部、臀部、腹股沟、男性的阴囊、女性的阴唇、大腿的内侧及后部[9]。2011 年 Black 等发布了一份共识性文件认同了此定义，并将 IAD 与摩擦损伤性皮炎（intertriginous dermatitis, ITD）做了分析和鉴别[10]。2015 年全球 IAD 专家组制定颁布了 IAD 最佳实践原则[8]，指出 IAD 描述的是暴露于尿液或粪便所造成的皮肤损伤，也被称为接触性刺激性皮炎、会阴部皮炎，包含在潮湿环境相关性皮肤损伤中。当患者存在 IAD 时，容易受到压力和剪切力损伤而增加压力性损伤发生的危险。2014 年由美国压疮专家咨询组（National Pressure Ulcer Advisory Panel，NPUAP）、欧洲压疮专家咨询组（European Pressure Ulcer Advisory Panel，EPUAP）以及泛太平洋地

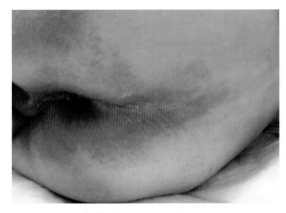

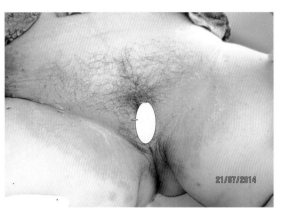

图 8-1　粪双失禁所致肛门周围的 IAD　　　　　图 8-2　糖尿病、尿失禁致会阴部 IAD

区压力性损伤联盟（Pan Pacific Pressure Injury Alliance，PPPIA）联合修订的临床实践指南中指出：粪失禁、尿失禁和粪尿双失禁是皮肤潮湿的来源，增加了压力性损伤发生的可能性，应该列为压力性损伤发生的危险因素[11]。

（二）擦损伤皮炎（intertriginous dermatitis，ITD）

　　ITD 是 MASD 的一种类型，主要发生于皮肤皱褶处，常见于乳房下、腹股沟、会阴部、腋窝处、肛门周围等皮肤多皱褶区域，抗击新冠肺炎过程中，医护人员穿戴防护装备所致的 ITD 可位于手足和躯干等部位（图 8-3，图 8-4 所示）。汗液与摩擦力综合作用于皮肤表面导致 ITD，其特征是水肿发红、炎症、表皮剥脱，长时间后可呈现为浸渍、红肿、皮损，为微生物增殖提供了有利条件[1-2]。

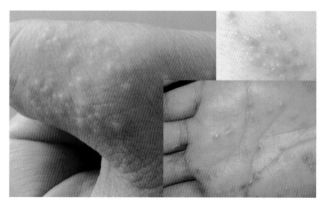

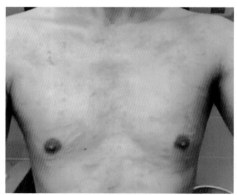

图 8-3　穿戴防护装备出汗所致手部 ITD　　　　图 8-4　穿戴防护装备出汗所致躯干 ITD

（三）伤口周围潮湿相关性皮肤损伤（periwound MASD）

伤口渗液中含有较高浓度的各种酶和细胞因子，改变皮肤的酸碱度（pH＞7），碱性环境下伤口周围皮肤更容易受到外力和病原菌的伤害[2]，当大量渗液反复刺激皮肤时容易出现 MASD，主要表现为不同程度的皮肤浸渍、发红、水肿、炎症、表皮剥脱和侵蚀，瘙痒或疼痛，严重者可继发真菌感染（图 8-5，图 8-6 所示）[1-2]。NPWT 过程中因渗液反复浸渍引发的潮湿相关性皮肤损伤（moist-associated skin damage，MASD）是导致 NPWT 失效的常见原因，简称 NPWT 相关性 MASD，主要表现为皮肤发白或发红、刺痒或刺痛，严重者会出现皮肤破溃、糜烂而影响 NPWT 治疗时间及效果[3]。伤口周围 MASD 会增加疼痛感受、敷料使用和包扎固定的难度，也会增加伤口感染风险、扩大伤口面积和延迟愈合[1-2]，因此，近年来保护伤口周围皮肤越来越受到关注[3-4, 12-13]。

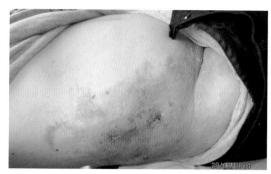

图 8-5　伤口渗液引起周围 MASD

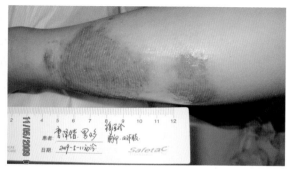

图 8-6　伤口渗液引起 MASD 继发真菌感染

（四）造口周围潮湿相关性皮炎（peristomal moisture-associated damage）

造口周围 MASD 主要与造口袋渗漏有关[2]，粪便或胃肠液中含有消化酶，接触皮肤容易侵蚀皮肤表层而致损伤[1]，尿液渗漏刺激皮肤，导致造口袋黏贴困难，加重渗漏的恶性循环[1-2]。造口周围 MASD 的特征是皮肤和黏膜的结合部出现皮肤炎症和侵蚀，通常有强烈的烧灼样疼痛（图 8-7，图 8-8 所示）。

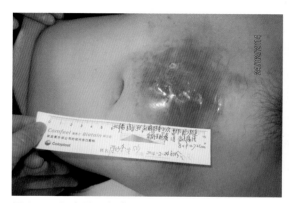

图 8-7　肠瘘周围皮肤 MASD

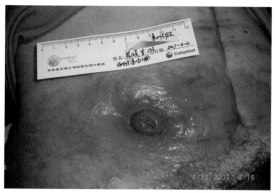

图 8-8　回肠造口周围皮肤 MASD

第二节 潮湿相关性皮肤损伤流行特征

一、失禁相关性皮炎（incontinence association dermatitis，IAD）的流行特征

不同人群、不同医疗机构调研获得的 IAD 流行病学结果也不同。数据显示全球 IAD 现患率为 5.6%～50%，发生率为 3.4%～25%[8]。对美国 28 个州的 448 所护理之家中 65 岁以上的 10 713 位居住者进行横断面研究发现失禁引起的 IAD 发生率为 5.5%，预测因素是没有实施 IAD 的预防护理、会阴部有现存的压力性损伤、日常活动能力受损、组织灌注不良和意识受损[14]。长期护理机构患者的 IAD 现患率和发生率则分别为 5.7%～22.8% 和 3.4%～7.6%。美国明尼苏达大学采用问卷调查对 189 例社区居民进行研究，包括询问皮肤损害史，人口学资料包括年龄、性别和人种，粪便失禁严重程度，IAD 的发生情况和特征，结果发现粪便失禁现患率为 66%，粪尿双失禁现患率为 34%，77% 为女性，平均年龄（58±14）岁，65 岁以上者失禁现患率为 34%，65 岁以内者现患率为 66%，IAD 发生率为 52.5%，最常见的表现为发红无皮肤破溃（68%），95% 的人报告皮肤损伤的部位在肛门/直肠范围，双失禁引发的 IAD 主要在阴道和阴茎周围。粪便失禁越严重，IAD 也越严重（相关系数 = 0.27，$P = 0.000$）；失禁越频繁，IAD 越严重（相关系数 = 0.23，$P < 0.002$）；粪便漏出的数量越多，IAD 越严重（相关系数 = 0.23，$P < 0.002$）。美国调研了 981 名护理之家患者 IAD 发生时间，结果显示，IAD 的发生时间为 6～42 d，中位数时间为 13 d。另一项研究中调研分析了 45 例重病患者，发现 IAD 的发生时间仅为 4 d，说明病情严重可加速 IAD 的发生发展。有人通过对 166 例住院儿童进行研究证实，尿便失禁、失禁的频率、不良的皮肤状况及氧合、发热和移动能力受损与 IAD 的发生密切相关。以危重症患者和护理之家的老年患者为研究对象，采用比例风险回归方法分析得出 IAD 的两个独立风险因素为意识不清及频繁的疏松样或水样便失禁，引起皮肤损伤的程度也更严重，IAD 的其他主要危险因素包括便失禁、尿便双失禁、健康问题（如发热、需要营养支持、氧合或灌注状况不佳）、如厕能力改变（如制动）[8]。大多数研究公认，IAD 发生的危险因素包括年老、尿便失禁、失禁频度、皮肤弹性差、皮肤氧合状况较差、持续性暴露于潮湿刺激、活动能力下降等。其中，尿便失禁是导致 IAD 的直接因素。美国近年研究报道，因失禁而引发的危重症患者 IAD 现患率高达 29%～36%，多发生于 1～2 周内[15]。美国已经将 MASD 和压力性损伤一起作为质量指标纳入国家质量数据库进行监控管理[16]。

2018 年一项大数据研究纳入了美国 36 个州的 5 342 例急性病治疗医院患者[11]，结果表明[16]超过三分之一的患者（5 342 例中 2 492 例，46.6%）出现尿失禁、大便失禁或两者兼而有之。IAD 总患病率为 21.3%（1 140/5 342），尿失禁患者的 IAD 患病率为 45.7%（1 140/2 492）。略多于半数的 IAD 被归类为轻度（596/1 140，52.3%），27.9%（318/1 140）被归类为中度，9.2%（105/1 140）被认为是严重的 IAD。此外，14.8%（169/1 140）的 IAD 患者有真菌皮疹。尿失禁患者骶骨区压力性损伤的患病率为 17.1%（427/2 492），全层压力性损伤的患病率为 3.8%（95/2 492）。多变量分析显示，存在 IAD[优势比（OR）= 4.56，95%CI = 3.68 ～ 5.65]和失去移动能力（OR = 3.56，95%CI = 2.73 ～ 4.63）与骶骨压力性损伤的发生率显著增加有关。多变量分析还显示，存在 IAD（OR = 2.65，95%CI = 1.74 ～ 4.03）和静止不动（OR = 6.05，95%CI = 3.14 ～ 11.64）显著增加发生骶骨区全皮层压力性损伤的可能性。

我国 6 省 10 所三级甲等医院多中心研究报道，12 434 例成人住院患者，失禁现患率为 3.12%，其中，尿失禁现患率为 1.21%，粪失禁现患率为 0.38%，粪尿双失禁现患率为 1.62%。IAD 总体现患率为 0.84%，失禁患者中的发生率为 26.32%，4.76% 伴有真菌感染，28.57% 并发压疮[17]，失禁现患率和 IAD 现患率均低于国外报道。

全球 IAD 专家指出护理环境和失禁现患率的差异以及缺乏广泛认可的 IAD 临床诊断标准可以造成文献报告 IAD 现患率和发生率结果的巨大差异[8]，笔者认为我国虽然已有大样本多中心关于失禁及其 IAD 现患率和发生率的研究结果，但未来还需要定期进行多中心联合调研及其流行趋势、发生率和危险因素研究，为临床干预提供符合国人的基线数据和干预方法。

二、擦损伤皮炎（intertriginous dermatitis，ITD）流行特征

ITD 与多汗症、糖尿病、肥胖、免疫功能缺陷等因素有关，关于 ITD 的流行病学研究相对较少，ITD 在治疗性医院的现患率为 6.6%，在长期治疗机构的现患率约为 17%，在社区护理机构的现患率为 20%[1]。新近在抗击新冠肺炎一线医护人员中进行的横断面研究中发现，2 901 例医护人员中 ITD 现患率为 8.83%，主要原因是出汗潮湿增加了皮肤表面与衣服之间的摩擦系数，当医护人员抢救患者快速走动时摩擦力增加，密闭的防护装备难以挥发汗液，长时间浸渍使皮肤角质层软化、脱落，容易发生 MASD，发生部位主要集中于头面部、腋下、腹股沟等[14]。对 4 306 例穿戴防护装备医护人员进行的横断面调研报道，出汗潮湿所致的 ITD 现患率为 10.8%（95%CI = 9.91% ～ 11.82%），主要部位位于鼻梁、面颊、耳朵、前额和腹股沟、手足等[18]。

2019 年德国柏林报告了随机抽取 10 个长期护理机构老年人 223 例，发现 ITD 现患率为 16.1%（95%CI = 11.6% ～ 21.2%），以乳房下皮肤褶皱处发生率最高（9.9%），其次为腹股沟（9.4%）和腋窝皮肤褶皱处（0.5%）。随着年龄增加，ITD 的现患率也有升高[19]。

三、伤口周围 MASD 的流行特征

一项纳入 2 018 例慢性伤口的国际调研发现，伤口周围 MASD 的发生率高达 25%[1]。国内关于慢性伤口纵向研究发现，在负压伤口治疗期间和湿性治疗随访期间 MASD 的发生率均较高，分别为 20.25% 和 18.99%[3]。尚缺乏多中心大样本的研究揭示伤口周围 MASD 的流行特征。

四、造口周围 MASD 的流行特征

临床有 50% 以上的造口患者主诉有造口袋渗漏和造口周围皮肤 MASD 的经历，而结肠造口和回肠造口周围 MASD 的发生率分别为 17.4% 和 34%[1]，迄今也缺乏多中心大样本的研究揭示伤口周围 MASD 的流行特征。2019 年日本一所 800 张床位的综合医院报告 8 年中造口患者的随访结果，回肠造口患者比结肠造口患者更容易出现造口周围 MASD [优势比（OR）= 3.782，95%CI = 1.34 ～ 10.64，P = 0.012]。手术后化疗患者发生造口周围 MASD 的可能性是未化疗患者的 2.5 倍以上（OR = 2.702，95%CI = 1.02 ～ 7.18，P = 0.046）[20]。

第三节 潮湿相关性皮肤损伤预防和护理的文献分析

一、提出临床问题

1. 如何评估、判断潮湿相关性皮肤损伤的类型和严重程度分期？
2. 如何进行预防和护理？

二、检索策略

英文采用"moist-associated skin damage or incontinence-associated dermatitis or moist-associated skin injury and prevention or management or nursing care"为查询内容，在 NPUAP(National Pressure Ulcer Advisory Panel)、NPIAP(National Pressure Injury Advisory Panel)、EPUAP(European Pressure Ulcer Advisory Panel)、RNAO(Registered Nurses' Association of Ontrio)、WOCN(Wound, Ostomy and Continence Nurses Society)官网指南数据库，CINAHL，Cochrane 图书馆数据库中进行检索；中文采用"潮湿相关性皮肤损伤或损害或失禁相关性皮炎和治疗或处理或护理"为查询内容，在万方数据库、维普数据库和中文文献数据库中进行检索。检索文献类型为相关指南、随机对照试验、前瞻性临床试验、回顾性研究、Meta 分析和系统评价。内容为 2014 年 1 月至 2019 年 12 月发表的相关中英文文献。

三、检索结果

阅读文献的标题和摘要，筛选出与 MASD、IAD、ITD 相关的文献，并且根据纳排标准进行选择。获得 4 个最佳实践专家共识[1-2,5-6]，2019 年 IAD 预防和治疗系统评价 1 项[18]，未发现相关指南。

四、证据评价

证据的质量等级分级标准采用 2014 年 JBI 证据质量分级标准，如表 8-1。

表 8-1　JBI 证据质量分级标准

证据质量分级标准	判断标准
Level 1	指证据来自 RCT／实验性研究
Level 2	指证据来自类试验性研究（非随机对照研究）
Level 3	指证据来自观察性－分析性研究（队列研究和病例对照研究）
Level 4	指证据来自观察性－描述性研究（横断面研究、病例系列研究和个案研究）
Level 5	指证据来自专家意见／基础研究（专家共识、单项专家意见／基础研究）

五、证据推荐级别

证据的推荐级别标准采用 2014 年 JBI 标准，如表 8-2。

表 8-2　JBI 证据推荐级别标准

推荐级别	判断标准
A 级推荐	专家根据证据分析判断，高质量证据支持干预措施明显利大于弊或弊大于利；所推荐意见对资源分配有利或无影响；考虑了患者价值观、意愿和体验
B 级推荐	专家根据证据分析判断，尽管证据尚不够明确，但干预措施可能利大于弊或弊大于利；有证据支持应用，尽管证据质量不够高；对资源分配有利或无影响，或有较小影响；部分考虑，或并未考虑患者价值观、意愿和体验

第四节　潮湿相关性皮肤损伤预防和护理的证据汇总

一、评估

潮湿相关性皮肤损伤的评估目的是区分风险因素和进行严重程度分级，为预防和处理提供依据。尽管 MASD 有四种类型，但伤口周围和造口周围 MASD 与 IAD 类似，按照 2015 年全球 IAD 预防和护理专家共识建议[8]结合 2016 年的系统评价[21]，重点从潮湿（失禁）评估和 IAD 严重程度分级评估两方面分述如下。

（一）IAD 发生风险评估

1. 风险评估工具：推荐使用会阴评估工具（PAT）评估 IAD 发生风险（证据等级 2 级，推荐强度 B 级，2015 年全球 IAD 预防和护理专家共识）。

2. 评估性别、年龄、基础疾病、自理能力、意识状况、营养状况、用药情况、失禁类型、原因及频次等（证据等级 5 级，推荐强度 B 级，2015 年全球 IAD 预防和护理专家共识）。

3. 局部皮肤评估：观察会阴、生殖器周围、臀部、大腿、下背、下腹和腹股沟褶皱等部位，判断有无浸渍、红斑、溃烂或剥脱、皮肤感染迹象并评估其严重程度（证据等级 5 级，推荐强度 B 级，2015 年全球 IAD 预防和护理专家共识）。

4. 定期评估皮肤的频度，每天至少评估一次，根据失禁发作频率适当调整（证据等级 5 级，推荐强度 B 级，2015 年全球 IAD 预防和护理专家共识）。

5. 肠道和膀胱功能评估：对失禁患者的评估还应包括膀胱及肠道功能评估（证据等级 5 级，推荐强度 A 级，2015 年全球 IAD 预防和护理专家共识）。

（二）IAD 严重程度评估

严重程度分级评估工具：使用 IAD 严重程度评估量表（IADS）评估 IAD 严重程度。评估皮肤有无浸渍、红斑、溃烂或剥脱、皮肤感染迹象，以评估判断患者皮肤损伤严重程度：轻度，皮肤呈边界不清的发红，触诊皮温升高可有痛感，但皮肤完整（图 8-9）；中度，皮肤发亮伴水疱、点状出血或脱皮，患者主诉疼痛明显（图 8-10）；重度，皮肤呈深红或黄白色，部分皮层缺损伴渗血渗液，患者主诉疼痛明显（图 8-11）（证据等级 2 级，推荐强度 B 级，2015 年全球 IAD 预防和护理专家共识）。

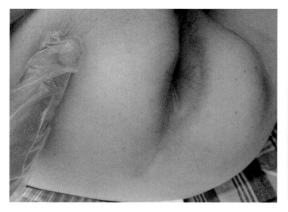

图 8-9　轻度 IAD

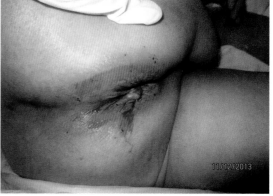

图 8-10　中度 IAD

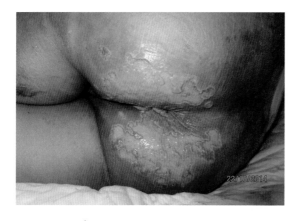

图 8-11　重度 IAD

（三）一般性皮肤评估

IAD 评估应被纳入一般性皮肤评估中，并作为压力性损伤预防 / 失禁护理计划的一部分（证据等级 5 级，推荐强度 B 级，2015 年全球 IAD 预防和护理专家共识）。

（四）鉴别诊断

区分 IAD 与压力性损伤及其他皮肤病：将 IAD 与压力性损伤（1 期或 2 期）、接触性皮炎（如因接触纺织品或护肤品引起的）、由于感染（如单纯疱疹）或汗液（皮肤褶皱处）引起的皮炎进行区分（证据等级 5 级，推荐强度 B 级，2015 年全球 IAD 预防和护理专家共识）。

二、预防和护理

（一）预防 IAD 护理

1.治疗可逆病因：识别和治疗可逆的病因（如尿路感染、肠道感染或营养液不耐受等），从而最大程度消除皮肤与尿液和／或粪便的接触（证据等级 5 级，推荐强度 B 级，2015 年全球 IAD 预防和护理专家共识）。

2.隔绝粪、尿刺激皮肤：从源头上减少皮肤暴露于尿／粪中，尿失禁者可用纸尿裤等吸收性失禁护理产品（图 8-12），必要时留置导尿（图 8-13），男性可用一次性外接尿套（图 8-14）；粪失禁者可用造口袋（图 8-15）、卫生棉条（图 8-16）或引流装置（图 8-17）做好粪便收集。有污染及时更换床单、被套、衣裤。能走动的患者或外出时可使用成人纸尿裤等吸收性失禁护理产品（证据等级 1 级，推荐强度 B 级，2015 年全球 IAD 预防和护理专家共识）；病情危重的尿失禁患者可选择短期留置导尿管收集、引流尿液（证据等级 3 级，推荐强度 B 级，2015 年全球 IAD 预防和护理专家共识）；粪失禁者可以使用粪便袋（类似于造口袋），液体粪便处理可通过粪便收集系统（FMS）来实现。不建议将大规格导尿管用作肛管，因为会引发肛门结构损伤（证据等级 2 级，推荐强度 B 级，2015 年全球 IAD 预防和护理专家共识）。

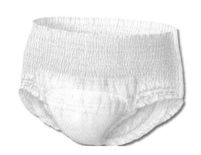

图 8-12　纸尿裤

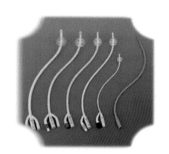

图 8-13　导尿管

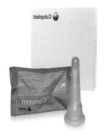

图 8-14　一件式尿套

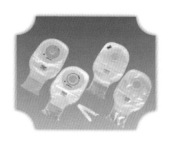

图 8-15　造口袋

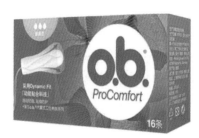

图 8-16　卫生棉条

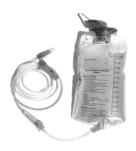

图 8-17　大便收集器

（二）结构化皮肤护理方案

1. 皮肤清洗

（1）清洗时机：至少每日一次或在每次大便失禁之后清洗失禁患者的皮肤（证据等级5级，推荐强度B级，2015年全球IAD预防和护理专家共识）。

（2）清洗产品：可采用接近正常皮肤pH值范围的清洗剂或温水或专用湿巾温和清洗失禁区域皮肤，避免使用碱性肥皂，接近正常皮肤pH值范围的清洗剂优于普通肥皂（证据等级1级，推荐强度A级，2015年全球IAD预防和护理专家共识）。

（3）清洗方式：建议使用免冲洗皮肤清洗剂或含有清洗液的湿巾，以减少失禁造成的皮肤损伤，若没有皮肤清洗剂，可用温水代替，这是最低标准。与盥洗池使用有关的感染问题已被确认，推荐"无盆化"清洗。清洗力度应温和，尽量减少摩擦，避免摩擦/用力擦洗皮肤，清洗之后用温和的方式使皮肤变干（证据等级4级，推荐强度B级，2015年全球IAD预防和护理专家共识）。

2. 皮肤保护：清洗后使用皮肤保护剂使皮肤隔离于尿/粪刺激，修复皮肤保护层。推荐使用以下四种皮肤保护剂（如表8-3所示），使用前应检查产品成分，以确保不含有患者敏感或使患者过敏的物质（证据等级4级，推荐强度B级，2015年全球IAD预防和护理专家共识）。

表8-3 皮肤保护剂

主要成分	描述	注释
凡士林/矿脂	石油加工而得，通常为软膏基质	形成闭合层，增强皮肤水合作用；使用少量时透明；可能影响失禁护理产品的吸收性
氧化锌	与载体混合而成的白色粉末，形成不透明的乳霜、软膏	清除比较困难；不透明，检查皮肤时需清除
二甲基硅油	硅酮基质，也称硅氧烷	非封闭性，少量使用不影响失禁产品吸收性；使用后变得透明
丙烯酸酯三聚物	在皮肤上形成透明薄膜的聚合物	不需要清除；透明，可进行皮肤检查

（1）建议处于IAD风险状态的患者使用具有皮肤保护/恢复功能的皮肤护理产品或综合性产品来预防IAD（证据等级1级，推荐强度A级）。

（2）清洗之后使用皮肤保护剂使皮肤隔离于尿/粪刺激，可修复皮肤保护层（证据等级1级，推荐强度B级）。

（3）皮肤保护剂主要成分的功效随总体配制情况和用法（例如使用量）而异，所有产品均须按照生产商的指示来使用（证据等级 3 级，推荐强度 B 级）。

（4）推荐丙烯酸酯三聚物薄膜或矿脂基质产品或含有二甲基硅油的产品保护皮肤（证据等级 1 级，推荐强度 B 级）。

（5）使用前应检查产品成分，以确保不含有患者敏感或过敏的物质（证据等级 5 级，推荐强度 B 级）。

3. 修复皮肤

（1）含有亲脂性材料或油脂的润肤剂可减少干燥并修复皮肤脂质基质（证据等级 5 级，推荐强度 B 级）。

（2）IAD 继发皮肤感染时，应收集微生物样本，根据结果选择抗菌药物（证据等级 5 级，推荐强度 B 级）。

（3）重度 IAD 皮肤缺损严重时，可辅助使用敷料来促进伤口的湿性愈合（证据等级 2 级，推荐强度 B 级）。

（4）推荐使用集清洗、保护、修复为一体的三合一产品（证据等级 5 级，推荐强度 B 级）。

（三）教育培训

临床护理人员应定期接受 IAD 预防及管理的教育培训（证据等级 4 级，推荐强度 B 级）。

第五节　潮湿相关性皮肤损伤的循证分析

一、皮肤清洗的循证分析

分析 Gray 等和 Black 等报道的 2 个 IAD 共识性文件，全球 IAD 专家讨论制定推出的 IAD 预防和护理最佳实践指南，以及 Gray 对老年人 IAD 的最佳处理研究报告和 Beekman 等采用三合一清洗布浸润 3% 二甲基硅油与水、pH 中性肥皂在预防和治疗 IAD 中的作用研究等文献，皮肤清洗的一致性处理意见包括五项原则：每日至少一次或在排便后及时清洗，力度温和、避免摩擦或用力擦洗，避免使用普通或碱性肥皂，选择一种温和的、pH 值接近正常皮肤的免冲洗皮肤清洗液或含有清洗液的专用湿巾，用柔软的一次性无纺布或三合一（清洗、保护、润肤）清洗布，清洗皮肤去除刺激物，清洗后用温和的方式使皮肤变干）[6,8-10]。

二、预防性皮肤护理和保护的循证分析

预防性皮肤护理和保护的研究较少，历年指南中仅 2014 年和 2019 年国际指南及 2016 年美国 WOCN 更新指南有少量推荐建议，主要包括皮肤清洗、保护建议，2019 年首次提出结构化皮肤护理方案。

（一）皮肤护理或结构化皮肤护理方案

2014 年国际压力性损伤预防和处理指南和 2019 年国际压力性损伤预防和处理指南分别提出 3 条和 2 条建议，其中 2014 年指南推荐的 3 条建议"使用 pH 值平衡（中性）的皮肤清洗剂，保持皮肤清洁干燥。失禁患者排便后及时清洗皮肤，制定并执行个体化失禁管理计划。不可按摩或用力擦洗有压力性损伤风险的皮肤；按摩不仅会带来不适，而且可导致轻微组织损伤，或引发炎性反应，对体弱年老者尤其如此。"3 条建议的证据强度均为 C 级，表明证据来源于间接科学证据的支持（如以正常人为研究对象的研究、针对其他慢性伤口患者的研究、动物模型研究）和 / 或专家意见，属于最低等级的证据强度。推荐强度均为正向弱推荐，表明受益可能大于风险，临床可以选择性去做[11]。2015 年 IAD 预防专家共识推荐的结构化皮肤护理方案包括：第一，管理失禁。评估失禁原因，除了配合医生积极治疗引起失禁的可逆因素外，尿失禁者使用纸尿裤和外接器具管理，粪失禁者采用外接造口袋或引流装置做好粪便收集管理。第二，温水清洗。每次失禁后用 37 ～ 39 ℃温水轻柔清洗皮肤。第三，保护皮肤。每次

清洗后软纸轻轻擦干后使用皮肤保护剂涂抹失禁区域皮肤[8]。2019年更新的国际指南建议"实施皮肤结构化护理方案，包括保持皮肤清洁并适当补充水分，大小便失禁后立即清洁皮肤，避免使用碱性肥皂和清洁产品，使用保护性产品保护皮肤免受潮湿相关性损害"[22]，分析此条建议综合了2014年的2条建议内容，并且描述得更为清晰、可操作。证据强度B2级，表明证据来源于低质量的2级水平研究提供的直接证据，或3、4级水平研究提供的直接证据，或大多数结果有一致性，不一致的结果能够被解释[4]。从证据强度分析，也较2014年有所提高，说明最近的5年中有新的研究证据支持，如有两项研究提供证据支持实施结构化皮肤护理方案，包括定时清洗皮肤（特别是失禁后立即清洗）、润肤和保护。其中一项2级水平的研究报告了在ICU中对粪失禁患者（$n = 76$）分为试验组和对照组，试验组采取结构化皮肤护理方案，包括使用湿棉布轻柔清洗皮肤，用泡沫清洗剂定时清洗肛门及其周围皮肤，清洗后用护肤霜和补水剂润肤、护肤，对照组采用标准护理，具体方法未作描述，结果7 d后试验组的压力性损伤发生率（13.2%）明显低于对照组（50%）（$P = 0.001$）。一项3级水平的研究发现，结构化皮肤护理方案与标准护理比较，更能降低压力性损伤的发生率（7%对31%，$P = 0.008$）。一项3级水平的预后研究报告，纳入286例皮肤干燥患者，多元回归分析显示，处于压力性损伤危险状态，在皮肤护理后定时使用补水剂，能够促进皮肤水化和预防皮肤不良事件，如皮肤干裂和皮肤撕裂伤。2019年的建议推荐强度为正向强推荐，表明受益大于风险，明确应该去做，较2014年的正向弱推荐，强度也有提升，表明随着研究证据的增加，显示结构化皮肤护理方案对临床实践的作用在增强，综合分析，建议临床执行2019年的推荐建议。

（二）皮肤保护剂和保护方法

对于局部使用皮肤保护剂预防压力性损伤的作用，2018年Cochrane一项系统评价报道[23]，有两项研究（$n = 1\,060$）比较了脂肪酸和橄榄油对压力性损伤的预防作用，结果发现两组压力性损伤发生率无明显差异。另有两项研究（$n = 187$）比较了脂肪酸和标准护理对预防压力性损伤的作用，结果差异也无统计学意义。一项研究（$n = 331$）报道脂肪酸组压力性损伤发生率低于芳香剂与三硬脂酸甘油酯混合物对照组的发生率。另有三项研究（$n = 545$）对比了局部活性制剂与活性润肤乳的效果，发现两组间压力性损伤发生率无明显差异。因此，使用皮肤保护剂的预防作用证据尚不充足，未来还需要进一步研究。2016年WOCN指南推荐1条建议、2014年国际指南推荐2条建议、2019年更新的国际指南推荐1条建议。2016年WOCN建议"根据需要使用失禁皮肤屏障，如乳膏、软膏和成膜皮肤保护剂，以保护和维持大小便失禁和有压力性损伤风险人群的完整皮肤"，证据强度C级，表明证据来源于不符合B级标准（一项以上至少有10例压力性损伤患者的RCT，或者两项以上至少有10例压力性损伤患者的非随机对照试验）的其他研究，或两项以上至少10例压力性损伤的病例系列研究（IV级或V级证据），或专家意见，证据强度偏低。推荐强度为I类推荐，表明证据和/或专家意见一致认为治疗方案有益，或效益大于有害，应该去做[24]。2014年建议"使用皮肤屏障保护产品，避免皮肤暴露于过度潮湿环境中；干燥皮肤使用润肤剂保护，从而降低压力性损伤风险"，证据强度 C 级，表明证据来源于间接科学证据的支持（如以正常人为研究对象的研究、针对其他慢性伤口患者的研究、动物模型研究）和 / 或专家意见[11]，证据强度同样偏低，推荐强度正向弱推荐，表明受益可能大于风险，临床可以选择执行。2019 年建议"使用高吸收性失禁皮肤保护产品去保护已有压力性损伤或处于压力性损伤风险患者的皮肤"。证据强度 B1 级，表明证据来源于中、低等质量的 1 级水平研究提供的直接证据，或者中、高质量的 2 级水平研究提供的直接证据，或大多数结果有一致性，不一致的结果能够被解释[22]，证据强度较 2014 和 2016 年均有提升，说明有新的研究证据支持。但推荐强度与 2014 年相同，正向弱推荐，表明新的研究质量偏低，偏低的证据强度并不能证明受益一定能够大于风险，建议临床执行中继续研究，提高研究质量和证据等级。特别值得提出的是 2014 年建议"勿使用二甲基亚砜（DMSO）软膏来预防压力性损伤"。证据强度 B 级，说明证据来源于直接科学证据的支持，这些证据来源于设计恰当和在压力性损伤患者中实施临床系列研究的结果，并获得统计学分析的支持（从 2、3、4、5 级证据的研究中获得），2018 年 Cochrane 一项系统评价报告[23]，4 项研究比较了二甲基亚砜（DMSO）乳膏与安慰剂对预防压力性损伤的作用，结果发现，前者提高了压力性损伤发生率。查阅文献发现，二甲基亚砜（DMSO）是一种含硫化合物，弱碱性，存在一定毒性，是一种吸湿性可燃液体，被誉为"万能溶剂"，在合成黄连素、烟酸肌醇酯和中药萃取中都有应用。不含水的二甲基亚砜无腐蚀性，含水时对铁、铜等金属有腐蚀性。基于这种化合物的理化特性对皮肤有害无益，因此近年临床未有使用报告，2019 年更新的指南去除了此条建议，意味着二甲基亚砜（DMSO）将不再用于临床。2019 年指南推荐用于预防压力性损伤的皮肤保护性产品为含锌、石蜡油等成分的产品，但未具体说明。临床应用中需要进一步研究探讨能够有效预防压力性损伤的保护性产品。

（三）IAD 风险管理的循证建议

1. 轻度 IAD 的护理：对皮肤完好有发红的轻度 IAD 患者，建议评估和处理失禁的可逆性原因，加强营养，液体管理和如厕技巧训练、实施压力性损伤预防计划，实施一套结构化皮肤护理方案，皮肤保护按照使用皮肤保护剂（主要成分为凡士林或矿脂、氧化锌、二甲基硅油或丙烯酸酯三聚物）隔离尿液和粪便的刺激及帮助加快处理 IAD 和修复皮肤保护层；使用合适的润肤剂（含有润滑剂和保湿剂的混合物）修复皮肤保护层等细节护理。

2. IAD 继发真菌感染的护理：使用抗真菌乳霜或粉末来外用治疗念珠菌病，并与皮肤保护剂（例如丙烯酸酯三聚物保护膜）相结合处理 IAD 继发皮肤真菌感染。

3. 中重度 IAD 的护理：除了实施上述措施外还要使用粪便或尿液收集袋管理失禁，3～5 d 如无改善，应该咨询专家意见或申请会诊。

分析上述循证建议，目前并无哪类产品处理 IAD 更有效的结论，笔者建议今后需要严格设计、大样本的随机对照研究，明确不同方法、不同产品对治疗不同程度 IAD 的有效性，为临床优选护理方法提供依据[25]。

第六节 结构化皮肤护理方案临床应用

一、结构化皮肤护理方案预防 IAD 的效果

根据专家共识建议的结构化皮肤护理方案构建失禁护理流程（一隔离刺激源，二清洗皮肤，三润肤护肤），1 年中护理了 82 例脑卒中失禁患者，结果：发生轻度 IAD 9 例，发生率为 10.98%，无中度和重度 IAD 发生。与实施结构化皮肤护理方案前一年 91 例脑卒中失禁患者发生轻度、中度和重度 IAD 发生率共计 23.07% 比较，发生率明显下降（$P < 0.05$）。每例患者的护理时间由实施方案前的（2.18±1.36）h 缩短为实施方案后的（1.55±1.03）h，差异有统计学意义。研究认为，基于指南的失禁护理流程提高了失禁护理和预防 IAD 的护理效果，节约了护理时间[26]。

二、结构化皮肤护理方案预防 IAD 的成本效果研究

笔者带领研究生进行了一项预防 IAD 的成本效益研究[27]，根据纳排标准入选 124 例成年失禁患者为研究对象，男性 67 例，女性 57 例，年龄 18 ～ 89 岁，平均（56.86±15.59）岁。采用 2015 年 IAD 预防专家共识推荐的结构化皮肤护理方案作为共性护理方案，观察组在结构化皮肤护理方案基础上，于每次清洗后在失禁区域皮肤上顺着毛发的方向均匀涂抹以氧化锌、凡士林和芦荟为主成分的复合氧化锌软膏（丹麦生产），以在皮肤表面形成一层乳白色油性膏体状薄膜为宜。注意皮肤有皱褶时，需用手分开皮肤，展开皱褶，均匀涂抹。对照组其他护理方法与干预组相同，不同的是皮肤清洗后在失禁区域皮肤上先喷洒造口粉（丹麦生产），后喷涂丙烯酸酯三聚物皮肤保护膜（美国生产），以在失禁皮肤区域形成一层薄而透明的保护膜为宜。根据 IAD 形成时间为 1 ～ 6 d 的理论，两组均连续干预 7 d。若 7 d 内患者发生 IAD 或出现皮肤瘙痒、刺痛等过敏反应，则停止本项研究并及时记录发生时间及表现，采取相应治疗措施，持续跟踪直至愈合。主要结局指标为 IAD 发生率和发生时间，并进行成本－效果分析。具体方法：采用专用的观察表，记录患者性别、年龄、失禁类型、失禁频度、失禁持续时间、Braden 评分、会阴皮肤评估工具（Perineal Assessment Tool，PAT）评分等一般资料，每日评估患者的皮肤状况，对于已发生皮肤问题（发红或红疹或破损）患者摄取照片，并将患者的临床主诉连同照片通过微信发送给未

参加研究过程的国际造口治疗师，根据专家共识和指南提出的 IAD 判断标准盲法评价是否为 IAD 及其严重程度分级。轻度：皮肤呈边界不清的发红，触诊皮温升高可有痛感，但皮肤完整。中度：皮肤发亮伴水疱、点状出血或脱皮，患者主诉疼痛明显。重度：皮肤呈深红或黄白色，部分皮层缺损伴渗血渗液。研究者及时记录评价结果及发生时间、发生部位、严重程度等。干预期结束，计算 IAD 发生率和发生时间。IAD 发生率＝发生 IAD 例数／研究总例数 ×100%。IAD 发生时间：从干预开始至发生 IAD 的时间，以天（d）为单位。护理材料成本和成本－效果分析：每次护理后研究者及时记录每例患者失禁护理的材料成本，包括失禁护理换药费（院内收费标准 26 元／次）和皮肤保护产品费用（采用"称重法"测算）。护理费用＝26（元）× 失禁护理总次数＋（干预 7 d 后产品质量／发生 IAD 时产品质量－干预前产品质量）× 单位质量产品费用。干预期结束计算成本－效果比和增量成本－效果比，方法为各组患者护理材料总成本（cost，C）与效果（effect，E）的比值，效果以未发生 IAD 的概率计算，即成本－效果比＝总成本 C/（1 － IAD 发生率）E。增量成本－效果比为两组护理材料总成本差值与效果差值的比，表示增加 1 个单位效果时所需增加的成本，即增量成本－效果比＝干预组总成本 C2 －对照组总成本 C1／干预组（1 － IAD 发生率）E2 －对照组（1 － IAD 发生率）E1。结果：观察组 IAD 发生率为 6.25%，对照组 IAD 发生率为 20%（$P < 0.05$），两组严重程度分级差异无统计学意义（$P > 0.05$）。观察组患者 IAD 发生时间为（4.00±0.82）d，对照组患者 IAD 发生时间为（3.50±0.79）d，两组差异无统计学意义（$t = 0.438$，$P = 0.298$）。两组患者护理材料成本比较，差异有统计学意义（$P < 0.05$）；从成本－效果角度分析，达到 93% 以上的预防效果时，观察组每例护理成本较对照组低 60 元左右，差异有统计学意义（$P = 0.041$）。研究结果认为在结构化皮肤护理方案基础上使用复合氧化锌软膏，预防 IAD 的效果优于造口粉联合皮肤保护膜。两者在延缓 IAD 的发生及减轻 IAD 发生严重程度方面作用效果相似，但前者护理成本更低。

上述研究表明，采用指南推荐的结构化皮肤护理方案有益于 IAD 预防和节约护理成本。

第七节　潮湿相关性皮肤损伤的护理规范

经过文献分析，从评估、分析和判断、预防和治疗方面归纳、汇总相关文献的循证证据，并制定护理规范。

一、IAD 风险评估规范

文献研究发现[9-10, 13-14, 27]，目前应用广泛的 IAD 风险评估工具是由 Nix 等在 2002 年制订的会阴部评估工具（Perineal Assessment Tool，PAT），是评估住院患者发生会阴部 IAD 风险的初筛工具。吴娟以 Brown 提出的 IAD 危险因素概念框架作为理论支撑，构建了适宜我国成人失禁患者的 IAD 风险评估量表（Risk Assessment Scale for Patients with IAD，IADRAS）。该量表由组织耐受性（低蛋白血症、组织缺氧、发热）、会阴部环境（失禁类型、更换床单频率、摩擦力）、自理能力（昏迷/偏瘫或瘫痪）3 个维度 7 个条目组成，总分 86 分，评分越高意味着 IAD 发生风险越大。研究者选取 408 例患者进行信效度检测，结果表明该量表 Cronbach's α系数为 0.53，评定者间信度为 0.904，重测信度为 0.736；量表和条目水平的内容效度指数均大于 0.78。IADRAS 信效度良好，可用于评估我国失禁患者 IAD 的发生风险，但其内部一致性偏低，条目内容仍有提升空间，在不同机构人群中的应用效果有待研究验证。选择一个有效、可靠的评估工具评估失禁患者的 IAD 风险，对有 IAD 风险因素者及早采取结构化皮肤护理方案预防 IAD，每周至少重复评估 2～3 次。

二、失禁评估规范

（一）失禁评估部位和频度

评估失禁涉及区域皮肤，包括 14 个部位（图 8-18 所示），每日至少评估一次。

（二）评估失禁原因

与医生及时沟通，识别和治疗可逆病因（如尿路感染、利尿剂、腹泻等），最大程度消除皮肤与尿液和/或粪便的接触。

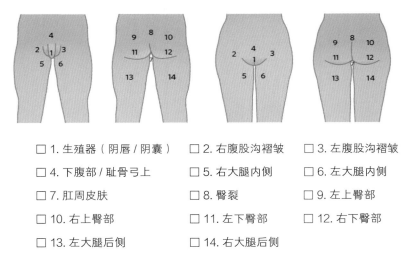

□ 1. 生殖器（阴唇/阴囊）　　□ 2. 右腹股沟褶皱　　□ 3. 左腹股沟褶皱

□ 4. 下腹部/耻骨弓上　　　□ 5. 右大腿内侧　　　□ 6. 左大腿内侧

□ 7. 肛周皮肤　　　　　　　□ 8. 臀裂　　　　　　□ 9. 左上臀部

□ 10. 右上臀部　　　　　　　□ 11. 左下臀部　　　　□ 12. 右下臀部

□ 13. 左大腿后侧　　　　　　□ 14. 右大腿后侧

图 8-18　失禁评估部位

（三）评估失禁类型、失禁频度、失禁持续时间以及粪便性状

1. 失禁类型：尿失禁/粪失禁/尿粪双失禁，现有研究证明，粪尿双失禁所致的 IAD 风险高于粪失禁、尿失禁。

2. 失禁持续时间：＜3月/3～12月/＞12月。现有研究证明，失禁持续时间与 IAD 形成呈正相关关系，即持续时间越长，IAD 风险越高。

3. 失禁频率：＜3次·d^{-1}/3～6次·d^{-1}/＞6次/d。研究证明，失禁频率越高发生 IAD 风险越高。

4. 粪便性状：水样便/软便/成形粪便。研究证明，水样便刺激皮肤发生 IAD 的风险高于软便和成形粪便。

三、会阴部皮肤评估规范

每日评估一次失禁患者的会阴部皮肤。由 Nix 等在 2002 年制订的会阴部评估工具（Perineal Assessment Tool，PAT）是评估住院患者会阴部皮肤的初筛工具。它由 4 个条目组成：刺激物类型，刺激物持续时间，会阴部皮肤情况，增加腹泻风险的相关因素如低蛋白血症、抗生素、鼻饲（表 8-4）。每个条目计 1～3 分，总分 4～12 分，评分越高意味着 IAD 发生风险越大。2011 年中文版和信效度评价，总的 Cronbach's α 系数为 0.512，评定者间信度为 0.889，重测信度为 0.791；平均内容效度指数为 0.95。量表总体良好，使用方便且易于掌握，但量表编制时仅纳入常见的敏感因素，全面性有所欠缺，致使内部一致性较低，有待进一步修订完善。

表 8-4　会阴皮肤评估工具 (PAT) 评分

刺激物类型		刺激物持续时间	
□成形便（有或无伴随尿液）	1分	□至少每8h更换一次床单/护理垫	1分
□软便（有或无伴随尿液）	2分	□至少每4h更换一次床单/护理垫	2分
□水样便（有或无伴随尿液）	3分	□至少每2h更换一次床单/护理垫	3分
会阴部皮肤状况		相关影响因素	
□皮肤干净完整无损伤	1分	□影响因素≤1个	1分
□红斑/皮炎（有或无真菌感染）	2分	□影响因素2个	2分
□剥落/糜烂（有或无真菌感染）	2分	□影响因素≥3个	3分

四、IAD 严重程度分级评估规范

对失禁所致的皮肤损害要求临床护士熟练掌握使用 IAD 严重程度评估量表评估 IAD 严重程度。

IAD 严重程度评估工具主要有 IAD 严重程度评估量表（Incontinence-associated dermatitis Severity Instrument，IADS）、皮肤状况评估工具（Skin Condition Assessment Tool，SCAT）、IAD 严重程度分类工具（IAD Severity Categorization Tool）等，国内外应用最为广泛的是 IADS。该量表由 Borchert 等在 2010 年构建，于 2014 年修订完善，从皮肤的颜色、有无皮疹、有无缺损三个方面评估会阴、臀部等 14 个区域的皮肤状况并赋予相应的分值，各部位得分相加即为总分，最终得分越高皮肤损伤越严重（如表 8-5 所示）。张娜对该量表进行引进并汉化，进行了信效度检验，量表的 Cronbach's α 系数为 0.72，内容效度为 0.91。该量表能进行连续性评估也可作为判断预后和治疗效果的判断工具。

为了便于临床护士日常快速评估 IAD 严重程度，建议使用 IADS 评估量表（见表 8-7）。

IAD 与压力性损伤的鉴别，如表 8-6 所示。

表 8-5　IAD 严重程度评估量表（IADS）评分

部位（14 处）	皮肤发红			皮疹	缺损
	无（0分）	粉红（1分）	红色（2分）	存在（3分）	存在（4分）
生殖器					
右腹股沟					
左腹股沟					
下腹部 / 耻骨上					
右大腿内侧					
左大腿内侧					
肛周					
臀裂					
左上臀					
右上臀					
左下臀					
右下臀					
左大腿后侧					
右大腿后侧					

表 8-6　IAD 与压力性损伤的鉴别

项目	IDA	压力性损伤
病史	大 / 小便失禁	暴露于压力 / 剪切力
症状	疼痛、烧灼、瘙痒、刺痛	疼痛
位置	影响会阴、生殖器周围、臀部、臀沟、大腿上侧内部和后方、下背，可能会延伸到骨隆突处	通常覆盖骨隆突处或与医疗设备的位置有关
形状 / 边缘	受影响区域弥散，边缘界限模糊 / 可能有污渍	边缘或边界清晰
表现 / 深度	带红斑（苍白性或非苍白性）的完整皮肤，有 / 没有浅表性、部分皮肤层丧失	表现为带非苍白性红斑的完整皮肤、全部皮肤层丧失等，伤口基底可能含有坏死组织
其他	可能出现继发性皮肤感染（如念珠菌感染）	可能出现继发性软组织感染

表 8-7　IADS 评分记录表

患者姓名：　　　　性别：　　　　年龄：　　　　诊断：　　　　失禁类型：

部位（14 处）	皮肤发红			皮疹	缺损
	无（0 分）	粉红（1 分）	红色（2 分）	存在（3 分）	存在（4 分）
生殖器					
右腹股沟					
左腹股沟					
下腹部 / 耻骨上					
右大腿内侧					
左大腿内侧					
肛周					
臀裂					
左上臀					
右上臀					
左下臀					
右下臀					
左大腿后侧					
右大腿后侧					

IAD 严重程度评估量表（IADS）评分：

评估结果判断：

_____ □轻度□中度□重度□伴有真菌感染　IAD 损伤面积：_____

_____ □轻度□中度□重度□伴有真菌感染　IAD 损伤面积：_____

_____ □轻度□中度□重度□伴有真菌感染　IAD 损伤面积：_____

五、预防和护理规范

（一）基于指南的失禁护理流程

1. 物品准备：根据评估结果准备个管体化失禁护理用品，如温水、湿纸巾、柔软纸巾、中单或床单、衣裤，一次性医用手套、导尿管、造口袋和大便失禁护理套装以及润肤、护肤用品等。

2. 环境准备：关闭门窗，调节室温，保持环境温度 24 ℃，保持环境的私密性。

3. 体位放置：双人协作放置适当体位。

4. 实施结构式皮肤护理方案：用 40 ℃温水螺旋冲洗清洁会阴，用全棉布制品吸湿干燥，待干 30 s 后，以麻油、橄榄油或液态石蜡润肤，用丙烯酸酯三聚物皮肤保护膜（美国 3 M 公司生产）保护。大小便持续失禁者使用导尿管、造口袋或便失禁护理套装处理。

5. 健康教育：选用造口粉、皮肤保护膜、导尿管、造口袋和大便失禁护理套装等辅助物品或设施时与患者或家属沟通产品作用原理、使用目的、可能的效果和副作用及其费用等，获得理解和支持。指导观察要点和注意事项等。

临床应用评价：实施流程前 1 年中 91 例失禁患者中的 IAD 发生率为 23.07%。实施流程后 1 一年中 82 例失禁患者中 IAD 发生率为 10.98%，下降率超过 50%，效果明显[26]。

（二）IAD 防护皮肤护理流程

根据国内外 IAD 预防和护理研究报告设计 IAD 皮肤护理流程（清洁—润肤—保护，并配合使用辅助用具收集排泄物）。

1. 清洗：采用专用清洗露（美国 3 M 公司生产）清洗皮肤，每日 3～4 次。清洗工具选择一次性软布，清洗皮肤时动作轻柔，尤其皮肤潮红部位应用轻拍方式，减少尿液和粪便对皮肤刺激。

2. 润肤：清洗后涂抹赛肤润，主要目的是增加皮肤油脂，保持皮肤湿度。

3. 保护：根据失禁频率在每次失禁后及时采用 37～39℃温水清洗污染皮肤后，用软毛巾轻轻擦干，待干后使用皮肤保护剂保护皮肤，具体使用方法：在距离皮肤 10 cm 处喷涂主要成分为二甲基硅油的硅酮敷料（国内生产）或主要成分为丙烯酸酯三聚物的透明膜敷料（美国生产）或涂抹复方氧化锌软膏（丹麦生产）[12,27-28]。

4. 根据失禁类型和 IAD 严重程度选择性使用辅助用具，包括吸收型产品（一次性尿垫或纸尿裤）、收集性产品（造口袋、男性阴茎套）和引流装置（留置尿管、大便引流装置）或其他适宜敷料。

（三）IAD 分级护理方案[8, 29]

1. IAD 高危患者的防护：对 IAD 高度危险患者每班至少进行一次评估，评估内容包括失禁发生的频率、失禁类型、失禁持续时间和皮肤完整性，每次翻身或改变体位后要特别注意检查皮肤颜色的变化。按 IAD 防护皮肤护理流程每日至少护理一次，结合患者失禁的类型、频率和持续时间选择使用吸收性产品及辅助器具预防 IAD 发生。每班检查皮肤及护理效果，直至失禁停止或出院。

2. 轻度 IAD 的护理：对轻度 IAD 患者每日评估一次 IAD 的严重程度变化，使用 IAD 防护皮肤护理流程，清洗会阴部皮肤后将造口护肤粉均匀喷撒在局部，再喷洒 3 M 皮肤保护膜，尿便污染后及时清洗和保护，直至红斑消褪或出院。

3. 中度 IAD 的护理：对中度 IAD 患者除按照轻度 IAD 的护理方法外，皮肤破损处用生理盐水清洗后粘贴超薄性水胶体敷料，2～3 天更换一次，直至创面愈合或出院。

4. 重度 IAD 的护理：对重度 IAD 患者除按照轻度 IAD 患者的护理方法外，对有较多渗液或出血的皮肤破损创面内层选用藻酸盐敷料，外层敷料用超薄性水胶体敷料，根据渗液多少决定更换敷料的时间，直至创面愈合或出院。

5. 真菌性皮疹的护理：对真菌性皮疹患者除按照 IAD 的护理方法外，咨询医生使用抗真菌药膏涂抹局部皮肤，每日 2～3 次。直至皮疹消退，症状缓解。

（四）不同程度皮肤损伤和 IAD 的护理方案[8]

2015 年 IAD 国际专家共识推荐的不同程度皮肤损伤和 IAD 护理方案见表 8-8。

临床应用评价：IAD 防护护理流程目的是突出个体化护理，针对不同患者给予不同的护

表 8-8　不同程度皮肤损伤和 IAD 的护理方案

表现	处理方案
发红但皮肤完好，轻度 IAD	皮肤清洗剂或清洗湿巾， 皮肤保护剂（造口粉 + 皮肤保护膜、阿蓓纳氧化锌舒缓软膏、硅酮敷料）
发红皮肤损伤，中度 IAD	失禁护理湿巾（三合一：清洗剂 + 皮肤保护剂 + 润肤剂）， 皮肤保护剂（造口粉 + 皮肤保护膜、阿蓓纳氧化锌舒缓软膏）， 并考虑收集装置
渗液多，重度 IAD	可使用吸收性敷料，如藻酸盐 + 水胶体敷料 / 泡沫敷料， 红外线辅助治疗（保持干燥，避免浸渍）
有皮肤损伤，有感染	真菌感染使用抗真菌软膏（派瑞松）， 细菌感染使用抗感染敷料、红外线辅助治疗

理措施，以节约资源、避免浪费、提高护理效果，IAD 高度危险者的护理重点是保护皮肤免受失禁刺激，预防 IAD 发生和一旦发生及时、正确处理。不同分级 IAD 的护理重点是保护皮肤免受失禁刺激，正确处理 IAD，及早治愈和避免发生更严重的并发症如压疮。应用结果表明，21 例 IAD 高度危险者在住院期间发生 1 例轻度 IAD，及时按照轻度 IAD 护理流程处理，5 d 治愈，预防有效率为 95.24%。16 例轻度 IAD 护理后 3 ~ 5 d 治愈，平均愈合时间（3.61±0.42）d，7 例中重度 IAD 护理后 5 ~ 7 d 治愈，平均愈合时间（6.62±0.33）d，治愈率达到 96%，与国外报告的结果基本一致。由此说明 IAD 防护流程可提高护士操作的规范和准确性，从而有效降低 IAD 的发生率和提高 IAD 的治愈率[29]。

需要注意的问题：本组 1 例重度 IAD 经护理后无明显改善，分析原因主要与患者病情重、粪失禁频繁刺激有关，虽按流程做好了局部皮肤护理，但是因为皮肤破损严重、渗液渗血多，藻酸盐敷料只能短时间控制渗液，导致粘贴的造口袋容易脱落，无法很好管理失禁源。而国外指南推荐使用的大便失禁护理套装国内无法获得，国内已有的失禁护理套装信息获得滞后，今后需要加强信息沟通和学习，加强相关护理工具革新和改良，使之满足临床所需。

（五）基于指南的 IAD 个体化分级护理方案

1. **个体化分级护理方案**：评估失禁原因、类型、IAD 严重程度后，根据指南建议结合患者失禁类型和 IAD 分级及其病情和主观愿望制定个性化护理方案，征得患者或家属同意后实施，包括持续尿失禁者给予短期留置导尿，持续粪失禁者使用大便失禁护理套装（以下简称失禁套装）或造口袋外接粪便，间断失禁者会阴部使用吸湿垫。使用留置导管和大便失禁护理套装患者，局部皮肤护理采用温水清洗、擦干后涂抹麻油，每日一次。使用吸湿垫管理失禁患者，局部皮肤护理每日一次，主要内容包括清洗、保护、保湿和润肤四步法：局部温水清洗、擦干后，使用造口护肤粉均匀涂抹失禁涉及的皮肤区域，再喷涂皮肤保护膜保护；保湿主要选用含二甲基硅油和季铵盐壳聚糖的硅酮敷料局部喷涂；润肤使用国产食用麻油。共性护理包括与医生沟通协调治疗和控制原发病，遵医嘱补充营养纠正低蛋白血症和使用药物控制腹泻等[25]。

2. **临床应用评价**[25]：8 例 IAD 患者，评估其失禁原因、类型及严重程度后，根据指南建议结合评估结果制定并实施个性化护理方案，持续尿失禁者给予短期留置导尿，持续粪失禁者使用大便失禁护理套装，间断失禁者使用吸湿垫。局部皮肤每日清洗、保护、保湿和润肤一次。每次记录护理时间、费用，直至 IAD 愈合，记录愈合时间。结果：3 例中度、5 例重度 IAD 患者全部治愈，愈合时间（10.75±3.29）d，护理时间（144.75±92.54）min，护理费用（1532.63±585.52）元。重度 IAD 较中度 IAD 所需护理时间、愈合时间长，费用多，但差异无统计学意义（$P > 0.05$）。对不同失禁类型引起的 IAD 采取了个性化护理方案，粪失禁 3 例使用双气囊大便失禁护理套装，原理与尿失禁使用留置导尿管类似，带有充气囊的失禁护理套装硅胶管插入肛门，气囊内注入 45 mL 生理盐水起固定预防脱出作用，配有 2 个 1 000 mL 专用引流袋，粪便从套装引流管中流入专用引流袋，能够完全阻隔粪便对皮肤的刺激，可反复清洗持续使用 1 个月。尿失禁 1 例、尿粪双失禁 2 例使用了留置导尿管阻隔尿液对皮肤的刺激，2 例双失禁患者加用了造口袋和吸湿垫，均获得了愈合的效果，只是由于使用方法和器具不同，护理时间和费用也不同。西班牙组织地中海地区 5 个国家采用当地盛产的橄榄油保护皮肤，使用其保湿和润肤功能进行压力性损伤预防的多中心研究值得借鉴。临床护理中将国产麻油用作润肤护肤品其原理与橄榄油一致，橄榄油和麻油均由 98% 的甘油三酯组成，包括主要的单不饱和油酸。单不饱和油酸由于其抗炎属性，已经被证明是健康和皮肤保养必不可少的成分，可能会加速伤口的恢复和愈合。另外一个重要原因是麻油获得容易，价格相对便宜，使用方便，前期在老年人失禁护理和预防压疮的预实验中取得了明显效果，8 例 IAD 使用后发现麻油不但能够润肤，而且其中所含的亚油酸和亚麻酸成分有助于皮肤损伤后的修复，与使用麻油调和云南白药用于压力性损伤处理的结果有一致之处，值得进一步研究和推广应用。分析 8 例治愈的 IAD 护理效果及成本，治愈率为 100%，愈合时间（10.75±3.29）d (7 ~ 16 d)，分析此结果，优于日本 Sugama 等报道的两种吸湿垫用于轻度和中度 IAD 干预 7 d，对照组和试验组两组总愈合率 56.6% 的结果，可能与吸湿垫的作用原理仅仅是吸湿，无法阻隔尿液或粪对皮肤的刺激有关。而本组粪失禁所致的重度 IAD 患者中，3 例使用了国产专利产品"双气囊大便失禁护理套装"，1 例使用了进口造口袋外接粪便，3 例尿失禁和粪尿双失禁所致的中度 IAD 患者使用了留置导尿管和或加用吸湿垫，均在完全阻隔粪或尿液刺激的基础上再对局部皮肤进行清洗、保护、保湿和润肤，符合失禁和 IAD 护理的最新理念。使用皮肤保护膜和造口护肤粉治疗轻度和中度 IAD 已在国内获得肯定的效果，重度 IAD 处理的报告较少。从本组 8 例护理时间、费用和愈合时间分析，节约了护理时间，减少了频繁操作对患者身心的干扰，提高了治愈率和缩短了愈合时间，不同方法的费用接近，不增加患者的经济负担。根据初步使用结果，笔者认为，大便失禁护理套装对粪失禁所致的重度 IAD 应作为首选措施。短期使用导尿管控制尿失禁也有助于 IAD 的修复和愈合，值得考虑使用。清洁、保护、保湿和润肤的指南建议是预防 IAD 的有效措施，但对于已经发生 IAD 的患者，只有在此基础上根据失禁类型和严重程度选择适宜的辅助措施管理好失禁，才能取得良好的结果和成本效益。

3. 注意事项：病例护理中发现，失禁后皮肤很脆弱，清洗时除了注意动作轻柔外，还要使用柔软的清洗巾，尽量避免使用毛巾，因毛巾纤维粗糙，易损伤脆弱的皮肤。Langemo 等认为减少摩擦可以维持组织的健康和减轻 IAD 的易感性。失禁患者在卧位时不建议使用一次性纸尿裤，可将尿垫置于臀部下方，以防引起尿布疹。造口袋用于粪失禁引起的轻度 IAD 患者和高危患者能很好地收集排泄物，控制异味，节省护士人力资源，还可准确记录排出量，为治疗提供依据，但频繁撕揭会增加肛周皮肤损伤，使用时需要十分小心。临床应用中观察到，对于粪失禁引起的中度和重度 IAD 患者使用造口袋常出现脱落或难以粘贴现象，可能需要使用内置式大便失禁护理套装管理失禁。该组中重度 IAD 患者较少，今后需要加强对中重度 IAD 患者的护理研究。

六、MASD 的护理规范 [1-4, 8, 22-23, 30]

（一）皮肤清洗

每日至少一次，或皮肤出现污染后及时用温和的清洁剂轻柔清洗脆弱的皮肤，避免使用碱性肥皂清洗。健康皮肤的 pH 值约为 5 ～ 5.5，因此在选择清洁剂时，应避免碱性产品，因为碱性产品会将皮肤表面的 pH 值改变为有利于细菌生长的基本环境 [1-2]。

（二）清洗伤口周围皮肤

每日至少一次用生理盐水或直饮水或专用清洗液清洗伤口周围皮肤，因为伤口周围皮肤的细菌数量较正常皮肤明显增加。机械清洗伤口周围皮肤不仅可以减少皮肤上的微生物数量，而且可以减少伤口床上的微生物数量 [3-4, 30]。

（三）管理渗液

使用吸收性敷料管理 MASD 的伤口渗液，支持愈合和防止进一步的损伤。理想的敷料通过保持伤口水化，同时保持损伤性渗出物远离伤口和伤口周围皮肤，从而创造最佳的湿度平衡和预防渗液浸渍皮肤。敷料吸收和锁住渗液的能力不同，需要了解各种敷料特性，选择适合的敷料 [3-4]。

（四）使用无创胶带或非黏性敷料

反复使用和去除黏性胶带或敷料容易去除皮肤角质层，使皮肤耐受性下降而容易遭受汗液、渗液和排泄物刺激、加速局部皮肤损伤。可出现皮肤红肿、水疱，建议使用硅胶或硅酮敷料保护皮肤、吸收渗液 [8, 22]。

（五）为脆弱皮肤使用保护剂

在伤口周围或造口周围和多汗皱褶皮肤处使用保护剂，包括氰基丙烯酸盐配方，矿脂或硅酮基阻隔剂、复方氧化锌软膏和聚合物薄膜等 [3-4, 8, 22-23]。

（六）治疗皮肤感染和皮炎

慢性伤口患者接触过多潜在接触刺激物和过敏原，容易导致接触性皮炎或过敏性皮炎。治疗的最佳方法是治疗诱因或病因，解决继发感染，使用局部类固醇治疗炎症成分。虽然吸湿排汗织物可能对于皮肤皱褶内水分的管理，ITD 的预防和治疗的有效性尚不清楚 [3-4, 8, 22-23]。

（七）定期评估伤口周围皮肤和易受潮湿损害区域的皮肤

目前尚无一种工具能评估伤口周围的皮肤状况。Bates-Jensen 伤口状态工具指导临床护士记录伤口边缘和周围皮肤颜色的变化。为了对伤口周围皮肤进行全面评估，建议对皮肤进行与 MASD 相关的浸渍、红斑和皮肤溃烂评估 [3-4, 22]。

（八）积极改善皮肤健康

皮肤角质层含水量通常为 10% ～ 15%。当水分过多时是有害的，干燥的皮肤很容易出现表面破损，导致表皮剥脱、脱屑和开裂，使刺激物渗透到皮肤深层结构。在严重干燥的情况下，干燥区皮肤的特点是强烈的炎症和瘙痒。角质层含有天然保湿因子。它们是可以补水的保湿剂，因为皮肤具有吸湿性，能从大气中吸引和结合水分子，将其补充给角质细胞。可以通过使用含有氨基酸的保湿剂来补充天然保湿因子和保湿剂，如吡咯烷酮羧酸、尿醛酸、丙二醇（甘油）、乳酸和尿素。促进皮肤健康的其他成分是神经酰胺（细胞间隙的主要脂质成分）、必需脂肪酸如亚油酸，可以调节皮肤的炎症和免疫反应，维生素和抗氧化剂可以对抗活性氧自由基的破坏作用 [8, 22-23, 30]。

总之，过多的水分会导致皮肤皱褶、会阴和伤口周围区域的严重损伤，保护皮肤免受水分损害是全面皮肤和伤口护理的重要组成部分。基于对文献范围的回顾，笔者提出了保护的关键干预措施预防 MASD，包括使用保护性软膏、液体聚合物和氰基丙烯酸酯，这些材料可用于伤口周围区域，以形成一个保护层，同时保持水合作用和阻止外部水分与刺激源。有必要进行额外的研究，以验证现有和新兴的技术用于不同临床环境和患者群体中 MASD 的管理作用。

参考文献

[1] Woo K Y, Beeckman D, Chakravarthy D. Management of moisture-associated skin damage:a scoping review[J]. Adv Skin Wound Care, 2017, 30(11):494-501.

[2] Zulkowski K.Understanding moisture-associated skin damage, medical adhesive-related skin injuries, and skin tears[J].Adv Skin Wound Care, 2017, 30(8):372-381.

[3] 蒋琪霞,王建东,董珊,等.两种皮肤保护方法在负压治疗慢性伤口中的应用研究[J].中华护理杂志,2020,55（1）:39-45.

[4] 朱守林,蒋琪霞.慢性创伤性伤口患者潮湿相关性皮肤损伤发生及预后研究[J].中华护理杂志,2020,55(11):1639-1645.

[5] Ayello E A.CMS MDS 3.0 Section M skin conditions in long-term care:pressure ulcers, skin tears, and moisture-associated skin damage data update[J].Adv Skin Wound Care, 2017, 30(9):415-429.

[6] Gray M. Intraoperative pressure injury prevention, moisture-associated skin damage, and self-management of urinary incontinence[J].J Wound Ostomy Continence Nurs, 2019, 46(1):10-11.

[7] 蒋琪霞.失禁及其相关皮肤并发症的预防和处理研究进展[J].中华现代护理杂志,2016,22（1）:2-5.

[8] Global Incontinence Association Dermatitis Expert Panel. Incontinence association dermatitis:moving prevention forward.[EB/OL](2015-02-13)[2021-04-05]. http://www.Woundsinternational.com/best practice/2020-7-8.

[9] Gray M, Bliss D Z, Doughty D B, et al. Incontinence-associated dermatitis: a consensus [J]. J Wound Ostomy Continence Nurs, 2007, 34(1):45-54.

[10] Black J M, Gray M, Bliss D C, et al. MASD Part 2: Incontinence-Associated Dermatitis and Intertriginous Dermatitis: A consensus [J]. J Wound Ostomy Continence Nurs, 2011,38(4):359-370.

[11] National Pressure Ulcer Advisory Panel, European Pressure Ulcer Advisory Panel, Pan Pacific Pressure Injury Alliance. Prevention and treatment of pressure ulcers: the clinical practice guideline[A]. Osborne Park: Cambridge Media, 2014.

[12] 杨婷,蒋琪霞,唐蓉蓉,等.不同皮肤保护剂护理失禁患者的效果分析[J].医学研究生学报,2019,32(1):87-90.

[13] Brennan M R, Milne C T, Agrell-Kann M, et al.Clinical evaluation of a skin protectant for the management of incontinence-associated dermatitis: an open-label, nonrandomized, prospective study[J]. J Wound Ostomy Continence Nurs, 2017, 44(2):172-180.

[14] Bliss D Z,Mathiason M A, Gurvich O,et al. Incidence and predictors of incontinence associated skin damage in nursing home residents with new onset incontinence[J].J Wound Ostomy Continence Nurs, 2017, 44(2): 165 - 171.

[15] Gray M.Intraoperative pressure injury prevention, moisture-associated skin damage, and self-management of urinary incontinence[J].J Wound Ostomy Continence Nurs, 2019, 46(1):10-11.

[16] Gray M, Karen K. Giuliano K K.Incontinence-associated dermatitis, characteristics and relationship to pressure injury[J].J Wound Ostomy Continence Nurs, 2018, 45(1):63-67.

[17] 朱文,蒋琪霞,郭艳侠,等.失禁相关性皮炎患病现况及预防现状的多中心研究[J].医学研究生学报,2016,29（6）:633-638.

[18] 蒋琪霞，刘玉秀，魏巍，等．新型冠状病毒肺炎疫情防控期间防护装备所致医护人员皮肤损伤的发生率及流行特征研究 [J]．中国全科医学杂志，2020，23（9）：1083-1089.

[19] Gabriel S, Hahnel E, Ulrike Blume-Peytavi U, et al. Prevalence and associated factors of intertrigo in aged nursing home residents:a multi-center cross-sectional prevalence Study[J].BMC Geriatrics, 2019, 19:105-113.

[20] Nagano M, Ogata Y, Ikeda M, et al. Peristomal moisture-associated skin damage and independence in pouching system changes in persons with new fecal ostomies[J]. J Wound Ostomy Continence Nurs, 2019, 46(2):137-142.

[21] Beeckman D, Van Damme N, Schoonhoven L, et al. Interventions for preventing and treating incontinence-associated dermatitis in adults[J]. Cochrane Database of Systematic Reviews, 2016(11):CD011627.

[22] European Pressure Ulcer Advisory Panel, National Pressure Injury Advisory Panel, Pan Pacific Pressure Injury Alliance. Prevention and treatment of pressure ulcers/injuries: clinical practice guideline[A]. EPUAP/NPIAP/PPPIA:2019.

[23] Moore Z E H, Webster J. Dressings and topical agents for preventing pressure ulcers[J]. The Cochrane Database of Systematic Reviews,2013（8）: CD00936228.

[24] Wound, Ostomy and Continence Nurses Society-Wound Guidelines Task Force. WOCN 2016 guideline for prevention and management of pressure injuries (ulcers)[J]. J Wound Ostomy Continence Nurs. 2017,44(3):241-246.

[25] 蒋琪霞，刘燕平，彭青，等．应用指南建议的方法护理失禁相关性皮炎 8 例研究报告 [J]．中华现代护理杂志，2016，22（1）:20-23.

[26] 刘亚红，刘燕平，李婷，等．基于指南旳失禁护理流程在脑卒中失禁患者中的应用 [J]．中华现代护理杂志，2016，22（1）:14-16.

[27] 杨婷．不同皮肤保护方案预防失禁相关性皮炎的效果及成本研究 [D]．南京：南京中医药大学，2019.

[28] 宋娟，蒋琪霞，王雪妹，等．两种皮肤护理方案治疗失禁相关性皮炎的对比研究 [J]．中华现代护理杂志，2016，22（1）:17-19.

[29] 宋彩萍，马秀英，罗霞，等．失禁相关性皮炎的预防与分级护理 [J]．中华现代护理杂志，2016，22（1）:24-26.

[30] Lichterfeld A, Hauss A, Surber C, et al. Evidence-based skin care: a systematic literature review and the development of a basic skin care algorithm[J]. J Wound Ostomy Continence Nurs, 2015, 42(5):501-524.

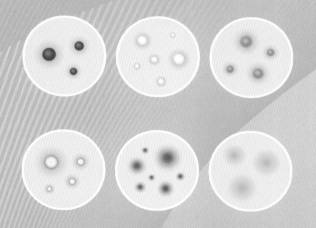

第九章　皮肤撕裂伤循证护理规范

第一节　皮肤撕裂伤定义及现患率、发生率

一、皮肤撕裂伤的定义

皮肤撕裂伤是老年人和婴幼儿常见的急性创伤性伤口，皮肤撕裂伤大都在医院内获得，延长住院时间和增加治疗费用，成为住院患者又一大安全问题[1]。2011年国际皮肤撕裂伤咨询小组（International Skin Tear Advisory Panel，ISTAP）将皮肤撕裂伤（skin tear，ST）定义为由于剪切力、摩擦力或钝力引起皮肤层分离，出现部分皮层缺失（表皮与真皮分离）或全程皮肤缺失（表皮和真皮均与深部组织分离）[1-2]。随着老年人口的快速增加、肿瘤及慢性病高发，皮肤撕裂伤发生率也随之攀升，美国宾夕法尼亚患者安全报告系统[2]报告半数以上皮肤撕裂伤为医院内获得，直接影响是延长住院时间和增加医疗费用，成为患者住院期间继压力性损伤之后的另一个安全问题[2-3]。而70%左右的临床护士不了解或不认识皮肤撕裂伤，使皮肤撕裂成为"被遗忘的伤口"[4]。为了加强管理，美国医疗补偿服务中心已将皮肤撕裂伤、压力性损伤和潮湿相关皮炎共同作为长期护理机构的3项质量指标，将其相关的预防和治疗费用纳入医疗费用支付系统[5]。因此，皮肤撕裂伤现患率、发生率、人口学、部位、严重程度等相关流行特征及预防现况引起全球关注[3]，成为研究热点。

二、皮肤撕裂伤的现患率、发生率

现患率又称患病率，是某一时段皮肤撕裂伤发生总人数与该时段调研总人数之比，通常反映的是皮肤撕裂伤的流行趋势，发生率通常反映皮肤撕裂伤的预防护理效果。检索文献发现，目前仅有2015年1篇皮肤撕裂伤系统评价[1]，纳入了全球5个国家8篇皮肤撕裂伤现患率研究文献，包括澳大利亚4篇，美国、加拿大、巴西和日本各1篇，结果显示，不同国家、不同医院和不同人群的皮肤撕裂伤现患率为3.9%～22%[1]，其中澳大利亚的4项研究采用不同研究方法在不同医院纳入7625例患者，其皮肤撕裂伤现患率为5.5%～19.5%，其中包括Carville等入选澳大利亚1146例家庭护理患者和康复护理机构492名战伤退伍老兵，分别进行病例审查回顾性研究和横断面研究，发现皮肤撕裂伤现患率分别为5.5%和19.5%。McErlean等在澳大利亚一所187张床位的临终关怀医院组织了一次横断面调研，皮肤撕裂伤总体现患率为11%，其中癌症晚期姑息病房皮肤撕裂伤发生率

为 27%。Santamaria 等纳入澳大利亚公立医院 5 800 例患者进行了横断面研究，发现皮肤撕裂伤现患率为 8%。美国 McLane 等纳入美国儿童医院 1 064 例儿童患者进行横断面研究，报告皮肤撕裂伤现患率为 17%。加拿大 Leblanc 等 [6] 对加拿大一所长期护理机构 113 例长期居住者进行了横断面调研，发现皮肤撕裂伤现患率为 22%。巴西 Amaral 等 [7] 对 270 张床位的巴西圣保罗州立肿瘤医院对 157 例癌症患者进行了横断面调研，发现皮肤撕裂伤现患率为 3.3%。日本 Koyano 等 [8] 对日本一所老年医院的 410 例患者进行了横断面调研，发现皮肤撕裂伤现患率为 3.9%。5 个国家 8 项研究总例数为 8 087 例，医院内皮肤撕裂伤现患率为 3.3% ～ 22%，社区和家庭护理机构中皮肤撕裂伤现患率为 5.5% ～ 19.5%[3]。此外，Kennedy 等 [9] 2006 年 11 月至 2007 年 12 月期间对新西兰一社区初级保健中心的老年人群进行了纵向调查（追踪调查），发现 14 个月中的皮肤撕裂伤现患率为 5.5%。Sanada 等 [10] 对日本一所长期医疗机构 368 例 65 岁以上老年患者实施了为期 3 个月的前瞻性队列研究，皮肤撕裂伤发生率为 3.8%。我国首次多中心横断面调研共获得了 14 所三级甲等医院 18 806 例有效资料，皮肤撕裂伤现患率和院内获得性发生率均为 1.06%（199/18 806）[11]。分析现有文献，笔者认为，不同研究报告的皮肤撕裂伤现患率和发生率差异很大，可能与采用的调研工具和方法不同、调研时间和人群不同及样本量不同有关，目前皮肤撕裂伤现患率大样本量多中心研究结果主要来自澳大利亚的康复护理院和公立医院，以及美国的儿童医院和我国的三甲医院，国外样本量 1 064 ～ 5 800 例，我国多中心调研的样本量最大，其他文献报告均为单中心研究，样本量偏小（113 ～ 724 例），代表性和循证性有限，未来需要统一调研工具和方法，以便于对各国的调研结果进行分析比较。

第二节　皮肤撕裂伤的流行特征

分析现有的研究文献和作者 2014 年组织的我国 14 所医院参与的多中心皮肤撕裂伤横断面调研结果，皮肤撕裂伤的临床特征主要包括性别特征、年龄特征、部位特征和严重程度特征 4 个方面。

一、性别特征

Kennedy 等[9] 报道新西兰某社区初级保健中心的皮肤撕裂伤发生人群中女性为多，占 78%，65 岁以上的老年女性更易发生。我国 14 所三甲医院 18 806 例住院患者的调研结果显示，男性皮肤撕裂伤现患率（1.49%）高于女性（0.55%，$P < 0.001$）。Amaral 等[7] 报道巴西某肿瘤医院癌症患者中发生皮肤撕裂伤的性别差异无统计学意义（$P > 0.05$），与 Leblanc 等[6] 分析加拿大某社区医院皮肤撕裂伤发生率在男女性别中差异的结果一致。我国 14 所三级甲等医院 18 806 例住院患者中，皮肤撕裂伤在男女性别中存在差异，男性高于女性（1.49% 对 0.55%，$P < 0.05$）[11]。2020 年由我国 60 所医院 4 306 名抗击疫情医护人员参与的与个人防护装备（personal protective equipment，PPE）有关的皮肤损伤多中心调研中同样发现，皮肤撕裂伤发生率男性高于女性[12-13]。由此可见，不同国家、不同人群皮肤撕裂伤发生的性别特征也不同，分析原因，可能与不同国家、不同人群的健康状况、人种特征、样本量不同有一定关系。由于目前多中心大样本研究偏少，因此未来需要更多严格设计的高质量的多中心大样本量研究，以获得有代表性的皮肤撕裂伤性别特征。

二、年龄特征

Stephen-Haynes 等[14] 研究发现由于新生儿和幼儿皮肤厚度只有成人皮肤的 60%，体表面积与体重的比值是成人的 5 倍，且其皮肤缺乏角质层、免疫系统发育不成熟等，在使用医用胶带、黏性敷料、医疗器具或受到外力时容易发生皮肤撕裂伤，特别是 3 个月年龄组的儿童最易发生皮肤撕裂伤。Leblanc 等[6,15] 发现老年人随着年龄增加，真皮和皮下组织丢失，表皮变薄，皮肤干燥脱水、脆性增加，营养不良、认知障碍、活动受限以及感知力下降原因增加了皮肤撕裂伤风险，因此，≥65 岁人群是皮肤撕裂伤高危人群[3]，≥80 岁老年人处于最大风险。分析美国宾夕法尼亚州医院中发生皮肤撕裂伤的 2 807 例住院患者，其中 65 岁以上者占 88.2%，平均年龄为 81 岁，显示老年人为好发人群。Amaral 等[7]分析巴西某肿瘤医院癌症患者中发生皮肤撕裂伤的年龄特征发现，≤50 岁、51～70 岁和 >70 岁组的皮肤撕裂伤发生率差异无统计学意义（$P > 0.05$），可能与总样本量偏小（157 例）和癌症人群 >70 岁的人数更少（25 例）有关。我国对 14 所三甲医院 18 806 例住院患者的调研结果显示，60 岁以上老年人皮肤撕裂伤现患率为 1.96%，60 岁以下者现患率为 0.40%，差异显著（$P < 0.001$）[11]。据此，笔者认为，全球各国皮肤撕裂伤的年龄特征呈现"两极人群"，即婴幼儿和老年人为高发人群，临床要特别关注这两类皮肤撕裂伤易患人群，针对其皮肤特点采取预防护理措施。同时也要关注癌症和终末期疾病的脆弱人群，这些人群由于疾病过程中常伴有营养不良、极度虚弱等问题，各个年龄段都容易出现皮肤撕裂伤，要因人而异做好个性化皮肤保护和皮肤撕裂伤预防护理。

三、部位特征

Leblanc 等[6]报道加拿大一所长期护理机构居住者中最常见的皮肤撕裂伤部位是上臂（48%），其次是下肢（40%）和手（12%）。Sanada 等[10]报道日本一所长期医疗机构中皮肤撕裂伤最严重部位为右前臂。Lopez 等[16]报道澳大利亚老年护理和康复护理院的皮肤撕裂伤最常见部位是上肢（52.6%）和下肢（47.4%）。美国医院内皮肤撕裂伤主要发生部位为上肢，其次为下肢[2-3]。我国 14 所三甲医院多中心横断面调研发现，双上肢皮肤撕裂伤（占 44.54%），位居第一，依次为双下肢（占 24.79%），头面部（占 17.22%）和躯干部（占 13.45%）[11]。根据现有的研究结果，双上肢和双下肢是皮肤撕裂伤的高发部位，不同国家及地区、不同人群中皮肤撕裂伤发生的部位特征稍有不同，需要根据不同人群特点做好这些部位的皮肤护理和防护。

四、严重程度特征

Leblanc 等[6]采用 Payne-Martin 分级标准（Ⅰa 级：线型皮肤撕裂伤，表皮与真皮分离，没有组织缺失。Ⅰb 级：在伤口边缘 1 mm 内表皮皮瓣完全覆盖真皮。Ⅱa 级：表皮皮瓣缺失小于 <25%。Ⅱa 级：表皮皮瓣缺失 >25%。Ⅲ级：表皮皮瓣完全缺失），对加拿大一所长期护理机构中 113 例老年患者进行皮肤撕裂伤横断面调研，发现Ⅲ级皮肤撕裂伤最多，占 51%，其次为Ⅰ级皮肤撕裂伤，占 33%，Ⅱ级皮肤撕裂伤占 16%，但未区分Ⅰ级和Ⅱ

级皮肤撕裂伤中的 a 或 b 亚级。Carville 等[17]采用皮肤撕裂伤最佳防治实践指南和皮肤撕裂伤专家咨询组推荐的皮肤撕裂伤 STAR 分级标准，依据表皮损伤的形态学表现而将皮肤撕裂伤分级如下。1a 级：伤口边缘可以复位到正常解剖位置，皮肤或皮瓣颜色不苍白、暗淡或发黑。1b 级：伤口边缘可以复位到正常解剖位置，皮肤或皮瓣颜色苍白、暗淡或发黑。2a 级：伤口边缘不能复位到正常解剖位置，皮肤或皮瓣颜色不苍白、暗淡或发黑。2b 级：伤口边缘不能复位到正常解剖位置，皮肤或皮瓣颜色苍白、暗淡或发黑。3 级：皮瓣完全缺失。对澳大利亚 86 所医院进行的多中心横断面研究显示皮肤撕裂伤严重程度以 3 级最多，占 24%。Sanada 等[10]采用皮肤撕裂伤 STAR 分级标准对日本一所长期医疗机构 65 岁以上老年患者进行研究发现，皮肤撕裂伤严重程度 1b 级居首位。Amaral 等[7]采用皮肤撕裂伤 STAR 分级标准对巴西圣保罗州立肿瘤医院成年患者皮肤撕裂伤进行横断面研究，发现严重程度 3 级最多（占 55.6%），1a 级、1b 级、2a 级、2b 级均占 11.1%。我国 14 所三甲医院

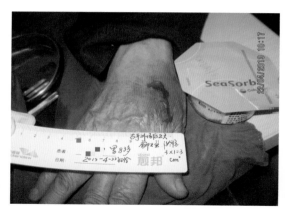

图 9-1　1 类皮肤撕裂伤

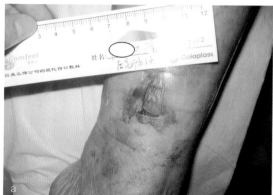

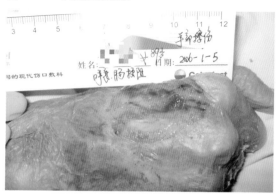

图 9-3　3 类皮肤撕裂伤

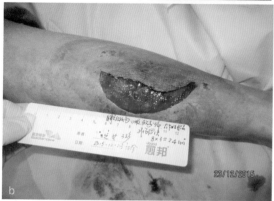

图 9-2　图 a 和图 b 示 小腿 2 类皮肤撕裂伤

采用皮肤撕裂伤 STAR 分级标准对住院患者发生的皮肤撕裂伤进行严重程度分级，发现 3 级最多，占 48.74%，其后依次是 1b 级（占 14.29%）、2a 级（占 10.92%）、2b 级（占 5.88%）和 1a 级（占 0.17%）。2020 年抗击新冠病毒感染期间，笔者采用 ISTAP 新推荐并在全球 44 个国家验证了信效度的 3 类分级标准 1 类：无皮肤缺失，即皮肤线性撕裂或撕裂的皮瓣能够复位，覆盖伤口床（图 9-1）。2 类：部分皮瓣缺失，即撕裂的皮瓣不能够复位以覆盖伤口床（图 9-2）。3 类：所有皮瓣缺失，暴露伤口床（图 9-3）[18]，调研了 4 306 例医护人员穿戴个人防护装备所致的皮肤撕裂伤，均为 1 类[12-13]。由此可以认为，目前不同国家、不同人群和不同研究方法所获得的皮肤撕裂伤严重程度缺乏一致性，由于判断标准不统一、单中心研究样本量偏小，多中心横断面研究偏少，因此皮肤撕裂伤严重程度特征还有待于进一步研究核实。

第三节　皮肤撕裂伤的预防研究现况

一、润肤剂预防皮肤撕裂伤的研究

如何有效预防皮肤撕裂伤的研究已取得初步进展，Carville 等[17] 选择澳大利亚西部 14 所医院共计 980 张床位参与评估与预防皮肤撕裂伤的多中心随机对照研究，比较两种皮肤湿润剂用于降低皮肤撕裂伤发生率的效果，按照床位数量将 14 所医院配为 7 对，每对医院中的一所医院被随机分入干预组，另一所分入对照组，干预组医院 424 例患者每日 2 次在四肢使用 pH 中性的纯天然皮肤湿润剂，对照组医院 424 例患者使用普通的皮肤湿润剂，干预期 6 个月，结果干预组平均每月皮肤撕裂伤发生率为 5.76%，对照组平均每月皮肤撕裂伤发生率为 10.57%。研究认为每日 2 次使用 pH 中性的纯天然皮肤湿润剂涂抹皮肤可降低 50% 的皮肤撕裂伤发生率。此研究设计合理、样本量大、结果可靠，而且方便可行，可以在我国医院内借鉴使用。

二、以营养为基础的皮肤护理

Groom 等[19] 选择美国伊利诺伊州一所 108 张床位的延续性护理机构进行 6 个月的回顾性研究，对照组采用非营养为基础的皮肤护理，包括洗浴时使用三合一的清洗海绵、皮肤调理液，洗浴后在四肢使用特殊的保护用品，失禁患者有问题的皮肤区域使用含氧化锌的皮肤保护膏。干预组采用以营养为基础的皮肤护理，包括洗浴时使用含磷脂的清洗剂，洗浴后使用含营养成分的润肤乳（皮肤修复乳液）涂抹四肢和使用含硅敷料保护皮肤撕裂伤高发部位。比较两种护理方法用于预防皮肤撕裂伤的效果和计算成本效益率（成本效益率＝费用／效果）。结果：非营养为基础的皮肤护理组 6 个月中 100 例患者中皮肤撕裂伤发生率为 62%，平均每例发生 1.8 处皮肤撕裂伤。以营养为基础的皮肤护理组 6 个月中 100 例患者皮肤撕裂伤发生率为 2%，费用低，护理时间减少，差异有统计学意义（$P < 0.001$）。研究认为使用以营养为基础的每日皮肤护理预防皮肤撕裂伤有更好的成本效益。据此分析，每日皮肤护理是临床护士每日必做的基础护理内容之一，如何使基础护理符合患者需求又能预防皮肤损伤是值得我们思考的问题，培训护士、更新知识和转变观念，因地制宜，就地取材，研发和使用价廉物美又有营养作用的皮肤护理剂等是今后值得研究的课题。

三、皮肤撕裂伤预防中的循证护理研究

（一）应用循证护理证据预防皮肤撕裂伤

Lopez 等[16]选择老年急性病治疗医院和康复院两所公立医院 96 例患者，将澳大利亚 JBI 临床循证实践指南应用于护理实践，培训 20 名护士采用皮肤撕裂伤 STAR 分级标准判断皮肤撕裂伤严重程度，计算皮肤撕裂伤发生率，历时 6 个月，结果实施皮肤撕裂伤预防指南后，皮肤撕裂伤现患率从 10% 降为 0.15%。如何将证据应用于护理实践提高护理效果与质量一直是全球推行各类护理指南的目的，也是循证护理研究的重点，也可作为我国今后皮肤撕裂伤预防研究的一个方向。

（二）应用指南制定预防皮肤撕裂伤的最佳实践方案

LeBlanc 等[6,20]按照国际皮肤撕裂伤专家咨询组制定的皮肤撕裂伤预防指南制订了从患者个体、护士和医疗机构三位一体降低皮肤撕裂伤风险的最佳实践方案，包括：① 患者个人要积极参与预防和护理，改造环境[20]，使用 pH 中性的洗剂，穿长衣长裤和过膝的袜子及肘部保护垫[19]。加强营养和皮肤湿润，促进和监测营养状况，保持与年龄和生理状况相当的水分摄入。认识体重管理对预防皮肤撕裂伤的重要性，特别是肥胖和消瘦、皮肤菲薄者[6]。② 护士要教育患者和照顾者自我护理皮肤和保护皮肤的方法，局部使用保护性敷料，如透明薄膜、泡沫敷料、藻酸盐、亲水纤维敷料降低皮肤撕裂伤危险[20]，保护个人免受伤害。③ 医疗机构要建立由伤口治疗师、饮食治疗师、康复治疗师和药师组成的多学科会诊小组[21-22]，要定期进行皮肤撕裂伤现患率和发生率调研[20]，将皮肤撕裂伤现患率和发生率监控加入现有的伤口审查项目中，监控和分析原因，采取综合性预防措施[20]。

Holmes 等[21]建议家庭护理患者应用指南制定和实施皮肤撕裂伤预防计划，包括使用弱酸性洗液清洗皮肤，避免使用有刺激性或碱性肥皂，加强营养和皮肤卫生，使用吸湿垫管理失禁和皮肤潮湿等。LeBlanc 等[2,4]建议对存在皮肤撕裂伤危险因素的患者应遵循指南采取系统化预防方案，包括穿长袖衣裤和过膝的袜子。提供特殊的保护措施保护曾经发生过皮肤撕裂伤的皮肤，确保环境光线充足，坐轮椅活动时使用软垫支持上肢和下肢等。至少每日 2 次使用润肤露湿润皮肤，减少洗澡次数和时间。卧床患者使用适当的翻身技巧和方法，避免拖拉和下滑产生的摩擦力与剪切力，使用床栏防止坠床，使用助行器预防跌倒。保证充足的营养和水分摄入。脆弱皮肤宜使用含硅黏性敷料或胶带，或在伤口周围使用水胶体胶带，避免使用黏性胶带和敷料，预防撕揭时损伤皮肤。

Stephen-Haynes 等[14]研究认为高质量的皮肤撕裂伤预防护理包括遵循指南建议创建一个安全环境，床栏四周用软性材料包裹，保证光线充足，转运患者时预防下滑，使用

减压装置，鼓励穿着袜子、长袖衣裤降低损伤危险。保护皮肤完整性，使用 pH 中性的清洗液，避免使用肥皂，有效管理失禁，避免过度潮湿，使用适合的敷料保护皮肤，对老年人和儿童脆弱皮肤人群避免使用黏性胶带等。据此，作者认为应用指南结合患者个体特点及主观意愿、预防资源的可得性和有效性以及成本效益、研究结果的循证性等多方面综合考虑制定预防皮肤撕裂伤的最佳实践方案，能够提高预防皮肤撕裂伤的有效性，值得借鉴。

（三）预防皮肤撕裂伤措施落实现况的研究

尽管在皮肤撕裂伤预防护理方面已达成共识，但预防现况与专家共识要求尚存在很大差距，LeBlanc 等[22] 在 2010 年下半年进行了一项关于皮肤撕裂伤评估、预测、预防和治疗现况的国际性网络在线调查，来自 16 个国家的 1 127 名医疗专业人员完成了此项问卷，各国护士的应答率为美国 74.8%，加拿大 11.6%，澳大利亚 7%，英国 4.9%，欧洲 1.4%，日本 0.3%，其他国家 1.8%。其中 80.9% 的护士承认没有使用任何工具和分级系统来评估和记录皮肤撕裂伤的相关情况，69.6% 的护士表示在医疗实践中皮肤撕裂伤的评估及记录存在不一致、不规范问题。由护士应答率可知，目前皮肤撕裂伤预防和护理在全球刚刚开始，进展很不均衡，很多国家尚未开始研究，其中包括我国。2014 年美国 Ayello 等[23] 报告 2005—2012 年调研了美国 647 名护士（24% 是伤口护理小组成员，28% 和 25% 分别来自医院内外科和老年科，21% 来自长期护理机构，18% 来自社区护理机构，8% 来自康复机构），发现皮肤撕裂伤是经常被护士忽视的一类皮肤损伤，69%～70% 护士没有接受过相关知识培训，71% 的护士对如何预防和处理皮肤撕裂伤的认识和方法是错误的。护士对皮肤撕裂伤认识不足必然带来预防措施失当或难以落实。由此可见，各国的皮肤撕裂伤预防现况都不容乐观，今后需要按照专家共识内容定期培训护士，更新护士的知识，强化预防意识，建立必要的监管制度和流程，指导临床准确、有效预防皮肤撕裂伤。

2016 年我国首个皮肤撕裂伤预防现况多中心横断面研究结果揭示[22-25]，14 所三甲医院对皮肤撕裂伤风险评估和补充营养与水分落实率分别为 3.92% 和 10.35%，预防跌倒和坠床落实率分别为 51.58% 和 47.20%，使用辅助工具和润肤剂分别占 28.23% 和 2.69%。采取适当移动技巧和穿长袖长裤或长袜分别占 8.07% 和 6.95%。教学医院、综合医院和专科医院之间的皮肤撕裂伤发生率、风险评估及预防措施落实率均有很大差异（P 均＜0.05）。对 35 例已经发生皮肤撕裂伤患者的预防措施落实情况分析，预防措施落实率非常低（仅 20%）[26]。研究认为，我国医院皮肤撕裂伤风险评估和预防现况均不理想，不同类型医院的预防措施不一致。今后需培训护士强化风险评估和预防意识，提高预防措施的执行率和一致性。

第四节　皮肤撕裂伤的治疗现况

皮肤撕裂伤主要发生于老年人群，而且常伴有很多明显的并发症或合并症，影响伤口愈合而出现愈合不良。目前的治疗手段大多是探索性的，传统的保守性治疗方法包括冲洗、将皮瓣边缘复位、使用胶带和／或非黏附性敷料加压包扎后第 3～7 d 复查伤口，更换敷料[2, 20]。但对于组织缺失较大的皮肤撕裂伤（2 类以上），采用保守措施通常无效，需要进行外科清创和皮肤移植[27]。但是对于体质虚弱的老年人来说，手术治疗风险较大，全身麻醉、限制活动和延长住院时间均是不利因素，因此，近年提出采用各种敷料实施分级护理方案和负压伤口治疗方法可能更为适宜[28-29]，非手术的保守治疗方法创伤小，可用于各种环境下的患者，如住院、门诊、社区和居家护理患者，也是全球专科护理研究的方向。

一、分级护理方案

26 例平均年龄（67.62±20.03）岁（23～91 岁）的皮肤撕裂伤患者在评估伤情后按照 STAR 分级标准分级，再制定分级护理方案，治疗后 26 例均在 60 d 内愈合，总治愈率 100%，平均愈合时间（22.38±13.56）d（6～53 d），中位愈合时间 20 d。不同严重程度分级、不同持续时间和不同部位的撕裂伤干预 3 周内的面积缩小率和愈合时间差异无统计学意义（P 均＞0.05）[28]。实践证明局部分级处理方案能有效治疗不同严重程度、不同持续时间和不同部位的皮肤撕裂伤。但由于病例数较少，特别是颈部皮肤撕裂伤数量少，即使愈合时间较短，也无法得出头颈部皮肤撕裂伤较四肢皮肤撕裂伤更容易愈合的结论，现有文献也缺乏类似研究报道。未来需要增加样本量，进一步探讨不同部位皮肤撕裂伤的愈合特征和影响因素。

二、负压伤口治疗

负压伤口治疗是近 20 年来全球广泛应用的伤口治疗技术，因为能够改善血供、提高组织增殖活性、促进伤口愈合和缩短愈合时间而被用于手术前后和各类疑难复杂伤口治疗[30]。将负压伤口治疗技术用于皮肤撕裂伤是一种新的尝试，避免了手术植皮的风险[29]。具体使用方法：首先使用生理盐水清洗局部（图 9-4），将撕裂的皮瓣手法复位，再用免缝胶带将皮肤边缘拉合（图 9-5），覆盖聚氨酯泡沫敷料，自黏性透明薄膜封闭，负压值 -125 mmHg 连续

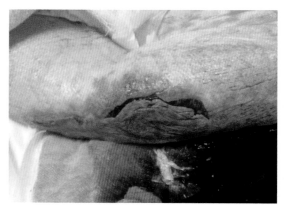

图 9-4　生理盐水清洗 2 类皮肤撕裂伤后将皮缘复位

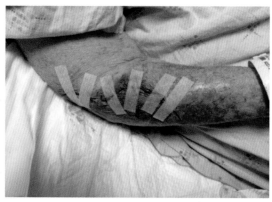

图 9-5　免缝胶带对合 2 类皮肤撕裂伤皮缘

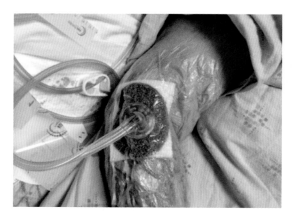

图 9-6　负压伤口治疗 2 类皮肤撕裂伤

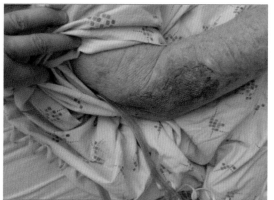

图 9-7　负压伤口治疗 7 d 后皮肤撕裂伤基本愈合

治疗 7 d（图 9-6），去除泡沫敷料局部基本愈合（图 9-7），愈合后再用硅酮泡沫敷料覆盖保护一周。由于目前使用病例较少，未来还需要扩大样本量研究治疗效果和成本效益，以优化治疗方法。

第五节　皮肤撕裂伤预防和处理的证据汇总

提出临床问题：1. 如何评估、判断皮肤撕裂伤及其严重程度？ 2. 如何进行预防和护理？

检索策略：英文采用"skin tears and prevention or management or nursing care"为查询内容，在NPUAP(National Pressure Ulcer Advisory Panel)、NPIAP(National Pressure Injury Advisory Panel)、EPUAP(European Pressure Ulcer Advisory Panel)、RNAO(Registered Nurses' Association of Ontrio)、WOCN(Wound, Ostomy and Continence Nurses Society)、ISTAP (International Skin Tear Advisory Panel)，官网指南数据库，CINAHL，Cochrane图书馆数据库中进行检索；中文采用"皮肤撕裂伤预防和治疗或处理或护理"为查询内容，在万方数据库、维普数据库和中文文献数据库中进行检索。检索文献类型为相关指南、随机对照试验、前瞻性临床试验、回顾性研究、Meta分析和系统评价。

文献提取：阅读文献的标题和摘要，筛选出与皮肤撕裂伤相关的文献，并且根据纳排标准进行选择。

检索结果：获得4个最佳实践专家共识[2,4,20,22]，未发现相关指南。证据强度：A级，证据来源于一致性随机对照临床试验、队列研究或在不同人口的临床决策原则。B级，证据来源于一致的回顾性队列、探索性队列研究、病原学研究、结果研究、病例对照研究，或从A级研究推断。C级，证据来源于案例系列研究或B级推断研究。D级，证据来源于无明确批判性评价的专家意见或者是基于生理学、基准研究或者基本原理研究[20]。

Delphi方法：Delphi方法是一种结构化的交流技术，最初是作为一种系统的、交互式的预测方法发展起来的，它依赖于专家组的意见[20]。在进行了3轮Delphi方法的修改后形成了皮肤撕裂伤预防和处理的专家共识文件[2,4,20,22]，从风险评估、预防和治疗归纳相关的循证推荐建议。

一、风险评估

(一)风险因素

2011年国际皮肤撕裂伤专家咨询组（International Skin Tear Advisory Panel，ISTAP）通过3轮专家Delphi方法，形成了皮肤撕裂伤科学陈述、预防、预测、评估和治疗的共识声明[2]。

1. **声明 1**：内源性和外源性风险因素共同作用引发皮肤撕裂伤，还有一些因素尚未确定[2]。

（1）内源性因素：内源性因素与个体自身原因有关或与固有（或遗传）的生物或基因构成有关。如非常年轻（新生儿）和非常老（＞75岁），性别（女性），种族（白种人），不能活动（坐椅子或卧床），营养摄入不足，既往皮肤撕裂史，感觉状态改变，认知障碍肢体僵硬（关节僵硬/挛缩）和痉挛，神经病变，视力障碍，失禁，晕血症，存在全身瘀斑，日常生活依赖别人照顾，存在血管问题、心脏问题和肺部问题等。

（2）外源性因素：外源性因素与个体所处的外在环境或所接受的治疗有关，如使用多种药物，特别是抗抑郁、抗焦虑药物、血管活性药物、肌肉松弛药物、镇静剂等，长期使用皮质类固醇，使用辅助设备，穿脱袜子，去除胶带或敷料，移动和跌倒，安装和使用假肢，使用皮肤清洁剂，皮肤密封剂使用不当等。

2. **声明 2**：皮肤撕裂伤可以发生于任何年龄，并不局限于极端年龄人群[2]。

皮肤撕裂通常发生于极端年龄的人、危重症或医学上有缺陷以及那些需要个人护理帮助的人。虽然老年人和新生儿是皮肤撕裂的最高风险人群，但必须对所有患者进行皮肤撕裂风险评估。患有危重病、生命垂危或有多种内在和外在危险因素的人，无论年龄大小，都处于较高的风险之中。应特别注意危重症患者、遭受重大创伤者或手术者的风险评估。

3. **声明 3**：与衰老过程相关的生理变化会影响皮肤抵抗剪切力、摩擦力和/或钝力损伤的能力，将增加皮肤撕裂伤的风险：真皮表皮交界处变薄变平；胶原减少导致真皮变薄和萎缩；真皮和皮下血管受损/皮下组织萎缩；真皮和皮下组织/皮下组织丢失；汗腺分泌功能减退；皮脂分泌减少；炎症/免疫反应降低；细胞生长速度下降或凋亡；胶原和弹性蛋白纤维变性；延迟血管生成；毛细血管脆性增加；上皮化较慢；血管病变增加；感觉减退等，随着年龄增长，皮肤更容易出现干燥症和瘙痒症，增加皮肤撕裂伤的风险因素。

4. **声明 4**：新生儿/婴儿皮肤的生理特性可能会影响皮肤抵抗剪切、摩擦和/或钝力损伤的能力[2]。

胎儿30周时，皮下组织明显，角质层厚2～3层，而40周时为30层。功能性表皮成熟发生在33周。表皮已完全角化，但表皮仍有角化易碎、易损坏。36周（足月），皮肤结构上与成人相似，但表皮和真皮层厚只有成人的60%，这是新生儿容易发生皮肤撕裂伤的主要原因。

5. **声明 5**：活动能力、移动能力、感觉或感知受损的个体增加了皮肤撕裂伤发生的风险。老年人发生皮肤撕裂伤常常与环境有关。护理院和长期护理机构研究报告，老年人缺失日常生活活动能力、感觉丧失、移动能力受限、使用辅助设备和认知障碍是发生皮肤撕裂伤的危险因素。

（二）风险评估工具

声明 6： 应为所有个体全面评估所在环境中发生皮肤撕裂伤的危险因素[2]。

全面的风险评估应包括评估个人的总体健康状况（慢性 / 危重病、使用多种药物、认知、感觉、视觉、听觉和营养状况）、行动能力（跌倒史、行动能力受损、独立活动和机械创伤）和皮肤（极端年龄、脆弱皮肤和皮肤撕裂伤史）。除了了解导致皮肤撕裂的因素外，需要使用一个经过验证和广泛接受的工具来预测和识别这些皮肤撕裂伤的高风险，以便在受伤发生前实施适当的预防计划。指南建议使用可靠的评估工具进行风险评估，包括入院时和入院后，只要个人的情况发生变化，都要进行从头到脚的全面评估。皮肤完整性改变的原因、持续时间和历史，其他并存的健康问题，药物和行动能力等均应该包括在皮肤撕裂伤风险中评估。尽管目前缺乏预测皮肤撕裂伤的风险评估工具，但还是有建议采用"皮肤完整性风险评估工具"，如表 9-1 所示。

表 9-1　皮肤完整性风险评估工具

评估项目	评估内容	评估结果判断
组 1	1. 90 d 内有皮肤撕裂伤史 2. 当前已有皮肤撕裂伤	符合组 1 中任何一项即可判断为有皮肤撕裂伤发生风险
组 2	1. 决策技能受损 2. 视力受损 3. 日常生活完全依赖他人或日常生活能力严重受限 4. 需要轮椅辅助活动 5. 平衡能力丧失 6. 步态受损 7. 有瘀伤	符合组 2 中 4 项及以上者，或符合组 2 中 3 项和符合组 3 中 3 项及以上者，评估为有皮肤撕裂伤发生风险
组 3	1. 躯体功能失常 2. 日常生活需要帮助 3. 焦虑不安 4. 听力受损 5. 触觉下降 6. 依赖轮椅 7. 需要人工或机械帮助抬起身体 8. 上肢、下肢、肩膀和手挛缩 9. 身体平衡失调 10. 下肢凹陷性水肿 11. 四肢开放性损伤 12. 四肢有 3 ~ 4 处老年性紫癜 13. 皮肤干燥、鳞屑状皮肤	符合组 3 中 5 项及以上者，或符合组 2 中 3 项和符合组 3 中 3 项及以上者，评估为有皮肤撕裂伤发生危险

（三）风险评估的循证推荐[4]

1. 总体评估

（1）评估个体的感觉、听觉和视觉状态的改变，评估个体积极参与治疗护理和认识环境的能力。评估照顾者是否能提供或确保环境安全。评估照顾者是否实施了评估跌倒和降低跌倒发生率的项目（证据强度＝C，D）。

（2）评估患者所穿的鞋袜和衣裤是否能够预防皮肤损伤（证据强度＝C，D）。

（3）对患者居住环境或医疗环境的安全性进行评估（证据强度＝C，D）。

（4）对患者的认知状态进行评估，判断是否存在认知受损（证据强度＝C，D）。

（5）对个体的营养和水分摄入进行评估（证据强度＝C，D）。

（6）评估个体是否使用了多种药物，特别是容易引起跌倒高风险的药物（证据强度＝A，B，C，D）。认识到某些药物对皮肤变化的潜在作用（证据强度＝C）。咨询专业团队以监测药物对个体皮肤的作用，完成对患者所用药物的全面评估（证据强度＝C，D）。

（7）识别实施降低皮肤撕裂伤综合计划的需求，包括支持专业团队监测药物副作用（证据强度＝C，D）。

（8）考虑使用某些药物时自动报警（证据强度＝D）。

（9）监测、审查皮肤撕裂伤现患率和发生率（证据强度＝D）。

2. 移动能力评估

（1）评估个体能否积极参与治疗和识别环境的活动能力（证据强度＝C，D）。

（2）评估个体能否积极参与治疗和识别环境的生活自理能力（证据强度＝C，D）。

（3）评估个体近3个月来是否有跌倒史（证据强度＝C，D）。

（4）评估个体是否有非辅助活动能力相关的机械性创伤（证据强度＝C，D）。

3. 皮肤评估

（1）评估皮肤随年龄和病情变化的改变。实施每日皮肤评估和每日监测皮肤撕裂伤（证据强度＝C，D）。

（2）评估皮肤的潮湿度和是否存在干燥症或瘙痒症（证据强度＝C，D）。

（3）评估皮肤是否使用了黏性敷料（证据强度＝C，D）。

4. 降低皮肤撕裂伤风险的卫生机构评估

（1）机构是否有实施综合性预防皮肤撕裂伤的项目（证据强度＝C，D）。

（2）机构是否有皮肤撕裂伤的审查项目（证据强度＝C，D）。

（3）机构是否使用了经过检验的可靠的皮肤撕裂伤分类系统（证据强度＝C，D）。

（4）机构是否有一个专业会诊团队，成员包括伤口护理护士、营养治疗师、康复专家或药剂师（证据强度＝C，D）。

二、皮肤撕裂伤的预防

（一）专家共识声明：多学科预防[2,20]

应采用多学科协作方法预防和管理皮肤撕裂伤（证据强度＝C，D）。

许多组织、咨询小组和作者建议采用有组织的多学科团队方法预防和处理皮肤撕裂伤伤口。团队成员可包括职业治疗师、物理治疗师、营养师、社会工作者、普通医师、普通护士、伤口护理专业护士、肠造口治疗护士、组织活性专家、伤口造口失禁护理专科护士、药剂师、个案管理师和其他人员。涉及皮肤撕裂患者护理的医疗专业人员必须愿意并能够共同努力取得积极的成果。

（二）专家共识声明：预防教育[2,20]

1. 患者、护理人员和医疗保健提供者应接受关于皮肤撕裂伤的预防和管理教育（证据强度＝C，D）

2. 根据个人需要使用温热或微温的水和 pH 值中性清洁剂清洗皮肤，然后使用低敏性保湿霜润滑皮肤，每天至少 2 次（证据强度＝C，D）。

3. 每次淋浴后使用保湿霜保持皮肤湿度滋润湿，但不过于潮湿（证据强度＝C，D）。

4. 在日常生活和活动中提供保护，使其免受创伤和避免自伤（证据强度＝C，D）。

5. 教育个人和护理人员正确的转运和体位改变（翻身）技术（证据强度＝C，D）。

6. 创造一个安全的环境，如使用床栏杆（如适用）预防坠床；移走房间或走廊里不必要的设备或家具，移除或保护可能导致钝力损伤的边缘或其他物体（证据强度＝C，D）。

7. 提供充足的营养餐和液体，以促进营养和水化（证据强度＝A）。

8. 避免在脆弱的皮肤上使用黏性敷料或胶带。如果必要，使用非黏性胶带或硅胶敷料，或用纱布包扎，或者用其他绷带来固定，避免皮肤撕裂伤（证据强度＝C，D）。

9. 使用能覆盖四肢的装置，如衣服或防护用品（证据强度＝C，D）。

10. 制定预防坠落、降低跌倒和钝伤风险的方案（证据强度＝C，D）。跌倒被定义为突然的、无意识的位置变化，这会导致一个人撞击地面或另一个物体。

11. 护理人员应注意确保自己指甲很短，不穿戴锐利的首饰如戒指、手镯等，以免损伤患者的皮肤（证据强度＝C，D）。

12. 体重极端（肥胖、恶病质或过于消瘦）者需要额外保护以防止皮肤撕裂伤（证据强度＝C，D）。

（三）皮肤撕裂伤预防策略[2,20]

1. 在患者入院和发生病情变化时评估发生皮肤撕裂伤的风险（证据强度＝C，D）。

2. 制定和实施与移动能力相关的降低皮肤撕裂伤的系统预防方案（证据强度＝C，D）。

3. 预防与移动能力相关的皮肤撕裂伤策略包括：穿长袖衣物、长裤，或者高于膝盖的长筒袜、戴手套、使用护腿／护肘垫，以及保持整洁的环境（证据强度＝C，D）。

4. 为有小腿皮肤撕裂伤反复发生经历的个体提供小腿保护装置（证据强度＝C，D）。

5. 确保环境安全和患者安全的处理技术和设备／环境（证据强度＝C，D）。

6. 让个人和家庭参与预防策略的制定和实施（证据强度＝C，D）。

7. 为注册护士、非注册护理人员和照顾者提供预防皮肤撕裂伤适宜技术的健康教育（证据强度＝C，D）。

8. 咨询营养师以确保补充充足的营养和水分（证据强度＝A）。

9. 使用低敏性皮肤滋润剂每天至少 2 次，保持皮肤润滑（证据强度＝C，D）。

10. 保护皮肤撕裂伤高危人群在日常护理中免受创伤，并避免自伤（证据强度＝C，D）。

11. 在护理中使用适当的转运和体位改变（翻身）技术（证据强度＝C，D）。

12. 为处于皮肤撕裂伤危险状态者实施安全活动计划（证据强度＝C，D）。

13. 使用无皂、无冲洗和／或 pH 值中性的皮肤清洁剂（证据强度＝C，D）。

三、皮肤撕裂伤的治疗

（一）声明 7。应根据医疗机构的实践和政策定期评估和记录皮肤撕裂伤[2, 20]

皮肤撕裂是一种急性伤口，很有可能成为复杂的慢性伤口。虽然皮肤撕裂伤通常与老年人有关，但在危重病、儿科和早产儿中也很常见。为了准确记录和治疗皮肤撕裂，应使用皮肤撕裂伤国际专家咨询组提出的皮肤撕裂伤分类系统，以确保使用通用语言识别和记录皮肤撕裂伤。适当的文字记录对于理解皮肤撕裂伤的严重程度至关重要。与其他类型的伤口一样，皮肤撕裂伤记录需要一个系统的框架来评估、治疗和评价结果。

虽然压力可能是导致皮肤撕裂伤的一个相关原因，但是皮肤撕裂伤的病因不同于压力性损伤。因此，皮肤撕裂伤需要与压力性损伤鉴别并单独记录。特别要注意，如果有证据表明皮肤损伤是由压力、摩擦和剪切力所致，则皮肤撕裂伤应重新归类为压力性损伤。

（二）声明 8。应采用循证伤口处理原则指导皮肤撕裂伤的治疗[2, 4, 20]

根据机构和已经发表的有关皮肤撕裂伤的治疗／管理文献，制定护理计划。护理的基本目标应该是完成全面伤口评估后，充分处理以下问题：共存因素、营养支持、疼痛管理、局部伤口治疗和选择适宜敷料[2, 4, 19]。处理其他伤口护理的原则同样适用于处理皮肤撕裂伤，包括第一步伤口评估，第二步伤口清洗，第三步营造湿性愈合环境，第四步敷料选择[2]。以下八个方面进一步细化了局部处理的操作步骤：控制出血，使用生理盐水清洗伤口或伤口表面，去除组织脆片或坏死组织，复位或对合撕裂的皮瓣（除非皮瓣已经坏死），评估周围皮肤的脆弱性，预防感染，控制疼痛，选择适当的敷料促进愈合和提高患者的舒适度[4,19]。

1. **控制出血**：对有明显出血的撕裂伤，尽快清洗后对合皮瓣，覆盖灭菌纱布加压包扎，有条件者也可采用低负压（-75 mmHg）持续吸引模式促进皮瓣贴合和局部止血。如果无法对合皮瓣，局部可覆盖藻酸钙敷料或止血海绵敷料，再覆盖灭菌纱布加压包扎。

2. **伤口评估**：对于无明显出血的撕裂伤，第一步是评估伤口、皮瓣和周围皮肤的颜色及弹性，并使用经过验证的文字记录系统确定皮肤撕裂伤的类型或类别[2]。根据国际皮肤撕裂伤专家咨询组提出的分类标准，对皮肤撕裂伤进行准确分类[4,20]。

3. **伤口清洗**：皮肤撕裂伤应该在评估后清洗干净。必须清除碎屑和/或坏死组织、细菌。建议用非细胞毒性溶液如生理盐水轻轻冲洗，或采用生理盐水或非离子表面活性剂使用 19 号针头和 35 mL 注射器产生安全压力以清洗伤口表面，去除坏死组织碎片，保护肉芽组织[2]。

4. **复位或对合撕裂的皮瓣（除非皮瓣已经坏死）**：复位和对合撕裂皮瓣可采用手术缝合或免缝胶带拉合，再辅以加压包扎或负压治疗[4,20]。

5. **伤口清创**：对于无法复位或已经坏死的皮瓣，需要实施保守性锐器清创，去除影响伤口修复的阻碍物。

6. **预防感染**：要根据渗液量和感染风险选择抗感染敷料预防感染。

7. **控制疼痛**：皮肤撕裂伤引起疼痛有两方面原因：一是神经末梢裸露在环境中受刺激后引起，二是伤口感染后炎症介质刺激而致。不同原因处理方法不同：第一种原因所致的疼痛，评估疼痛严重程度后，首选湿性愈合敷料封闭或包扎伤口，湿性敷料可以保持最佳湿度、营造湿性愈合环境、促升细胞生长和愈合的水平，使裸露的神经末梢免受刺激。第二种原因所致的疼痛，在评估疼痛严重程度后，首选抗感染敷料局部覆盖，有条件者使用红外线或红光治疗 10 min，促进炎症介质的转运和消散。上述非药物性干预不奏效时，可请医生会诊给予药物性干预。

8. **敷料选择**：选择适宜敷料的标准是：保持湿度平衡，适合局部伤口环境，保护伤口周围的皮肤，控制或管理渗出物，控制或管理感染，以及延长敷料更换间隔时间[2,4,20]。最佳实践支持撕裂皮瓣如果可能复位，用一种以下类型的敷料覆盖：水凝胶、海藻酸盐、脂质水胶体网眼纱布、泡沫敷料、柔软硅胶敷料，或根据伤口床特性使用非黏性浸润性纱布敷料。注意：水胶体敷料和自黏性透明薄膜敷料不建议用于皮肤撕裂伤[4,20]。

第六节　皮肤撕裂伤预防和护理规范

　　研究认为一项高质量的皮肤撕裂伤预防护理应包括遵循指南建议创建一个安全环境，床栏四周用软性材料包裹，光线充足，转运患者时预防下滑，使用减压装置，鼓励患者穿袜子、长袖衣裤降低损伤危险。保护皮肤完整性，使用 pH 中性的清洗液，避免使用肥皂，有效管理失禁避免过度潮湿，使用适合的敷料保护皮肤，对老年人和儿童脆弱皮肤人群避免使用黏性胶带等。据此，作者认为应用循证证据结合患者个体特点及主观意愿、预防资源的可得性和有效性以及成本效益、研究结果的循证性等多方面综合考虑制定预防皮肤撕裂伤的最佳实践方案，能够提高预防皮肤撕裂伤的有效性，值得借鉴。

一、预防规范

（一）应用循证证据制定标准化评估方案

　　ISTAP 专家共识认为 ST 预防的首要环节是评估预测 ST 的危险，以便于针对 ST 危险状况采取循证预防措施，建议从一般健康状况（基础疾病及病情严重程度、使用药物情况、意识和感知受损、视力、听力和营养状态）、移动能力（跌倒史、移动能力受损、自理能力和机械性创伤史）和皮肤状况（高龄、脆弱皮肤、既往有 ST 史）三方面进行评估，当患者存在 ≥ 1 项上述危险因素时判断为处于 ST 发生危险状态，同时存在视力受损、移动能力受损、自理能力缺乏、高龄和既往有 ST 史时判断为有 ST 发生高度危险。每例住院患者从入院到出院期间应定期接受 ST 风险评估。凡是有 ST 发生高度危险者需要采用标准化预防方案进行预防。

（二）应用循证证据制定标准化预防方案

　　文献研究表明[22]，LeBlanc 等研究制订了 ST 预防最佳实践方案，建议对存在 ST 危险因素的患者采取系统化预防方案，包括创建一个安全环境，床栏四周用软性材料包裹，保持光线充足，转运患者时预防下滑，卧床患者使用减压装置和适当的翻身技巧和方法，避免拖拉和下滑产生的摩擦力与剪切力，使用床栏防止坠床，使用助行器预防跌倒，坐轮椅活动时使用软垫支持上肢和下肢等。保证充足的营养和水分摄入，鼓励患者穿长袖衣裤和过膝长袜降低损伤危险。使用适合的敷料保护曾经发生过 ST 的皮肤，对老年人和儿童脆弱皮肤人群避免使用黏性胶带等。用 pH 中性清洗液，避免使用肥皂，至少每日 2 次使用润肤剂湿润皮肤。Carville 等[17]选择澳大利亚 14 所医院参与评估与预防 ST 的多中心随机对照研究，比较 pH 中性的纯天然润肤剂与普通的工业合成润肤剂每日 2 次涂抹皮肤用于降低 ST 发生率的效果，结果干预组干预 6 个月内每月 ST 发生率比对照组降低 50%（5.76% 对 10.57%）。Lopez 等[16]将 ST 预防循证实践指南应用于老年急性病治疗医院和康复院患者的护理实践，采用 STAR 分级标准判断 ST 严重程度，计算 ST 发生率，历时 6 个月，结果实施 ST 预防指南后，院内 ST 发生率从 10% 降为 0.15%，研究认为按循证证据实施一致的 ST 预防措施能有效降低不同医疗机构中的 ST 发生率。我国医院内 ST 预防现况或相关预防研究结果均显示需要加强护士培训，提高对 ST 的预防意识和知识水平，根据 ISTAP 专家共识建议，建立标准化预防策略，或应用循证证据制定预防皮肤撕裂伤的最佳实践方案[24-25,31]。从患者个体、护士和医疗机构三位一体降低皮肤撕裂伤风险的最佳实践方案，包括患者、护士、机构三方面[24-25,31-34]：

1. **患者个人要积极参与预防和护理**：改造环境，使用 pH 中性的洗剂，穿长衣长裤和过膝的袜子及肘部保护垫。加强营养和皮肤湿润，促进和监测营养状况，保持与年龄和生理状况相当的水分摄入。认识体重管理对预防皮肤撕裂伤的重要性，特别是肥胖和消瘦、皮肤菲薄者。

2. **护士要教育患者和照顾者自我护理皮肤和保护皮肤的方法**：局部使用保护性敷料，如透明薄膜、泡沫敷料、藻酸盐、亲水纤维敷料降低皮肤撕裂伤危险，采取措施保护个体免受伤害。为家庭护理患者应用循证证据制定和实施皮肤撕裂伤预防计划，包括使用弱酸性洗液清洗皮肤，避免使用有刺激性或碱性的肥皂，加强营养和皮肤卫生，使用吸湿垫管理失禁和皮肤潮湿等。对存在皮肤撕裂伤危险因素的患者应遵循循证依据采取系统化预防方案，包括穿长袖衣裤和过膝的袜子。提供特殊的保护措施保护曾经发生过皮肤撕裂伤的皮肤，确保环光线充足，坐轮椅活动时使用软垫支持上肢和下肢等。至少每日 2 次使用润肤露湿润皮肤，减少洗澡次数和时间。卧床患者使用适当的翻身技巧和方法，避免拖拉和下滑产生的摩擦力与剪切力，使用床栏防止坠床，使用助行器预防跌倒。保证充足的营养和水分摄入。脆弱皮肤宜使用含硅黏性敷料或胶带，或在伤口周围使用水胶体胶带，避免使用黏性胶带和敷料，预防撕揭时损伤皮肤等。

3. **机构**：需要制定预防管理制度、循证实践方案、优化环境和培训专业人员。

二、护理规范

（一）风险评估规范

1. **评估皮肤撕裂伤的发生原因**：不同国家和医疗环境、不同人群发生皮肤撕裂伤的原因不同，现有研究表明：澳大利亚治疗性医院皮肤撕裂伤的发生原因依次为撞击物体引起的钝力伤（44%）、不明原因的和自发性损伤（24%）、与日常生活活动相关（20%）、跌倒引起（12%）。新西兰社区初级保健中心老年人群皮肤撕裂伤的首要原因是身体撞击物体，其次是跌倒。系统评价：胶带以及黏性绷带是婴幼儿发生皮肤撕裂伤的最主要原因。我国三甲医院：14所三甲医院的皮肤撕裂伤横断面多中心研究发现，皮肤撕裂伤主要原因为跌倒（28.99%）、钝力损伤（23.11%）、移除医用黏性敷料（19.75%），其他原因包括日常生活活动（15.55%）、移动体位（8.82%）、医疗器械相关性损伤（1.26%）[24-25,32,33]。

风险评估的全球共识：应对目标人群进行跌倒风险评估、医用黏性敷料使用评估、活动能力评估、医疗器械相关性损伤风险评估、意外损伤风险评估等，但具体评估方法和工具尚未统一，有待于未来进一步研究。

2. 评估皮肤撕裂伤的相关因素：国际皮肤撕裂伤专家咨询组一致认为皮肤撕裂伤的相关因素有慢性疾病、使用多种药物，意识、感觉、视力、听力和营养受损，移动能力受损，不能自理生活，高龄和皮肤脆弱，既往有皮肤撕裂伤史或机械性创伤史。具体分为全身因素和皮肤因素，不同人群的皮肤撕裂伤相关因素也不同[32-33]。

（1）对住院患者或目标人群应评估是否存在以下全身因素，曾有皮肤撕裂伤史，服用能使皮肤或意识发生改变的多种药物如激素、抗抑郁药、镇静剂等，移动能力受损，意识或感觉受损，患有合并症如慢性心脏病、糖尿病、肾功能衰竭等影响血液供应或影响皮肤强度的疾病，自理能力受损如不能独立淋浴、穿衣或活动。有一项因素以上者即有发生皮肤撕裂伤的危险，同时存在的因素越多，风险越高。

（2）对住院患者或目标人群应评估是否存在以下皮肤因素：皮肤衰老、皮脂腺萎缩引起的皮肤干燥，成熟或不成熟皮肤中可见的脆弱皮肤，皮肤胶原和弹性下降，皮肤血液供应减少，皮下血管损伤引起的皮下瘀血。皮肤干燥、脆弱、不适当使用黏性敷料和胶带是皮肤撕裂伤发生的相关因素。有一项因素以上者即有发生皮肤撕裂伤的危险，同时存在的因素越多，风险越高。

（3）对于不同人群和不同医疗环境，应关注和评估以下相关因素：

① 社区养老院或长期护理机构或康复护理院应评估以下相关因素：年龄≥75岁，既往有皮肤撕裂伤史，皮肤脱水，移动能力受损，意识和感觉受损（如糖尿病神经病变、痴呆），视力受损，需要依赖别人帮助才能完成洗浴或移动身体等自理活动，营养和水分补充不足，使用了能够是皮肤变薄的药物（如糖皮质激素），老年性紫癜，瘀斑或血肿。有一项因素以上者即有发生皮肤撕裂伤的风险，多因素联合作用风险更高。

② 老年专科医院综合性治疗医院应评估以下相关因素：既往有皮肤撕裂伤史和当前处于压力性损伤发生危险状态（Braden量表计分≤12分），高龄和生活不能自理，移动能力和反应能力迟缓，认知障碍，肌肉痉挛状态以及皮肤老化，贫血，营养不良。有一项因素以上者即有发生皮肤撕裂伤的危险，多因素联合作用风险更高。

3. 皮肤撕裂伤风险评估路径[20]：为了评估皮肤撕裂伤的风险，以便于针对皮肤撕裂伤危险状况采取循证预防措施，国际皮肤撕裂伤专家咨询组建立了皮肤撕裂伤风险评估路径。第一步评估：从一般健康状况（基础疾病及病情严重程度、使用药物情况、意识和感知受损、视力、听力和营养状态）、移动能力（跌倒史、移动能力受损、自理能力和机械性创伤史）和皮肤状况（高龄、脆弱皮肤、既往有皮肤撕裂伤史）三方面进行。第二步判断：当患者存在≥1项上述因素时判断为处于皮肤撕裂伤发生危险状态，当存在视力受损、移动能力受损、自理能力缺乏、高龄和既往有皮肤撕裂伤史时判断为有皮肤撕裂伤发生高度危险。第三步按指南实施皮肤撕裂伤预防计划（图9-8）。此风险评估路径于2011年在全球首次发布，2013年修改后第二次发布。为临床人员快速、全面评估皮肤撕裂伤风险提供了可行方法，也规范了护理评估操作。

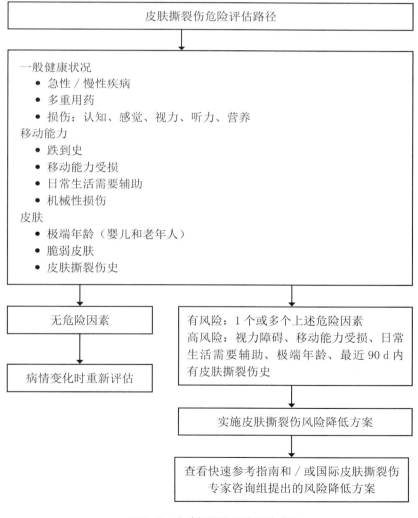

图9-8　皮肤撕裂伤风险评估路径

4. **皮肤撕裂伤风险评估方法**: 国际皮肤撕裂伤专家共识认为皮肤撕裂伤预防的首要环节是评估预测皮肤撕裂伤的风险, 以便于针对皮肤撕裂伤危险状况采取循证预防措施。应从患者入院时全身结合局部综合评估开始, 在病情变化时及时再评估。患者入院时护士要评估患者是否存在皮肤撕裂伤危险因素或相关因素, 特别是评估患者的意识状态以及个人能力受损情况, 判断皮肤撕裂伤危险状况。据此分析, 皮肤撕裂伤危险评估以入院时和病情变化时采用从头到脚检查皮肤, 结合评估全身相关因素进行综合分析判断为宜。建议临床护士应采用皮肤完整性评估方法, 从入院到出院, 定期从头到脚检查患者皮肤的完整性和弹性, 评估营养、病情、活动能力等, 综合分析判断皮肤撕裂伤风险。对老年人应采用整理护理方法综合性评估皮肤撕裂伤风险。

根据上述内容, 结合本次研究发现的皮肤撕裂伤多发生于 ≥ 65 岁、Braden 计分 ≤ 16 分 (有压力性损伤发生危险) 的情况下, 低蛋白和贫血为皮肤撕裂伤发生的危险因素的结果[24-25, 32-33]。建议修订我国的皮肤撕裂伤评估规范。

(二) 皮肤撕裂伤预防护理规范

1. **医院皮肤撕裂伤预防最佳实践方案**: 按照国际皮肤撕裂伤专家咨询组的共识建议, 制定了从患者、护士和医疗机构三位一体降低皮肤撕裂伤风险的最佳实践方案[4, 20, 22]。

(1) 患者。要积极参与预防和护理以及对环境的改造, 熟悉环境设施及其使用, 特别是如厕和淋浴设备、防跌倒装置等。洗浴时使用中性清洗剂, 洗浴后使用含营养成分的润肤乳 (皮肤修复乳液) 涂抹四肢, 并使用含硅敷料保护皮肤撕裂伤高发部位, 失禁患者使用 pH 中性的洗剂, 使用含氧化锌的皮肤保护膏。避免使用肥皂, 至少每日 2 次使用润肤剂湿润皮肤。穿长衣长裤和过膝的袜子及肘部保护垫。加强营养和皮肤湿润, 促进和监测营养状况, 保持与年龄和生理状况相当的水分摄入。认识体重管理对预防皮肤撕裂伤的重要性, 特别是肥胖和消瘦、皮肤菲薄者, 每日保证充足的营养和水分摄入, 适当补充多种维生素。

(2) 护士。护理人员应充分认识皮肤撕裂伤预防的重要性, 准确识别高危患者及风险因素, 采取积极有效的预防护理措施, 同时做好患者及家属的风险告知与预防指导工作, 以降低皮肤撕裂伤发生率。要教育患者和照顾者自我护理皮肤和保护皮肤的方法, 避免拖拉和下滑产生的摩擦力与剪切力: 转运患者时预防下滑, 卧床患者使用减压装置和适当的翻身技巧和方法。预防坠床、跌倒: 使用床栏防止坠床, 使用助行器预防跌倒, 坐轮椅活动时使用软垫支持上肢和下肢等。局部使用保护性敷料, 如透明薄膜、泡沫敷料、藻酸盐、亲水纤维敷料降低皮肤撕裂伤危险, 保护个人免受伤害。对老年人和儿童等皮肤脆弱人群避免使用黏性胶带等。教育指导患者和家属充分了解皮肤撕裂伤的风险因素, 积极配合采取相应的干预措施。有研究表明日常生活活动有协助者发生皮肤撕裂伤的概率较独立者减少 85%, 故对皮肤撕裂伤高危风险患者给予必要的生活照顾是预防皮肤撕裂伤发生的重要举措。

（3）医疗机构。① 要创建一个安全环境：床栏四周用软性材料包裹，光线充足，加强临床医疗设备管理，改善临床护理用具。应定期对病床、护栏及轮椅、平车等转移工具进行检查，避免发生意外。高危科室如神经内、外科，老年病房增添防护垫。② 加强护士培训：需要提高护理人员对皮肤撕裂伤的认识及护理技能。定期组织在职护理人员进行皮肤撕裂伤相关知识专题培训，将其纳入岗前培训项目，对新入职护理人员进行知识及技能的培训与考核。更新知识，规范护理流程，提高对患者皮肤撕裂伤预防的风险意识，各层级护理人员高度重视患者安全管理，不断强化安全管理意识。对高危患者邀请伤口专科护士查房、会诊等，提高护士对皮肤撕裂伤预防知识水平及技能。③ 建立皮肤撕裂伤高危患者预报告制度。鼓励护理人员主动报告皮肤损伤事件，院内发生的皮肤撕裂伤事件需及时、全面、准确地收集资料，进行个案或系统分析，制定有效改善措施及护理方案。④ 护理部及科室质控员定期对住院患者皮肤撕裂伤风险评估及预防措施落实情况进行督导，发现问题及时改善。⑤ 要定期进行皮肤撕裂伤现患率和发生率调研，将皮肤撕裂伤现患率和发生率监控加入现有的伤口审查项目中，监控和分析原因，采取综合性预防措施。

2. 家庭皮肤撕裂伤预防方案 [4,22]：建议家庭护理患者参与制定和实施皮肤撕裂伤预防计划，包括使用弱酸性洗液清洗皮肤，避免使用有刺激性或碱性肥皂，加强营养和皮肤卫生，使用吸湿垫管理失禁和皮肤潮湿等。对存在皮肤撕裂伤危险因素的患者应遵循循证依据采取系统化预防方案，包括穿长袖衣裤和过膝的袜子。提供特殊的保护措施保护曾经发生过皮肤撕裂伤的皮肤，确保环境光线充足，坐轮椅活动时使用软垫支持上肢和下肢等。至少每日 2 次使用润肤露湿润皮肤，减少洗澡次数和时间。卧床患者使用适当的翻身技巧和方法，避免拖拉和下滑产生的摩擦力与剪切力，使用床栏防止坠床，使用助行器预防跌倒。保证充足的营养和水分摄入。脆弱皮肤宜使用含硅黏性敷料或胶带，或在伤口周围使用水胶体胶带，避免使用黏性胶带和敷料，正确揭除敷料。

3. 基于循证建议的皮肤撕裂伤预防方案 [31]：根据国际皮肤撕裂伤专家咨询组的循证建议，制定 6 项综合性预防皮肤撕裂伤方案，内容包括以下 6 个方面。① 评估预测风险人群：入院时和病情变化时进行皮肤撕裂伤风险评估识别危险人群，将年龄 ≥ 70 岁、皮肤脱水或水肿、瘫痪或移动能力障碍、意识障碍或病情危重、有跌倒或坠床史或既往有皮肤撕裂伤史、有压力性损伤发生危险（Braden 计分 ≤ 16 分）等危险因素 ≥ 1 项者列为皮肤撕裂伤发生危险人群，需要采取下列措施。② 预防跌倒和坠床（简称防跌倒坠床）：在患者床旁悬挂标识，使用轮椅和床栏等辅助工具。③ 移动技巧：移动患者时采用移动技巧预防摩擦和剪切力，如用翻身床单抬起患者、小腿下垫软枕预防下滑等。④ 补充营养：根据患者病情由医院营养师制定方案。⑤ 润肤：使用润肤剂顺着毛发方向每日 2 次。⑥ 穿长袖衣裤和长筒袜。

应用评价：

应用方法：采用集中授课和分组讨论方式对来自全院 80 个护理单元的 80 名骨干护士进行时长 1 h 的培训，要求骨干护士熟练掌握皮肤撕裂伤预防方案的 6 项措施，并培训各自科室护士掌握皮肤撕裂伤预防方案，落实于日常护理中，培训患者及其照顾者了解皮肤撕裂伤预防方案，以取得理解和配合。干预前、干预后 5 个月和干预后 17 个月，采用横断面检查方法对全院住院 ≥ 24 h 和年龄 ≥ 18 岁的患者从头到脚检查皮肤，观察比较皮肤撕裂伤的发生率和预防措施的落实率。结果：干预前皮肤撕裂伤发生率为 0.77%（12/1 558），干预后 5 个月和干预后 17 个月发生率分别降为 0.17%（3/1 777）和 0.22%（4/1 825），差异有统计学意义（P 均 < 0.05）。干预后 5 个月和干预后 17 个月皮肤撕裂伤危险人群和患者的 6 项预防措施落实率较干预前有不同程度提升，但落实率均未达到理想的 90% 以上。将干预后 5 个月和干预后 17 个月的皮肤撕裂伤合并，干预后皮肤撕裂伤发生率为 0.19%（7/3 602），较干预前下降了 75.32%，差异有统计学意义（$x^2 = 10.230$，$P < 0.001$）。结论：基于循证建议的皮肤撕裂伤预防方案能降低皮肤撕裂伤的发生率，但预防措施的落实率有待改善。今后需加强护士培训、床边督导和管理，提高护士落实预防措施的执行率。总体与基线调研皮肤撕裂伤发生率低于国外，导致多数基层护理管理者和临床护士对皮肤撕裂伤的危害认识不足与管理上缺乏有效监管有关，如风险评估、穿长袖衣裤及润肤措施。客观上辅助工具数量不够，主观上不够重视，导致预防跌倒和坠床、移动技巧落实率低。我国目前医院内营养师深入病房制定个性化营养计划的工作模式尚属起步阶段，临床护士大都缺乏营养师资质及相关知识，无法对不同的患者实施符合其病情和需求的营养护理，导致补充营养和水分落实率低。今后各专业需要横向联合，以患者为中心落实全人护理，基层护理管理者需对皮肤撕裂伤预防措施的落实进行加强监管，专科护士和专业小组需要加强督查和指导，临床护士还需加强学习，提高对皮肤撕裂伤预防的重视及正确认识，以提高对皮肤撕裂伤危险人群评估识别和皮肤撕裂伤患者预防措施的落实率。

（三）皮肤撕裂伤处理规范

为有效处理皮肤撕裂伤，根据国际皮肤撕裂伤专家咨询组颁布的专家共识，结合相关研究证据，制定了皮肤撕裂伤处理系列规范，包括五步皮肤撕裂伤处理决策方案[4,20,22]、治疗皮肤撕裂伤整体护理路径[4,20,22]和局部分级干预方案[28]，将整体护理和局部处理相结合，以获得更好的结果。

1. **皮肤撕裂伤处理决策方案**：从评估、清洗、分级判断，到制定 8 个方面的治疗目标：治疗病因、避免创伤、避免感染、实施预防方案、保护伤口周围皮肤、控制疼痛、湿性愈合和管理渗液；按照皮肤撕裂伤分级制定和实施分级治疗措施（图 9-9）。此处理决策方案包含了评估、判断、计划、实施和评价的护理程序五步骤方法学，也包含了清洗、止痛、止血、

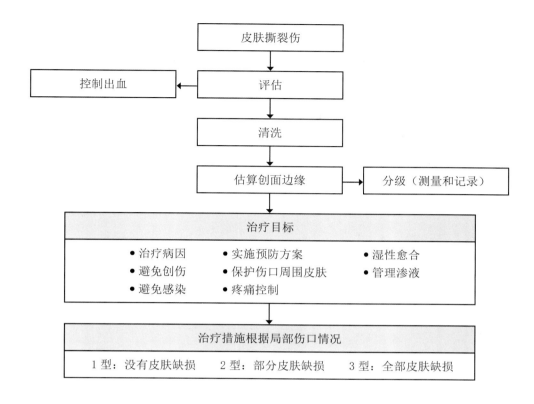

图 9-9　皮肤撕裂伤处理决策方案

保护周围皮肤、控制感染、管理渗液和促进湿性愈合的专业理论与技术，是确保皮肤撕裂伤处理方法合理和有效的基本保障。

2. **皮肤撕裂伤整体护理路径**[35]：路径以患者为中心，关注病因治疗，局部伤口采用国际公认的 DIME 原则实施伤口护理，即清创／清除失活组织（debridement，D），控制炎症和感染（inflammation/infection control，I），湿度平衡（moisture balance，M），伤口边缘无愈合进展时重新评估（edge，E）（图 9-10）。此护理路径既包含了"以患者为中心"的整体护理理念，也包含了促进伤口修复愈合的伤口护理原则，目标清晰，操作环节和措施可行，能够提高临床护理效率和效果。

3. **分级干预方案**[31]

（1）1a 和 1b 级皮肤撕裂伤处理原则：消炎、保护，促进修复。具体方法：生理盐水清洗后局部使用百多邦抗生素软膏，覆盖凡士林油纱布和灭菌干纱布，网眼绷带固定包扎，48 ～ 72 h 更换一次，愈合后局部使用硅酮泡沫敷料保护 1 ～ 2 周。

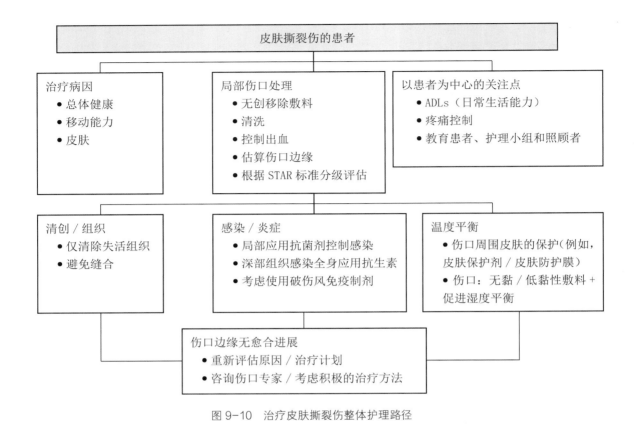

图 9-10 治疗皮肤撕裂伤整体护理路径

（2）2a 级皮肤撕裂伤处理的原则：止血、消炎和改善血供，预防皮肤或皮瓣缺血坏死，促进撕裂的皮肤与伤口床贴合和伤口闭合。具体方法：皮肤撕裂伤急性期处理使用生理盐水清洗后覆盖藻酸盐敷料覆盖止血消炎，外盖纱布妥善固定，48 h 后出血停止，加用红外线局部照射 10 min 辅助治疗，以改善局部血液循环 / 减轻组织水肿和疼痛，根据渗液量调整敷料，如中量以下渗液，局部使用水胶体糊剂 + 凡士林油纱实施湿性疗法，隔日更换一次。如果大量渗液，多为继发感染，局部覆盖纳米银敷料外加干纱布固定，隔日更换一次以抗菌。

（3）2b 级皮肤撕裂伤处理的原则：除了止血、消炎和改善血供外，还要准确、及时区分坏死或失活组织，及时清创，预防继发感染，促进缺损组织的修复与愈合。具体方法：2b 级皮肤撕裂伤除了按照 2a 级处理方法实施局部护理外，如果皮瓣缺血进一步发黑、坏死，给予分次实施保守性锐器清创直至转为红色肉芽组织，再使用增殖期敷料促进愈合。

（4）3 级皮肤撕裂伤处理原则：尽早清创，改善血供，预防感染和促进伤口愈合。具体方法：初期清洁和止血消炎处理同 2 级皮肤撕裂伤，48 h 后有失活组织者实施保守性锐器清创，覆盖纳米银敷料控制炎症反应或预防感染，隔日更换一次，直至伤口洁净、肉芽增殖。对于大面积全层撕裂伤，有条件者也可以使用负压伤口治疗。进入增殖期后，使用含硅酮泡沫敷料覆盖维持湿度平衡，促进湿性愈合，每周更换 2 次，直至愈合。

总之，皮肤撕裂伤重在预防，科学合理治疗是有效治愈皮肤撕裂伤的关键。未来需要不断研究，用循证证据指导预防和治疗。

参考文献

[1] Strazzieri-Pulido K C, Peres G R P, Campanili T C G F, et al. Skin tear prevalence and associated factors:a systematic review[J]. Rev Esc Enferm USP, 2015, 49(4):668-674.

[2] Leblanc K, Baranoski S. Skin Tear Consensus Panel.skin tears:State of the science:consensus statements for the prevention, prediction, assessment, and treatment of skin tears[J]. Advances Skin & Wound Care, 2011, 24(9):2-15.

[3] 蒋琪霞. 皮肤撕裂伤流行病学特征及预防研究进展 [J]. 中华现代护理杂志, 2016, 22（24）:3405-3409.

[4] LeBlanc K, Baranoski S, International Skin Tear Advisory Panel（ISTAP）.Skin tears:the forgotten wound[J]. Nursing Management, 2014, 12:37-46.

[5] Ayello E A. CMS MDS 3.0 Section M skin conditions in long-term care:pressure ulcers, skin tears, and moisture-associated skin damage data update[J]. Adv Skin Wound Care, 2017, 30(9):415-429.

[6] LeBlanc K, Baranoski S, Holloway S, et al. A descriptive cross-sectional international study to explore current practices in the assessment, prevention and treatment of skin tears[J]. Int Wound J, 2014, 11(4):424-430.

[7] Amaral A F S, Pulido K C S, Santos V L C G. Prevalence of skin tears among hospitalized patients with cancer[J]. Rev Esc Enferm USP, 2012, 46 (ESP):44-50.

[8] Koyano Y, Nakagami G, Iizaka S, et al. Exploring the prevalence of skin tears and skin properties related to skin tears in elderly patients at a long-term medical facility in Japan[J]. Int Wound J, 2014（1）:1-9.

[9] Kennedy P, Kerse N. Pretibial skin tears in older adults: a 2-year epidemiological study[J]. JAG Journal, 2011, 59(8):1547-1548.

[10] Sanada H, Nakagami G, Koyano Y, et al. Incidence of skin tears in the extremities among elderly patients at a long-term medical facility in Japan:A prospective cohort study[J]. Geriatr Gerontol Int, 2015, 15(8):1058-1063.

[11] 蒋琪霞，江智霞，郑美春，等. 医院内皮肤撕裂伤现患率及流行特征的多中心横断面调查 [J]. 中国护理管理, 2017, 17（5）:631-635.

[12] Jiang Q X, Song S P, Zhou J H, et al. The prevalence, characteristics and prevention status of skin injury caused by personal protective equipment among medical staff in fighting COVID-19: a multi-center, cross-sectional study[J] Advances in Wound Care, 2020, 9（7）:357-364.

[13] Jiang Q X, Liu Y X, Song S P, et al. Association between protective masks combined with goggles and skin injuries in medical staff during the COVID-19 pandemic[J]. Adv Skin Wound Care, 2021, 34(7):1 - 9.

[14] Stephen-Haynes J. Skin tears:achieving positive clinical and financial outcomes[J].Wound Care, 2012, 3:S6-S14.

[15] Leblanc K, Christensen D, Cook J, et al. Prevalence of skin tears in a long-term care facility[J]. J Wound Ostomy Continence Nurs, 2013, 40(6):580-584.

[16] Lopez V, Dunk A M, Parke J, et al. Skin tear prevention and management among patients in the acute aged care and rehabilitation units in the Australian capital territory:a best practice implementation project[J]. Int J Evid Based Healthc, 2011, 9:429-434.

[17] Carville K, Leslie G, Osseiran-Moisson R, et al. The effectiveness of a twice-daily skin-moisturising regimen for reducing the incidence of skin tears[J]. Int Wound J, 2014, 11(4):446-453.

[18] Van Tiggelen H, LeBlanc K, Campbell K,et al.Standardizing the classification of skin tears: validity and reliability testing of the International Skin Tear Advisory Panel Classifification System in 44 countries[J]. B J Dermatol, 2020,183(1): 146-154.

[19] Groom M, Shannon R J, Chakravarthy D, et al. An evaluation of costs and effects of a nutrient-based skin care program as a component of prevention of skin tears in an extended convalescent center[J]. J Wound Ostomy Continence Nurs, 2010, 37(1):46-51.

[20] LeBlanc K, Baranoski S, Christensen D, et al. International Skin Tear Advisory Panel:a tool kit to aid in the prevention, assessment, and treatment of skin tears using a simplified classification system[J]. Advances Skin & Wound Care, 2013, 26(10):456-476.

[21] Holmes R F, Davidson M W, Thompson B J, et al. Skin tears:care and management of the older adult at home[J]. Home Healthcare Nurse, 2013, 31(2):90-101.

[22] LeBlanc K, Baranoski S.Skin tears:best practice care and prevention[J].Nursing, 2014, 5:36-47.

[23] Ayello E A, Baranoski S.Wound care and prevention[J].Nursing, 2014, 4:32-41.

[24] 蒋琪霞，郭艳侠，江智霞，等．三级医院中皮肤撕裂伤预防现况的多中心研究［J］．中华现代护理杂志，2016，22（24）：3410-3414.

[25] 郭艳侠，蒋琪霞，张玉红，等．住院患者皮肤撕裂伤的现况分析及其护理措施［J］．中华护理杂志，2016，51（2）：167-171.

[26] 张艳红，黄健敏，蒋琪霞．35 例住院患者皮肤撕裂伤临床特点及护理对策［J］．中华现代护理杂志，2016，22（24）：3426-3428.

[27] Vandervord J G, Tolerton S K, Campbell P A, et al. Acute management of skin tears:a change in practice pilot study[J]. Int Wound J, 2014, 11(1):1-6.

[28] 蒋琪霞，俞惠，彭青．分级护理方案治愈皮肤撕裂伤26 例护理报告［J］．医学研究生学报，2018，31（2）：185-189.

[29] Moradian S, Klapper A M. A novel way to treat skin tears[J]. Int Wound J, 2015, 12(1): 1-4.

[30] 蒋琪霞．负压封闭伤口治疗理论与实践［M］．北京：人民卫生出版社，2018.

[31] 蒋琪霞，韩小琴，李莹，等．基于指南的皮肤撕裂伤预防方案实施效果的初步研究［J］．中华现代护理杂志，2016，22（24）：3419-3422.

[32] 郭艳侠，蒋琪霞．住院患者皮肤撕裂伤的危险因素分析［J］．解放军护理杂志，2018，35（8）：13-17.

[33] 华皎，解怡洁，蒋琪霞．住院患者皮肤撕裂伤现患率及危险因素分析［J］．中华现代护理杂志，2016，22(24)：3415-3418.

[34] 蒋琪霞，郭艳侠，李晓华．皮肤撕裂伤发生原因和相关因素及评估研究进展［J］．中华现代护理杂志，2016，22（24）：3429-3431.

[35] Baranoskis, Ayello E A.伤口护理实践原则［M］.3 版．蒋琪霞，主译．北京：人民卫生出版社，2017.

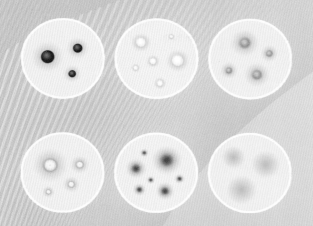

第十章 肠造口及周围皮肤循证护理规范

第一节　造口概述

造口（stoma 或 ostomy）源于希腊语，意为"口"或"开口"，器官位于体表的开口即为造口[1]。

一、造口分类

按照造口的定义，临床按照解剖部位及其作用可将造口分为结肠造口（colostomy）和回肠造口（ileostomy）、胃造口（astrostomy，又称胃造瘘）[2]、泌尿造口或尿路造口[3]和气管造口（tracheostomy，又称气管切开）[4]。

二、造口的作用

顾名思义，肠造口和泌尿造口主要用于排泄和减轻症状，胃造口主要用于减压和灌注营养物质，气管切开主要用于通畅气道和呼吸机辅助呼吸。随着无创呼吸机辅助呼吸理念和技术的推广，气管切开日渐减少，部分必须切开者大都在重症监护病房，其护理主要由 ICU 护士完成。胃造口也改良为经内窥镜下胃造瘘术（percutaneous endoscopic gastrostomy，PEG）、经内窥镜下空肠造瘘术（percutaneous endoscopic jejunostomy，PEJ）等微创技术，多用于先天性食道闭锁综合征和先天性巨结肠症患儿，待营养改善和手术治疗完成后即可拔除 PEG 或 PEJ 管，其管道的维护和定期更换国内一般由普通外科医生和护士协同完成。

三、肠造口常见的问题

肠造口是最常见的造口类型，也是维护时间长、并发症高发的造口，造口手术后并发症总体发生率为21%～70%，包括早期并发症（造口黏膜水肿、缺血坏死、皮肤黏膜分离等）、后期并发症（造口旁皮炎、造口旁疝、造口脱垂和造口狭窄等）[2]。几乎所有的造口患者都有发生造口旁皮肤问题的风险，这种皮肤问题无关于国籍／人种、造口类型与造口护理产品[3]。所以做好造口旁皮肤护理成为预防皮肤并发症的重要措施。而现实是有些造口并发症持续多年未得到及时治疗，有大量造口患者在专业人员的"视线之外"，未得到积极有效的指导和护理[2]。发生造口和造口旁并发症将会延长住院时间 5 d，医疗费用较无并发症者增加 16%[5-8]。

由于患者的适应能力、自理能力和社会支持不同，发生的造口并发症也不同，将严重影响造口患者的生活质量。因此维护造口健康，预防造口并发症和造口旁皮肤并发症对减轻患者痛苦、提高生活质量是造口护理的主要目标。本章主要探讨如何对临时性和永久性肠造口进行循证护理的实践。

第二节 肠造口分类及其并发症

一、肠造口分类

肠造口是通过外科手术在腹壁上造成的一个开口，将大肠或小肠的终端突出于腹壁，形成粪便和尿液向外部转移的通路[5]。肠造口分为可回纳的临时性造口（temporary stoma）和伴随终身的永久性造口（permanent stoma）。临时性肠造口主要用于减轻症状，预防肠壁水肿和吻合口瘘，如回肠造口、结肠造口等，待患者病情稳定或改善后，经 6～8 个月左右再次手术进行回纳。永久性肠造口术（permanent colostomy）即 Mile's 手术，是结直肠癌最常见的治疗方式，大约有 10% 的患者将接受永久性造口手术[2]。手术虽然挽救了患者的生命，但由于永久性造口代替了原有的肛门排便功能，改变了患者的排泄方式，影响了患者的身体形象和生活方式，对患者的身心健康和生活质量会产生深远的影响[1]。还有一类永久性造口是膀胱癌根治手术后，采用患者自身的一段回肠代替原来的膀胱功能，储存尿液，一端开口于腹壁形成造口，但排泄物是尿液，因此称为泌尿造口。最常见的造口类型有以下几种[5]：

（一）结肠造口（colostomy）

通过外科手术从结肠到腹壁的开口，以便排出粪便[5]。结肠造口分临时性和永久性的，临时性结肠造口的作用是减轻症状，手术后 6 个月左右需要实施还纳手术，关闭造口（图 10-1，图 10-2）。永久性肠造口多见于直肠癌根治手术，即 Mile's 手术，是经腹会阴联合切除在直肠和结肠后，将乙状结肠近端拉出腹壁，在脐与左髂前上棘连线的内 1/3 腹壁上造口，使粪便不再流入远端结肠，一直以来被认为是直肠远端恶性肿瘤（距离直肠肛门结合部 1～2 cm 处）根治性手术治疗的经典术式[2]。因永久性结肠造口代替了原有的肛门排便功能，因此又称"人工肛门"（图 10-3，图 10-4），永久性肠造口是最多见的造口，占 82%[6]。

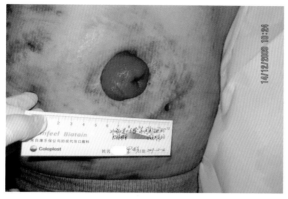
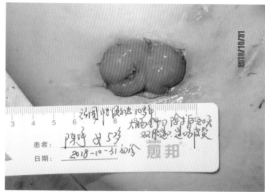

图 10-1　临时性结肠造口

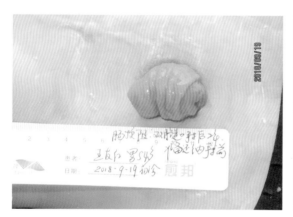
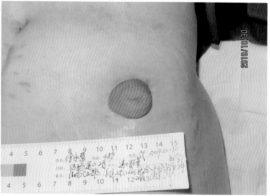

图 10-2　临时性结肠造口

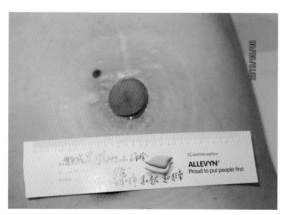
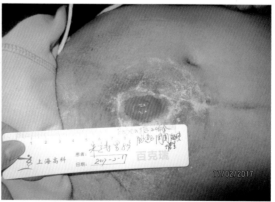

图 10-3　永久性结肠造口

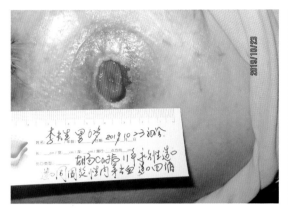
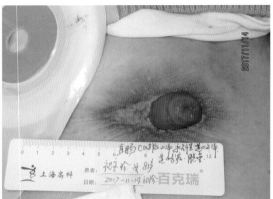

图 10-4　永久性结肠造口

（二）回肠造口（ileostomy）

从小肠的最后一部分（回肠）到腹壁的外科手术开孔，允许排出小肠流出物[5]。回肠造口多为临时性造口（图 10-5），经过一段时间康复，需要将造口还纳。回肠造口占10.8%[6]。

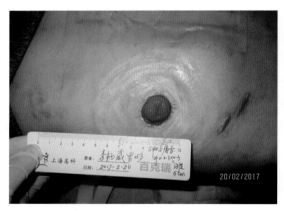
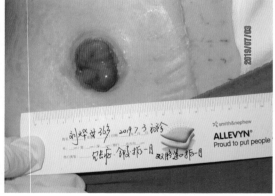

图 10-5　冗肠症金陵术后临时性回肠造口

（三）尿路造口（urostomy）

也称回肠代膀胱，是膀胱癌根治手术常用的造口，采用患者自身的一段回肠代替原来的膀胱储尿，又称回肠储袋，通过外科手术将输尿管接入回肠储袋中，将回肠的另一端穿过腹壁形成一个开口。尿液从肾脏流出到输尿管，再经回肠储袋从造口排出，也称泌尿造口[5]（图 10-6）。

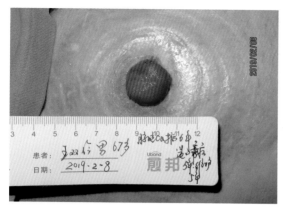
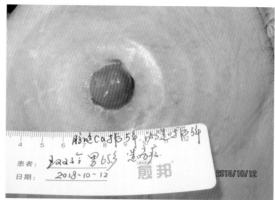

图 10-6 膀胱癌术后泌尿造口 6 年

二、造口和造口旁并发症

（一）造口并发症

造口手术后总的并发症发生率高达 21%～70%[2]，分早期并发症和后期并发症。

1. 早期并发症：指发生于手术后 30 d 内的造口和造口旁并发症，发生率为 27.1%～82%[7-9]，包括造口缺血坏死（图 10-7）、皮肤黏膜分离（图 10-8）、造口黏膜水肿（图 10-9）和造口回缩（图 10-10）等[1,7-8]，其中造口坏死的发生率现已由 1.6%～11%[8] 上升至 20%[7]，皮肤黏膜分离发生率由 3.7%～9.7%[8] 上升至 28%[7]，造口低于皮肤 0.5 cm 以上称为造口回缩[7]，造口回缩的发生率为 2.9%～5.4%[8]，多发生于手术后 6 周内。回肠造口早期并发症发生率为 38.2%，结肠造口早期并发症发生率为 31.7%，造口旁皮肤并发症为 43%[7]，将严重影响造口患者的生活质量。不适当的造口定位和不充分的造口护理是发生早期并发症最常见的原因[9]。

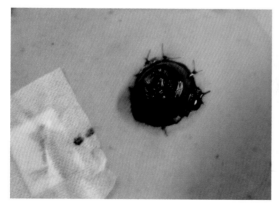

图 10-7 造口缺血坏死

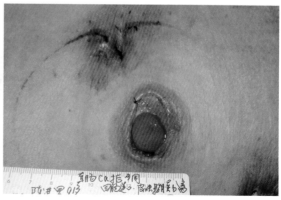

图 10-8 皮肤黏膜分离

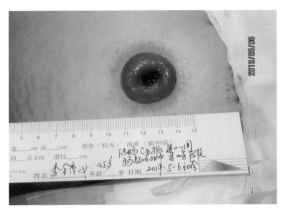

图 10-9 造口黏膜水肿

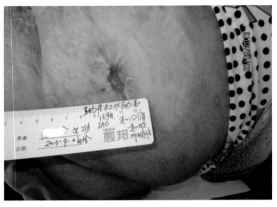

图 10-10 造口回缩

2. 后期并发症：指发生于手术后 30 d 以上的造口和造口旁并发症，发生率为 33.9% ～ 56%[7-8]，包括造口周围皮炎（图 10-11）、造口旁坏疽性脓皮病（图 10-12）、造口旁疝（图 10-13）、造口脱垂（图 10-14）及狭窄（图 10-15）等[1,7-8]，其中造口旁疝发生率为 3% ～ 50%，造口旁疝发生率随着时间推移升高，手术后 1 年造口旁疝发生率为 30% ～ 40%，手术后 2 年发生率可升至 50%。造口脱垂总发生率为 8% ～ 75%，回肠造口并发造口脱垂发生率为 2% ～ 3%，结肠造口并发造口脱垂发生率为 2% ～ 10%[8]，双腔造口并发造口脱垂发生率高达 7% ～ 26% 和 30%[7-8]，造口旁坏疽性脓皮病发生率为 0.9% ～ 4%[8]。造口狭窄发生率为 2% ～ 15%，最常见于结肠末端造口，造口狭窄多继发于肠黏膜水肿、造口缺血坏死和造口旁脓肿等[7]。

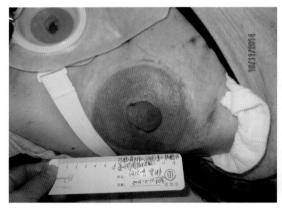

图 10-11 造口周围皮炎

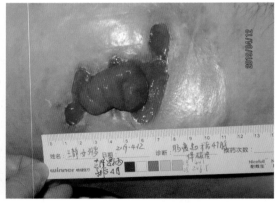

图 10-12 造口旁脓皮病

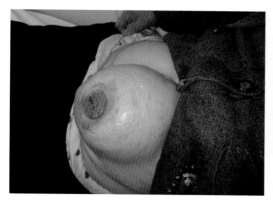

图 10-13　造口旁疝

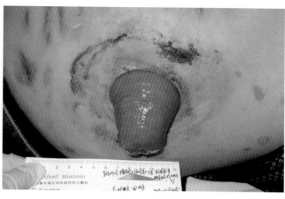

图 10-14　造口脱垂

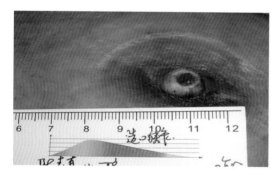

图 10-15　造口狭窄

（二）造口旁并发症

根据 2019 年加拿大注册护士协会（RANO）更新的造口护理实践指南[5]，造口旁皮肤（peristomal skin）是指造口周围 10 cm×10 cm 的皮肤表面。造口旁皮炎（peristomal dermatitis）是指由引流系统、黏性敷料、粉剂或防漏膏所致的皮肤损害，包括过敏性和刺激性皮炎。过敏性皮炎（allergic dermatitis）多发生于黏性敷料接触皮肤处。刺激性皮炎（irritant dermatitis）是由粪或尿液接触皮肤引起的皮肤损害，又称刺激性接触性皮炎（irritant contact dermatitis），是最常见的造口旁皮肤并发症，多发生于粪、尿渗漏的部位[5]。造口旁皮肤并发症总的发生率为 18% ～ 55%，其类型有机械性撕揭、化学性刺激、过敏和感染原因所致的造口旁皮肤损害[9]。造口旁皮肤并发症多发生在手术后 30 d 内，年发生率为 0 ～ 76%，平均发生率为 65%，月发生率为 5.4%，其中轻度造口旁皮肤并发症发生率为 25%，中度发生率为 55%，重度发生率为 20%[10]。回肠造口病人中有 25% ～ 43% 发生造口周围皮肤并发症，结肠造口中 7% ～ 20% 出现造口周围皮肤剥脱[11]。美国一项研究报道，尿路造口周围皮肤并发症发生率为 7.7%，结肠造口周围皮肤并发症发生率为 35.3%，回肠造口周围皮肤并发症发生率为43.8%，平均发生时间为手术后（23.7±20.5）d，男性发生率（57%）高于女性（49%）[12]。36.3%患者在造口术后90 d内出现造口旁皮肤并发症，其中回肠造口者造口旁皮肤并发症发生率为47.5%，多发生于手术后（24.1±13.2）d；结肠造口者发生率36.1%，多发生于手术后（27.2±21.1）d；泌尿造口者发生率为15.0%，多发生于手术后（31.7±25.7）d[13]。采用适当的结构化造口护理方案容易预防这些造口并发症，重要的是早期预防、早期识别和正确处理。

1. 机械性损伤：造口旁机械性损伤最多见的是揭除造口用品时引起的机械性损伤，如皮肤撕裂伤（skin tear, ST）（图10-16），压力性损伤（pressure injury, PI）也常常发生于造口腰带过紧或使用凸面底盘的造口患者[9,14]，主要表现为部分皮层损伤和疼痛（图10-17）。造口旁黏性器械相关性皮肤损伤（peristomal medical adhesive-related skin injury，造口旁MARSI）被定义为在移除黏性造口袋系统后观察到皮肤红斑、表皮剥脱或皮肤撕裂、糜烂、大疱。包括过敏性皮炎、皮肤撕裂伤，脆弱皮肤更容易发生MARSI（60.6%），而70.5%未被临床记录而忽视[14]。

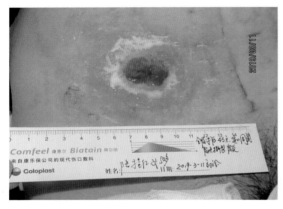

图 10-16 造口旁皮肤撕裂伤

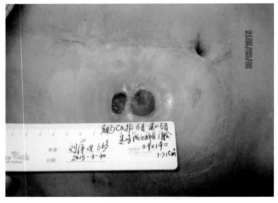

图 10-17 造口旁压力性损伤

2. 化学性损伤：常见于肠液渗漏至造口旁皮肤所致粪水性皮炎，又称刺激接触性皮炎（irritant contact dermatitis）或造口旁潮湿相关性皮肤损伤（peristoma moist-associated skin damage, PS-MASD）（图10-18），主要表现为发红、潮湿和烧灼样疼痛[9]。常见原因为造口位置不当，如伤口旁、靠近髂前上棘；或造口周围皮肤部平整，如造口周围皮肤因疤痕或皮肤皱褶而不平整；或造口周围皮肤老化或菲薄等情况下，造口底盘粘贴困难或造口底盘与皮肤之间难以封闭、容易渗漏而刺激皮肤发生炎性损害。刺激接触性皮炎发生率最高，高达66.7%[15]。北美一项纳入796例造口患者的调研中发现平均77.7%（26%～100%）的造患者有造口旁皮肤问题，最常见的是刺激性接触性皮炎，又称造口旁潮湿相关性皮肤损伤（peristomal moisture-associated skin damage，造口旁MASD），占86.2%，其次为皮肤剥脱（发生率为 0～25%），以及接触造口底盘处皮肤过敏（发生率为 0～25%）[16]。日本研究发现，回肠造口较结肠造口更容易发生造口旁 MASD（OR = 3.782），手术后化疗将使发生造口旁 MASD 的风险增加 2.5 倍。65 岁以上老年人较年轻人更容易发生造口旁 MASD（OR = 7.193），糖尿病造口患者有更高的发生造口旁 MASD 的风险（OR = 11.843）[17]。一项远期并发症的队列研究揭示，总体发生率为 34.2%，其中造口旁皮肤剥脱发生率为 15.1%，且男性高于女性，回肠造口高于结肠造口[18]。

3. 过敏性损伤：常见于对造口底盘黏胶、防漏膏和皮肤保护膜以及造口粉过敏所致，又称接触过敏性皮炎（allergic contact dermatitis），可见接触这些产品的皮肤出现红疹或红斑、瘙痒，过敏范围与造口底盘形状相同（图 10-19）。隔绝过敏原后皮肤无损伤能很快愈合[9]。与造口产品相关的接触过敏性皮炎发生率从 0.5%～4.7% 不等，通过皮肤测试得知 60% 的造口患者造口旁皮肤对造口产品存在阳性反应[15]。

4. 造口旁皮肤感染：造口底盘下温暖、潮湿和相对密闭的环境有利于真菌的生长繁殖而引起感染，局部可表现为水肿、发红伴有脓性分泌物（图 10-20）。金黄色葡萄球菌感染可引起造口旁皮肤毛囊炎，也可表现为皮肤发红和流脓[9]。

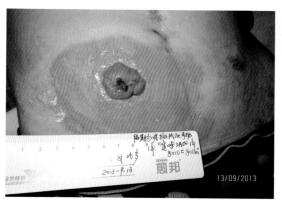

图 10-18　造口旁粪水刺激性皮炎

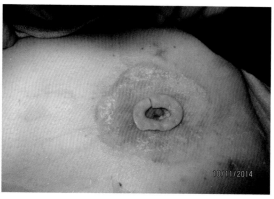

图 10-19　造口底盘所致周口周围过敏性皮炎

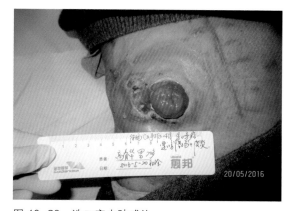

图 10-20　造口旁皮肤感染

第三节　肠造口及周围皮肤护理的证据检索

一、提出临床问题

根据临床亟待解决的问题提出如下问题：1. 如何评估造口和造口旁皮肤问题？ 2. 如何识别和处理造口和造口旁并发症？ 3. 如何选择和使用造口护理产品？ 4. 如何评价造口护理的效果？

二、检索证据

以中文检索关键词"造口和护理或处理"、英文检索关键词"stoma or ostomy and stoma care or management"检索该领域的相关临床实践指南、系统评价等循证资源。主要检索 Cochrane 循证医学数据库、澳大利亚 JBI 循证卫生保健数据库（Joanna Briggs Institute，JBI）、美国国立指南数据库（National Guideline Clearinghouse，NGC）、加拿大安大略注册护士协会循证护理指南网（Registered Nurses Association of Ontario，RNAO）、Best Practice 数据库、Nursing Consult 数据库、中国生物医学文献数据库。

共检索到更新的肠造口护理最佳实践指南 2 篇[3,5]、系统评价 2 篇[1-2]、国际专家共识 1 篇[14]和美国伤口造口失禁护理协会（Wound Ostomy and Continence Nurse Society，WOCNS）立场声明和一致性文件各 1 篇[19-20]、最佳实践原则 1 篇[21]。下述有关"肠造口的评估和处理"的措施主要来源于加拿大安大略注册护士协会（Registered Nurses Association of Ontario，RNAO）2019 年 4 月更新版的《最佳实践指南：支持成人造口患者带着造口生活》[5]、2015 年 Prinz 等的新造口患者出院计划的最佳实践原则[21]、2015 年 WOCNS 的结肠造口或回肠造口手术前造口定位的立场声明[19]、2019 年造口旁黏性敷料相关性皮肤损伤国际专家共识[14]、2011 年 WOCN 关于造口旁潮湿相关性皮炎的一致性文件[20]、2016 年 Sylvia 等报道的结直肠癌造口患者造口相关性问题及对生活质量影响的系统评价[2]和 2014 年 Tam 等[1]报告的造口周围皮肤护理的 Meta 分析和系统评价。

三、证据分类及强度

1. **证据的可信度**：指所回顾的结果与感兴趣现象合理性的程度。按照 GRADE-CERQual 方法将证据可信度分为高、中等、低、非常低[5,22]，见表 10-1。

表 10-1　证据的可信度及定义[5,22]

证据的可信度	定义
高	所回顾的结果非常可能是感兴趣现象的合理表现
中等	所回顾的结果很可能是感兴趣现象的合理表现
低	所回顾的结果有可能是感兴趣现象的合理表现
非常低	不清楚所回顾的结果是否是感兴趣现象的合理表现

2. **证据的确定性**：指预计作用与真实作用之间的一致性程度。按照 GRADE 分级将证据的确定性分为高、中等、低、非常低[5,22]，见表 10-2。

表 10-2　证据的确定性及定义[5,22]

证据的确定性	定义
高	非常确信预计作用完全接近真实作用
中等	中等确信预计作用非常接近真实作用，但也可很大可能存在不同
低	确信预计作用有限，真实作用可能与预计作用之间存在较大不同
非常低	确信预计作用非常有限，真实作用非常可能与预计作用之间存在很大不同

3. **推荐建议的强度**：通过权衡利弊风险、参考价值和对生活质量的潜在影响，将推荐强度分为强和一般[5]，见表 10-3。

表 10-3 推荐建议的强度和依据[5,22]

推荐强度	推荐依据	实践建议
强推荐 （strong recommendation）	专家小组确信所采取的干预措施利益大于风险	大多数人认为最好去执行推荐建议
一般推荐 （conditional recommendation）	专家小组确信所采取的干预措施利益可能大于风险，但是存在某些不确定	并非多数人建议去执行建议，而是需要仔细考虑个人情况、嗜好和价值观等

4. 证据分级标准：2014 年世界造口治疗师协会造口护理指南采用的证据分级标准如表 10-4 所列 [3,23]。

表 10-4　证据分级标准 [3,23]

证据分级	定义
Ⅰa 级证据	证据来源于随机对照实验性研究的 Meta 分析或随机系统评价
Ⅰb 级证据	证据至少来源于一项随机对照实验性研究
Ⅱa 级证据	证据至少来源于一项设计严谨的非随机对照临床研究
Ⅱb 级证据	证据至少来源于一项设计严谨的其他类型的非随机类实验研究
Ⅲ 级证据	证据来源于设计严谨的非实验描述性研究，如比较性研究、相关性研究和病例研究
Ⅳ 级证据	证据来源于专家委员会报告或建议，或（和）权威作者的临床经验

第四节　肠造口及周围皮肤护理的证据汇总

一、组织架构

1. 成立造口护理跨专业团队：专家小组建议健康服务机构应成立造口护理跨专业团队（interprofessional team, IPT），纳入伤口造口失禁专科护士作为造口护理小组的关键成员（推荐强度：强。证据可信度：低。证据的确定性：低）[5]。

伤口造口失禁专科护士（nurse specialized in wound, ostomy, and continence, NSWOC）定义为"经过 WCET 培训项目培训并毕业，拥有伤口、造口和失禁护理方面的先进和专业知识以及临床技能的注册护士"。伤口造口失禁专科护士作为跨专业团队成员能够提供专业的整体评估和管理，以满足造口、急性和慢性伤口、尿和粪失禁个体及其家庭的需求。伤口造口失禁专科护士在全球有不同的称谓，例如（但不限于）造口护士，伤口、造口失禁护士（WOC 护士）或造口治疗师[5]。

跨专业团队（interprofessional team）定义为"一组在一个或两个和多个健康机构内为造口患者合作提供综合性健康服务的专业人员，其关键成员包括伤口造口失禁专科护士、护士、外科医生、内科医生、社会工作者、牙医和药师[5]"。

2. 标准化造口护理：专家小组建议健康服务机构应基于跨专业团队方法去开展一个标准化的造口护理项目和形成专家指导意见（推荐强度：强。证据可信度：低。证据的确定性：低）[5]。

3. 建立标准化造口护理项目：应包括造口手术术前教育、造口术后的日常生活和自我护理。术后进行造口自我管理及造口并发症预防和处理教育、基于标准的出院计划和随访，完成第一个四周内家庭访视和电话随访的时间表、伤口造口失禁护理专科护士的围手术期护理（推荐强度：强。证据可信度：低。证据的确定性：低）[5]。

二、术前护理

1. 术前造口定位：2019 年 RANO 更新的指南和 2015 年 WOCN 立场声明一致认为伤口造口失禁护理专科护士应为造口患者实施术前定位，术前定位有利于术后造口维护和预防并发症（推荐强度：强。证据可信度：低。证据的确定性：低）[5, 19]。

2. 术前教育和咨询：伤口造口失禁护理专科护士应为造口患者提供术前教育和造口护理咨询，术前教育和咨询能够降低造口旁并发症发生率和缩短住院时间（推荐强度：强。证据可信度：低。证据的确定性：低）[5, 19]。

三、术后护理

1. 预防造口旁疝：护士应该让造口患者参与以下造口旁疝预防干预的方案中，包括实施危险评估：测量体重指数和腹围；提供体重管理的专家意见；实施术前造口定位；提供术后教育，避免负重和增加腹内压力的动作、腹部使用支撑装置或手术后 3 个月内开始腹部肌肉锻炼（推荐强度：一般。证据可信度：不适用。证据的确定性：很低）[5, 19]。

2. 生活质量管理：为了指导"以患者为中心"的护理，专家小组建议应让造口患者参与生活质量管理，包括调整心理失调（焦虑和抑郁）、自尊和自我形象（性生活和身体形象）（推荐强度：强。证据可信度：低。证据的确定性：很低）[5]。

四、延续性护理

肠造口延续性护理从出院开始，临时性肠造口一直延续至造口还纳，永久性肠造口一直延续至患者生命结束。延续性护理的方式有定期门诊随访、家庭访视、电话或微信随访，内容包括定期评估造口和造口旁皮肤、预防和处理造口及造口旁并发症、生活指导、心理干预等。

1. 评估造口局部状况：评估的目的是明确引起造口和造口旁并发症的原因、类型以及影响因素，为制订适合的护理计划提供依据[2]。评估内容包括全身状况、造口局部和造口旁皮肤状况等[1, 5, 10]。应该识别影响造口和造口旁并发症的危险因素（III 级证据）[3, 23]。评估手术相关的危险因素：包括有无实施术前造口定位，造口部位不当，腹腔镜结肠造口术，造口类型和造口技术。手术后应该使用一个有效度的评估工具尽快评估造口和造口旁皮肤状况，旨在监测并发症（IV 级证据）[3, 23]。评估时需要查看医疗记录以确保充分了解患者的造口类型及其病情和手术过程（IV级证据）[3,23]，评估内容包括造口大小、形状、高度、颜色、排泄物性状以及有无造口并发症[23-24]。

2. **评估与造口护理相关的全身因素**：全身因素将影响造口护理质量和并发症的预防，需要全面评估并详细记录，评估内容包括年龄、是否肥胖（BMI ≥ 25 kg/m²）、营养状态、是否存在腹内压力增加和腹部肌肉力量减弱的因素、手术后体力活动状况、活动能力、造口自理能力 / 有无使用类固醇激素和吸烟等[24]。还应评估患者及其家属对造口的应对方式、护理知识和方法，家庭和社会的支持方式（III级证据）[3,23]。

3. **评估造口并发症**：患者取坐位或站位，可见造口周围有明显膨出，如果让患者做咳嗽动作或讲话，膨出会更明显。或者患者取平卧位，让患者轻微抬头，就能看到造口周围明显的膨出，平卧后减轻，即可判断为造口旁疝（III级证据）[3,23]。

4. **选择造口产品需要考虑的因素**：造口类型、造口部位、造口特征（有无并发症）、造口周围皮肤特征（有无并发症）、皮肤敏感或过敏、意识状态和学习能力、个人意愿、生活环境（居家、长期护理机构或养老院）、宗教信仰、费用、生活方式、产品的适用性、粪便量以及性状（IV级证据）[3,23]。

5. **造口并发症护理**

（1）造口手术后早期护理：检查造口血液供应、及早发现、及早处理可逆性的改变是早期造口护理的重点（IV级证据）[3,23]。

（2）及早发现和处理造口出血：手术后第 2 日检查造口血液供应时注意观察造口黏膜和与皮肤缝合处有无出血，如有新鲜出血，量不多时可用 1% 肾上腺素局部湿敷止血，量较多时要考虑动脉结扎线脱落，需要立即报告医生手术止血（IV级证据）[3,23]。

（3）造口回缩护理：造口回缩带来的主要问题是粪便容易侧漏，需要选择两件式凸面造口底盘，造口与皮肤交界处使用防漏膏，配合使用造口腰带，松紧适宜。同时建议患者注意清淡饮食，控制体重。如果回缩入腹腔内引起腹膜炎，应紧急报告医生施行手术，切除坏死肠段后另行造口（IV级证据）[3,23]。

（4）过敏性接触性皮炎：可发生于手术后早期使用造口产品后，如果查明是造口底盘过敏，需要更换不同材质的底盘，如果是防漏膏或皮肤保护膜中的酒精成分引起的过敏，需要更换不含酒精的同类产品（IV级证据）[3,23]。

（5）结肠造口灌洗为成年降结肠或乙状结肠造口患者可以选择的一个安全、有效的造口护理方法（III级证据）[3,23]。如出现造口旁疝、造口脱垂、狭窄、皮肤黏膜分离、肿瘤等并发症时应终止灌洗（III级证据）[3,23]。

6. 健康教育与社会支持

（1）健康教育：健康教育应贯穿造口护理的始终，造口治疗师和护士应对患者进行健康教育，指导患者掌握造口护理技术，促进其生理和心理的康复。健康教育内容包括造口的作用、造口评估和护理方法、造口袋及其辅助用品的选择与使用方法、造口灌洗方法、造口并发症和造口旁并发症的观察与预防以及日常生活方式等，强调手术后定期随访的重要性（Ⅱb级证据）[3, 23]。教育患者避免将甘油酸剂插入结肠造口以辅助排空粪便（Ⅰa级证据）[3, 23]。所有造口患者及其家属应该接受综合性的健康教育（Ⅳ级证据）[3, 23]。应该为所有将要实施造口手术的患者及其家属提供手术前教育（Ⅰb级证据）[3, 23]。要探讨造口手术对患者及其伴侣性功能造成的潜在影响（Ⅰa级证据）[3, 23]。应在患者出院前为患者及其家庭准备一个针对性的造口护理基本技能教育套餐（Ⅳ级证据）[3, 23]。要确保造口护理个体化计划符合患者及家庭的需求（Ⅳ级证据）[3, 23]。通过健康教育，指导患者及家属识别造口和造口旁皮肤并发症的影响因素（Ⅳ级证据）[3, 23]。在形成一个针对健康保健人员、患者、家属和照顾者的造口教育计划时应该咨询造口治疗师（Ⅳ级证据）[3, 23]。采用示范—参与—自我护理的方法进行健康教育，鼓励患者参与到造口护理中，教会患者选择合适的造口袋及其辅助用品，并掌握正确的使用方法，更好地适应造口手术后生活（Ⅲ级证据）[3, 23]。护士或造口治疗师应与患者及家属共同讨论造口自我护理可能出现的问题及应对方法，促使患者逐步获得独立护理造口的能力（Ⅰa级证据）[3, 23]。必要时请有经验的患者示范、传授造口自我护理的方法和技巧（Ⅳ级证据）[3, 23]。应该指导造口患者将渐进式盆底肌肌肉放松训练（progressive muscle relaxation therapy, PMRT）作为日常护理的一部分（Ⅰb级证据）[3, 23]。

（2）社会支持：由医生、造口治疗师和心理治疗师等专业人员组成专业团队，为患者及家属提供全面系统的专业服务、造口人联谊会，以及经过专门训练的造口访视者在其需要时提供帮助，使患者感受到来自医护人员、家人和社会的共同关注和照顾（Ⅳ级证据）[3, 23]。对出院6个月内的造口患者进行每月一次的家庭随访，患者也可到造口护理门诊完成随访，评估造口情况、造口护理和日常生活中出现的问题及其心理行为变化，进行个体化健康指导，以减少患者的心理困扰，促进其自我管理行为，预防并发症（Ⅰb级证据）[3, 23]。专业团队应该为出院患者和家庭提供家庭护理支持（Ⅰb级证据）[3, 23]。当患者及家属熟练掌握造口自我护理技术后，指导其逐渐恢复正常生活，参加适量运动和社会活动。造口护理产品公司应与医院加强合作，通过各种可能的途径，为患者提供更多种类、更便宜、更适用的造口护理产品（Ⅰb级证据）[3, 23]。可以让患者及家属与同类疾病患者一起交流造口护理体验与感受，排除其孤立感、无助感和减轻自卑感，以积极的心态面对造口，促进心理康复（Ⅳ级证据）[3, 23]。

（3）护患沟通与心理支持：护士应评估患者的沟通能力和心理状态，营造有利于沟通的环境和气氛，采取不同的沟通方式，鼓励患者说出内心真实的感受，最好在单间诊室或患者认为隐私性较好的环境中进行，及时发现患者的负性情绪反应进行有针对性的疏导，如向患者详细解释造口的重要性和造口所引起的排便方式及生活方式的改变，应用造口人健康生活的实例增强患者应对造口的信心（Ⅳ级证据）[3,23]。建议造口手术后由造口治疗护士为患者及家属提供评估和随访，以缓解心理抑郁，促进积极的应对方式和提高生活质量，有助于预防并发症（Ⅱb级证据）[3,23]。护士不在公众场合谈论患者的病情和造口及其生活。造口护理前，应予屏风或床帘遮挡，或在单间处理，以维护患者的尊严和保护其隐私（Ⅳ级证据）[3,23]。

第五节　肠造口及周围皮肤手术前后循证护理规范

总结证据内容，制定肠造口手术前后循证护理规范。

一、肠造口术前护理

（一）术前造口定位

美国伤口造口失禁护理协会、美国结直肠外科医生协会和美国泌尿外科协会联合发表立场声明[19]：术前造口定位能提高患者独立护理造口、选择造口产品和佩戴时间、适当活动的能力。结直肠外科医生和造口治疗师是术前造口定位的主要实施者，应将术前造口定位作为主要技能的一部分接受培训，以为临床人员提供正确的造口定位方法。研究表明，实施术前造口定位组的造口旁疝发生率为 2.5%，而未实施术前造口定位组的造口旁疝发生率为 24.5%，差异显著。因此，术前造口定位可以降低造口旁疝的发生率。

实践建议[5]：伤口造口失禁护理专科护士向患者和家属解释术前定位的目的和意义，通常于术前一天由造口治疗师和手术医生共同实施术前定位并在定位处明确标记，必要时与手术医生共同定位，采用适当方法保留标记以免淋浴时被清洗。

（二）术前教育和咨询

2014 年世界造口治疗师国际造口指南建议采取一切可能的措施预防造口旁皮肤问题。术前教育包括描述造口的解剖、生理和并发症，采用适当的皮肤保护策略和造口袋，识别预防和处理造口并发症的最佳实践措施[23]。

实践建议：伤口造口失禁护理专科护士应为造口患者提供术前教育和造口护理咨询，内容描述造口手术操作和什么是造口，指导术前皮肤清洁、肠道准备方法；解释造口产品和皮肤护理用品的种类及作用，指导造口袋适应性佩戴或预体验；描述手术后造口开放时间、如何佩戴造口袋、如何带着造口活动和饮食方式和种类等等[5]。

二、肠造口术后护理

（一）手术后早期的造口护理

手术后 2～5 d 可出现可逆性造口黏膜水肿或静脉充血，手术后造口黏膜出血常发生于手术后72h。造口皮肤黏膜分离多发生于手术后1～2周内，上述并发症称为造口早期并发症，因此手术后1周内是造口早期护理、预防和处理早期并发症的关键时期[7]。

1. **检查造口血液供应，预防造口缺血坏死（stoma necrosis）**：造口坏死是一种严重的早期并发症，多发生于手术后24～48h，发生率为7%[3,5,23]。表现为颜色由深蓝色、紫色逐渐变为褐色和黑色。原因：肠黏膜过度牵拉或造口张力过大或造口血液供应被阻断。手术后第2日开始需要每日检查造口黏膜的血液循环，正常为粉红色或牛肉红色，有光泽，如果有静脉充血或水肿一般不需要处理，1周后水肿将慢慢消退，静脉充血慢慢好转。如果出现暗红色、紫红色，则是缺血的表现，需要报告医生，查找缺血的原因，给予及时处理。评估方法：使用一个小的玻璃试管轻轻插入造口末端，试管开口朝外，用手电筒余光照亮试管周围，可见到最接近的黏膜，如果黏膜能透光说明有正常的血液供应，如果浑浊、透光性不好说明黏膜缺血，如果完全不能透光，说明黏膜坏死[1,5,10]。如果出现黑色，则是造口坏死的表现，如果不及时处理将是不可逆的，对患者将是重创。

2. **及早发现和处理造口出血**：造口出血（bleeding）的主要表现：造口可能表现为正常或可能浸渍和／或瘀伤，有明显出血。原因：入口高压、创伤、潜在的疾病、某些药物。评估方法：主要检查出血的原因和部位。手术后第2日检查造口血液供应时注意观察造口黏膜和与皮肤缝合处有无出血，如有新鲜出血，量不多时可用1%肾上腺素局部湿敷止血，量较多时需要立即报告医生手术止血[5]。

3. **皮肤黏膜分离的评估与处理**：皮肤黏膜分离（mucocutaneous separation）大多发生于造口手术后1～2周内，主要表现：造口周围缝合线断裂、造口由于失去缝线的支持而发生回缩，致使造口部分或完全与造口周围皮肤分离。原因：主要是各种原因引起的愈合不良或延迟愈合导致缝线断裂，如营养不良、使用类固醇激素、感染和腹部接受放射治疗等原因。评估方法：可见浅的或较深的皮下组织（注意：局部发红和肿胀可能加重分离）[1,5,10]。处理方法：使用温水清洗造口黏膜和分离处伤口，根据分离伤口的深度、大小和渗液量填充亲水纤维或藻酸盐敷料，外贴水胶体片状敷料，再选用两件式凸面底盘和造口袋，配合造口腰带使用，根据渗液量一周更换2～3次，直至愈合[5]。

（二）提供体重管理意见

推荐注册营养师进行营养指导和体重管理，将体重维持在正常范围（BMI = 20～24 kg/m^2）。测量体重指数和腹围：手术后动态监测身高体重计算体重指数（BMI）和测量腹围，建议每月测量一次。识别体重指数和腹围在造口旁疝发生中的风险，当腹围＞100 cm时有75%可能性发生造口旁疝；当体重增长太快（如一月增加4 kg）将明显增加造口旁疝的发生风险。当体重指数控制在20～25 kg/m^{2}可能降低造口旁疝的发生的风险[5,24-27]。因此造口患者应该接受体重管理的建议。

（三）提供术后教育，避免负重和增加腹内压力的动作

建议手术后立即进行以下教育：重物搬运、身体移动、小心处理咳嗽和恶心或呕吐（制定和实施止咳止吐方案）、预防便秘、手术后的第一个月，避免举起不超过 10 磅（1.54 kg）的重物，然后慢慢恢复正常的重量。

（四）腹部使用支撑装置

为预防造口旁疝[5,24-27]，建议造口患者出院前使用腹带或造口腹带。

（五）腹部肌肉锻炼[5,24-27]

手术后 3 个月内开始腹部肌肉训练，开始所有腹部锻炼时，指导造口患者头枕在枕头上，膝盖上弯屈，双脚平放在床上。分三步实施训练：

1. 腹部训练：把手放在下腹部，然后通过鼻子呼吸，当吸气时轻轻地把肚脐朝脊柱方向拉。感觉肌肉绷紧，试着保持，数到 3，然后放松、正常呼气。如此反复正常吸气和呼气，达到训练腹部肌肉的作用。

2. 骨盆提起：把手放在后腰部，收紧腹部肌肉，再把双手扶住下背部并倾斜臀部，正常呼吸，保持 3 s，然后轻轻放松。

3. 膝部伸屈：收紧腹部肌肉并轻轻将双膝侧向一侧，尽量舒适地伸展，然后将双膝弯曲至中间位再放松。换另一侧重复如此的活动。上述每个部位训练重复 5 次，每日 3 次。如果体力允许，可以反复训练，不限次数和时间[5]。

上述六项关键干预措施被认为能够降低造口旁疝发生率，研究表明，造口旁疝的发生率由 28% 下降为 14%，下降比例为 50%[5]。

由于研究方法的局限性和研究参与者的数量少，证据主体的确定性非常低，如关于造口患者术后需要多长时间不做负重活动的证据是有限和非常不确定的，而且患者的参与度和依从性也影响预防效果，因此，未来还需要进一步研究提高证据强度。

第六节 肠造口患者的延续性护理规范

肠造口患者的延续性护理从出院计划开始，需要长期维护，因此患者出院前需要评估患者自理能力和对造口护理知识及技能的掌握情况，制定个体化造口护理和预防并发症的出院护理计划，指导患者带回家中执行，并要定期随访和评价执行情况，手术后 3 个月内每月一次门诊随访，3 个月后可 3 ～ 6 月门诊随访一次，有异常情况出现随时门诊随访[5, 21]。对于一个新的造口患者需要制定一个综合性的出院计划，该计划确保患者在出院前接受必要的造口护理教育。计划应包括指导如何评估造口及造口旁皮肤、处理造口的基本技能和提供相关信息，例如造口袋排空和更换、如何选择造口产品、获得产品信息、饮食 / 饮水指南、潜在并发症预防、药物使用知识和指导、处理造口气体和异味等，最终促进患者从医院护理顺利延续至家庭护理[21]，提高造口患者的生活质量。

一、造口并发症评估

造口手术后随着时间的推移造口大小和形状会发生变化，应每周测量造口的长宽和高度，造口高度以 1 ～ 2 cm 为宜，与皮肤齐平为"造口低平"，低于皮肤为"造口回缩"。评估造口形状是圆形、椭圆形、不规则形还是蘑菇形，排泄物性状是成形便、糊状便还是水样便，为选择适合的造口袋提供依据[5,10,12]。造口并发症指发生于造口黏膜的异常情况，延续性护理的重点主要是评估、预防和处理造口后期并发症，包括以下类型：

（一）造口狭窄（stomal stenosis）

表现：可见造口皮肤层面狭窄或筋膜层面狭窄，或既发生皮肤层面同时也发生于筋膜层面，为造口后期并发症之一。原因：筋膜层或肌肉层延伸不够或造口手术期间皮肤切开不充分，皮肤黏膜分离导致瘢痕在造口周围形成，炎症反应导致造口周围瘢痕过度形成（如反复出现造口周围皮肤严重损害），反复地创伤性扩张造口或用器械扩张造口导致瘢痕过度形成。评估方法：可见造口出口狭小，无排便或排便减少，粪便形状出现细条状；如果狭窄明显可能干扰正常的排便功能，如询问患者可能报告像香蕉一样的粪便，痉挛性疼痛或排便受阻[1,5,10]。

（二）造口回缩（stomal retraction）

表现：造口低于皮肤平面，常见造口周围皮肤的凹陷和卷边，为造口后期并发症之一。原因：① 在缝合线张力下皮肤黏膜因肠系膜过短或腹壁过厚而不能够有效移动肠道（腹壁过厚和肠系膜过短在肥胖个体中常见）。② 过早去除造口的环状支撑物。③ 体重增加超过10磅（4.54 kg）。④ 瘢痕形成或肿瘤再发引起造口收缩。评估方法：通过目测检查可以发现造口低于皮肤平面[1, 5, 10]。

（三）造口脱垂（prolapse）

表现：大肠通过造口中度或重度突出，在严重的病例中可能会出现缺血（继发于肠系膜张力过大）或梗阻，多发生于造口手术 1～3 个月以后，为造口后期并发症。原因：腹壁上开口过大，既可能是手术技术引起，也可能是肠壁明显水肿所致，或大肠未充分固定于腹壁，或缺乏筋膜支持和腹内压增加。评估方法：平卧时造口高度明显高于皮肤平面2 cm 以上，站立时造口黏膜脱出长度更多更明显[1, 5, 10]。

（四）黏膜种植（mucosal transplantation）

表现：造口和皮肤的边界出现圆齿状的黏膜，无疼痛。原因：造口缝线进入表皮，在造口周围皮肤出现岛状黏膜，由于黏膜具有分泌功能，会使皮肤表面湿润而干扰粘贴造口袋。评估方法：在造口上可见黏膜增生颗粒，在造口和皮肤交界处可见圆形黏膜颗粒，有黏性分泌物，影响造口袋粘贴或使其容易脱落、侧漏[1, 5, 10]。

（五）造口肿瘤

有些结肠造口会出现造口肿瘤复发，表现为造口黏膜有异常突起，较硬，固定，生长快，易出血，取造口突起组织送病理检查通常报告腺癌。原因：手术过程中肿瘤细胞的直接种植、手术后长期维护过程中慢性炎症或反复摩擦刺激造成，也有的是转移而来。评估方法：对疑有肿瘤复发或转移至造口的患者，建议取组织做病理检查确诊[1, 5, 10]。

二、造口旁并发症评估

（一）造口旁疝（peristomal hernia）

表现：当腹腔压力增加时腹腔内器官向造口周围的腹壁膨出，患者通常无明显症状，但是如果发生旁疝嵌顿，则将演变为急腹症，需要紧急处理。原因：与肥胖有关的腹部肌肉无力和手术后体重增长太快太多；过度拉伸造口或造口周围的支持性结构（筋膜／肌肉／脂肪）不足以包裹造口，未实施术前定位，结肠造口更容易出现造口旁疝。评估方法：患者取坐位或站位，可见造口周围有明显膨出，如果让患者做咳嗽动作或讲话，膨出会更明显[5, 24-27]。

（二）造口旁皮肤并发症（peristomal skin complications）

所有造口患者都有发生造口旁皮肤问题的风险，这种皮肤问题无关于国籍和人种、造口类型与造口护理产品。损伤类型包括与疾病相关和与感染相关的刺激性接触性皮炎、过敏反应、机械性创伤。处理造口旁皮肤损伤的费用随严重程度增加而增加[17]。使用造口周围皮肤评分评估工具（peristomal skin assessment tool）从皮肤色泽异常（D: discolouration）范围和严重程度、皮肤糜烂（E: erosion）的范围及严重性、组织过度（T: tissue overgrowth）生长范围与严重程度3方面进行评分，如表10-5，DET 3项累计分值越高皮肤损伤越严重。造口旁皮肤评分：按照皮肤颜色变化、皮肤侵蚀或溃疡、组织过度生长三方面评分，≤4分为轻度皮肤损伤，5～7分为中度皮肤损伤，＞7分为重度皮肤损伤[17,20]。评估方法：询问患者造口袋有无渗漏及其渗漏的时间，检查粪便性状，糊状或水样粪便刺激性更大，更容易引起刺激性皮炎；检查造口周围皮肤颜色、完整性和有无疼痛或感觉异常。

表10-5　造口周围皮肤评分记录表

姓名：　　　　性别：　　年龄：　　　造口名称：　　　　造口部位：　　　造口高度（cm）：

日期	皮肤色泽异常评分（D）		皮肤糜烂评分（E）		组织过度生长评分（T）		总分
	D1 范围	D2 严重性	E1 范围	E2 严重性	T1 范围	T2 严重性	

注：DET评分标准即皮肤色泽异常评分标准

D1：评估皮肤色泽异常的范围：皮肤正常计 0 分，皮肤异常＜ 25% 造口底盘粘贴部位计 1 分，25% ～ 50% 皮肤受影响计 2 分，＞ 50% 皮肤受影响计 3 分。

D2：评估皮肤色泽受损的严重性：轻度发红计 1 分，深红色 / 浸渍明显计 2 分。

皮肤糜烂评分标准：

E1：评估皮肤糜烂的范围：皮损＜ 25% 粘贴部位计 1 分，皮损 25% ～ 50% 粘贴部位计 2 分，皮损＞ 50% 粘贴部位计 3 分。

E2：评估皮损的严重性：皮损表现为表皮炎症计 1 分，皮损引起出血或疼痛计 2 分。

组织过度生长评分标准

T1：组织过度生长的范围：组织过度生长＜ 25% 粘贴部位计 1 分，组织过度生长 25% ～ 50% 粘贴部位计 2 分，组织过度生长＞ 50% 粘贴部位计 3 分。

T2：组织过度生长的严重程度：有任何组织增生计 1 分，出现疼痛或出血计 2 分。

三、造口和造口旁皮肤护理

延续性肠造口护理主要根据评估结果制定和实施个体化的护理计划，包括出院后的造口护理和并发症预防，并评价效果。

（一）造口并发症预防和护理

1. 造口回缩的预防和处理：手术时结肠游离不充分产生牵拉、造口周围缝线断裂或过早脱落、造口缺血坏死、皮肤黏膜分离、体重增长过多过快或肥胖等是导致造口回缩的主要原因，手术后一年内发生率约 10% ～ 34%[1,5,7]。护理首先要查明造口回缩的原因，对因处理。其次，要对症处理，如：选择两件式凸面造口底盘；造口与皮肤交界处使用防漏膏；配合使用造口腰带，松紧适宜。同时建议患者加强腹部训练和控制体重[5]。

2. 造口脱垂的预防和护理：① 造口脱垂的预防：手术前定位同造口旁疝。手术后护理指导患者避免所有会增加腹腔内压力的动作和控制体重，每日做提肛收腹训练。② 造口脱垂的护理：除了做好上述预防措施外，对脱垂的肠管要注意保护，预防摩擦损伤和扭转坏死。

3. 造口狭窄的护理：如果发生造口狭窄，初期可采用手指戴手套扩肛或使用器械扩肛，后期（1 ～ 2 年后）如果瘢痕挛缩引起狭窄，则需要松解瘢痕。

4. 造口肿瘤的护理：肿瘤组织容易出血是一大特点，护理时注意勿用力清洗，粘贴造口袋时避免摩擦或压迫肿瘤，以免引起出血。如有破溃出血，可选择藻酸盐或藻酸盐银敷料覆盖。

（二）造口旁并发症的预防和护理

1. **造口旁疝的预防和护理**：① 造口旁疝的预防。手术前进行造口定位，最佳位置在脐与左髂前上棘连线的上 1/3 处、左侧腹直肌内。手术后指导患者避免所有会增加腹腔内压力的动作，如剧烈咳嗽、经常屏气、剧烈活动等，清淡饮食，避免油炸食物和脂肪含量高的食物以及产气食物，控制体重，避免在短时间内体重增加过多，且肥胖者需要减肥。每日做提肛收腹训练增加腹肌力量和控制腹部脂肪。② 造口旁疝的护理。对已经发生造口旁疝的患者，除执行上述预防措施外，另外要增加使用造口腹带或造口短裤，预防造口旁疝过度膨出，继发肠坏死[1,5,7]。分析引起造口旁疝的原因，对因处理，如止咳止吐，控制体重，避免增加腹内压的动作等。根据造口旁疝突出程度，选择一件或两件式造口袋，配腰带和造口腹带，或造口短裤。

2. **过敏性接触性皮炎的护理**：造口底盘或造口护理辅助产品所引起的过敏性接触性皮炎可发生于手术后不同时期使用造口产品后。如果查明是造口底盘过敏，需要更换不同材质的底盘，如果是防漏膏或皮肤保护膜中的酒精成分引起的过敏，需要更换不含酒精的同类产品[5]。一项系统评价纳入 6 项 RCT 共计 418 例结肠或回肠造口患者，比较了标准造口旁皮肤护理联合皮肤保护技术（包括含糖胶敷料、含明胶和果胶的皮肤保护剂、甘油水凝胶敷料、水胶体粉剂等）的预防效果，评价了造口旁皮炎的发生率，结果显示无明显差异[1]。

3. **接触性刺激性皮炎的护理**：如果造口高度适宜、因造口底盘开孔过大造成粪便刺激引起接触性皮炎，建议指导患者及家属温水清洗造口及周围皮肤后，皮炎区域均匀涂抹造口粉，再喷洒皮肤保护膜。选用一件式造口袋，测量造口大小，根据造口形状裁剪造口底盘的开孔，以直径大于造口 0.5 cm 为宜。如果因造口低平或回缩引起粪便侧漏引起接触性皮炎，建议选用两件式凸面底盘和造口袋，配合使用防漏膏和造口腰带。如果因为饮食不当，引起频繁腹泻、水样便引起粪便侧漏，除按照上述方法处理造口外，还需要指导患者合理饮食知识，避免生冷、产气和难以消化的食物，少量多餐，经过适当处理，一般 5～7 d 能愈合[1,5,7]。

4. **黏膜种植的护理**：采用激光或冷冻方法破坏种植黏膜的活性，不具有分泌功能，不影响粘贴造口袋。选择造口粉和皮肤保护膜、防漏膏保护皮肤和防漏，再使用两件式造口袋根据黏膜种植的部位修剪开口和粘贴造口袋。

5. **造口旁坏疽性脓皮病的护理**：坏疽性脓皮病是一种自身免疫病，需要请免疫科医生检查并使用激素治疗。局部使用碘伏湿敷 2～3 min 后用生理盐水清洗，再覆盖或填充银敷料，再覆盖水胶体片状敷料，便于粘贴造口袋。更换时间根据银敷料饱和程度和造口粪便有无侧漏而定，如有侧漏需要及时更换，以免粪便污染伤口加重感染坏死[3,23]。

（三）造口袋的选择与使用

根据造口大小、形状及造口高度选择适宜的造口袋。造口袋底盘的开口应比造口直径大0.5cm，以免造口袋底盘开口过小而压迫造口影响血液循环，或过大引起渗漏，刺激造口周围皮肤。应将造口袋的凹槽与底盘扣合3次，确定扣合牢固后方可使用[5-7,10]。使用两件式造口袋时，先将底盘贴好，再将造口袋开口朝下，尾端反折并向外夹闭，与身体成45°角将造口袋与底盘凹槽扣合、上锁。如使用一件式造口袋，需将造口袋开口朝下，尾端反折并向外夹闭，除去造口底盘处的粘贴纸，与身体成45°角，对准造口将底盘粘贴于造口周边皮肤上。必要时使用弹性腹带或腰带固定造口袋，以避免排泄物渗出。对于有过敏史的患者应选用低敏或抗过敏的造口袋[5-7,10]。当造口袋内排泄物达到1/3时，需及时更换。一件式造口袋一般可保留2～4d，两件式造口袋可保留5～7d，如有渗漏应及时更换[5-7,10]。

（四）造口护理记录

根据护理对象设计造口护理记录表，内容包括患者一般资料（年龄、性别、诊断、造口部位、造口时间）、全身评估（营养摄入、体质指数、服药情况、活动能力和自理能力、抗癌治疗情况）、造口局部评估（造口大小、形状、高度、造口并发症和造口旁并发症）、造口护理（造口底盘、造口袋、辅助用品、效果跟踪）、健康指导（饮食、活动、个人卫生、造口护理技巧）。每次造口护理需要记录以上内容，以动态跟踪评价护理效果[6-7,10,14]。造口护理记录是造口患者护理档案的重要部分，如表10-6、表10-7所示。

四、结肠造口灌洗（colostomy irrigation）

（一）结肠灌洗的定义与作用

结肠造口灌洗指通过一根橡皮软管将溶液灌入造口，刺激肠蠕动，目的是训练肠道定时蠕动，形成规律性排便，消除和减轻造口气味，减少肠道积气和对造口周围皮肤的刺激。正常人有一定的排便规律，多固定在某一时间排便，当接近这一时间段时就会产生便意，这是一种生物钟效应。根据这一原理，每天对直肠癌Miles术后永久性结肠造口患者进行定时结肠造口灌洗，利用灌洗刺激肠道蠕动，建立起有规律的排便刺激。通过灌洗可以明显降低排便次数，消除或减轻结肠造口异味，减少造口周围皮肤刺激的发生率，能够达到自主排便。46%～74%的患者在两次灌洗之间不用或少用造口袋，减轻了患者的心理负担，便于患者更好地参加社交和娱乐活动，大大提高了患者的生活质量[5,7]。

表10-6 东部战区总医院造口初诊评估记录单

ID：_____ 姓名：_____ 性别：____ 年龄：____ 造口类型：（临时性、永久性）

造口名称：_____ 部位：_____ 造口持续时间：___d 初诊日期：_____

1. 全身评估：

○糖尿病　○贫血　○风湿性关节炎　○肠炎　○自身免疫性疾病　○恶性肿瘤

○肾脏病　○心肺功能不良　○血管疾病　○吸烟　○异物　○皮肤过敏

其他：_____

2. 最近1周或长期服用的药物：

○类固醇激素　○细胞激动素　○免疫抑制剂　○抗生素　○止痛剂

其他：_____

3. 营养状态：

○食欲好　○食欲一般　○食欲差　○吞咽困难，进食少　○管饲+营养补充剂

○仅靠管饲　○静脉输液　○肠外营养　○排便异常（腹泻、便秘）

4. 体质指数(BMI)：

○女≤19 kg/m²，○男≤20 kg/m²，○女20～24 kg/m²，男21～24 kg/m²，○≥25 kg/m²

○最近体重下降_____kg

○最近体重增加_____kg。原因分析：_____。

5. 移动能力：

○正常，不受限制　○轻度受限，在帮助下能完成体位移动　○非常受限，需要别人帮助

○不能移动，完全依靠他人帮助

6. 活动能力与方式：

○自主活动　○搀扶活动　○器械（拐杖或轮椅）辅助活动　○卧床不活动

○床上活动　○室内活动　○户外活动　○活动有规律　○活动无规律

7. 造口自理能力：

○自己更换　○家人帮助更换　○定期到医院更换

8. 造口局部评估：

○造口大小（____cm×____cm）　○造口形状（圆形、椭圆、不规则）

○造口高度_____cm，○造口问题（狭窄、脱垂、出血、水肿、坏死、黏膜增生）

○造口旁问题（皮肤过敏、粪水性皮炎、旁疝、黏膜种植、皮肤浸渍糜烂）

9. 造口相关知识评估：

○掌握贴袋技巧　○能够复述造口并发症及造口旁并发症　○知道如何预防和处理并发症

○不清楚　○从未接受过教育

10. 造口旁伤口局部检查

范围（长×宽）__cm×__ cm，深度___cm，潜行___钟___cm，潜行___钟___cm，

颜色（红色肉芽，粉色上皮，黄色腐肉，黑色痂皮）。渗液（血性，血清性，脓性）___mL/24 h

11. 伤口局部处理：_____细菌培养，_____病理检查，_____清洗，_____清创，

照射治疗_____min，内层敷料为_____，外层敷料为_____，固定敷料为_____。

12. 造口处理：造口底盘_____，造口袋_____，辅助用品有_____。

13. 健康指导：饮食指导_____，活动指导_____，个人卫生指导_____，造口护理技巧指导

_____。

14. 责任护士签名：

表 10-7　东部战区总医院造口护理跟踪记录单

ID:　　　姓名:　　　年龄:　　　造口类型:　　　造口名称:　　　持续时间:　　　部位:

评估内容	日期:	日期:	日期:	日期:
造口大小	____ cm × ____ cm	____ cm × ____ cm	____ cm × ____ cm	____ cm × ____ cm
造口高度	> 1.5 cm 低平　凹陷	> 1.5 cm 低平　凹陷	> 1.5 cm 低平　凹陷	> 1.5 cm 低平　凹陷
造口形状	圆形　椭圆 不规则　双腔　单腔	圆形　椭圆 不规则　双腔　单腔	圆形　椭圆 不规则　双腔　单腔	圆形　椭圆 不规则　双腔　单腔
排泄物	液体状　糊状　条状	液体状　糊状　条状	液体状　糊状　条状	液体状　糊状　条状
造口气味	粪味　肠液味 腐败味　恶臭味	粪味　肠液味 腐败味　恶臭味	粪味　肠液味 腐败味　恶臭味	粪味　肠液味 腐败味　恶臭味
DET 评分	D1 E1 T1 D2 E2 T2	D1 E1 T1 D2 E2 T2	D1 E1 T1 D2 E2 T2	D1 E1 T1 D2 E2 T2
造口问题	狭窄　回缩　水肿　出血 坏死　黏膜增生　脱垂	狭窄　回缩　水肿　出血 坏死　黏膜增生　脱垂	狭窄　回缩　水肿　出血 坏死　黏膜增生　脱垂	狭窄　回缩　水肿　出血 坏死　黏膜增生　脱垂
造口旁问题	造口旁疝　过敏性皮炎 粪水性皮炎　黏膜种植	造口旁疝　过敏性皮炎 粪水性皮炎　黏膜种植	造口旁疝　过敏性皮炎 粪水性皮炎　黏膜种植	造口旁疝　过敏性皮炎 粪水性皮炎　黏膜种植
疼痛	○轻度○中度 ○重度○剧痛 ○无痛	○轻度○中度 ○重度○剧痛 ○无痛	○轻度○中度 ○重度○剧痛 ○无痛	○轻度○中度 ○重度○剧痛 ○无痛
周围皮肤	○健康　○发红 ○肿胀　○浸渍 ○溃烂	○健康　○发红 ○肿胀　○浸渍 ○溃烂	○健康　○发红 ○肿胀　○浸渍 ○溃烂	○健康　○发红 ○肿胀　○浸渍 ○溃烂
处理方法	选用底盘及造口袋贴袋 技巧 皮肤保护 并发症处理 健康教育和指导	选用底盘及造口袋贴袋 技巧 皮肤保护 并发症处理 健康教育和指导	选用底盘及造口袋贴袋 技巧 皮肤保护 并发症处理 健康教育和指导	选用底盘及造口袋贴袋 技巧 皮肤保护 并发症处理 健康教育和指导
使用造口用品	皮保　造口粉　防漏条 防漏膏　一件装造口袋 两件装造口袋 凸面底盘　微凸底盘 平面底盘　造口腰带	皮保　造口粉　防漏条 防漏膏　一件装造口袋 两件装造口袋 凸面底盘　微凸底盘 平面底盘　造口腰带	皮保　造口粉　防漏条 防漏膏　一件装造口袋 两件装造口袋 凸面底盘　微凸底盘 平面底盘　造口腰带	皮保　造口粉　防漏条 防漏膏　一件装造口袋 两件装造口袋 凸面底盘　微凸底盘 平面底盘　造口腰带
处理时间				
责任护士				

（二）结肠造口灌洗溶液

常用的造口灌洗溶液有无菌水或温开水、聚乙二醇电解质溶液［含聚乙二醇3350（USNF）59 g、无水硫酸钠5.68 g、碳酸氢钠1.68 g、氯化钠1.46 g、氯化钾0.74 g］、硝酸甘油溶液（含硝酸甘油0.025 mg/kg）等。研究显示在相同灌注容量下采用聚乙二醇电解质溶液和硝酸甘油溶液灌洗的效果比无菌水好，聚乙二醇电解质溶液和硝酸甘油溶液的灌洗效果无差异[5]。

（三）操作要点[5,7]

造口灌洗需要在护士指导下进行，并逐渐提高患者自我灌洗的能力。一般在伤口愈合后开始，时间可选择在晨间或晚上，操作方法：

1. **灌洗液及物品准备**：准备集水袋、连接管、灌洗漏斗、夹子、袖状引流袋、腰带、温水500～1 000 mL等。灌洗袋内盛（38.0±1.0）℃的温水500～1 000 mL，将连接管与灌洗漏斗间用导管夹夹住。

2. **灌洗体位**：灌洗袋悬挂在站立时与肩平齐的高度，患者取坐位，袖式引流袋用腰带固定于结肠造口处，远端开口置于便器内。

3. **插入管道**：灌洗者食指戴指套，涂少许石蜡油，缓慢插入造口内，探明结肠走行方向。

4. **灌洗速度**：灌洗漏斗口涂少许石蜡油，开放导管夹，排空连接管中的气体后将灌洗漏斗缓慢插入造口，控制流速使水缓慢注入（50 mL/min）。

5. **移除管道**：灌水结束后，轻压灌洗漏斗于造口处3～5 min后移去。

6. **结束灌洗**：折叠袖式引流袋并妥善固定，指导患者在室内来回走动20 min后排便，便毕常规应用造口袋或造口栓。

（四）结肠造口灌洗过程中的注意事项[5,7]

1. **灌洗时间**：灌洗应在每天固定的时间进行，最好在早餐或晚餐后1～2 h进行，以便利用进食刺激产生的肠蠕动，缩短灌洗时间。

2. **灌洗水温**：灌洗水温以38 ℃左右为宜，水温太低易引起肠痉挛，高于体温则对肠道的刺激减弱。

3. **灌洗速度不可太快**：每次灌洗时间以40 min为宜，如遇腹胀则减慢灌洗速度，遇腹痛则停止灌洗，待腹痛缓解后继续灌洗。

4. **逐渐增加灌洗量**：应由少到多，循序渐进，一般为500～1 000 mL。

5. **灌洗间隔时间**：开始为24 h灌洗一次，逐渐延长至48～72 h灌洗一次，建立起定时排便规律之后，可改为每周灌洗1次。

五、心理干预、社会支持与健康教育

永久性排便方式改变、身体形象改变，患者会出现悲哀、紧张、焦虑、绝望等消极情绪，尤其当患者看到肠管外露、粪便渗漏和有难闻的气味时，更加担心周围人的厌恶、歧视而容易产生自卑心理，因而拒绝社会活动，自我封闭，因此应重视患者的心理疏导和支持，提供社会支持和健康教育[28-29]。

（一）心理干预

护士应充分理解患者的感受，给予正向引导，鼓励患者保持积极心态并指导积极应对的方法。心理干预在患者住院 2 ～ 14 d 进行较好。护士应评估患者的沟通能力和心理状态，营造有利于沟通的环境和气氛，采取不同的沟通方式，鼓励患者说出内心真实的感受，造口手术对性生活也会造成影响，特别是男性，造口手术可能损伤前列腺神经丛和靠近直肠手术区的自主神经而导致性感觉减退和勃起功能障碍，为此，应该向患者解释造口手术所带来的亲密关系和性功能的潜在影响并提出可能的解决方案[5, 12]。因为大部分患者在此期间接受手术，心理应激最大，最需要心理支持，因此干预效果最好。伤口造口失禁护理专科护士主要的工作职责是在手术前 2 ～ 3 d 预约患者和家属进行手术前造口定位、心理支持和健康教育，使患者有足够的心理准备接受手术和造口带来的改变。手术后到患者床边进行造口评估和护理、健康指导（包括饮食、活动、性生活和并发症预防等），出院前与社区护士联系，转诊给社区护士或预约患者门诊随访等，使患者真正获得无缝隙的全程全人护理[28-29]。研究显示，患者手术前对造口的积极态度与手术后对造口的适应程度呈正相关，手术前的心理干预，使患者对造口有正确的认识，能积极应对手术后造口及其所带来的改变[21]。

（二）社会支持

由医生、造口治疗师和心理治疗师等专业人员组成专业团队，为患者及家属提供全面、系统的专业服务。建立医院或地区性造口人联谊会，专门训练的造口访视者定期给造口患者提供同伴教育和帮助，使患者感受到来自医护人员、家人和社会的共同关注和照顾。当患者及家属熟练掌握造口自我护理技术后，指导其逐渐恢复正常生活，参加适量运动和社会活动[5]。

（三）健康教育

健康教育应贯穿造口护理的始终，造口治疗师和护士应对患者进行健康教育，指导患者掌握造口护理技术，促进其生理和心理的康复。

1. 造口护理技巧指导：健康教育内容包括造口的作用、造口评估和护理方法、造口袋及其辅助用品的选择与使用方法、造口灌洗方法、造口并发症和造口旁并发症的观察与预防以及日常生活方式等，强调手术后定期随访的重要性，对出院 6 个月内的造口患者进行每月一次的家庭随访。患者也可到造口护理门诊随访，评估造口情况、造口护理和日常生活中出现的问题及其心理行为变化进行个体化健康指导，以减少患者的心理困扰，促进其自我管理行为，预防并发症[5]。

2. 性生活指导：结肠造口患者性功能障碍的发生率达 32% ～ 100%[5]，与手术方式、手术技巧及患者术前和术后身心状况有很大关系，性生理及性心理的变化是一个相当突出的问题，处理不当，可导致婚姻及家庭的危机。医护人员应主动了解他们的性问题，找出恰当的沟通方法与技巧，提供适当有效的措施，协助他们重新获得性满足[12-13]。患者对性生活问题是非常关注和重视的，只要有合适的环境、调查方法及技巧，患者愿意与医务人员谈论性生活问题，从而提高解决问题的可能性。建议尊重患者，在谈论性问题时，先了解患者的意愿，是否愿意与配偶一起讨论。医护人员常会忽略患者配偶的需要，忽略疾病对配偶的潜在影响，但性生活质量直接与配偶的性知识、对造口的认识、心理因素等有关，所以，可能的情况下鼓励造口者及其配偶均进行访谈，并结合患者的意愿和需求进行个体化指导[5, 12]。

3. 日常生活指导：指导患者穿宽松柔软的棉质衣服，避免过紧衣物或腰带对造口造成压迫。在身体状况恢复情况下，指导患者重返工作岗位。适当参加身体锻炼，如散步、骑自行车、打太极拳等。避免重体力劳动、剧烈活动及过度增加腹内压的动作，以防造口黏膜脱垂和造口旁疝等。根据患者的年龄、宗教信仰及疾病对饮食的要求制定个体化饮食方案，以低渣、无刺激性和清淡饮食为主，避免辛辣刺激、油炸食物和容易产气的食物，注意营养均衡，多饮水，多吃蔬菜、水果和含维生素的绿叶蔬菜等，有助于控制粪臭[5]。

六、生活质量管理

系统评价认为，通过生活质量评估能够影响造口患者的生活质量。但由于研究方法的局限性、不同研究结果的测量工具的使用以及研究参与者的数量少，这些证据的确定性非常低。对于定性研究，由于研究方法的局限性和研究参与者的数量较少，证据的可信度较低，尚缺乏相关的原始研究文献证明造口患者的心理失调、自尊和自我形象改变对生活质量的影响。未来需要进一步加强研究。

实践建议：专家小组认为应高度重视对造口人生活质量的持续评估，在整个护理过程中特别注意心理健康和自我认同的评估和干预。生活质量评估可以通过使用现有的已验证工具或通过提出开放式问题来进行。使用经验证的评估工具或提出开放式问题可能取决于临床环境和／或接受治疗者的偏好。全面指导造口术后的亲密关系，包括破除有关性和造口的神话，概述常见的性问题，指导造口人和其伴侣谈论什么，药物对性的影响，控制气体和气味的技巧，等等。提供随访期间的会诊和处理，用适当的方式提供在线支持教育和护理指导[3,5]。

评估造口人手术后身心状况的问卷包括以下内容[5,26]：

1. 手术后你感觉怎么样？

2. 手术后造口有什么问题吗？

3. 手术后，你注意到日常生活活动有哪些变化？有哪些影响到你的日常生活？

4. 在手术后的日常生活中遇到的问题有哪些？你是怎么处理这些变化的？

5. 你是否有一个良好的支持系统来帮助你管理日常生活中的这些变化？

6. 手术后，你是否感到社交环境中的焦虑增加？

7. 你能回去工作了吗？

8. 与手术前相比，你的情绪有哪些变化？

9. 手术以来你睡得好吗？

10. 与手术前相比，你的食欲好吗？

11. 你和别人谈过你的感受吗？

七、总结与建议

应用以上证据，对造口患者进行全面评估，包括局部造口和造口旁皮肤评估及和全身营养状态及自理能力评估，针对患者制定的护理计划应包括造口处理、心理支持和健康教育等。重点在选择合适的造口袋及其辅助产品，如两件式凸面地盘造口袋和防漏膏、造口周围皮肤使用粉和皮肤保护膜保护。造口袋使用方法和技巧的示范—参与—自我护理教育。制定适合患者的饮食计划和活动计划，说明预防造口并发症和造口旁并发症对造口人生活质量的重要性。对家属进行有关造口护理知识和造口护理技能以及并发症预防和观察的全面指导，强化家属对患者疾病的理解能力、照护能力和预防并发症的意识，这对于提高患者治疗依从性和自我效能尤其重要。

参考文献

[1] Tam K W, Lai J H, Chen H C, et al. A systematic review and meta-analysis of randomized controlled trials comparing interventions for peristomal skin care[J]. Ostomy Wound Manage, 2014, 60(10): 26-33.

[2] Vonk-Klaassen S M, De Vocht H, Den Ouden M E M, et al. Ostomy-related problems and their impact on quality of life of colorectal cancer ostomates: a systematic review[J]. Qual Life Res, 2016, 25(6): 125-133.

[3] Readding L. Practical guidance for nurses caring for stoma patients with long-term conditions[J]. Br J Community Nurs, 2016, 21(2): 90-98.

[4] Putensen C, Nils Theuerkauf N, Guenther U, et al. Percutaneous and surgical tracheostomy in critically ill adult patients: a meta-analysis[J]. Critical Care, 2014, 18: 544-565.

[5] Registered Nurses' Association of Ontario. Supporting adults who anticipate or live with an ostomy: best practice guideline[A/OL]. 2nd ed. [2021-04-05]. https://rnao.ca/bpg/guidelines/Ostomy_Final_WEB_Update_April_2019_1.pdf.

[6] Krishnamurty D M, Blatnik J, Mutch M. Stoma complications[J]. Clin Colon Rectal Surg, 2017, 30: 193-200.

[7] Murken D R, Bleier J S. Ostomy-Related Complications[J]. Clin Colon Rectal Surg, 2019, 32(3): 176-182.

[8] Tsujinaka S, Tan K Y, Miyakura Y, et al. Current management of intestinal stomas and their complications[J]. J Anus Rectum Colon, 2020, 4(1): 25-33.

[9] Ambe P C, Kurz N R, Nitschke C, et al. Intestinal ostomy—classification, indications, ostomy care and complication management[J]. Dtsch Arztebl Int, 2018, 115: 182-187.

[10] Neil N, Inglese G, Andrea Manson A, et al. A Cost-utility model of care for peristomal skin complications[J]. J Wound Ostomy Continence Nurs, 2016, 43(1): 62-68.

[11] Steinhagen E, Colwell J, Cannon L M. Intestinal stomas—postoperative stoma care and peristomal skin complications[J]. Clin Colon Rectal Surg, 2017, 30: 184-192.

[12] Taneja C, Netsch D, Rolstad B S, et al. Clinical and economic burden of peristomal skin complications in patients with recent ostomies[J]. J Wound Ostomy Continence Nurs, 2017, 44(4): 350-357.

[13] Taneja C, Netsch D, Rolstad B S, et al. Risk and economic burden of peristomal skin complications following ostomy surgery[J]. J Wound Ostomy Continence Nurs, 2019, 46(2): 143-149.

[14] LeBlanc K, Whiteley I, McNichol L, et al. Peristomal medical adhesive-related skin injury results of an international consensus meeting [J]. J Wound Ostomy Continence Nurs, 2019, 46(2): 125-136.

[15] Cressey B D, Belum V R, Scheinman P, et al. Stoma care products represent a common and previously underreported source of peristomal contact dermatitis[J]. Contact Dermatitis, 2017, 76(1): 27-33.

[16] Colwell J C, McNichol L, Boarini J. North America wound, ostomy, and continence and enterostomal therapy nurses current ostomy care practice related to peristomal skin issues[J]. J Wound Ostomy Continence Nurs, 2017, 44(3): 257-261.

[17] Nagano M, Ogata Y, Ikeda M, et al. Peristomal moisture-associated skin damage and independence in pouching system changes in persons with new fecal ostomies[J]. J Wound Ostomy Continence Nurs, 2019, 46(2): 137-142.

[18] Jayarajah U, Samarasekara A M P, Samarasekera D N. A study of long-term complications associated with enteral ostomy and their contributory factors[J]. BMC Res Notes, 2016, 9: 500-506.

[19] Salvadalena G, Hendren S, McKenna L, et al. WOCN society and ASCRS position statement on preoperative stoma site marking for patients undergoing colostomy or ileostomy surgery[J]. J Wound Ostomy Continence Nurs, 2015, 42(3): 249-252.

[20] Colwell J C, Ratliff C R, Goldberg M, et al. MASD part 3: peristomal moisture-associated dermatitis and periwound moisture-associated dermatitis: a consensus[J]. J Wound Ostomy Continence Nurs, 2011, 38(5): 541-553.

[21] Prinz A, Colwell J C, Cross H H, et al. Discharge planning for a patient with a new ostomy: best practice for clinicians[J]. J Wound Ostomy Continence Nurs, 2015, 42(1): 79-82.

[22] Lewin S, Booth A, Glenton C, et al. Applying GRADE-CERQual to qualitative evidence synthesis findings: introduction to the series[J]. Implement Sci, 2018, 13(Suppl 1): 1-10.

[23] Stelton S, Zulkowski K, Ayello E A. Practice implications for peristomal skin assessment and care from the 2014 world council of enterostomal therapists international ostomy guideline[J]. Adv Skin Wound Care, 2015, 28(6): 275-286.

[24] Temple B, Farley T, Popik K, et al. Prevalence of parastomal hernia and factors associated with its development[J]. J Wound Ostomy Continence Nurs, 2016, 43(5): 489-493.

[25] Salvadalena G, Hendren S, McKenna L, et al. WOCN society and ASCRS position statement on preoperative stoma site marking for patients undergoing colostomy or ileostomy surgery[J]. J Wound Ostomy Continence Nurs, 2015, 42(3): 249-252.

[26] United Ostomy Associations of America, Inc. Intimacy after ostomy surgery guide [A/OL]. United [2021-04-05.] https://www.ostomy.org/wp-content/uploads/2018/03/Intimacy-After-Ostomy-Surgery-Guide.pdf.

[27] Kojima K, Nakamura T, Sato T, et al. Risk factors for parastomal hernia after abdominoperineal resection for rectal cancer[J]. Asian J Endosc Surg, 2017, 10(3): 276-281.

[28] Registered Nurses' Association of Ontario. Ostomy health education fact sheet[A/OL]. https://rnao.ca/sites/rnao-ca/files/Ostomy_health_education_fact_sheet_June_2020_1.pdf.

[29] Wiltink L M W, hite K, King M T, et al. Systematic review of clinical practice guidelines for colorectal and anal cancer: the extent of recommendations for managing long-term symptoms and functional impairments[J]. Supportive Care in Cancer, 2020, 28(2): 2523-2532.